腕踝针

(附光盘)

主　编　凌昌全　周庆辉　顾　伟
副主编　周　爽　方凡夫　王　琼

上海科学技术出版社

内 容 提 要

腕踝针是由上海第二军医大学附属长海医院张心曙教授首创的一种新型针刺疗法，该疗法应用范围广泛、安全方便、简明易学。该疗法的特点是将身体两侧各分6个纵区，在腕和踝各定6个针刺点，区与点都用同一数字编号，应用该针刺疗法时，根据病症表现所在区选取同一编号的针刺点，行皮下浅刺，要求不引起酸麻胀痛等针感，即能取得疗效。本书客观全面地介绍了腕踝针创立的历史背景和探索历程，腕踝针的理论和操作方法，临床应用经验和研究进展。对痛症、神经精神疾病，以及内科、妇科、儿科、皮肤科、五官科、外科、骨伤科等的100多种病症的治疗方法和疗效予以详细介绍，并结合治验的具体病例，逐一分析。书中还附有近40年来国内外公开发表的有关腕踝针应用与研究的文献资料目录，方便读者检索。本书内容丰富，图文并茂，实用性强，可供中西医各科临床医生、医学院校学生及基层医务工作者参考应用。

本书附腕踝针疗法教学视频光盘一张。

图书在版编目(CIP)数据

腕踝针 / 凌昌全，周庆辉，顾伟主编．—上海：
上海科学技术出版社，2017.5 (2025.3重印)
ISBN 978-7-5478-3275-2

Ⅰ.①腕… Ⅱ.①凌… ②周… ③顾… Ⅲ.①腕踝针
—针刺疗法 Ⅳ.①R245.31

中国版本图书馆 CIP 数据核字(2016)第 233951 号

本书出版受"上海科技专著出版资金"资助

腕踝针(附光盘)
主编　凌昌全　周庆辉　顾　伟

上海世纪出版(集团)有限公司
上海科学技术出版社　出版、发行
(上海市闵行区号景路159弄A座9F-10F)
邮政编码 201101　www.sstp.cn
浙江新华印刷技术有限公司印刷
开本 787×1092　1/16　印张 20　插页 8
字数 390 千字
2017年5月第1版　2025年3月第11次印刷
ISBN 978-7-5478-3275-2/R·1239
定价：59.00 元

本书如有缺页、错装或坏损等严重质量问题，请向工厂联系调换

编委会名单

顾　问

张心曙

主　编

凌昌全　周庆辉　顾　伟

副主编

周　爽　方凡夫　王　琼

编　委（按姓氏笔画排序）

于熙义	马莉莎	王傅喆	尤艳利	毕海金	汤晓冬
严一成	苏江涛	李　柏	李伟红	李春明	吴　莹
张　展	张春鹏	张潇文	陈红云	陈秋雷	周　璇
赵志斌	胡　侠	袁　影	袁金燕	钱小路	徐　贤
徐美君	殷惠霞	奚赟虎	栾晓维	黄　枫	黄婧慧
韩盈盈	舒　适	曾　科	靳兰洁	操　敏	

FOREWORD 前言

本书所介绍的针刺疗法——"腕踝针",其针刺部位只局限在腕部和踝部,是一种简单易学、使用方便、安全无痛、应用广泛、独具特色的针刺疗法。应用该针刺疗法时患者无任何不适,该疗法极易被患者所接受,特别适合基层医生和全科医生学习使用。

腕踝针由第二军医大学附属长海医院张心曙教授于1966—1975年经大量临床实践验证而发明,因只在腕部和踝部行皮下针刺以治病而定名。

腕踝针的基本方法是:将身体两侧包括四肢各分6个纵区,在腕部和踝部的6个纵区内各定1个针刺点,纵区和与其对应的针刺点用同一数字按1~6编号;在身体的中段相当于横膈的位置划一条环体横线,分身体为上下两半,病在上半身针腕部的针刺点,病在下半身针踝部的针刺点,根据病症所在的区选取同一编号的针刺点;针刺时采用皮下浅刺法,要求不出现酸、麻、胀、痛等针感。

腕踝针对临床各科常见的百余种病症有效,见效也快,特别是对各种痛症疗效确切,有时甚至"针到痛除"。

腕踝针的产生受传统针灸的启示,但其理论和方法却不同于传统针刺法,更趋于简单明了,初学者容易理解和掌握。

传统针灸的经络学说将身体划分为三阴三阳,腕踝针所划定的六个纵区,与经络皮部的分区大体相似;经络以四肢部为"本",头身部为"标",许多要穴都位于四肢肘膝以下,腕踝针在腕踝部规定6个针刺点,符合传统针灸学"上病下取"的治疗规律;腕踝针采用的沿皮下平刺法,实即《难经》所说"卧针而刺之"的"刺卫无伤荣"的刺法;腕踝针对针刺方向的规定,还印证了"针向病所"的重要性。这些是腕踝针疗法对弘扬传统针法所做出的贡献。

按照传统的针灸学理论,针刺时要"得气"或"气至病所"才能产生疗效。腕踝针却要求针刺时不引起任何针感。而且,越是没有针感,疗效越好。这是对传统针灸学理论和实践的发展,给传统针灸带来新的思考。

自腕踝针诞生至今40余年来,国内外公开出版的腕踝针专著有10余种,发表的有关腕踝针应用与研究的期刊文献和研究生学位论文等达600余篇,文献数量逐年递增,特别是近10年,出现快速增长的趋势。随着腕踝针疗法的不断发展,腕踝针对针灸学术的发展产生了深远的影响,如受腕踝针的启发而产生了浮针疗法、皮下针疗法、皮下留置针无痛疗法等多种新疗法。

第二军医大学附属长海医院中医科和第二军医大学中医系长期坚持腕踝针的临床应用和推广，系统开展了腕踝针疗法的继承、整理和研究工作。2002年，张心曙教授和第二军医大学中医系主任凌昌全教授、针灸推拿学教研室周庆辉教授等将腕踝针自创始初期至创立后30余年来所积累的病例资料、研究进展，整理成《实用腕踝针疗法》一书，由人民卫生出版社出版。该书出版后深受广大读者喜爱，多次重印，成为畅销书。

2013年，第二军医大学中医系腕踝针研究团队启动了本书的编写工作。本书除了阐述腕踝针的理论和操作方法、临床应用经验，还介绍了腕踝针疗法应用与研究的新进展，客观全面地展示了腕踝针疗法的发展历史和研究成果。历时3年有余，新书编纂完成并付梓印刷。

为了便于广大读者通过自学掌握腕踝针疗法，新书配以大量演示腕踝针操作的图片，并附腕踝针疗法教学视频光盘一张。

本书的出版得到了上海市基层中医药适宜技术推广项目和上海科技专著出版资金资助以及上海科学技术出版社的大力支持，著名针灸学家、上海中医药大学李鼎教授为本书题写了书名，在此深表感谢。

张心曙教授已于2014年驾鹤西去，享年91岁，但他勇于创新，孜孜求索的科学精神却激励着我们将其开创的腕踝针事业不断发扬光大。谨以此书的出版缅怀张心曙教授为针灸学术的发展所做的杰出贡献。

编者
2016年12月

CONTENTS 目　录

第一章　概述 ··· 1
　第一节　腕踝针的特点和优点 ··· 1
　　一、特点 ··· 1
　　二、优点 ··· 1
　第二节　腕踝针的创立与发展 ··· 2
　　一、腕踝针的探索源于电刺激疗法 ·· 2
　　二、腕踝针针刺法的探索 ··· 7
　　三、腕踝针的传播、应用与推广 ··· 9
第二章　腕踝针基本理论和操作方法 ·· 11
　第一节　基本理论 ·· 11
　　一、身体分区 ·· 12
　　二、针刺点及其主治 ··· 15
　第二节　操作方法 ·· 17
　　一、腕踝针的针刺法 ··· 17
　　二、针刺点的定位和针刺方法 ··· 22
第三章　腕踝针临床应用 ·· 29
　第一节　概述 ··· 29
　　一、适应证与禁忌证 ··· 29
　　二、临床应用的步骤 ··· 30
　　三、压痛点的应用 ··· 32
　　四、治疗次数与疗程 ··· 33
　　五、疗效表现方式 ··· 33
　　六、意外情况处理 ··· 34
　　七、应用腕踝针时的注意事项 ··· 34
　第二节　痛症 ··· 35
　　一、头痛 ··· 35
　　二、三叉神经痛 ·· 45

三、颞下颌关节痛 ……………………………………… 48
四、牙痛 ……………………………………………… 50
五、枕神经痛 ………………………………………… 51
六、脊柱痛 …………………………………………… 51
七、颈项痛 …………………………………………… 58
八、颈臂丛综合征 …………………………………… 60
九、肩关节痛 ………………………………………… 64
十、肘关节痛 ………………………………………… 67
十一、腕关节痛 ……………………………………… 69
十二、掌指关节痛 …………………………………… 71
十三、腰痛 …………………………………………… 73
十四、第3腰椎横突综合征 ………………………… 75
十五、坐骨神经痛 …………………………………… 75
十六、膝关节痛 ……………………………………… 78
十七、踝关节痛 ……………………………………… 81
十八、足痛 …………………………………………… 82
十九、多关节痛 ……………………………………… 85
二十、肌痛 …………………………………………… 88
二十一、带状疱疹和疱疹后神经痛 ………………… 93
二十二、胸痛 ………………………………………… 99
二十三、腹痛 ………………………………………… 104
二十四、癌痛 ………………………………………… 107
二十五、分娩痛 ……………………………………… 108
二十六、麻痛症 ……………………………………… 109
二十七、运动损伤疼痛 ……………………………… 109
二十八、术后疼痛 …………………………………… 110
第三节 神经精神疾病 ………………………………… 112
一、晕厥 ……………………………………………… 112
二、眩晕与头昏 ……………………………………… 113
三、睑痉挛 …………………………………………… 115
四、周围性面瘫 ……………………………………… 115
五、面肌痉挛 ………………………………………… 117
六、痉挛性斜颈 ……………………………………… 118
七、书写痉挛 ………………………………………… 119
八、手-口综合征 …………………………………… 120

九、臂丛神经损害 ………………………………………………………… 121
　　十、腓总神经麻痹 ………………………………………………………… 126
　　十一、腓肠肌痉挛 ………………………………………………………… 127
　　十二、多发性神经炎 ……………………………………………………… 127
　　十三、感觉障碍 …………………………………………………………… 128
　　十四、感觉过敏 …………………………………………………………… 141
　　十五、股外侧皮神经病 …………………………………………………… 143
　　十六、重症肌无力 ………………………………………………………… 145
　　十七、偏瘫 ………………………………………………………………… 147
　　十八、脑卒中并发流涎 …………………………………………………… 154
　　十九、癫痫 ………………………………………………………………… 154
　　二十、抽动症 ……………………………………………………………… 157
　　二十一、立行不能症 ……………………………………………………… 160
　　二十二、伸舌不能症 ……………………………………………………… 165
　　二十三、震颤与震颤麻痹 ………………………………………………… 166
　　二十四、睡眠障碍 ………………………………………………………… 170
　　二十五、焦虑性神经症 …………………………………………………… 174
　　二十六、恐怖性神经症 …………………………………………………… 176
　　二十七、强迫性神经症 …………………………………………………… 177
　　二十八、考前紧张综合征 ………………………………………………… 178
　　二十九、癔症 ……………………………………………………………… 178
　　三十、精神分裂症 ………………………………………………………… 181
　　三十一、情感性精神病 …………………………………………………… 185
　　三十二、产后精神病 ……………………………………………………… 188
　　三十三、老年期精神病 …………………………………………………… 189
第四节　内科病症 …………………………………………………………… 193
　　一、感冒 …………………………………………………………………… 193
　　二、畏寒 …………………………………………………………………… 194
　　三、多汗与少汗 …………………………………………………………… 197
　　四、支气管炎 ……………………………………………………………… 199
　　五、支气管哮喘 …………………………………………………………… 200
　　六、口苦与口臭 …………………………………………………………… 201
　　七、呃逆 …………………………………………………………………… 202
　　八、厌食与呕吐 …………………………………………………………… 203
　　九、便秘 …………………………………………………………………… 207

十、慢性腹泻 ·· 208
十一、腹胀 ·· 209
十二、高血压与低血压 ·························· 209
十三、遗尿 ·· 213
十四、排尿频急 ···································· 215
十五、排尿困难 ···································· 217
十六、非感染性尿道综合征 ·················· 218
十七、肠易激综合征 ···························· 218
十八、糖尿病周围神经病变 ·················· 218
十九、慢性活动性乙型肝炎 ·················· 219
二十、心脏病 ·· 220

第五节　妇科病症 ·································· 222
一、急性乳腺炎 ···································· 222
二、乳房肿胀 ·· 223
三、乳头分泌异常 ································ 224
四、痛经 ··· 225
五、白带过多 ·· 225
六、更年期综合征 ································ 226
七、产后尿潴留 ···································· 228

第六节　儿科病症 ·································· 228
一、抽动秽语综合征 ···························· 228
二、小儿惊哭 ·· 229
三、小儿遗尿 ·· 229

第七节　皮肤科病症 ······························ 230
一、瘙痒 ··· 230
二、荨麻疹 ·· 231
三、接触性皮炎 ···································· 232
四、冻疮 ··· 232
五、痤疮 ··· 233

第八节　五官科病症 ······························ 234
一、麦粒肿 ·· 234
二、流泪 ··· 234
三、球结膜炎 ·· 235
四、球结膜下出血 ································ 235
五、红眼病 ·· 236

六、眼痛 237
　　七、瞳孔障碍 238
　　八、复视 239
　　九、青少年近视 242
　　十、视力减退 246
　　十一、失明 247
　　十二、耳鸣与耳聋 249
　　十三、鼻炎 252
　　十四、咽喉炎 253
　　十五、暴喑 253
　第九节　外科骨伤病症 254
　　一、肾绞痛 254
　　二、肛痔痛 254
　　三、淋巴管炎 255
　　四、下肢慢性溃疡 255
　　五、换药时镇痛 256
　　六、腹部手术后肠功能麻痹 256
　　七、阑尾切除后伤口不愈 257
　　八、肱骨外髁炎 257
　　九、急性腰扭伤 257
　　十、脊柱小关节滑膜嵌顿 258
　　十一、肩背肌筋膜炎 259
　　十二、腱鞘炎 259
　　十三、静脉曲张 260
　　十四、梨状肌损伤综合征 260

第四章　腕踝针研究 261
　第一节　从经典中探寻腕踝针疗法之理论根源 261
　第二节　腕踝针的作用机制探讨 266
　　一、神经反射调整观 266
　　二、腕踝针止痛机制的生物力学观 269
　第三节　一种用于腕踝针随机对照临床试验的假针刺对照方法 272
　　一、腕踝针假针刺的适用范围 272
　　二、腕踝针假针刺的实施步骤及要求 272
　　三、对针灸治疗医师及评估者的要求 273
　　四、如何判定假针刺实施是否成功 274

五、即时镇痛疗效观察的随机对照临床研究方案……………………………… 274
　　六、讨论…………………………………………………………………………… 274
　第四节　一种腕踝针人体模型………………………………………………………… 275
　　一、腕踝针人体模型的设计……………………………………………………… 275
　　二、腕踝针人体模型的应用……………………………………………………… 276
　第五节　腕踝针创新探索的实践……………………………………………………… 277
　　一、腕踝针针刺点定位客观标准化探索………………………………………… 277
　　二、携带式压迫治疗装置的创新………………………………………………… 281
　　三、可穿戴式智能设备的探索…………………………………………………… 282

参考资料……………………………………………………………………………… 285

第一章 概 述

第一节 腕踝针的特点和优点

腕踝针,又称腕踝针疗法,是一种只在腕踝部特定的针刺点循着肢体纵轴方向用针灸针行皮下浅刺治病的特色针刺疗法。

一、特点

1. 身体两侧各分6个纵区　身体两侧各分6个纵区(或称区),由前向后排列,用数字1~6编号,用于疾病的症状定位。
2. 腕部和踝部各定6个针刺点　在腕部和踝部6个纵区内各定1个针刺点(或称点),也用数字1~6编号,与区的编号相同。应用时按疾病症状所在区选取编号相同的针刺点。
3. 皮下针刺　针刺进皮下要求表浅,避免出现酸麻胀痛等感觉。

二、优点

1. 应用面广　腕踝针的针刺部位虽只限在腕和踝,治疗范围却包括全身的多种病症,对疼痛的疗效尤为显著,颇有"针到痛除"之速效,但腕踝针绝非万能,其应用范围仍待进一步探索。
2. 安全方便　在腕和踝部行皮下浅刺,治疗时不需脱衣服,只要露出腕踝部即可,因此不受时间、环境和季节的限制。这些部位没有重要组织和器官,只需避开皮下明显的血管,一般不会发生针刺意外,甚至儿童也能忍受。针刺入后留针期间,肢体活动不受影响,并能检查疗效。
3. 简明易学　腕踝针的方法只有三个步骤,即:症状按区定位、按区选点及皮下针刺。三者都有简明要求,易懂易记也易掌握。只要按要求,循序渐进,短期内即可学会,故便于普及。对有西医基础者尤为方便,可以说是西医掌握针刺疗法的捷径。

第二节　腕踝针的创立与发展

腕踝针是第二军医大学附属长海医院(以下简称"长海医院")张心曙(1923—2014)于1966年至1975年,在电刺激疗法治疗以神经症为主的病症经验基础上,受经络学说、传统针刺法、耳针疗法的启发,结合人体胚胎发育的生物进化过程和神经反射调整原理,通过大量的临床实践验证总结而来。

这一疗法的起源及探索过程与张心曙当时的工作、环境背景、历史条件和机遇有关。

一、腕踝针的探索源于电刺激疗法

对腕踝针的早期探索是从电刺激疗法开始的。

1950年代初张心曙从第二军医大学毕业后留校分配到长海医院内科工作;1951年因医院分科发展需要,被分到神经科以精神病学为专业,任住院医师,负责管理精神病房并担任门诊工作。1952年他曾赴南京精神病防治院进修1年,在那里学习了电休克疗法。

当时医疗条件差,药物少,门诊只能用些陈旧药品处理一些常见患者,即使摄X线片都有一定限制。在这种情况下自然会想到中医疗法,尤其是针灸疗法,但传统针刺治疗时,要求达到酸胀等感觉才有效果,因此部分患者难以接受。

1966年初,长海医院神经科病房收进一例两下肢强直性瘫痪的男性青年患者,诊断为"癔症性肢瘫",正准备请中医科医生会诊进行针灸治疗。

当时正处在20世纪60年代中期,全国各地精神病院推行电刺激疗法治疗癔症性疾病。当时有一位从某部队精神病院来长海医院神经科进修的精神科医生,见此患者后,介绍了该院应用电休克机行电刺激疗法治疗癔症性肢瘫的经验。实施该方法首先向患者做好对治疗的认识工作,使其愿意配合治疗,并树立起该患者能够治好病的信心,然后再进行治疗。当时用的是治疗精神病患者的电休克机,治疗时将两个直径约3 cm的圆形电极放在一侧小腿相对的两侧,用强电流通电约1秒,用同样的方法先后对两侧小腿进行电刺激。患者会因强刺激引起瘫肢收缩,全身挣扎,故事先要有两人按住患者下肢,要求达到一次治疗成功,使瘫痪消除的目的,并认为若电流强度低,应用该方法治疗时就无效。于是张心曙在科内几位医生的配合下请这位进修医生对患者进行治疗。通电时患者痛得大叫,全身挣扎,而治疗后患者竟能下床走路,原有膝关节痛及腿部感觉麻木也同时消失。

这次治疗触发了张心曙的思索,认为这种疗法确有一定疗效,但其缺点是刺激过强,非一般患者所能忍受,癔症性肢瘫病例在平时毕竟少见,但门诊中关节痛及感觉障碍甚多,且无特殊疗法,若能改进这种疗法,使之适用于这类患者就方便多了。

当时完全没有定向的计划,也不知道该从何处着手探索,将会得出怎样的结果。尤其在探索初期,因受当时重重困难的环境影响,进展缓慢,甚至处于停滞状态。尽管如此,张心曙并没有放弃探索的希望。从1966年初开始,环境较平稳,张心曙尚有机会在全科几位医护同事的协助下进行了近半年的探索。1966年6月,"文化大革命"开始,张心曙遭受批斗、隔离和监督劳动长达6年,至1972年2月才恢复正常的医务工作。但有时在科室医生人手紧张时,也被要求参加病房值班和门诊等医疗工作。在此期间,虽然张心曙处于完全孤立的状态,但他对电刺激疗法的探索和研究工作仍间断地进行着。1969年春,第二军医大学及其附属医院奉命调防到西安,医疗仪器不能带走,对电刺激疗法的探索被迫中止。

1966年初至1968年底是腕踝针疗法探索的第一阶段,应用的是经皮电刺激疗法。

如前所述,用电刺激疗法时,刺激器的两个电极放在一条瘫肢小腿两侧相对的位置,用强电流刺激,通电时间1秒,才能产生疗效。也就是可认为疗效的产生与电流强度、电极位置及通电时间有关。为使一般患者能够接受电刺激治疗,在以取得疗效为首要条件的情况下,张心曙进行了以下逐步试探。

(一) 电流强度及电极位置对疗效的影响

起初通电治疗时,两个电极放在瘫肢相同位置的两侧,电流在电场中的流向与瘫肢内纵行的神经、肌肉纤维等组织呈垂直穿透关系,接触面小,单位刺激强度也就小,以致电流强度必须大才能产生疗效。考虑到能够获得疗效所需的电流强度可能与电极的位置有关,设想若将两个电极之间的距离适当增大,可能用较小电流强度就能获得疗效。于是试将电流强度从原来的60 mA降低至40 mA,通电时间仍为1秒。治疗上半身病症时,将两个电极放在合谷与内关穴处;治疗下半身病症时,将两个电极放在梁丘和足三里穴处。在科内几位医护同事的协助下,张心曙应用该方法开始对门诊患者试治,并获得一定疗效。在1966年1—6月治疗的231例患者中,有肢瘫、关节痛、各型感觉障碍、皮肤瘙痒、癔症等,获得显效与痊愈139例(60%),好转67例(29%),无效25例(11%),总有效率89%。治疗结果提示:① 改变电极位置,将两电极从横放改为沿纵轴放,即使用较低的电流强度刺激,在患者能够忍受的情况下,仍能获得疗效。② 局部刺激不仅对邻近的病症有效,对远距离的病症也有效。③ 由于减弱了电流强度,患者能忍受,也就更有利于探索扩大试用范围。在半年试治过程中,根据患者对电刺激的不同反应及疗效比较,在能获得疗效的前提下,张心曙发现将电流强度从40 mA再逐渐降至15 mA时,对有些轻症病例仍能获得疗效,但降至10 mA时仅有轻微疗效。调节电流强度后通电时间仍设定为1秒。

(二) 通电时间及电极位置对疗效的影响

由于电流强度减低,患者完全能忍受,若一次短暂通电未能达到疗效,这可能与刺激点离病症部位过远、刺激时间过短有关。以后试将电极放在病症附近,相当于"阿是"穴处,并延长刺激时间给予持续刺激,此种方法竟也能获得疗效,因此也成为一个新发现。但应用一段时间后发现具有如下缺点:① 用减弱的电流强度对表浅的局部病症治疗时虽能有效，但对深部的病痛，如腰痛，电流强度就需要加强到患者感觉电流能深入到痛感处才能有效，对范围较广的病症疗效也甚微。② 不能将电极放在头部或心区，以免引起头晕、影响心脏正常搏动等不良反应。③ 治疗时患者需要脱衣服，在寒冷季节无取暖设备情况下应用不方便。④ 电极位置凌乱，总结不出规律来。所以认为按"阿是"穴方式放置电极也不是理想的方法。

至此，电流强度和通电方式确定了，剩下的是电极放置的位置问题，以及能否找出应用方便简单的规律来。但如何确定电极位置和寻找应用规律，是先定电极位置后找规律，还是先找规律后定电极位置？理想的电极位置应放在哪里？应用方便简单的规律又是怎样？这些问题在当时成为思考的中心。张心曙经反复分析比较后认为，电极刺激点是固定的，应用的规律是灵活的，只有先找出刺激点才能摸索出规律来。

（三）耳针的启发

当思考集中到一点时常会产生各种联想，张心曙在比较中想到了中医的耳针疗法。耳郭那么狭小的部位与身体各部都有联系，针刺不同的点能对身体远处的不同病症起治疗作用，这对张心曙来说是个启发。但耳郭那么狭小，治疗点又密集，虽然针刺可以，但却放不下一直径为 3 cm 的圆形电极，使用也不方便。因此，耳郭也不是理想部位。不过狭小的耳郭能与身体各部联系，这种模式仍值得应用。那么，身体外表除耳郭外何处还有既狭小且使用方便又可放置电极的部位呢？于是张心曙联想到腕和踝。该部位比较理想，理由是：① 腕和踝部位狭小，根据经络学说，腕和踝各有三条阴经和三条阳经通过，并与身体的不同部位相联系，可作为借鉴。② 应用方便，不必脱衣服，只要露出腕和踝部即可。③ 表面平坦，可以放电极。④ 研究初期曾有过利用腕部的治疗经验。由此，张心曙确定了腕和踝部为放置电极的理想部位。在腕部做治疗时，两个电极仍分别放在针灸常用穴的合谷与内关穴；下肢的踝与腕相当，电极不应放在膝部附近的梁丘和足三里，而应下移至踝，于是将一个电极放在足的第1、第2趾间的"行间"穴，另一电极放在踝上内侧面中央的"三阴交"处。

（四）作用电极与无作用电极

用以上方法，开始时只刻板地将一对电极放在腕或踝的固定位置通电治疗。有一次遇到一例右上臂外侧感觉麻木的患者，当电极放在合谷与内关位置通电治疗时感觉并无变化，但将内关位置电极移至外关位置时，即电极处于与麻木症状同一侧面通电时，患者的麻木感立即消失。由此表明：两个电极中一个是作用电极，另一个是无作用电极，当作用电极处于病症所在的相应位置时才起治疗作用，否则不起作用。踝部的情况也是如此。但在以后的研究过程中又进一步发现，两个电极属于作用或无作用并不固定，起决定作用的在于是否移动，即同一个电极，当其不移动时可以是无作用，但根据症状部位，需要移动刺激点时，就成为作用电极，因此，电极的"作用"与"无作用"只能看成相对而非绝对，名虽

"无作用"，在某种情况下却可转变为"作用"。

（五）作用电极在腕踝部平面位置移动时所引起的变化

既然电极作用在腕部内外侧有以上的现象，那么在内外侧的同一平面上是否有不同作用呢？

电刺激的电流强度减弱后，在持续通电刺激治疗过程中，患者也完全能忍受，这样就可以使作用电极在环绕腕及踝的一圈皮肤上移动，观察在不同刺激点对身体各部的治疗效应。

在传统中医学中，针灸的治疗原则是循经取穴。在腕踝部，阴阳面各有三条阴经和三条阳经通过，分布全身体表和内脏，每条经脉上都有其所属的穴位。治病时常选用几个主穴和配穴。但何谓主穴？何谓配穴？既有主穴又何须配穴？如何决定主与配的角色？且对同一种病症的治疗穴位的选择各家不一，经络的循行路线错综复杂，初学者不易掌握。按经络学说治病的方法是中国医学数千年来的传统，积累了许多独特宝贵的经验，但对初学者、从事西医学者来说，学习与应用存在一定的困难。当时考虑到若能在腕踝部按疾病症状所出现的部位探索出有效的治疗刺激点来，再加以归纳，从而总结出可循的规律来就简单了，应用起来也就方便了。

为此，就必须将电极缩小才有可能实现，于是张心曙将电极直经由原来的 3 cm 缩小到 1 cm。在征得门诊患者同意的情况下，给予试治，并记录各刺激点对身体不同部位所出现的症状治疗是否有效。对有效反应的刺激点，张心曙会在其他有同类症状的病例做重复跟踪试治，以确定其可靠性。结果发现腕部刺激点对横膈以上病症起作用；踝部刺激点对横膈以下的病症起作用。在试治过程中，患者对疼痛的反应最灵敏，而疼痛又是最常见的症状，故在以后的探索中多以对疼痛的疗效为指标。

多次重复的跟踪测试及阶段总结，张心曙发现靠近身体前正中线且位于上半身的病症，如前额痛、眼痛、鼻塞、咽喉痛等，电极要放在症状出现的同侧腕部掌面近小指侧才显效；病症在前正中线且位于下半身的，如上腹痛、痛经，电极要放在踝部跟腱内缘；近后中线的病症，如后头痛，电极要放在腕背的小指侧；腰痛时电极要放在跟腱外缘处才显效；位于身体侧面的病症，如耳痛，电极要放在腕内外面交界的桡骨缘上；膝关节痛时，电极要放在踝内外面交界的胫前肌上才显效。但这些都是正中线与边缘部分的病症，若病症介于两者之间，其刺激点是否要放在中间呢？例如，哮喘是肺的疾患，肺在胸的两侧，如按推测，电极该放在腕掌面的中央才能见效。在一次急诊的机会中，遇到一女孩哮喘急性发作，张心曙赶紧搬来电刺激机，将作用电极置于腕的内侧时，咳嗽虽有减轻，但哮喘并无变化，待将电极移至腕中央时，患者即感胸闷减轻，肺部哮鸣音也逐步减轻甚至逐渐消退。以上临床治疗大致提示腕踝部的内外面与身体的前后面相对应。如作反向推测，当身体某部出现不适症状时，也可以在腕或踝找到相应的刺激点。

这种腕和踝与躯体的对应关系，或许就是张心曙所要寻求的规律的初步模式了。但这样的刺激点与症状部位的对应关系,应该如何理解?它既不能用神经解剖学观点解释,也不符合经络走向,张心曙在长时期的思索中,仍然不得其解。因此,张心曙在困难中求助于设想。

(六)设想从生物的进化求解答

1. 身体向纵发展　生物的进化从无脊椎动物发展到有脊椎动物,又从无肢向有肢发展,随着生物的进化,躯体功能也逐步延伸且变得灵活。人在胚胎发育期重复着生物进化的历史演变。受精卵发育成球形囊胚后逐渐向纵延伸呈圆柱形。这种纵的延伸,在以后的发育过程中,虽然内部结构变得复杂化,但其方式不变。胎儿发育至1个月后,从躯干的上下端发出上下肢芽,日后发育成为上下肢,增强了生命的灵活性并增加了生存技能,因此,肢体与躯体具有密切的对应关系。

2. 从阴阳面看身体发展　身体分阴阳面是生物体在发展过程中始终保持着的共同现象。用阴阳面观点看人从胎儿期身体发育的朝向,在胎儿发育过程中,躯干和上下肢呈怀抱卷曲状态,均是内侧为阴,外侧为阳。随着胎儿的成长,胎儿身体逐渐伸展,出生后则腹侧为阴,背侧为阳。直立后躯体前为阴后为阳,但上下肢仍为内侧为阴,外侧为阳,这是为了加强肢体活动功能的需要。实际上,身体的阴阳面朝向始终没有变,只不过因体位的改变使躯体和四肢的朝向关系发生了变化。如果倒过来看,以躯体为基准,将上下肢的朝向与躯体保持一致,并左右侧靠拢,合拢处与身体的前后中线相当,整个身体又如胎儿的原始形态而呈圆柱形。由此可以看出上下肢与躯体存在着一定的对应关系。上下肢的出现即体现了躯体功能的延伸,延伸出来的肢体越向肢端,则末梢神经就越多,无髓鞘纤维也变得越多,对刺激的反应也就越灵敏。因此,在腕踝部对神经进行刺激,能够激起身体对应部位的反应。

3. 阴阳面的纵型分层　圆形的受精卵在发展中既呈纵型延伸,又有阴阳面朝向,必然具有由阳趋向阴的分层排列,犹如地球对着太阳有热带、温带、寒带之分。生物界一般都是阳面略大于阴面,这一现象在乌龟身上显得特别明显,背面比底盘宽,颜色也不同。这种朝向的层次差异在人的发展过程中也同样存在,借鉴经络学说中三阴三阳的观点,分身体为三阴三阳,其延伸出来的肢体也同样有三阴三阳的分层,通过在腕踝部用作用电极的探测,两者的对应关系完全符合。

这样,综观身体的各处病症,不论体表或体内,其排列多有一定规律,即按阴阳面,也呈层次排列,也就是身体由前后中线分两侧,每一侧的阴阳面又可分内侧、两旁及外侧。由于身体在成长过程中呈纵向发展,因此,把身体的阴阳面分层排列简称纵区。各纵区用数字1~6编号,从身体前面起由前向后排列。这样,1、2、3区在前(阴)面;4、5、6区在后(阳)面。阳面的范围较阴面稍大,导致4区位于阴阳面交界处。躯体与肢体各区以纵的方式存在,其间并不交叉或曲折。

既然躯体与肢体各纵区相对应,当躯体某纵区内出现病症时,在腕踝部同一编号的纵区内给予刺激，即可引起身体的调整反应。这样，只要找到病症所在的区，就可按区在腕踝部选出同一编号的刺激点。通过对包含多种病症的 250 例病例的治疗观察，张心曙认为，该理论可初步适合临床应用。

至此，借助电刺激疗法探索出了腕踝部不同的刺激点，即在腕踝部的 6 个分区内分别确定 6 个放置作用电极的刺激点，用数字 1~6 编号，无作用电极固定在腕部的合谷和踝部的行间穴位上，编号为 0。同时，又找到了"按区选点"的简便治疗规律，基本上达到了探索的目的。此时时间是 1969 年春。

张心曙为确定全身病症分区在腕踝部的对应关系，所费时间虽长达 3 年，但他利用了空隙时间，对资料进行了整理，并做阶段性小结，在此过程中不断思索与提高，归纳出身体分区与腕踝部刺激点对应关系的初步模式，这是第一阶段最大的成就。但电休克机只有一架，一组电极只能用于对一个部位病症的治疗，若遇有多个症状时，就太费时了。

二、腕踝针针刺法的探索

1972 年 2 月，张心曙恢复了工作，并开始继续探索腕踝针疗法，但此时已没有了电休克机，不能再用电刺激疗法进行研究，由此不得已开始应用针灸针继续进行研究。这对于张心曙来说，也是一次转折性的机遇，并在逆境中得以创新！

针的直径比电极小得多，刺激方式与量也与电刺激不相同，张心曙将电刺激作用电极的刺激点改用针刺刺激，不用无作用刺激点。用该种方法试用研究后发现，用电刺激法所探测出来的身体分区与刺激点和区的对应关系依然适用于针刺刺激，而且这种对应关系会显得更加明显，但因这种方法对针刺的要求更高，由此，张心曙还发现针刺法的一些新问题。

（一）针刺法——从要求得气的垂直刺到沿皮下刺而避免得气

改用针刺法后，张心曙起初仿传统的垂直针刺法，遵守古训"刺之要，气至而有效"，也确有一定疗效。但在日后的研究中发现具有如下困难：① 针刺深度不易掌握，唯恐刺伤深部血管和神经。② 皮肤与骨面接近的部位无法垂直刺入。③ 患者对"得气"感常表现出恐惧。④ 针刺后留针期间肢体不能活动，以致不能检查当时疗效，尤其对不愿合作者，留针困难。⑤ 留针后常发生针不易拔出的"滞针"现象，用力拔出时，针体常变弯曲，患者因此感到疼痛。

在以上这些困难中，最迫切需要解决的是滞针。滞针可能是由于垂直刺入的针与深层纵行肌肉组织发生缠绕所致。设想若将刺入角度改小，如呈 45°角顺皮下组织走向斜刺，或许可以避免滞针，即使发生，拔针也会比较容易。该法试用后结果也达到了预想的要求，并同样取得了疗效。

但斜刺法也能出现"得气"。为减少患者对"得气"感的恐惧，设想能否使针刺不引起"得气"又能产生疗效，即"得气"是否为取得疗效的必要条件？张心曙认为针刺达到"得气"感,同样与针刺至深部组织的神经纤维或肌层有关,若不深刺而是浅刺,针不刺入深部组织就不会引起"得气"。但浅刺要浅到什么程度?若把较长的针刺在皮内是不可能的,患者会感到疼痛,最浅只能刺入皮下。一次张心曙在门诊遇到一位膝关节痛的患者,检查时患者疼痛并出现避痛反应。在征得患者同意并愿配合后,张心曙试将针刺过皮肤后再缓慢沿皮下刺入,患者并没感觉到刺痛,没出现"得气"感,但关节痛及压痛竟立即消失。张心曙自此后用同样方法对其他痛症病例试治时也获得相同疗效。此现象表明:皮下针刺不出现"得气"也具有疗效,在针刺方法不同的情况下,"得气"并非是获得疗效的必要条件。张心曙在日后的研究中还进一步发现,针刺入皮下越表浅,越不引起"得气"感,症状消失往往越完全。

这样,皮下针刺法不仅解决了"滞针"问题,也解除了其他困难并取得了良好效果。

(二) 针刺点位置——不求固定,可以移位,不失疗效

张心曙采用了皮下针刺法后,接着就出现针刺点问题。针刺与电刺激不同,电刺激时电极只放在腕踝部的皮肤表面,刺激面大,也不会损及皮下血管、神经等组织,因而对刺激点位置要求不十分严格。针刺则不同,针刺点小得多,当时所用的针灸针长度为 4 cm(1.5 寸),刺入皮下时要考虑不刺伤表浅血管。腕和踝处在四肢末端,血管网分布多,每个人的血管分布又不尽相同,以致很难取固定的针刺点。既然已认为腕踝部刺激点与身体各纵区具有对应关系,那么,只要在腕踝部各区内任何一点给予针刺,即能对相应区内的病症起治疗作用。因此,可以认为腕踝部的针刺点不像传统的"穴位"那样要有固定位置,而是要根据针刺部位的局部情况随机应变,移动针刺点的位置,这并不影响疗效。由此可以认为,针刺点并非针刺治疗的作用点,只是针刺入皮下的点,针沿皮下刺入,对神经末梢的刺激面呈线状,比垂直刺入的点范围大,用微刺激即能奏效。对痛症的疗效往往立竿见影,不存在"补"与"泻"的问题。

(三) 针刺方向——皮下针刺也出现了针刺方向问题

起初,针刺只朝向疾病的症状端,后张心曙遇一病例,表现为整个上肢感觉麻木,针向上刺入后发现针刺点的平面以上麻木在稍留针后逐渐向针刺点消退而停留于针刺点的平面位置,当再用针在平面以上位置朝指端方向刺入皮下时,麻木又向着指端消退。自此,张心曙发现病症部位在腕或踝以下时,如指(趾)关节痛、冻疮,针也要朝向指(趾)端刺入才有效。这些现象提示:针刺作用与针刺方向有关。

张心曙自 1966 年用电刺激法开始对腕踝针进行探索,并受经络学说、耳针、穴位的启发,克服各个阶段所出现的困难,从中逐渐取得进展,至 1972 年张心曙改用针刺进行研究后,为克服垂直针刺所遇到的滞针现象,而改用了皮下浅刺法,方法也逐步得到完善。

1972—1975 年为腕踝针疗法探索的第二阶段,是电刺激疗法基础上探索的继续,是腕踝针针刺法的探索。1975 年 6 月探索初步告一段落,因针刺部位仅限在腕和踝部,故

将该疗法定名为"腕踝针"。

三、腕踝针的传播、应用与推广

　　1974年,张心曙的腕踝针研究工作开始引起医院和学校领导的关注。1975年初,张心曙在门诊进行腕踝针治疗时,时任校长向进等校领导亲临察看,并询问了腕踝针的研究情况。在当年6月26日召开的学校科学大会上,张心曙以"腕踝针"为题作了大会报告后,向校长表明要将"报告"公开发表。1976年2月10日和4月20日,在上海电视台《医疗卫生》电视教育讲座节目中,张心曙两次为赤脚医生作了腕踝针电视教育讲座,讲座稿在同年6月25日的《文汇报》登载。1976年6月7日,张心曙在北京受总后勤部卫生部部长张汝光接见后,为驻京各军兵种卫生单位举办了一次腕踝针学习班。自此之后,总后勤部卫生部将腕踝针报告印成小册子发向全军各连队卫生单位进行推广。1976年7月根据总后勤部卫生部的指示,张心曙在江苏省常熟市横泾公社举办了为期1个月的全军腕踝针学习班。

　　1976年7月,张心曙对腕踝针疗法的探索和研究总结以"腕踝针"为题在《人民军医》杂志发表。之后,国内10余种医学杂志相继转载,很快产生巨大影响,在全国许多地区都掀起"腕踝针"热。为满足全国各地医生学习的需求,许多地区邀请张心曙举办了腕踝针学习班,仅1976年张心曙就应邀在全国各地讲授腕踝针40余次,1977年11月北京电视台向全国播出了张心曙的腕踝针讲座。腕踝针因简、便、廉、验而在全国各地得到推广应用。

　　1978年,"腕踝针"获全国科学大会奖。同年,张心曙著《腕踝针》(第1版)并由上海科学技术出版社出版。1985年,腕踝针疗法被全国高等中医药教材编审委员会编入高等医药院校教材《针法灸法学》。1990年和1997年,人民军医出版社分别出版张心曙著《腕踝针疗法》(第2版)和《腕踝针》(第3版)。2000年,长海医院中医科成立了以张心曙、凌昌全、周庆辉为主要成员的腕踝针传承工作组,系统地开展了腕踝针疗法的继承、整理和研究工作。2002年,由张心曙、凌昌全、周庆辉所著的《实用腕踝针疗法》(第4版)由人民卫生出版社出版。

　　2009年,中国标准出版社出版了由中华人民共和国国家质量监督检验检疫总局、中国国家标准化管理委员会制定的《中华人民共和国国家标准GB/T 21709.19—2009.针灸技术操作规范第19部分:腕踝针》。

　　2009年,腕踝针疗法被中国人民解放军总后勤部列为军队科技成果推广重点项目。腕踝针对骨关节损伤、软组织损伤、腱鞘炎症、意外伤害等军事训练伤引起的疼痛和某些神经精神障碍,如应激反应、创伤后应激障碍等,有其独特的疗效。军事训练伤是和平时期部队的常见病,影响参训官兵的身体健康和训练任务的完成。常见的军事训练伤均以疼痛、肿胀、功能障碍为主,是腕踝针的有效适应证。第二军医大学中医系通过"中医中药军营行"系列活动,开展了腕踝针在部队的推广应用工作。他们组建讲师团和医疗队,赴边防，走海疆，上高原，入丛林，为部队基层医疗单位举办腕踝针与中医药实用技术培训班，为军事训练伤等部队常见病的治疗提供了一种简、便、廉、验、安全的治疗手段，达到了在全军推广使用腕踝针，为军事训练保驾护航的目的。《解放军报》和《文汇报》等媒体多次对腕踝针疗法予以报道，并被誉为新时期中医中药为基层官兵服务的典范。

2012年，腕踝针被列为"上海市中医药事业发展三年行动计划上海市基层中医药适宜技术推广项目"。通过两年的项目实施，在全市各区县基层医院，主要是社区卫生服务中心推广了腕踝针，为社区常见疾病的治疗提供了一种简、便、廉、验的治疗方法。

在国外，早在1977年《美国针灸杂志》(American Journal of Acupuncture)便刊文介绍了腕踝针疗法。1979年3月，日本现代中国医疗协会理事长杉充胤根据张心曙1978年出版的《腕踝针》一书翻译的日文版《手根·足根针》出版，至1987年3月先后4次重印，在日本成为畅销书。1991年，英国的《中医杂志》(Journal of Chinese Medicine)刊登了英译的《腕踝针疗法》全文。1997年，美国纽约州教育厅针灸委员会副主席罗慕光在纽约出版了英文版专著《腕踝针：方法与应用》(Wrist-ankle Acupuncture, Methods and Applications)，其内容主要根据张心曙1990年出版的《腕踝针疗法》一书翻译编撰，介绍了腕踝针疗法并收集了中国国内所发表的相关应用文献。2002年，上海中医药大学出版社出版了由周庆辉、凌昌全、张心曙所著的英文版专著《腕踝针》(Wrist-ankle Acupuncture)。

20世纪80年代，张心曙和腕踝针研究团队曾受邀赴世界各地讲学，前来长海医院学习腕踝针疗法的各国学者络绎不绝。腕踝针疗法得以在日本和欧美等地区广为传播。

第二章 腕踝针基本理论和操作方法

第一节 基本理论

腕踝针的基本理论包括身体分区和针刺点（图 2-1-1～图 2-1-3）。

（1）身体分区：将身体两侧各划分为 6 个纵行区，用数字 1 至 6 编号，用于症状和体征的定位。

（2）针刺点：腕部和踝部各定 6 个针刺点，用数字 1 至 6 编号，针刺时按症状和体征所在区选取编号相同的点。

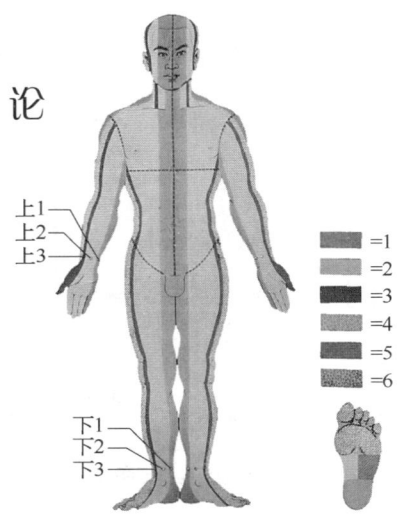

图 2-1-1 腕踝针的身体分区和针刺点（前面）

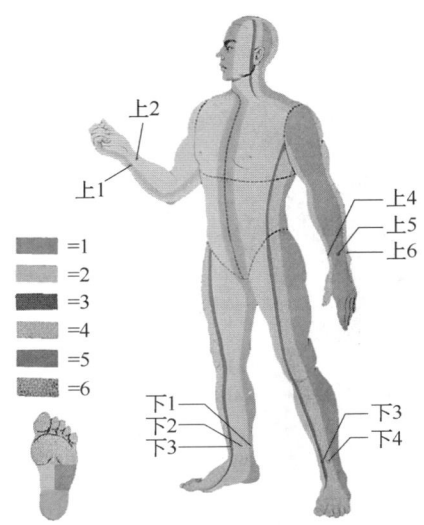

图 2-1-2 腕踝针的身体分区和针刺点（侧面）

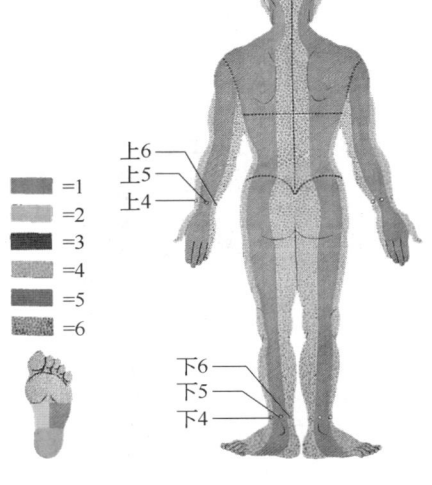

图 2-1-3 腕踝针的身体分区和针刺点（后面）

一、身体分区

身体分区分为两部分：躯体和肢体。躯体包括头、颈和躯干；肢体包括上肢和下肢。

划定臂干线和股干线为四肢与躯干的分界线。臂干线环绕肩部三角肌附着缘至腋窝；股干线自前面的腹股沟至后面的髂嵴（图2-1-4）。

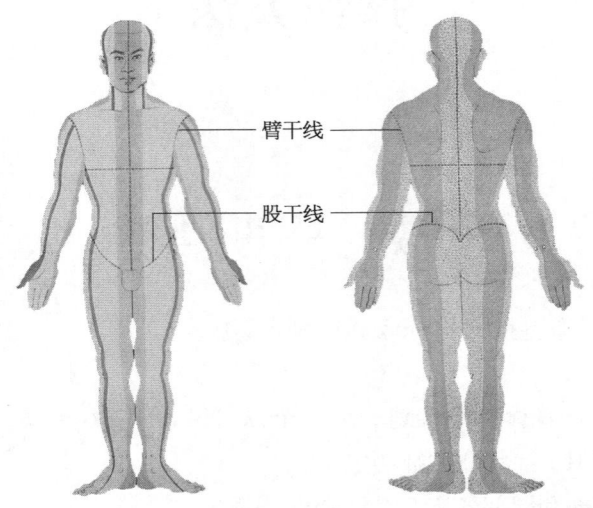

图2-1-4　臂干线和股干线为四肢与躯干的分界线

（一）头颈和躯干的分区

以身体的前后中线为界，将身体分为左右两侧，每侧由前向后分为6个纵区，用数字1至6编号，其中1、2、3区在前面，4、5、6区在后面（图2-1-5）。

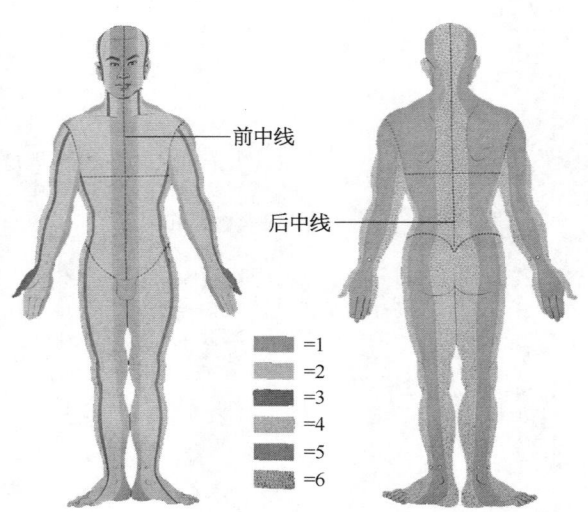

图2-1-5　以身体前后中线为界将身体分为左右两侧，每侧由前向后分为6个纵区

1区在前中线的两侧。头面部,为前中线至以眼眶外缘为垂直线之间的区域,包括前额、眼、鼻、唇、前牙、舌、咽喉、扁桃体、颏;颈部,为气管、食管所在的区域;胸部,自前中线至胸骨缘,包括胸肋关节、气管、食管、乳房近胸骨缘、心前区(左侧);腹部,自前中线至腹直肌区域,包括胃、胆囊、脐部、膀胱、子宫、会阴部(图2-1-1)。因身体主要内脏器官大多集中在1区,故此区症状最多。

2区在躯体前面的两旁。头颈部,包括颞前部、面颊、后牙、颌下、甲状腺;胸部,锁骨以下1区边线与腋前线之间的区域,包括锁骨上窝、上胸部、乳房、前胸、肺、肝胆(右侧)和侧腹部(图2-1-1和图2-1-2)。

3区在躯体前面的外缘,即2区的外缘,范围狭窄。包括沿耳郭前缘的头面部、腮腺、腋窝前缘垂直向下的胸腹部狭窄区域、乳房近腋前缘部分(图2-1-1和图2-1-2)。

4区为躯体前后面交界区。包括自头顶经耳向下至颈部的区域、肩部的斜方肌缘、胸腹部自腋窝至髂前上棘的胸侧壁及腹侧部区域(图2-1-2)。

5区在躯体后面的两旁,与前面的2区相对。包括颞后部、颈后外侧部、肩胛冈上窝、肩胛区,以及肩胛垂直向下区域的背部和腰部(图2-1-3)。

6区为躯体后正中线两侧的区域,与前面的1区相对。包括后头部、枕、颈后部、脊柱、颈椎棘突至斜方肌缘、胸椎棘突至肩胛骨内侧缘、骶正中嵴至尾骨的两侧、肛门(图2-1-3)。

概括这6个区,可以记作:沿中线两侧,前面为1区,后面为6区;前后面交界处为4区;紧靠4区的前面为3区;两旁的,前面在1区与4区之中间为2区,后面在4区与6区之中间为5区(图2-1-6)。

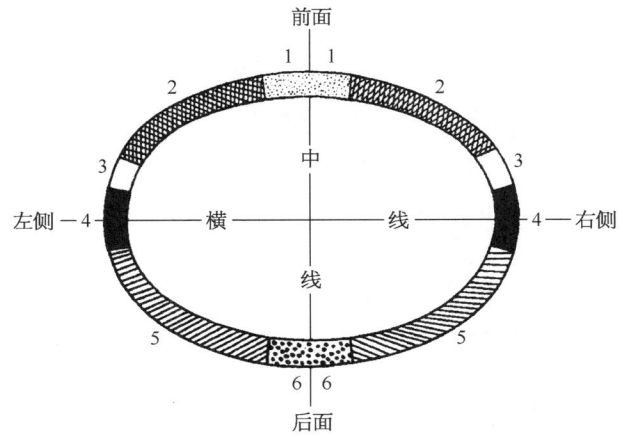

图2-1-6 身体分区横断面观(示意图)

每个纵区可进一步划分为2个分区。划分方法为:经胸骨末端和肋弓的交界处,以胸骨下端的剑突和两侧肋缘形成的三角顶为基准,划一条环绕躯干的水平线,称横线,相当于横膈。横线将躯体两侧的6个区分为上下两半(图2-1-7)。

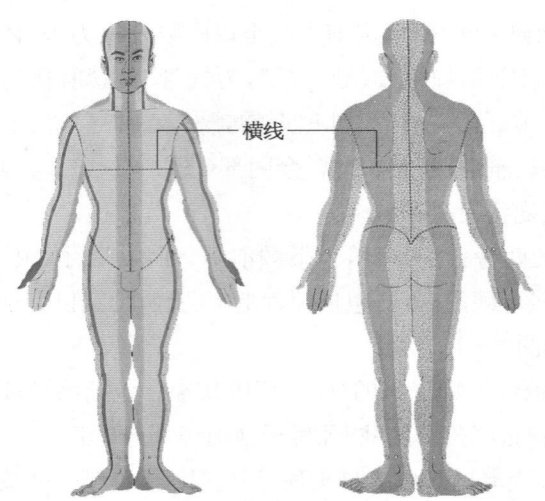

图 2-1-7 横线将躯体两侧的 6 个区分为上下两半

横线以上的区分别称为上1区、上2区、上3区、上4区、上5区、上6区,左右对称;横线以下的区分别称为下1区、下2区、下3区、下4区、下5区、下6区,左右对称。

若要标明右侧或左侧,则可记作:右上1区(R^1)、左下6区(L_6)、两侧上1区(RL^1)、两侧下6区(RL_6)等。6个区中不仅在部位上1区与6区相对,2区与5区相对,症状有时也会前后相对应地出现。例如:脊柱一侧6区有压痛时,也会在相对的同侧1区胸肋关节出现压痛;偏头痛时,痛侧枕部出现压痛,也会在同侧锁骨中线上方胸大肌部位出现压痛。

(二) 四肢的分区

身体两侧的上下肢在发生学上可以看作是躯体两侧的延伸,亦即一侧的上下肢发自同侧的躯干,其延伸使躯干的功能更迅速、有力、灵活、自如、精细,只是上下肢的阴阳面朝向与躯体有别。

让两侧的上下肢处于内侧面(阴面)向前的外旋位置,与躯干的腹面(阴面)一致,即手掌向前,足外展,两侧上下肢相对靠拢,使四肢的阴阳面和躯干的阴阳面处在同一方向,则靠拢处前后的缝与躯体的前后中线相当(图2-1-8)。

在这样的位置,两侧上下肢的分区方法与躯干相同,只是肢端的手和足的分区略有区别。

肘部分区:1区,肘窝内侧;2区,肘窝中部;3区,肘窝外侧;4区,肘关节的桡侧,包括肱骨外上

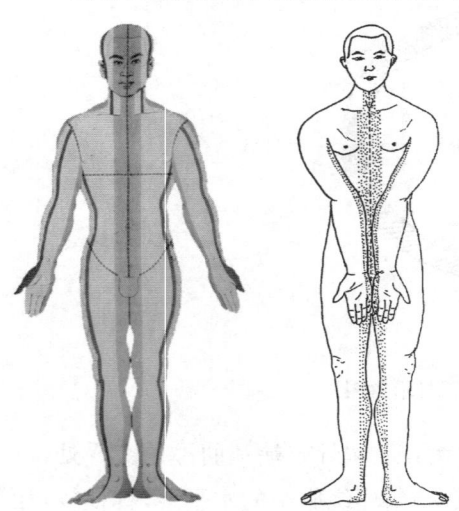

图 2-1-8 四肢的分区方法

髁；5区，肘背，其桡侧为肱骨外上髁；6区，靠尺骨鹰嘴内侧（图2-1-1～图2-1-3）。

手部分区：1区，手掌尺侧和小指掌面；2区，手掌中部以及第2至第4指的掌面；3区，手掌桡侧和拇指掌面；4区，手背桡侧和拇指背面；5区，手背中央以及第2至第4指的背面；6区，手背尺侧和小指背面（图2-1-1～图2-1-3）。

膝部分区：1区，膝后部的内半侧，即腘窝的内半侧；2区，膝部内侧；3区，髌骨内缘；4区，膝部阴阳面交界区，以髌骨为中心；5区，膝部外侧，与2区相对；6区，膝后部外半侧，即腘窝的外半侧（图2-1-1～图2-1-3）。

踝部分区：1区，跟腱内缘与内踝之间；2区，内踝部；3区，内踝与胫骨前嵴之间；4区，胫骨前嵴与外踝之间；5区，外踝部；6区，外踝与跟腱外缘之间（图2-1-1～图2-1-3）。

足部分区：1区，足掌面的足跟部；2区，足掌中段的内侧；3区，从内踝前延至足𧿹趾内侧；4区，足背至足趾背侧；5区，足掌中段的外侧；6区，足前掌至足趾掌面（图2-1-1～图2-1-3）。

二、针刺点及其主治

腕部和踝部各定6个针刺点，在腕踝部各区的中央，以肌腱和骨缘作定位标志，以数字1至6编号，与区同名。每一针刺点治疗名称相同的区的病症（图2-1-1～图2-1-3）。

针刺点（以下有时称"点"）即腕踝针的进针点，是指针尖刺入皮肤的点。因针刺进皮下要达到一定长度，故此点并非治疗作用点。位于腕踝部的针刺点位置一般情况下不变，但若针刺要避开血管、伤口或瘢痕等，或针要朝向指（趾）端刺时，针刺点的位置就要适当上移，有时与原来针刺点位置可相距甚远，只要不偏离点的纵轴，不向旁移位，并不影响疗效。故腕踝针的针刺点位置是"不变中可变"，不像传统针刺法中的"穴位"那样要有固定位置，两者有区别。为了避免与传统针灸学中的腧穴概念混淆，腕踝针的针刺点不能称作"穴位"。

（一）腕部针刺点及其主治

腕部6个针刺点大致排列在腕横纹上约二横指（相当于内关和外关穴水平）环腕一圈处。从前臂内侧尺骨缘开始，经前臂内侧中央，前臂内侧桡骨缘，前臂外侧桡骨缘，前臂外侧中央，至前臂外侧尺骨缘，环绕腕部，针刺点的名称依次为上1、上2、上3、上4、上5、上6。其中，上1、上2、上3在腕部的掌面，取点时掌心向上；上4在腕部掌面与背面交界的桡骨缘，取点时手竖放，掌心向内；上5、上6在腕背，取点时掌心向下（图2-1-9、图2-1-10）。

腕部各点位置与皮下结构的解剖关系见图2-1-11。

针刺点上1主治上1区的病症，针刺点上2主治上2区的病症，针刺点上3主治上3区的病症，针刺点上4主治上4区的病症，针刺点上5主治上5区的病症，针刺点上6主治上6区的病症。

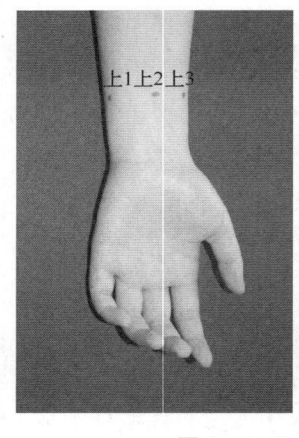
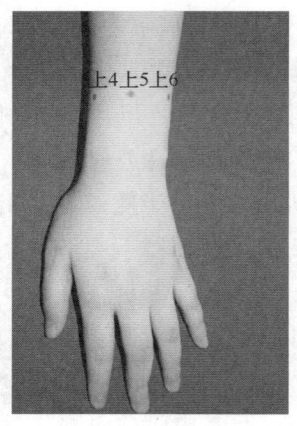
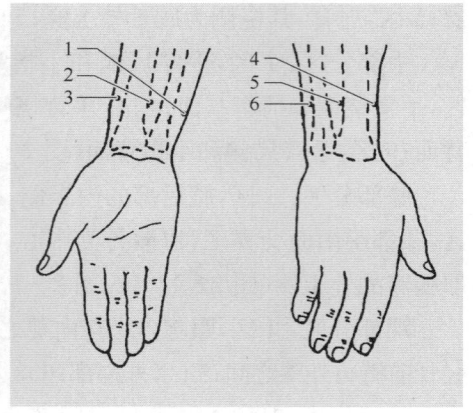

图 2-1-9　腕部针刺点　　　　　　　图 2-1-10　腕部针刺点示意图

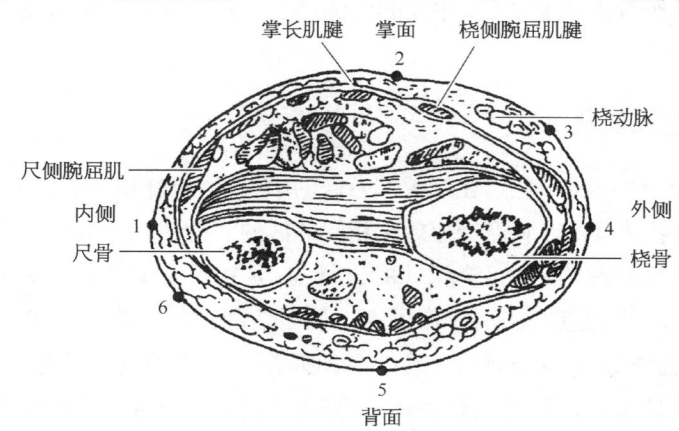

图 2-1-11　左侧腕部横断面（示腕部进针点与皮下结构的解剖关系）

（二）踝部针刺点及其主治

踝部的 6 个针刺点大致排列在内踝和外踝上约三横指（相当于三阴交和悬钟穴水平）环踝一圈处。从小腿内侧跟腱缘开始，经小腿内侧中央、小腿内侧胫骨缘、小腿外侧腓骨缘、小腿外侧中央，至小腿外侧跟腱缘，环绕踝部，针刺点的名称依次为下 1、下 2、下 3、下 4、下 5、下 6。其中下 1、下 2、下 3 在踝的内侧面，下 4 在内外侧交界处，下 5、下 6 在踝的外侧面（图 2-1-12、图 2-1-13）。

踝部各点位置和皮下结构的解剖关系见图 2-1-14。

针刺点下 1 主治下 1 区的病症，针刺点下 2 主治下 2 区的病症，针刺点下 3 主治下 3 区的病症，针刺点下 4 主治下 4 区的病症，针刺点下 5 主治下 5 区的病症，针刺点下 6 主治下 6 区的病症。

在病例记录时，右侧针刺点记作 R，左侧针刺点记作 L，腕部针刺点用编号数字的右上标表示，踝部针刺点用编号数字的右下标表示。如 R^1 指针刺点右上 1，L_6 指针刺点左下 6，RL^1 指针刺点右上 1 和左上 1 同时选用。

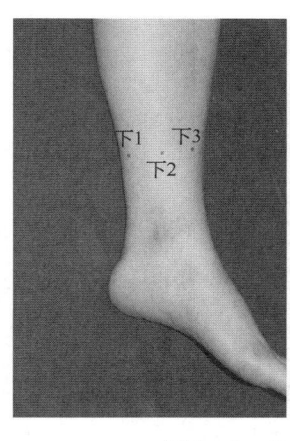 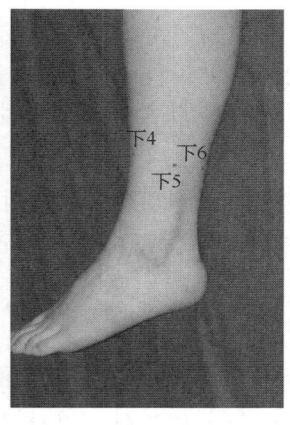 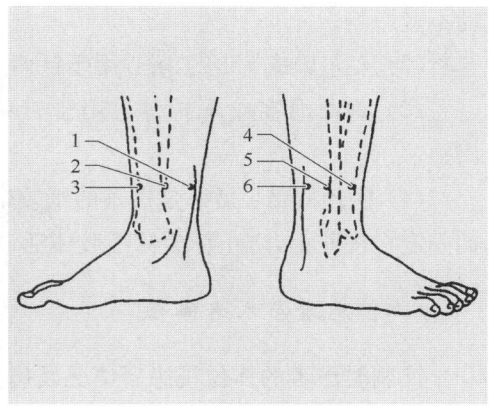

图 2-1-12　踝部针刺点　　　　　图 2-1-13　踝部针刺点示意图

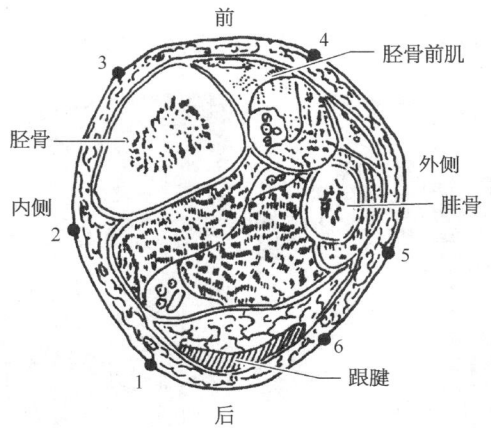

图 2-1-14　右侧踝部横断面（示踝部进针点与皮下结构的解剖关系）

第二节　操 作 方 法

一、腕踝针的针刺法

腕踝针采用皮下针刺法。要求针刺尽可能表浅,恰在真皮下。患者没有酸、麻、胀、重、痛等感觉,即不要求"得气"。

（一）器具准备

（1）腕踝针疗法使用的针具为针灸针（不锈钢毫针）。一般采用长 25 mm,直径 0.25 mm 的一次性不锈钢针灸针。也可以使用长 5 mm,直径 0.22 mm 的麦粒形皮内针。皮内针适用于针腕部,特别是用于治疗儿童及青少年的近视,留针时间可以较长,肢体活动不受影响。

(2) 安尔碘或 75% 乙醇：用于针刺点处皮肤消毒。

(3) 消毒棉签或干棉球：用于针刺点处皮肤消毒，或拔针后按压针刺点以防止出血。

(4) 医用胶带：最好是透气的纸胶带，也可以使用输液贴，用于针刺后留针期间将针柄固定在皮肤上，防止针灸针因肢体活动而滑出。

(二) 患者与术者体位

针刺时患者的体位视患者情况及病情而异，一般情况针腕部时可取坐位，针踝部时可取坐位、跪位或卧位（仰卧、侧卧或俯卧），以取卧位为佳。肢体要伸向正前方，正对术者（图 2-2-1 和图 2-2-2），肢体肌肉尽量放松。术者位置与被针肢体保持正直方向，以便观察针刺入皮下时是否偏斜。有时术者体位也随针刺方向而改变。

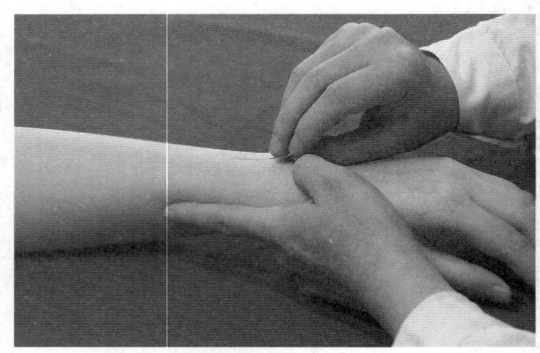 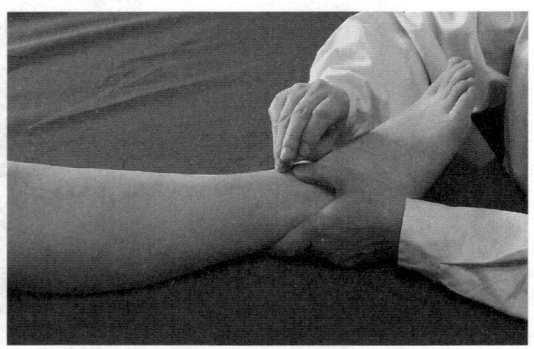

图 2-2-1　针腕部时上肢与术者的相对位置　　图 2-2-2　针踝部时下肢与术者的相对位置

(三) 进针点的位置和针刺方向

进针点是针尖刺入皮肤的点。进针点的位置一般按针刺点的定位方法确定。但由于针刺入皮下要达到一定长度，进针点的位置有时需要根据针刺局部情况及针刺方向作适当调整，并不绝对固定。

针刺方向应该朝向症状端。也就是说，针刺方向一般朝上，即朝向近心端。如果病症位于四肢末端针刺点位置之下，如在手部或足部时，则针刺方向朝下，即朝向手或足（图 2-2-3）。

但有时也要根据病症起因来确定针刺方向，例如对由脑部病变引起的双手指震颤，针刺方向朝上而非朝指端。

如果针要刺过的皮下有较粗血管、瘢痕、伤口，或针柄下端有骨粗隆不便针刺，或针要朝指、趾方向刺，此时进针点的位置都要沿纵轴适当向近心端移动，但横轴的定点方法不变，要处在区的中央（图 2-2-3、图 2-2-4）。

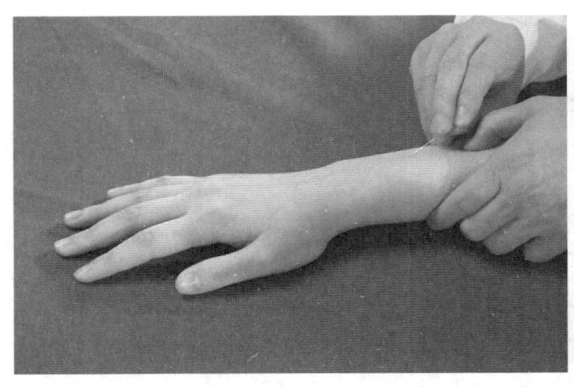
图2-2-3 针刺向指端时,针刺点向上移位

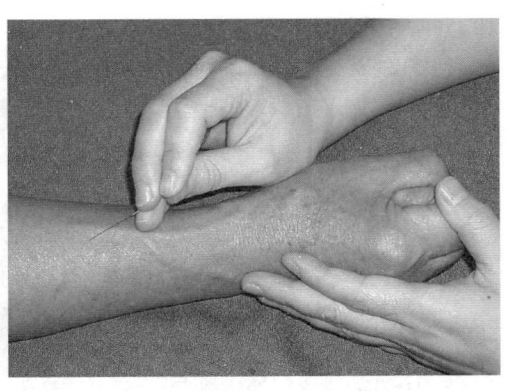
图2-2-4 针尖前端有血管时,针刺点向上移位

(四)皮肤消毒

进针点处应为正常皮肤,皮肤消毒可用75%乙醇,或0.2%安尔碘,或碘伏,范围宜稍大,避免针体卧倒贴近皮肤表面时受污染。

(五)针刺步骤

对初次接受腕踝针治疗的患者,针刺前要向其说明本疗法的特点,告知这是一种皮下针刺法,与传统针刺法不同,除针尖刺入皮肤时可能出现轻微刺痛外,针刺时要求不引起酸、麻、胀、痛的感觉,如有出现要立即提出,以便纠正。

针刺步骤有进针、调针、留针和出针。

1. 进针 在一次针刺过程中进针是关键,要求针尖刺过皮层后尽可能在皮下表浅进针,且不引起酸、麻、胀、重、痛等感觉,不刺伤血管。针刺入后尽可能要求原有疼痛部位的疼痛及压痛点完全消失。

针刺前,嘱患者尽量放松肢体。医生左手拇指轻轻用力,按在针刺点下方的皮肤上,略拉紧针刺点处皮肤。

(1) 持针手势:持针时要求手指不接触针体,只接触针柄。

用右手拇指、示指和中指夹持针柄。右手拇指指间关节微屈,指端置于针柄下方,示指和中指末节中部置于针柄上方。环指和小指在中指下方,指端抵在针刺点旁边的皮肤上,起支撑刺手的作用(图2-2-5、图2-2-6)。

(2) 针尖刺过皮层:使针身与皮肤呈30°角,针尖靠近皮肤,右手拇指、示指和中指快速轻旋针柄,使针尖快速进入真皮下(图2-2-6)。

针尖刺入皮肤的角度很重要。将持针手的小指抵住皮肤表面,恰能使针达到所需角度。为使针刺入真皮下尽可能表浅,针尖刺入皮肤最合适的角度为30°(图2-2-7)。角度若过小,针尖易刺入皮内,即真皮层,患者会有刺痛感;角度若过大,针尖易刺透肌膜而进入肌层,由于进针太深,患者会有酸胀的感觉。

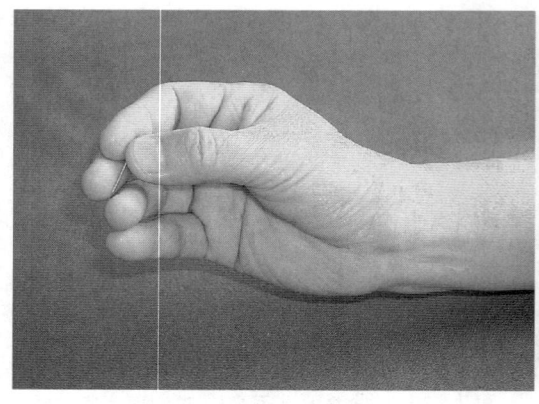
图 2-2-5 持针手姿势

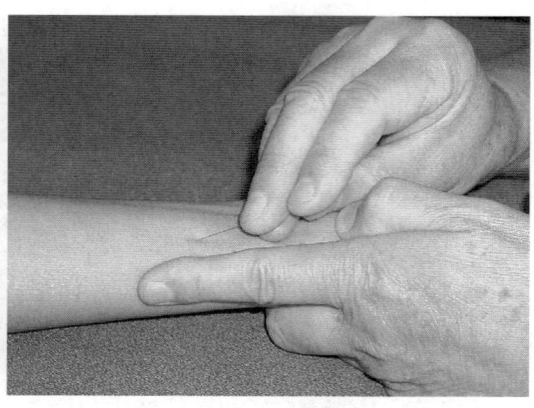
图 2-2-6 进针手势

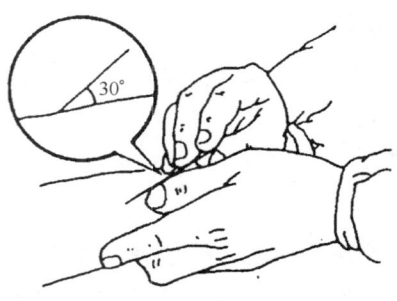
图 2-2-7 针尖刺入皮肤时针体与皮肤呈 30°角

进针时针体要保持正直，不能用力推针致针体弯曲而影响针尖刺入的角度。腕踝部皮肤坚韧度各人不一，随性别、年龄、胖瘦、腕与踝、内外侧等有别，为使针尖较易刺透皮层，可用左手拇指按在针下方拉紧皮肤，右手拇指端快速轻旋针柄（转动不超过180°），示指和中指保持不动，使针尖刺入皮内摆动幅度不致过大。这样，针尖容易刺过皮层，也可以减少疼痛。

针尖刺过皮层达到皮下的标志有以下3点：① 针尖阻力由紧转松。② 针尖刺至真皮层患者常有刺痛感，刺过皮层痛感消失。③ 针尖刺入皮肤后，如果针尖恰在真皮下，放开持针手指，则针体会自然垂倒，并贴近皮肤表面，针尖将皮肤挑起一个小皮丘（图2-2-8），此时轻推针，手指不感到有阻力，表示针尖已恰刺在皮下。针尖刺入皮肤后，如果放开持针手指时，针体未贴近皮肤且形成角度，说明针尖刺入太深，已穿过肌膜进入肌层（图2-2-9），可用拇指轻压针柄，使针尖缓慢后退，直到针体能平卧于皮肤表面后再刺入。以上三个标志中③最重要。

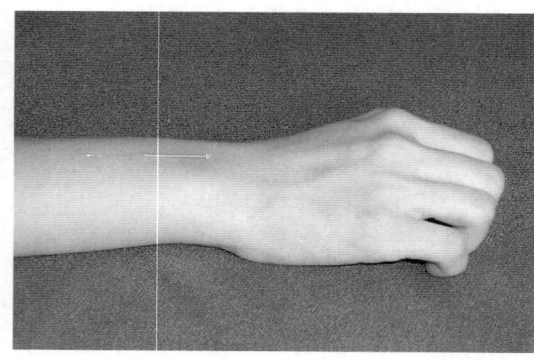
图 2-2-8 针尖刺至皮下放开手指时针体卧倒于皮肤表面（正确）

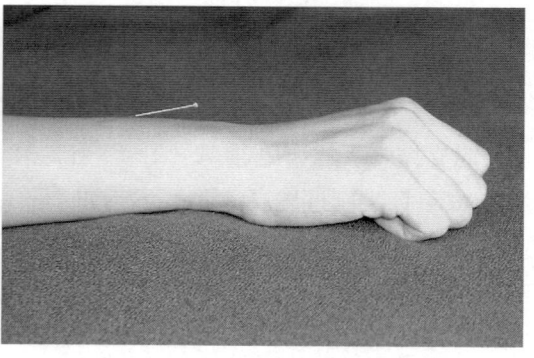
图 2-2-9 针尖刺入皮肤过深（错误）

（3）针刺进皮下：确认针尖刺过真皮层后，轻捻针柄，使针循着肢体纵轴沿真皮下尽可能表浅缓慢推进，进针时以感到松而没有阻力，且患者无任何酸、麻、胀、重、痛等特殊感觉为宜，进针要缓慢，不必捻转（图2-2-10）。

进针时若表面皮肤随针移动或出现皱纹，患者多有疼痛的感觉，表明针刺在皮内，应将针退出，重新操作；若针下有阻力，或患者有酸、麻、胀、沉等感觉，表明进针过深，针体已深入筋膜下层，宜将针向外退至浅表处，将针沿真皮下更表浅刺入。

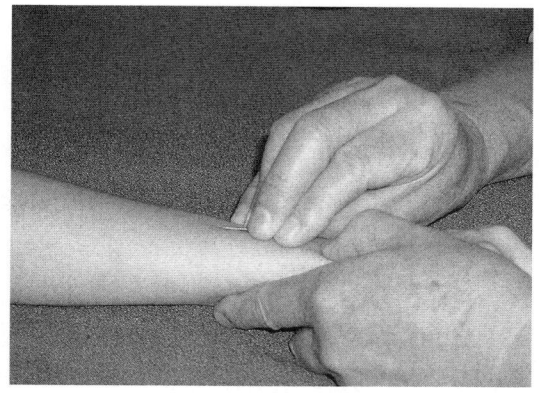

图2-2-10　针在皮下推进时的手势

进针时若患者感觉到明显的疼痛，可能针尖刺入皮肤痛点，要改换针刺点；若患者反映疼痛强烈，即便数次更换针刺点，亦引起同样强烈痛觉反应，可能由患者心理因素所致，患者情绪多易激动，致使对痛觉敏感，医生要耐心说服患者，使其能接受针疗，针刺要更加细心，缓慢进针，以获得其配合，待经数次针刺治疗后，病情好转，敏感现象亦随之消失；若在针刺局部，或在原有症状部位出现沉重、酸、麻、痛转移、胸闷等新的感觉，均表示针刺较深，要将针稍退出，待这些感觉消失后，将针沿皮下更表浅刺入。在腕或踝的针刺点1或6针刺时，由于肢体上端较粗，为使针能刺在皮下，要使针刺入的方向与腕或踝内缘平行，不然会刺入肌层。

针刺进皮下的长度宜至接近针体末端，以露出针身2 mm为宜（图2-2-11）。其意义有三：① 便于调针。针刺进皮下的长度因人而异，并非固定不变，有的患者可能在未刺入至此长度时症状已消失；也有患者症状尚并无变化，若将针完全推入，症状可能才会消失。② 便于针柄用胶布固定。③ 预防折针。虽从未发生过，但仍需预防，即便出现，也便于用镊子取出。

针刺完毕后，可用胶带将针柄固定在皮肤上，胶带要与针柄呈直角。最好用透气的纸胶带（图2-2-12）。

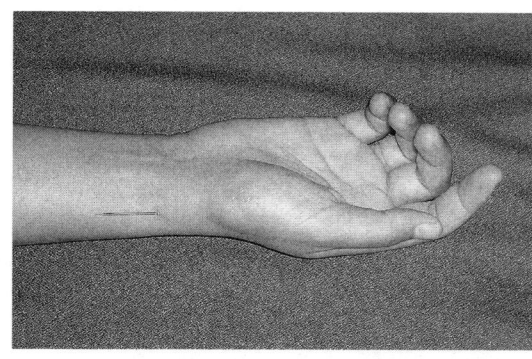

图2-2-11　针刺入的长度以露出针身2 mm为宜

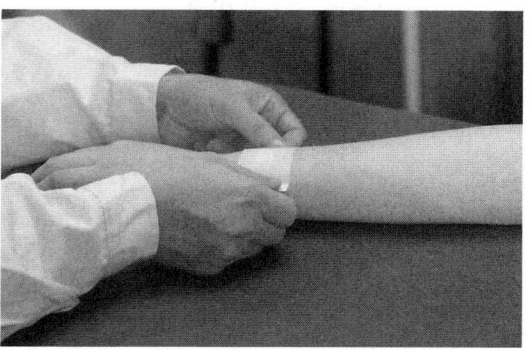

图2-2-12　针刺完毕后，用胶带将针柄固定在皮肤上

2. 调针　腕踝针疗法不使用补泻手法，但在针刺过程中常常需要调针。调针主要用于以下两种情况。

一是针刺方向不正，需要将针退出一部分，重新进针。

二是针刺入过深或过浅，局部出现胀、痛感觉时，需要将针退出，使针尖到达真皮下，重新沿真皮下刺入，以患者不觉酸胀和疼痛为度。调针后，若疼痛和针感仍未能消除，则可以沿纵向适当移动进针点位置，重新进针。

腕踝针治疗痛症，起效迅速。针刺入后，原有疼痛部位的疼痛或压痛常能立即缓解，甚至完全消失。腕踝针对诸如麻木、瘙痒等感觉障碍以及与运动有关的一些疼痛症状亦常能立即获得疗效，达到完全消失或显效。若针刺入后这些症状未能改变或改变不全，其原因除疾病本身外，往往与针刺入时体位不正、针刺点位置在区内不够居中、针刺入皮下不够表浅、针刺方向不够正直、针刺入长度不适当等因素有关，需要将针尖缓慢退至真皮下，酌情纠正后再将针刺入。

调针是腕踝针针刺法的重要步骤，常常是针刺治疗成败的关键。但此步骤并非对每个病例都是必要的，对当时无法判断疗效的运动症状、睡眠障碍、精神症状等，则无需调针。

调针结束后用胶带固定针柄于皮肤上。

3. 留针　腕踝针止痛虽然取效迅速，但若随即出针，疼痛可能复作。

有些病症如顽固性疼痛、头昏、肢体麻木、哮喘、精神症状等在针刺入后的留针过程中才缓慢显现疗效，故针刺入后不论显效快或慢都需留针，以便使针的刺激作用得以持续。

通常留针30分钟，也可视病情需要，适当延长留针时间，但一般不宜超过48小时。

留针期间，不做提插或捻转等行针手法，以减少针刺对组织的损伤。留针时，若因肢体活动而出现针刺部位有不适感觉，可行调针，调针后若不适感消失，可继续留针。

4. 出针　出针时，一手用无菌干棉球轻压进针点，另一手将针拔出。拔针要迅速。出针后，用消毒干棉球适当按压针刺部位，以防出针后皮下出血，在肯定无出血后才让患者离去。

二、针刺点的定位和针刺方法

（一）腕部针刺点的定位和针刺方法

1. 针刺点上1的定位和针刺方法　针刺点上1在腕部掌面，腕横纹上两横指，小指侧的尺骨缘与尺侧腕屈肌腱之间的凹陷处。患者掌心向上，术者用左手拇指端内侧缘摸到尺骨缘后，向掌心侧轻推，针刺点的位置在骨缘和肌腱缘中间，紧靠肌腱的凹沟中（图2-2-13～图2-2-15）。此点

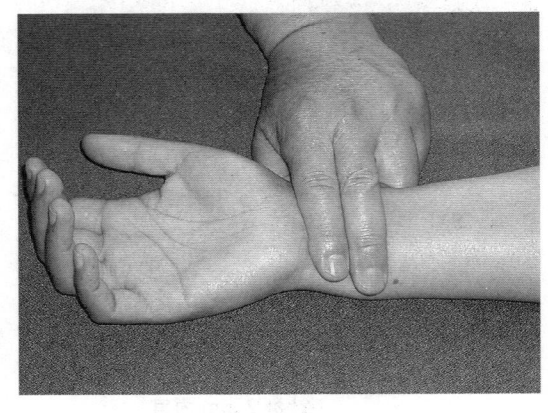

图2-2-13　针刺点上1定位

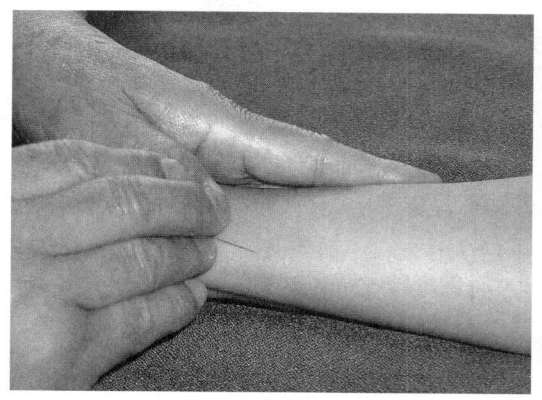

图 2-2-14　针刺点上 1 进针手势

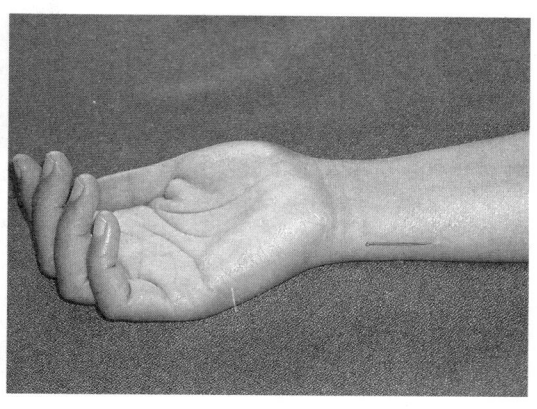

图 2-2-15　针刺入上 1 后的位置

最常用,除用于上 1 区的病症外,还用于不能定位的一类症状。

2. 针刺点上 2 的定位和针刺方法　针刺点上 2 在腕部掌面的中央,位于两条突起最明显的掌长肌腱和桡侧腕屈肌腱中间,相当于内关穴处。取点时掌心向上(图 2-2-16～图 2-2-18)。若患者腕部皮下脂肪层较厚,突起的肌腱不易看清时,嘱患者握紧拳头,此时即可摸清。掌长肌腱和桡侧腕屈肌腱之间的距离及走向因人而异,其上常有一条纵行小静脉,有的其上端还可有较粗静脉,针刺时要注意避开血管,必要时针刺点位置要在两肌腱之间适当上移,针刺方向也要循肌腱间中央略有偏斜。

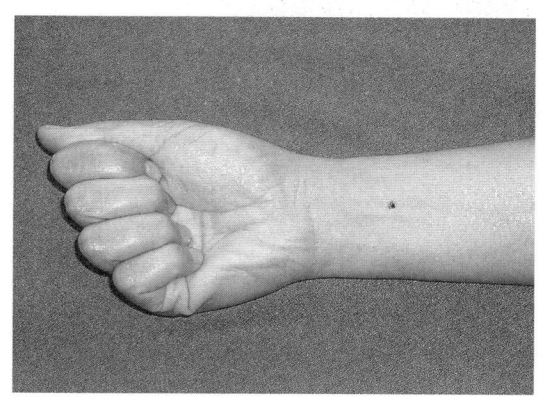

图 2-2-16　针刺点上 2 定位

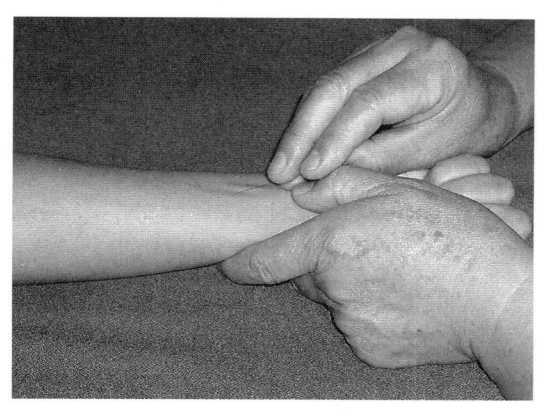

图 2-2-17　针刺点上 2 进针手势

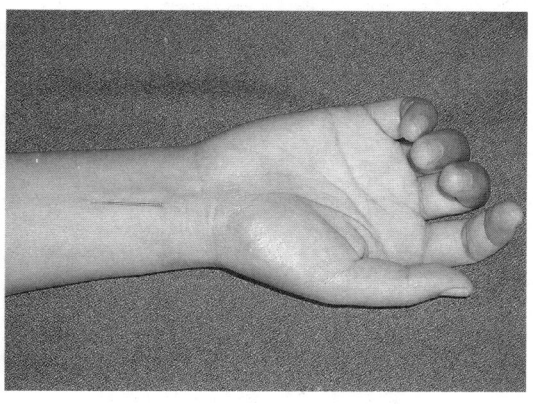

图 2-2-18　针刺入上 2 后的位置

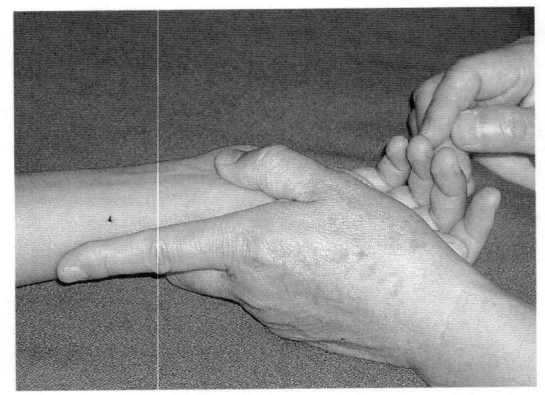

图 2-2-19　针刺点上 3 定位

3. 针刺点上 3 的定位和针刺方法　针刺点上 3 在桡骨缘和桡动脉之间，靠桡动脉外侧，在腕横纹上两横指处。取点时掌心向上（图 2-2-19～图 2-2-21）。此点较少用。

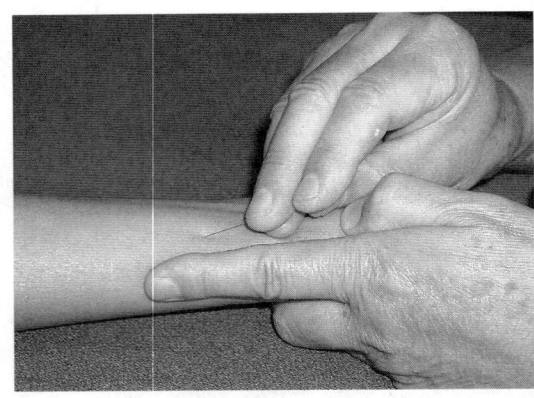

图 2-2-20　针刺点上 3 进针手势

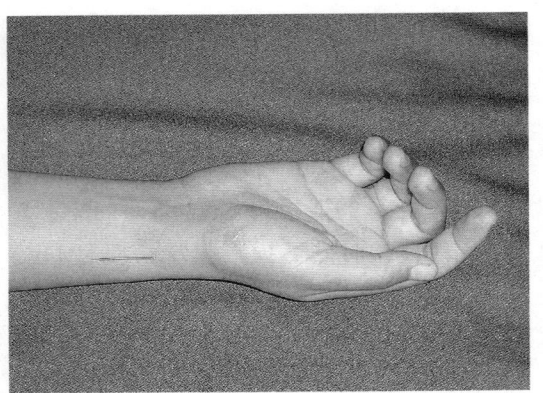

图 2-2-21　针刺入上 3 后的位置

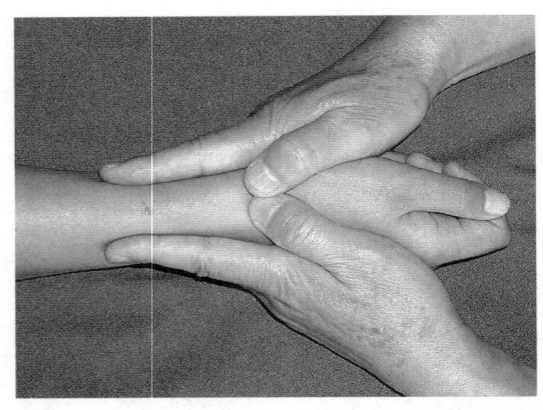

图 2-2-22　针刺点上 4 定位

4. 针刺点上 4 的定位和针刺方法　针刺点上 4 在腕部掌面与背面交界的桡骨缘上，即桡侧的桡骨内外缘的中间，腕横纹上两横指处。患者手竖放，掌心向内，术者用双手示指夹放在桡骨的内外两侧，针刺点的位置在其中间（图 2-2-22～图 2-2-24）。此处若见皮下静脉，进针点的位置要适当上移。

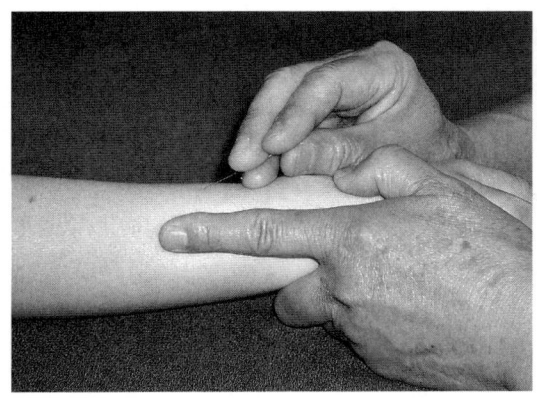

图 2-2-23 针刺点上 4 进针手势

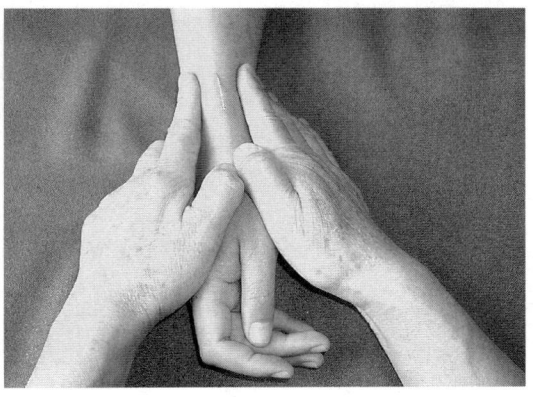

图 2-2-24 针刺入上 4 后的位置

5. 针刺点上 5 的定位和针刺方法 针刺点上 5 在腕背的中央,腕横纹上两横指,桡骨的外侧缘和尺骨的外侧缘的中间点。患者掌心向下,术者将双手示指夹放在腕部两侧桡骨和尺骨的边缘,针刺点在其中央(图 2-2-25～图 2-2-27)。

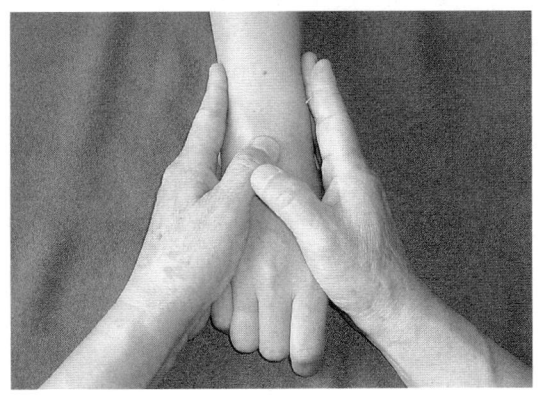

图 2-2-25 针刺点上 5 定位

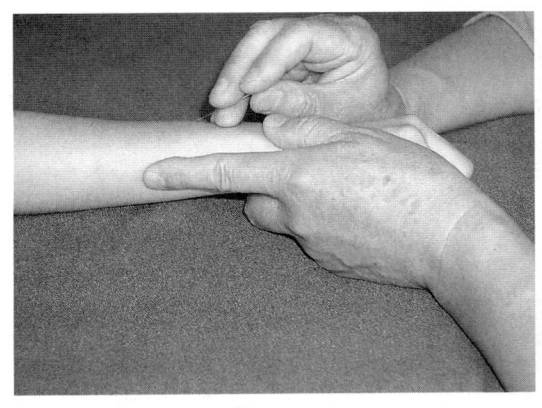

图 2-2-26 针刺点上 5 进针手势

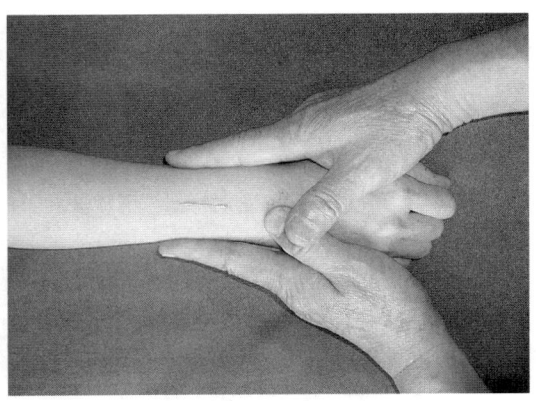

图 2-2-27 针刺入上 5 后的位置

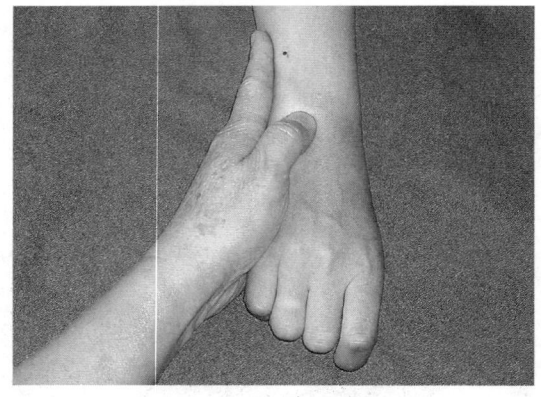

图 2-2-28　针刺点上 6 定位

6. 针刺点上 6 的定位和针刺方法　针刺点上 6 在小指侧腕背的尺骨缘，腕横纹上两横指处，正对尺骨茎突。取点时掌心向下（图 2-2-28～图 2-2-30）。此处因有隆起的尺骨小头，为针刺方便，进针点也可适当上移。

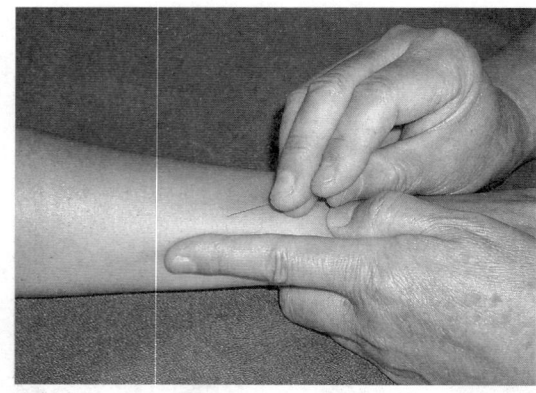

图 2-2-29　针刺点上 6 进针手势

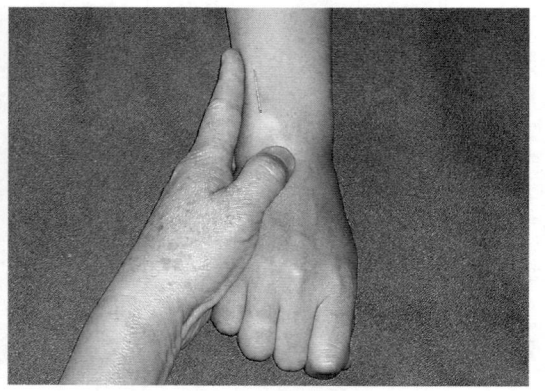

图 2-2-30　针刺入上 6 后的位置

（二）踝部针刺点的定位和针刺方法

1. 针刺点下 1 的定位和针刺方法　针刺点下 1 在靠跟腱内侧缘处。患者仰卧，足处于外展位置，术者用左手拇指端内侧缘由踝部中央向跟腱方向触摸，针刺点在触及跟腱内

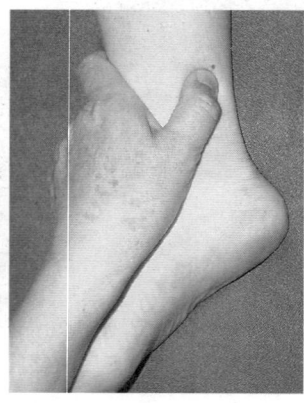

图 2-2-31　针刺点下 1 定位

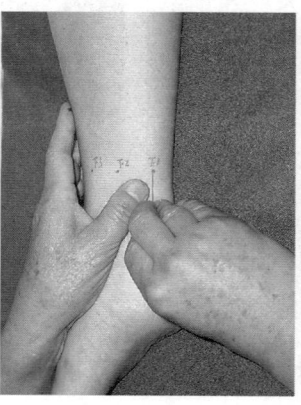

图 2-2-32　针刺点下 1 进针手势

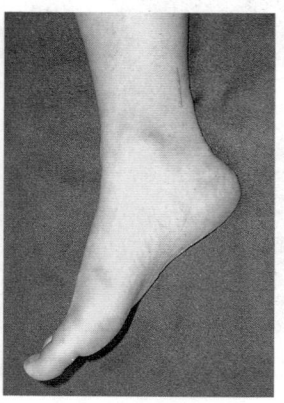

图 2-2-33　针刺入下 1 后的位置

缘处。或术者将自己手的拇指指掌关节置于患者内踝上,拇指以45°角朝向跟腱,针刺点在指端触及跟腱的内缘处(图2-2-31～图2-2-33)。

2. 针刺点下2的定位和针刺方法　针刺点下2在踝部内侧面中央,靠胫骨后缘,相当于三阴交穴处。患者足处于外展位,术者用拇指端由跟腱向踝部中央触摸,针刺点在触及胫骨内缘处(图2-2-34～图2-2-36)。

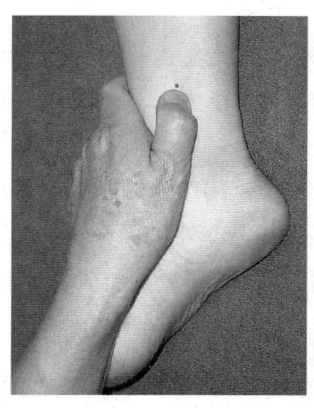
图2-2-34　针刺点下2定位

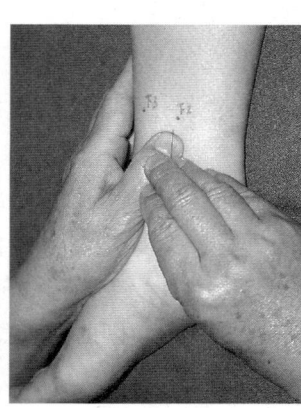
图2-2-35　针刺点下2进针手势

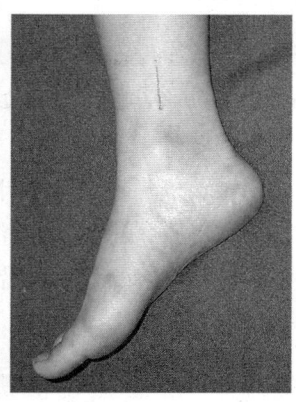
图2-2-36　针刺入下2后的位置

3. 针刺点下3的定位和针刺方法　针刺点下3在胫骨前嵴向内侧约一指宽处。患者足趾朝上,足处于正前方,术者用左手拇指端触及胫骨前嵴,针刺点在胫骨前嵴的内侧,距胫骨前嵴一横指处(图2-2-37～图2-2-39)。

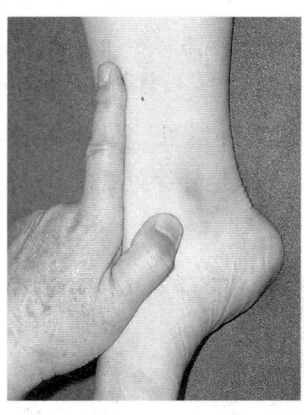
图2-2-37　针刺点下3定位

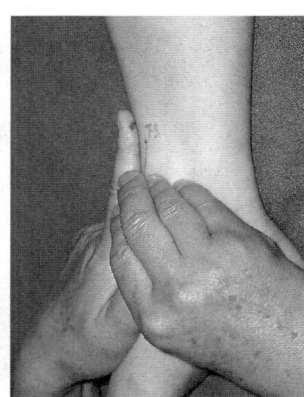
图2-2-38　针刺点下3进针手势

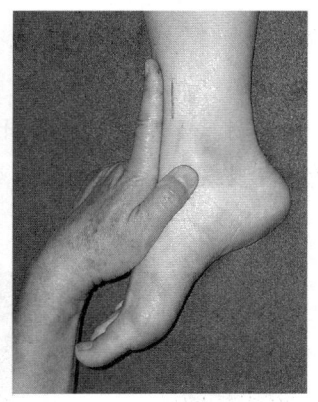
图2-2-39　针刺入下3后的位置

4. 针刺点下4的定位和针刺方法　针刺点下4在胫骨前嵴与腓骨前缘之间的中点处,正当胫骨前肌中点。患者足趾朝上,足处于正前方,术者位于患者足的正前方,用双手拇指端摸准患者的胫骨前嵴和腓骨前缘,取其中间点(图2-2-40～图2-2-42)。

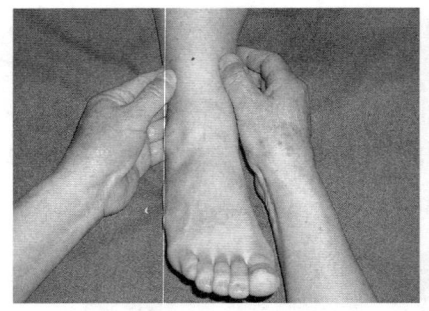 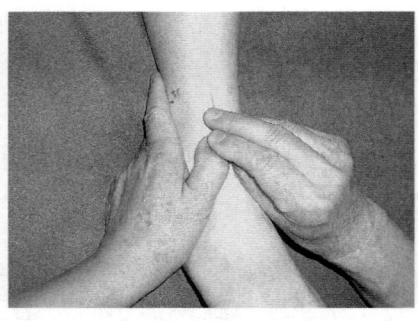 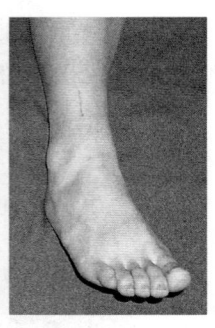

图 2-2-40　针刺点下 4 定位　　图 2-2-41　针刺点下 4 进针手势　　图 2-2-42　针刺入下 4 后的位置

5. 针刺点下 5 的定位和针刺方法　针刺点下 5 在踝部外侧面中央，靠腓骨后缘处。在腓骨后缘和腓骨长肌腱之间的浅沟处，正对外踝尖。患者侧卧，踝部外侧面朝上，术者先用左手拇指端摸到外踝后侧，再沿腓骨后缘而上，针刺点在腓骨后缘与邻近的腓骨长肌腱所形成的狭窄浅沟处（图 2-2-43～图 2-2-45）。因此沟较浅，针刺常不易，需耐心掌握。

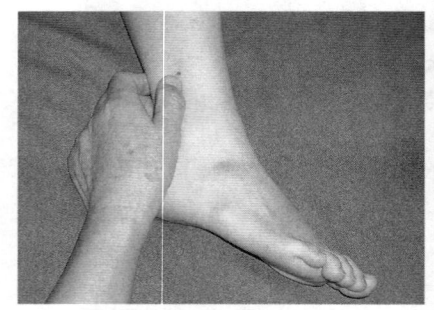 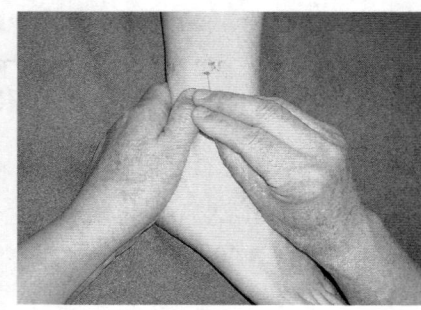 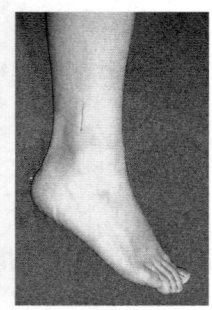

图 2-2-43　针刺点下 5 定位　　图 2-2-44　针刺点下 5 进针手势　　图 2-2-45　针刺入下 5 后的位置

6. 针刺点下 6 的定位和针刺方法　针刺点下 6 在靠跟腱外缘处。患者侧卧，或俯卧，或取单腿跪位，术者用拇指端触及跟腱外缘，针刺点恰好在跟腱外缘处（图 2-2-46～图 2-2-48）。

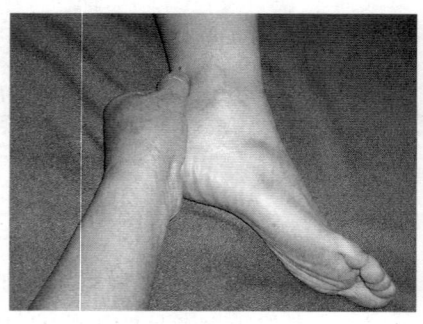 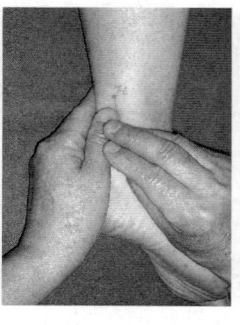 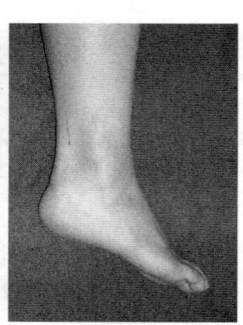

图 2-2-46　针刺点下 6 定位　　图 2-2-47　针刺点下 6 进针手势　　图 2-2-48　针刺入下 6 后的位置

第三章 腕踝针临床应用

第一节 概 述

腕踝针是一种循着肢体纵轴只在腕踝部特定的针刺点用针灸针行皮下浅刺治病的特色针灸疗法。其特点是将身体两侧各分6个纵区,腕和踝部6个纵区内各定1个针刺点,区与点都用同一数字编号,病在上半身者针腕部,在下半身者针踝部,根据病症所在的区选取同一编号的针刺点,用皮下针刺法,要求不出现酸、麻、胀、痛等针感。

一、适应证与禁忌证

腕踝针是一种皮下针刺疗法,针刺部位只局限在腕部和踝部,用以治疗全身疾病。腕踝针的适应证包括:

(1) 各种急性疼痛和慢性疼痛:如急性扭伤引起的疼痛、手术后疼痛、换药疼痛、慢性腰痛、癌症疼痛等;腕踝针止痛效果确切,起效迅速。

(2) 某些神经精神疾病:如失眠、焦虑、抑郁、应激反应、创伤后应激障碍等。

(3) 其他:内科、外科、妇科、耳鼻喉科、眼科、皮肤科等各科某些病症。

腕踝针各针刺点的主治病症见表3-1-1。

腕踝针无绝对禁忌证。进针部位皮肤有瘢痕、伤口、溃疡及肿物者,不宜针刺。女性正常月经期、妊娠期在3个月以内者不宜针两侧下1。

二、临床应用的步骤

腕踝针是根据疾病的症状和体征所在的部位,在腕踝部选取针刺点,用不锈钢毫针行皮下浅刺的治病方法。因此,腕踝针的临床应用分三个步骤:① 症状和体征的定位。② 针刺点的选择。③ 皮下针刺的施术。

(一) 症状和体征的定位

腕踝针将全身各类疾病所表现出的散乱无序的症状部位按阴阳面排列在身体两侧有规律可循的三阴三阳6个纵区内,并与腕踝部三阴三阳6个针刺点形成以数字作标志"按

表 3-1-1　按身体分区各针刺点的主治病症

身体分区和针刺点	主治病症
上1	针刺点上1主治上1区的病症，如前额痛、面神经麻痹、面肌痉挛、三叉神经痛、眼睑肌痉挛、麦粒肿、结膜炎、球结膜下出血、白内障、近视、视力障碍、鼻炎、感冒、花粉症、咳嗽、哮喘、前牙痛、舌苔厚腻、舌痛、流涎、失语、咽痛、扁桃体炎、梅核气、甲状腺功能亢进症、高血压、冠状动脉粥样硬化性心脏病(冠心病)、心律失常、胸肋关节痛、眩晕、恶心、呕吐、呃逆、食欲减退、厌食，或其他疼痛范围在上1区的训练伤，以及归属于上1区的其他病症 针刺点上1还主治全身性或不能定位的病症，如自主神经功能紊乱、上半身单侧或双侧感觉麻木、荨麻疹、全身皮肤瘙痒、寒战、潮热、自汗、盗汗、少汗、失眠、多梦、嗜睡、癔症、癫痫、焦虑、抑郁、抽动秽语综合征，以及各种晕动症，如航天、航空、航海、模拟器晕动症等
上2	针刺点上2主治上2区的病症，如颞前部头痛、后牙痛、三叉神经痛、面神经麻痹、面肌痉挛、颞下颌关节紊乱综合征、颌下淋巴结肿痛、乳腺炎、乳房胀痛、冠心病、心律失常、胸闷、胸痛、胁痛、哮喘、手掌心痛、掌侧指端麻木或疼痛，或疼痛部位在上2区的训练伤，以及归属于上2区的其他病症。针刺上2可回乳
上3	针刺点上3主治上3区的病症，如偏头痛、耳前痛、面神经麻痹、腮腺肿痛、颞下颌关节紊乱综合征、肩周炎、沿腋前缘的胸痛、胁痛，或疼痛部位在上3区的训练伤，以及归属于上3区的其他病症。针刺上3还可用于降血压
上4	针刺点上4主治上4区的病症，如头顶痛、耳痛、耳鸣、幻听、梅尼埃病、面神经麻痹、颞下颌关节紊乱综合征、颈肩综合征、肩周炎、胸侧壁痛、肘关节痛、拇指关节痛，或疼痛部位在上4区的训练伤，以及归属于上4区的其他病症
上5	针刺点上5主治上5区的病症，如头昏、颞后部头痛、眩晕、晕厥、落枕、颈背痛、颈肩综合征、颈椎病、肩关节痛、肩胛部疼痛，上肢感觉障碍如麻木、感觉过敏，上肢运动障碍如瘫痪、震颤、肘关节痛、腕关节痛、手背及指关节痛，或疼痛部位在上5区的训练伤，以及归属于上5区的其他病症
上6	针刺点上6主治上6区的病症，如后头部疼痛、颈椎、胸椎及椎旁痛，肩关节后侧痛，小指关节痛，小指侧手背冻疮，或疼痛部位在上6区的训练伤，以及归属于上6区的其他病症
下1	针刺点下1主治下1区的病症，如胃脘痛、胆囊部位疼痛、上腹部胀痛、脐周痛、下腹痛、肠易激综合征、遗尿、尿频、尿潴留、尿失禁、尿经、带下异常、睾丸炎、外阴瘙痒症、肥胖、大腿内侧痛、腘窝内侧痛、腓肠肌痉挛、足跟痛，或疼痛部位在下1区的训练伤，以及归属于下1区的其他病症
下2	针刺点下2主治下2区的病症，如肝区、胁肋胀痛、侧腹痛、阑尾炎、痛经、腹股沟淋巴结肿痛、大腿内侧肌痛、膝内侧痛、踝关节内侧痛，或疼痛部位在下2区的训练伤，以及归属于下2区的其他病症
下3	针刺点下3主治下3区的病症，如胁痛、髋关节屈伸不利、髌骨内侧痛、内侧楔骨痛，或疼痛部位在下3区的训练伤，以及归属于下3区的其他病症
下4	针刺点下4主治下4区的病症，如侧腰痛、大腿前侧肌肉酸痛、膝关节痛，下肢感觉障碍如麻木、感觉过敏，下肢运动障碍如瘫痪、震颤、足背痛、足趾关节痛，或疼痛部位在下4区的训练伤，以及归属于下4区的其他病症
下5	针刺点下5主治下5区的病症，如下背痛、侧腰痛、急性腰扭伤、腰肌劳损、髋关节痛、臀中点痛、腿外侧痛、股外侧皮神经炎、踝关节外侧痛，或疼痛部位在下5区的训练伤，以及归属于下5区的其他病症
下6	针刺点下6主治下6区的病症，如急性腰扭伤、腰肌劳损、骶髂关节痛、腰椎及椎旁痛、腰椎间盘突出症、第3腰椎横突综合征、腰椎骨质增生、坐骨神经痛、尾骶部疼痛、痔疮、肛门疼痛、便秘、腓肠肌痉挛、腓肠肌痛、足前掌痛，或疼痛部位在下6区的训练伤，以及归属于下6区的其他病症

区选点"的对应联系。临床应用腕踝针时，首先必须根据腕踝针的身体分区对疾病的症状和体征进行定位，即身体分纵区定位法。

疾病的症状和体征因病而异，大致可分两类：

1. 能定位的症状和体征　能明确定出症状和体征所在的部位,例如关节痛、神经痛、眼痛、咽痛、哮喘、遗尿、肢瘫、肢颤、压痛点等,此类最多见。所谓症状定位主要是指这一类。

2. 不能定位的症状和体征　不能定位的症状和体征有两种不同情况。

(1) 有症状和体征:遍及全身,不能定出局部位置,例如发热、盗汗、寒战、全身感觉麻木等。

(2) 有症状而无体征:例如睡眠障碍、精神症状等。

(二) 针刺点的选择

正确选择针刺点是临床应用腕踝针治疗成功的关键。选择针刺点要有针对性,每选一个点都要考虑其依据,选点尽可能少。针刺点的选择遵循以下几条原则。

(1) 按疾病的症状和体征所在区的编号,选择编号相同的针刺点,如右侧颞下颌关节痛,病症在右侧上2区,治疗时针刺右侧腕部的上2针刺点。

(2) 以前后中线为界,针刺点选在病症的同一侧。

(3) 以躯干的横线为界,病症在横线以上的针腕部,在横线以下的针踝部。

(4) 如果病症恰好位于中线,不能确定哪一侧时,则针两侧。如咽痛或咳嗽,病症定位于前中线,且在横线以上,针两侧上1;痛经或遗尿,病症定位于前中线,且在横线以下,针两侧下1。又如胸段脊柱痛,在横线以上,不能定侧时,针两侧上6;便秘,属横线以下的下半身的病症,无法分左右侧,针两侧下6。

(5) 病症虽位于中线,倘有其他症状可作定侧时,可先针刺一侧,视疗效决定是否再针刺另一侧。

(6) 一侧肢体感觉或运动障碍,如麻木、震颤、瘫痪等,发生在上肢针上5,下肢针下4。

(7) 不能定位的病症或全身性症状,如失眠、盗汗、全身瘙痒等,针两侧上1。

(8) 当有多种症状同时存在时,要分析症状主次,根据主要症状的定位选择针刺点。如果有疼痛,则以疼痛为主要症状,并尽可能找出压痛点,根据压痛点所在区选取针刺点。针刺使压痛点消失后,若仍有其他症状,则另依其所在区选点。

在实际应用中,"区"和"点"可视作同一概念,定出病症所在区也就定出了针刺点。表3-1-1所列各针刺点主治病症是按区归纳的。熟悉这些病症的归纳,有助于在实际工作中形成区的概念。但表中所列病症并非腕踝针可治病症的全部,由于一种疾病所表现出来的症状和体征可以出现在身体不同的区,反之,不同疾病的症状可以出现在同一个区,这样,就需要在熟悉区和点的基础上灵活组合应用。

(三) 皮下针刺的施术

针刺的操作是三个治疗步骤中的关键,病症定位准确,针刺点选择到位,是针刺获得疗效的前提,若皮下针刺的施术不合要求也不能达到最佳疗效。腕踝针操作时,针刺入的深浅要恰当,既不能刺入皮内,也不能刺入肌层。针灸针的针身刺入规定的长度后,刺入的针身部分必须在真皮下、肌膜外的空隙间(此空隙为疏松的结缔组织)。在腕踝针操作过程中以及留针期间,要尽可能做到没有"得气"感,即针刺部位患者几乎没有任何感觉。腕踝针的操作方法详见第二章第二节。

三、压痛点的应用

在腕踝针的临床应用中,针刺点的选择是首要关键,关系到治疗的成败。确切的选点决定于两个方面:一是病症的发展和表现部位;二是压痛(酸)点。在实际应用中,根据病情,无压痛点时仅顾其一,有压痛点时两者兼顾。

在临床应用中,除了对每一个患者都需要详细了解疾病的起因、病程、病情经过、既往史、个人史和家族史,进行详细的体格检查外,还要做体征的分区定位检查,特别要注意有无压痛点,以便根据压痛点所在的区确定针刺点。压痛点是选取针刺点的重要依据。

压痛点是指按压身体表面时引起疼痛感觉敏感反应的点,是身体出现疾病时常见的局部体征,可见于皮肤、血管、神经、肌肉、关节、骨膜、内脏等组织、器官受刺激发生充血、痉挛、收缩、膨胀之时。压痛点的出现可能是通过神经的传导引起肌肉收缩而导致局部血管痉挛、血流受阻的综合表现。其性质可能是功能性的,多见于肌痉挛。全身兴奋性增强时,对指压出现敏感的反应点也就增多,此时,压痛点可散见于全身多处。经针刺治疗全身兴奋性减退时,压痛点数也逐渐减少,于病愈时消失。压痛点不仅出现在以痛为主的疾病,也可出现在无痛的疾病,如眩晕、近视、惊梦等。压痛点可出现在疾病所表现的症状部位之中,如坐骨神经痛,在坐骨神经所分布的大腿后外侧,可出现一定部位的压痛点;消化性溃疡时左侧上腹部出现压痛点,有时压痛点也会出现在背部第5胸椎棘突的右侧或左侧。

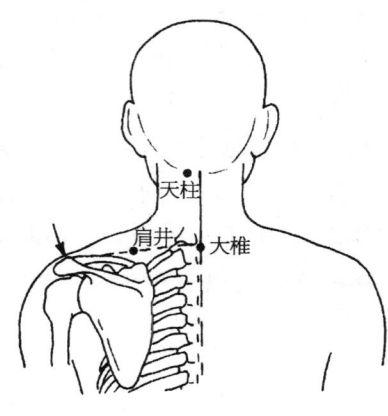

图 3-1-1　最常见的压痛点
（天柱穴与肩井穴）

压痛点的部位因病而异,有一定规律,将在有关各病中分述。

最常见的压痛点有枕部的天柱穴与肩部的肩井穴(图3-1-1),这是为方便起见借用传统针刺穴位的名称,有时也简称为枕(天柱)、肩(肩井)。

天柱是足太阳膀胱经穴位,位于第2颈椎棘突与同侧耳垂之中间点,靠枕部斜方肌外缘,后发际处的凹陷中。天柱位于枕大神经出口处,属颈部上5区,是上半身疾病最多见的压痛点。

肩井是足少阳胆经穴位,位于肩胛骨冈上窝,第7颈椎棘突与肩峰之中间点,有第4颈神经后支分布,属躯干部上 5 区,常与天柱压痛点同时出现。

以上两压痛点(有时表现为压酸)常同时出现,因其多见,故列入常规检查。

压痛点不一定位于病症所在的部位。若是这种情况,可以同时选取与压痛点所在的区对应的针刺点,以及与病症所在的区对应的针刺点。

实际应用腕踝针时,对疾病的治疗应首先从压痛点入手。在操作过程中,针刺入皮下是否正确也以能否使压痛点消失为准。对疗效的判断除症状好转或消失外,压痛点的消失也是重要指标之一。压痛强度的变化有助于对病情的估计,病情重时压痛反应强,好转时减轻,痊愈时消失。压痛强度分级见表 3-1-2。

表 3-1-2 压痛强度分级

压痛强度	痛感	压痛反应
−	无	无
+	有	无
++	有	局部肌肉收缩,皱眉,俯卧位时抬头
+++	轻叫痛	身体一侧肢缩反应
++++	大声叫痛	全身收缩反应,疼痛表情,重时伴流泪

四、治疗次数与疗程

腕踝针的疗程视病情而定。腕踝针操作时采用皮下针刺法,虽然刺激轻微,但针刺对局部组织的损伤仍会引起无菌性炎症、水肿和疼痛反应,即使每次针刺时可以沿纵轴上下适当变动进针点位置,但多次连日针刺,必会加重损伤而增加局部肿痛。需较长时间治疗的患者,以 10 次为 1 个疗程,可先每日针刺 1 次,针刺 3 次后改为隔日针刺 1 次。进展缓慢的病例,酌情增加疗程,疗程之间不必间隔。

五、疗效表现方式

腕踝针对各种病症的疗效不一。疗效与疾病性质有关,与病程不一定有关。腕踝针的疗效存在个体差异,即使同类病症,不同患者疗效也不一样。疗效常见表现方式有:① 经一次治疗后疼痛或症状即消失。② 经数次治疗后,症状逐次减轻至消失。③ 每次针刺时疼痛或症状减轻或消失,但出针后不久又出现或恢复如针刺前,继续治疗期间,症状波动,逐渐减轻至消失。④ 最初几次针刺时症状减轻,以后反而加重,继续治疗后才逐渐好转。⑤ 针刺时有暂时的疗效,出针后疼痛或症状如旧,虽多次治疗,仍无明显变化。

对腕踝针疗效的判断,因每位患者所患疾病及就诊时病情起点不同,本书未对其制定统一标准。书中所列病例个案的疗效,仅大致划分如下。

1. 痊愈　症状和体征完全消失,经短期观察或随访情况良好。
2. 显效　症状和体征大部分消退,其中尚有部分恢复不足。
3. 减轻　症状或体征有部分恢复,但大部分无改变或仅有不同程度好转。
4. 无效　症状和体征均无变化,或在治疗初期虽有减轻,但在继续治疗的过程中症状又回复如旧。

以上疗效的分级,显效与减轻尚易区别,但与痊愈有时易混淆,临床应用中时有将痊愈归入显效,也有将显效归入痊愈,因此,只能作相对理解。

六、意外情况处理

1. 皮下出血　腕和踝是活动较多的部位,又处于四肢末端,动静脉交错,血液供应丰富,皮下静脉网多,血管分布因人而异,皮下脂肪层薄者较粗静脉血管尚能看清,针刺时可避免,但脂肪层较厚者皮下血管多不易辨认,针刺难免伤及血管,而出现皮下出血。

为了预防皮下出血,进针时尽量避免伤及可见较粗的静脉,进针要缓慢。如果在进针过程中患者感觉进针处疼痛,可能为针尖触及血管壁,必须将针略微退出一点,尝试更表浅地刺入;若发现针尖部皮肤缓慢隆起,表示已有出血,要立即拔出针灸针,并压迫止血。如已有皮下出血,应向患者说明以消除其顾虑。

2. 晕针　腕踝针的刺激虽然很轻微,但偶尔也会有患者出现晕针。故要注意防范,及时处理。

晕针易发生于个别敏感患者,以青年女性居多,也可发生于男性,多在针腕部针刺点时出现。可发生在初次治疗时,也可发生于多次治疗之后;可发生于针刺当时,或多次调针后,或留针期间。

晕针发生时,患者先感觉恶心、乏力、头昏,或有耳鸣、视力模糊,或感觉眼前发黑,面色变苍白,出冷汗。继之呼吸表浅,口唇发绀,意识不清,不能站立,倒地,呈休克状态。此过程约在1分钟发生,在针刺治疗时要特别注意观察。

一旦出现晕针现象,必须立即停止针刺,拔出针灸针,让患者立即平卧;解开患者衣领,保持呼吸通畅,注意血压变化;或给患者喝温开水或糖水,必要时给予吸氧,一般数分钟之内可以恢复正常。

以往对体针有过晕针的患者,做腕踝针治疗时不一定发生晕针,但也以慎重为宜,可卧床针刺。

七、应用腕踝针时的注意事项

进针方向以朝向病端为原则,针刺方向一般向上,如果病症在手足部位时,针刺方向朝下(手足方向)。针上1、下1或上6、下6针刺点时,针体应与腕部或踝部的边缘平行。

针刺时,以医者感到针下松软,患者无任何特殊感觉为宜。若针下有阻力或患者出现酸、麻、胀、沉、痛等感觉,则表示针刺太深。应将针退出,使针尖到达皮下,重新刺入更表浅的部位。

注意不要刺伤血管,避免皮下出血。针身通过的皮下若有较粗的血管或针尖刺入的皮肤处有显著疼痛时,进针点要沿纵线方向适当移位。

留针时,不做提插或捻转等行针手法;注意晕针的发生;应防止针刺部位感染;精神病患者不宜长时间留针;孕妇慎用。

第二节 痛 症

一、头痛

头痛(headache)一般指眼眶上缘与枕骨大粗隆连线以上部位除浅表痛外感受的深部胀痛。头痛是最常见的症状,可由多种内、外因引起,表现多样。轻症时,痛仅限在头之局部,重时牵及迷走神经出现恶心、呕吐、腹痛、腹泻等胃肠道症状,再重则可引起精神错乱、意识欠清、幻视、幻听、行为紊乱。病情的出现有急有缓,持续时间有短有长,预后有良有恶,但其间关系不一定相辅相成。

头痛因起病年龄、病因、发病方式、症状表现及体征不同,有多种形式,除头痛外均各有压痛点。

本组头痛患者合计 84 例,未列入其他原因所致头痛,如脑外伤性头痛、感冒引起的头痛等。经针疗,显效 44 例(52.4%),减轻 27 例(32.1%),无效 13 例(15.5%)。有效率为 84.5%。

(一)癫痫性头痛

癫痫以头痛形式发作者多见于儿童及青少年。头痛部位在额、颞或额颞部,均以短暂发作为特点。初偶发,后转为频发。发作时可伴恶心、呕吐、腹痛,有的在头痛以后才出现抽搐发作。脑电图检查不一定阳性。

本组癫痫性头痛 8 例,男女各 4 例,年龄 8 岁 1 例,10~19 岁 6 例,20 岁 1 例。经针疗,显效 2 例,减轻 4 例,无效 2 例。

病例 1 女,8 岁。

初诊:1990 年 10 月 24 日。

病史:间歇性前额痛 1 月余,程度轻,玩时可忘掉头痛,重时伴恶心,无抽搐发作。曾行脑电图检查,呈轻度至中度异常。脑 CT(一)。

检查:神经系统无阳性体征。左上眼眶内眦部压痛(++),左天柱压痛(+)(图3-2-1)。

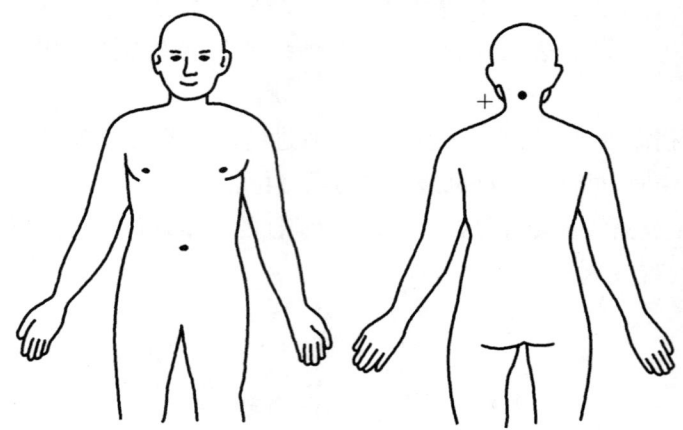

图 3-2-1 头痛病例 1 左上眼眶内眦部及左天柱压痛

症状定位与针刺点：$L^{1,5}$。

疗次：22 次，隔日针。

疗效：显效。

针疗经过：首次针时，头痛及压痛即止，但至下午又出现轻度头痛。至第 6 次，头痛仍有出现，服抗癫痫药丙戊酸钠无效，针后可维持半日或 1 日不头痛。至第 7 次后改针双侧上 1、5（$RL^{1,5}$），头痛程度及次数逐渐减轻减少。至第 19 次，头痛轻微，自诉比原来好得多，食纳增加，面色转红润，复查脑电图（－）。至第 22 次，头不痛，仅于气候转阴雨或蹦跳、游戏时始出现微痛。

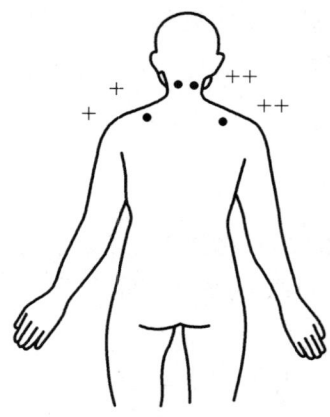

图 3-2-2 头痛病例 2 双侧天柱、肩井压痛

病例 2　女，11 岁。

初诊：1990 年 10 月 10 日。

病史：发作性前额痛半年余，痛持续半小时或以上，有时伴呕吐、腹痛、面色改变、食纳减少。头痛 3～5 日发 1 次，多在晨 8 时许出现。无抽搐。

检查：神经系统（－）。双侧天柱、肩井压痛，右侧重（＋＋）（图 3-2-2），脑电图（－）。

症状定位与针刺点：$RL^{1,5}$。

疗次：10 次。

疗效：显效。

针疗经过：首次针时，头痛及压痛即止，给予服抗癫痫药丙戊酸钠，曾服 2 次，因恶心而停服。针疗至第 5 次，压痛点消失。针疗至第 10 次，头痛一直未发。半年后复诊，诉近日晨头痛又发，伴呕吐、意识不清、尿失禁，双侧天柱、肩井又出现压痛，仍右侧重。针如前，至第 7 次，头痛未发，压痛减轻。

病例3 男,16岁。

初诊:1994年12月27日。

病史:发作性右侧头痛8年。起病前因触电突发昏迷5～10分钟,清醒后无异常。1年后出现右侧头痛,反复发作,呈搏动性疼痛,历时0.5～10小时不等。始时数月发1次,近年来加频,数日一发或日发数次,发作前右眼眶酸胀感。曾住上海几家大医院,经脑磁共振、脑电图检查未见异常,某医院曾给服抗痫药3个月,另一医院曾行右侧颞叶神经切断术,均无效,曾组织10所大医院集体会诊,对其诊断及治疗未下结论。试邀腕踝针治疗。

检查:右侧眼、额、颞、天柱、肩井有压痛点,余未见异常(图3-2-3)。

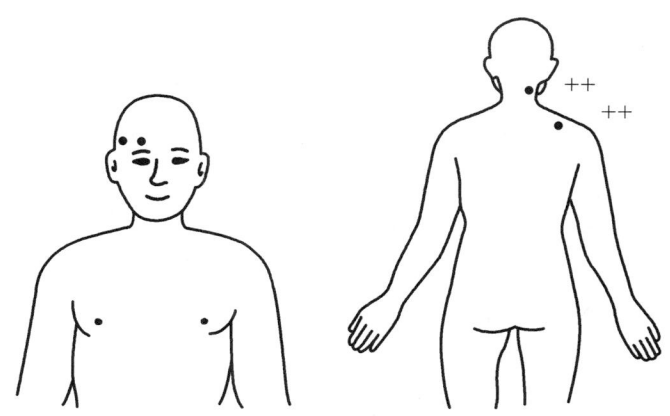

图3-2-3 头痛病例3 右侧眼、额、颞、天柱、肩井压痛

症状定位与针刺点:$R^{1,4,5}$。

疗次:12次。

疗效:无效。

针疗经过:每日或隔日针1次,留针1小时,头痛仍频发如旧,后并服奋乃静,仍无效,至12次而停。

此例以后再经24小时持续脑电图检查,发现有痫性放电,诊断为癫痫性头痛。

病例4 女,20岁。

初诊:1978年7月31日。

病史:2个月来两侧额及颞前部阵发性钻痛,流泪,眼花,面红,恶心,有时心悸,出汗,持续时间不定,数分钟或4～5小时,多发于白天,每日发5～6次,有时夜间入睡后发作,痛不可忍。既往六七岁时即偶有头痛发作,每年约发1次,无抽搐。曾服抗痫药无效。

检查:双侧额、前颞部压痛(图3-2-4),脑电图(一)。

症状定位与针刺点:$RL^{1,2}$,隔日针。

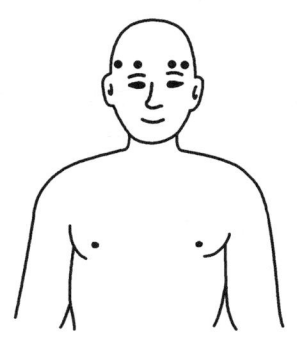

图3-2-4 头痛病例4 双侧额、前颞部压痛

疗次：30 次。

疗效：减轻。

针疗经过：首次针刺治疗时，针 R^1，右额前部痛止，右颞前部仍痛；针 R^2，右颞前部痛止，左额前部仍痛；针 L^1，左额前部痛止，左颞前部仍痛；针 L^2，左颞前痛止。针刺时双侧额颞部痛均止，但 1 小时后又痛如旧，给服苯妥英钠 100 mg，每日 3 次，痛仍有发作，因未见效而停服。至第 8 次，头痛发作减少，程度减轻。至第 17 次，仍有头痛发作但减轻，日发 2 次，短暂即过。共针 30 次。

（二）典型偏头痛

典型偏头痛是颅脑血管痉挛使神经—血管—肌三位一体发生功能障碍引起的偏侧头痛。该病呈发作性，起病急且重，疼痛部位明确，持续时间可达数小时、数日甚至更长。发作前常有眼部症状，如眼痛、畏光、闪光、眼乏力、视力模糊、幻视等，甚至可有幻听、偏身麻木、轻偏瘫、激动兴奋等症状；可有暴食、厌食、恶心、反胃、呕吐、便意及腹泻等胃肠道症状。不发时正常，部分患者呈周期性或季节性发作，家族中可有同类患者。

本组典型偏头痛 7 例，经针疗，显效 5 例，好转 2 例，有效率 100%。针刺使血管解痉，致症状缓解，病虽急且重，疗效尚优。

下例偏头痛发作时伴有眼部症状。

病例 5 女，28 岁。

初诊：1989 年 7 月 19 日。

病史：3 年来发作性右侧搏动性头痛，偶出现在左侧。发作时感眼疲乏，有闪光感，同时伴呕吐。初有便意，解便或呕吐后症状即缓解。头痛持续 0.5～1 小时不等，每日发 2～3 次或 3～4 个月发 1 次。睡眠差，不发时良好。发作与经期无关。其母亲有类似疾患。

检查：神经系统无阳性体征，右天柱、肩井压痛（图 3-2-5）。

诊断：偏头痛。

症状定位与针刺点：R^5。

疗次：8 次，隔日针。

疗效：显效。

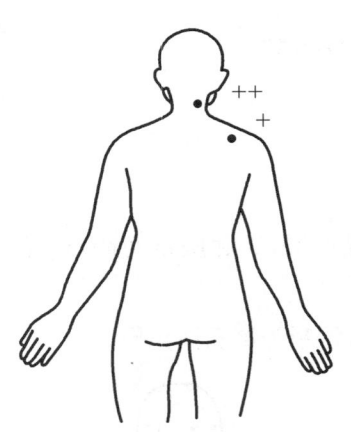

图 3-2-5 头痛病例 5 右天柱、肩井压痛

针疗经过：首次针时，即感头脑轻松、视物清楚，压痛点消退。至第 3 次，头痛减轻。至第 6 次，头痛进一步减轻，压痛点移至左侧。至第 8 次，头痛偶发且轻，压痛点消失。

下例亦为伴有眼部症状的偏头痛，但表现不同。

病例 6 男，42 岁。

初诊：1999 年 5 月 6 日。

病史：发作性左侧头痛 5 年。呈搏动性，重时右侧头亦疼痛。秋季（7～8 月间）多发。起初 1 月发 2～3 次，持续半日，睡后好转。后于少眠、疲乏时易发，发作时间不定。发作前欲睡，打呵欠。发作时左眼胀，感眼球外突，视物模糊，左肩背酸胀。曾服"川芎素"片剂（此药具有缓解血管痉挛、镇痛作用），初有效，后效减，甚至无效，即使增大剂量亦不能止痛。

检查：左眼略小，指压眼球张力增强，左侧天柱、肩井压痛（++），右侧无压痛。瞳孔无变化，眼球活动无障碍。其余神经系统（—）（图 3-2-6）。

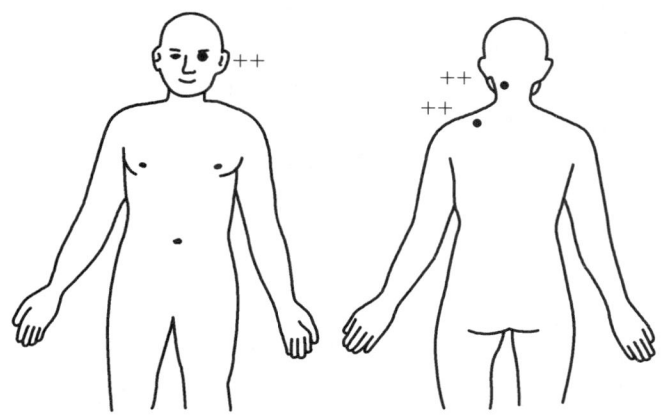

图 3-2-6　头痛病例 6 左眼球、天柱、肩井压痛

症状定位与针刺点：R^1、$L^{1,5}$。

疗次：3 次。

疗效：显效。

针疗经过：首次针疗后，头痛即止，视物转清楚，左眼指压感转松，右眼压亦降低，但反不如左眼，压痛点消失，左侧肩臂酸痛消失。次日复诊，自称一夜良好，视力轻松，肩臂舒服。复查：左侧天柱、肩井及眼球压痛全部消失，右侧天柱、肩井及眼症状仍稍有。针 $RL^{1,5}$，症状完全消失。次日复诊，情况良好。

下例为偏头痛发作伴动眼神经麻痹。

病例 7　女，14 岁。

初诊：1995 年 11 月 15 日。

病史：先左侧头痛，3 日后左眼不能睁且痛，伴恶心已 35 日。此次为第 3 次发病，首次病发于 4 个月前（7 月 4 日），先出现复视，次日左侧头痛，逐渐左眼不能睁，眼眶部痛，持续近 1 个月，症状逐渐消失，恢复如常。间隔 1 个月后（9 月 8 日）第 2 次发病，症状及持续时间与首次相同。此次发病较前次重，持续时间也长，曾行头颅 CT 检查无异常。

检查：以手护眼，左睑下垂，尚能睁开，畏光；眼球活动向上、内、下均略受限，外展可；瞳孔右小左大（2∶4），光反应存在；眼眶上缘有压痛，左侧天柱、肩井有压痛（++）（图 3-2-7）。

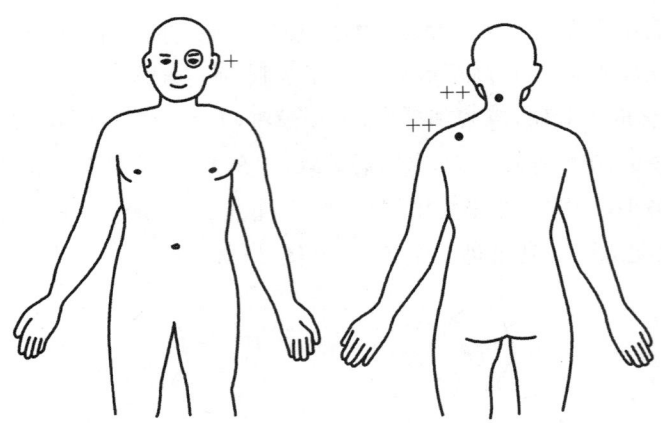

图 3-2-7　头痛病例 7 左眼眶上缘、天柱、肩井压痛

症状定位与针刺点：眼部症状为上 1 区，天柱、肩井属上 5 区，故针 $L^{1,5}$。

疗次：15 次。

疗效：显效。

针疗经过：初每日 1 次，症状好转后隔日。首次针疗时，眼眶痛及压痛点均消失。至第 4 次，自觉精神好转，睁眼较大，持续较久，瞳孔较小且右∶左为 2∶3，压痛减（＋）。在以后的针疗过程中，眼部症状逐次好转。至第 10 次，右眼有轻度斜视，眼眶压痛消失，两眼睁大相等，眼球活动对称，瞳孔等大，各压痛点消失。共针 15 次。

下例偏头痛有发作性头剧痛，伴左半身痛觉消失及发作性精神错乱症状。

病例 8　女，36 岁。

初诊：1986 年 3 月 31 日。

病史：患者因 6 年前到医院看见了死人受惊后起病。间歇性发作左侧头部剧痛，眼痛，左侧身体感觉麻木，肢体肌无力，重时出现精神错乱、幻觉、食量猛增、嗜睡。常每次发病前先出现疲乏、饥饿感，纳食及饮水量大增，3 日后双眼视力模糊近乎失明，2 小时后转为复视，进一步出现朦胧状态，精神错乱，听见有人叫她去死，于是摸绳子勒颈。有一次看见死人，挣扎往外跑，差点跳楼，接着出现左眼痛，大声叫喊，头痛如裂开样。头痛持续 3～15 日，平均 1 周，渐入睡，清醒后头痛消失，精神状态恢复正常，可进行日常家务劳动。工作敏捷，主动，记忆良好。初半年发 1 次，后 3 个月发 1 次，近 1 年来 2 个月发 1 次。3 日来左侧头痛又发，剧烈不能忍耐，曾住神经科，检查脑电图多次，脑 CT 3 次，均未见异常。家族中有一姐 30 年前曾有类似病症，持续 10 日好转，以后未发。

检查：神志欠清，双眼呈朦胧状。一般应答可，语音低沉含糊，口唇发绀，左眼球有压痛，左侧身体沿中线触痛觉消失。右手握力 13.5 kg，左手 11 kg，肢体活动尚可，腱反射无亢进，未引出病理反射，左天柱、肩井压痛（＋＋），余未获阳性体征（图 3-2-8）。

症状定位与针刺点：意识蒙眬针 RL^1，眼球压痛和偏侧麻木针 L^1，左天柱、肩井压痛针 L^5。故针 R^1、$L^{1,5}$。

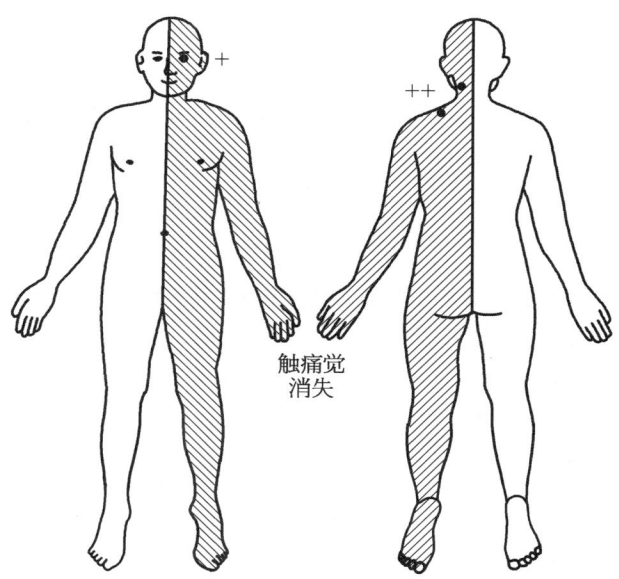

图 3-2-8 头痛病例 8 左眼球、天柱、肩井压痛，
左侧半身痛、触觉消失

疗次：8次。

疗效：显效。

针疗经过：首次先针 L_5，数分钟后头痛逐渐消失，思睡，诉左眼痛，再针 L_1，眼痛即减轻至消失，倦睡感亦好转，双眼睁大，精神恢复。隔日复诊，自称首次针疗 4～5 小时后头痛复发，初轻后重，不能忍耐，伴恶心、胸闷。针疗后精神好转。在以后针疗过程中，头痛逐渐减轻。头痛时左眼痛，右眼逐渐看不见，针 L_1，头痛及眼痛即止，右眼视力亦恢复，左侧肢体肌力增加，握力右手 15 kg，左手 14 kg。至第 8 次针疗后回家，半日后先感左侧身体表皮剧痛，旋即皮肤感觉恢复与右侧相同。至此，6 年来左侧身体感觉障碍得到恢复。在以后几年中，头痛仍间断发作，轻重程度不等，每次表现相似，发病时左半身麻木又出现，自觉记忆减退，理解困难，日常生活及家务不会处理，性格变得急躁。待症状消失后，身体麻木及精神状态又恢复正常。多年来头痛虽多次发作，智力并无减退，工作状态佳。随访至 1996 年 11 月，头痛仍偶发，但症状减轻，左侧肢体肌肉稍有萎缩。

（三）普通型偏头痛

主要症状为发作性头痛，呈搏动性，重时可有恶心，呕吐，痛多位于眼、额、前颞，也有在顶、枕部，多位于一侧，或转移至另一侧，呈移动性。疼痛程度较典型偏头痛轻，无伴发的眼部症状特征。可 1 日数发或数日 1 发，也有 1 年数发。持续时间可延至数日，间歇期间可无头痛。女性居多，也可有家族史。

普通型偏头痛患者 19 例，经针疗，显效 7 例（37%），减轻 9 例（47%），无效 3 例（15%），有效率 84%。

病例 9 女,50岁。

初诊:1991年6月10日。

病史:发作性头痛30多年,左侧为主,伴恶心。每次发作持续4～5日,每月发3～4次,几乎每周均发作。发作时先左额胀,接着延至左枕,头重,畏光,不愿多说话。其外祖母及母均有类似疾病。

检查:神经系统无异常,左天柱及肩井压痛(+)。

症状定位与针刺点:病在左侧,有眼畏光,不愿多说话,属上1区症状,针左上1;天柱压痛,针上5,故针L^{1,5}。

疗次:20次,隔日针。

疗效:减轻。

针疗经过:首次针疗后,左额、枕压痛减轻。针疗至第5次,2周内头痛未发。但针疗至第6次时,头痛又发1日,程度轻,左天柱压痛(-)。针疗至第12次,出现头痛,持续2日,伴眼球胀痛和眶上缘压痛,畏光。针L^1,痛均止,天柱、肩井仍有压痛,针L^{5}后痛止。针疗至第20次,头痛未发。自首次针疗以来头痛发过2次。

1993年11月10日,头痛再发来诊,症状与前相似,再针同前。

病例 10 男,50岁。

初诊:1979年12月10日。

病史:右额、颞及眼眶周围搏动性痛,与脉搏跳动一致,近1个月。

检查:右侧前颞部血管较扩张,有压痛。

症状定位与针刺点:症状及压痛位于右上1、2区,故针R^{1,2}。

疗次:7次,隔日针。

疗效:显效。

针疗经过:针疗至第3次时,右额、颞部沉重感针后立即转轻快,针疗至第7次,头痛基本消失,右前颞略沉重感。

[临床报道] 贾晓莉将90例偏头痛病例随机分为治疗组50例和对照组40例,治疗组中男性16例,女性34例;年龄12～59岁,平均34.06岁;病程<1年者17例,1～5年者26例,>5年者7例。对照组中男性12例,女性28例;年龄11～66岁,平均31.64岁;病程<1年者11例,1～5年者24例,>5年者5例。两组临床资料无显著性差异,具有可比性。治疗组选用上3、上4、上5穴,每日针刺1次,每次留针30分钟。对照组用常规针刺治疗,结合辨证分别选取太阳、头维、率谷、风池、百会、攒竹、合谷、足三里。平补平泻法,每日针刺1次,每次留针30分钟。两组均10次为1个疗程,疗程期间休息3～5日,3个疗程后统计疗效。结果显示,治疗组痊愈28例,显效12例,有效9例,无效1例,总有效率为98%。对照组痊愈12例,显效8例,有效11例,无效9例,总有效率为77.5%。治疗组疗效明显优于对照组〔贾晓莉.腕踝针治疗偏头痛50例[J].中国民间疗法,2003,11(5):11.〕。

(四) 肌紧张性头痛

头部肌紧张常是引起头痛的原因之一,也有称肌痉挛性头痛。主要因一侧枕部肌痉挛性收缩影响枕大神经与同行的枕动脉,致沿神经、血管分布部的枕、顶乃至额、颞肌出现紧束或搏动性疼痛,也影响枕神经后根至枕大神经出口处(天柱)及分布至肩部冈上肌处(肩井)出现肌痉挛而有压痛点。枕部肌痉挛有时可转移,转至另一侧或双侧而出现头顶部帽状紧束感。痛常呈持续性,可持续数日、数周甚至数月,由此常引起精神不安、情绪烦躁、睡眠不良、多梦、噩梦等一系列其他症状。

本组肌紧张型头痛 36 例,男 5 例,女 31 例。年龄 20~71 岁,其中 20~29 岁 4 例,30~39 岁 12 例,40~49 岁 14 例,50~59 岁 3 例,60~69 岁 3 例。发病年龄虽在 20 岁以后,但以 30~49 岁为高峰,其原因可能与生活及工作方式、类风湿、精神因素等有关。病程 1 个月~30 年,其中 1 个月以内 21 例,1~4 年 6 例,5~9 年 4 例,10~19 年 3 例,20 年以上 2 例。主诉头痛部位有眼(6 例)、额(5 例)、颞(8 例)、顶(7 例)、枕(6 例)、额颞(2 例)、颞枕(1 例)。病史中伴有胃肠道症状者 11 例,其中包括恶心、呕吐、胃痛、萎缩性胃炎、十二指肠球部溃疡、胃肠炎、肠梗阻。头痛受经期影响者 3 例。家族中有类似病史者 1 例。36 例经针疗后,显效 19 例(52.8%),减轻 10 例(27.8%),无效 7 例(19.4%),有效率为 80.6%。

肌紧张性头痛与血管性所致普通型偏头痛除前者多为持续性、后者多为发作性外,其余的症状出现方式,如痛出现的部位(眼、额、颞、顶、枕)、附加症状、家族史等均大致相似,针刺点与疗效亦接近,故两者往往区别困难。

病例 11 女,20 岁。

初诊:1989 年 9 月 20 日。

病史:间歇头痛 3 年,右侧或左侧,持续时间较长,近 4 日来加重,与气候及经期无关。

检查:双侧眼球压痛(+),双侧天柱与肩井压痛明显(+++),伴局部肌紧张,神经系统无异常。

症状定位与针刺点:双眼球压痛属上 1 区,双侧天柱、肩井压痛皆属上 5 区,故针 $RL^{1,5}$。

疗次:10 次。

疗效:显效。

针疗经过:首次针疗时,各压痛点均消失,头痛亦止。初诊时患者对针刺恐惧,针疗后症状显著好转,恐惧感随即消失,主动要求继续针疗。隔日复诊,头痛已减轻,压痛点也减轻。在以后的针疗过程中,头痛虽间歇出现,但程度明显减轻,持续时间亦短,压痛点(一)。

病例 12 女,40 岁。

初诊:1995 年 10 月 13 日。

病史:左侧头痛,枕部牵紧感已 1 周。既往经常头痛 20 年,头昏 10 年,胃出血 3~4

次,有十二指肠溃疡和慢性浅表性胃炎。

检查:左眼球压痛(+),左侧天柱及双侧肩井有压痛(++)(图3-2-9)。

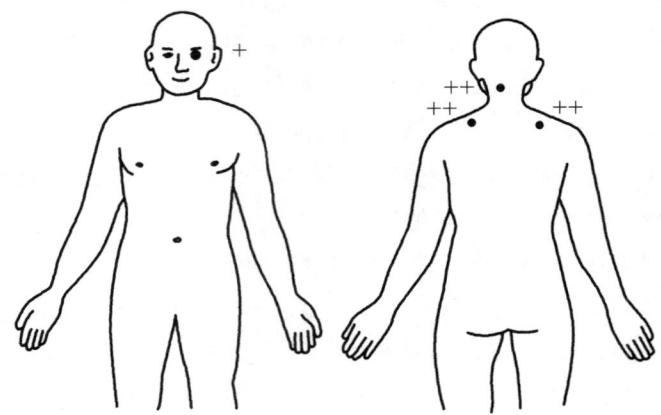

图3-2-9 头痛病例12 左眼球、天柱、双侧肩井压痛

症状定位与针刺点:左眼球压痛属上1区,天柱、肩井压痛属上5区,故针 R^5、$L^{1,5}$。

疗次:10次。

疗效:显效。

针疗经过:至第5次头痛减轻,至第10次头痛基本消失。

(五)精神性头痛

精神因素也常引起头痛,精神遭受刺激,患癔症、焦虑症、抑郁症者常以头痛为突出症状,躁郁症、精神分裂症等也往往于疾病早期出现头痛。

精神性头痛14例,均为女性,年龄17~49岁。经针疗,显效11例,减轻2例,无效1例。下例为神经症性头痛。

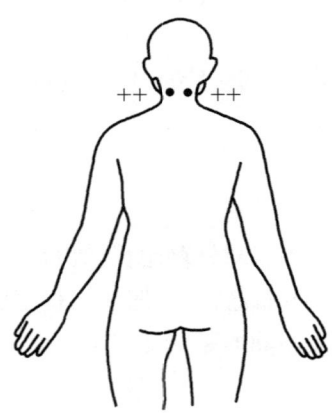

图3-2-10 头痛病例13 双侧天柱压痛

病例13 女,34岁。

初诊:1990年1月13日。

病史:头痛近1年。初因争吵后引起头痛,近日又因生气致头痛加重,拒食已4~5日,胆小,恐惧感。头痛初为一侧,部位不定,后转为全头痛。

检查:精神软弱,双眼球结膜充血,舌苔厚,双侧天柱压痛(++),脑CT(-)(图3-2-10)。

症状定位与针刺点:精神状态,球结膜充血,舌苔厚均属上1区,天柱压痛属上5区。故针 $RL^{1,5}$。

疗次:6次。

疗效:显效。

针疗经过：首次针疗时，头痛即减轻。隔日复诊，能稍进食，双眼充血消退，舌苔减退，压痛点左（－）、右（＋）。第 2 次针疗后头痛程度减，食欲增加，但仍有头晕，恐惧感。针疗至第 5 次，头痛偶有但轻微，食欲及睡眠好转，恐惧感消退，舌苔薄。

病例 14 女，54 岁。

初诊：1989 年 4 月 17 日。

病史：发作性头痛已 3 年。每次精神受刺激即易引起发作性哭笑、乱跑、自言自语、神志欠清，3～4 小时后消失，发作前后常出现头痛，半个月前曾有 1 次发作。

检查：神志清，神经系统（－），右天柱、肩井压痛（＋）。

诊断：癔症性头痛。

症状定位与针刺点：精神状态属 1 区，天柱、肩井压痛属 5 区。针 $R^{1,5}$、L^1。

疗次：10 次。

疗效：显效。

针疗经过：首次针疗后，头闷感好转；至第 3 次，头闷消失；至第 5 次，头痛消失。共针 10 次，病情稳定。

【临床报道】王敏华用腕踝针治疗顽固性头痛 10 例，针双侧上 1、2，每日 1 次，连续 5 次为 1 个疗程。1 个疗程治愈者 5 例，2 个疗程治愈者 2 例，3 个疗程治愈者 2 例，3 个疗程无效者 1 例〔王敏华.腕踝针治疗顽固性头痛 10 例临床分析［J］.蚌埠医学院学报，1987，12（3）：214.〕。

李俐等将 55 例精神性头痛患者随机分为治疗组和对照组，其中治疗组 30 例，年龄 20～29 岁 5 例，30 岁以上 25 例；病程 3 个月以内 10 例，3 个月以上 20 例。对照组 25 例，年龄 20～29 岁 7 例，30 岁以上 18 例；病程 3 个月以内 9 例，3 个月以上 16 例。两组患者年龄及病程比较差异无统计学意义，具有可比性。治疗组区头痛侧的上 1、上 5，每日 1 次，每次留针 30 分钟，10 次为 1 个疗程。对照组口服复方氯唑沙宗片，每次 2 片，每日 3 次，10 日为 1 个疗程。结果：治疗组治愈 15 例，好转 10 例，无效 5 例，总有效率为 83.3%，对照组治愈 6 例，好转 7 例好转，无效 12 例，总有效率为 52.0%。治疗组总有效率高于对照组（$P<0.05$）〔李俐，吴明霞，郭毅坚.腕踝针治疗紧张性头痛 30 例［J］.福建中医学院学报，2004，14（4）：23.〕。

二、三叉神经痛

三叉神经痛（trigeminal neuralgia）是一侧面部出现的发作性短暂性剧痛，严重时影响洗脸、吃饭、说话，不敢用手触摸痛处，否则易引起痛发作，不发时如常。病多发在中年后，有复发倾向。三叉中可单独发生，也可并发。

本组三叉神经痛 19 例，男 9 例，女 10 例。年龄 48～82 岁，其中 48 岁 1 例，50～59 岁 8 例，60～69 岁 7 例，70 岁以上 3 例。病程 1 个月以上 5 例，1 年以上 5 例，5 年以上 4 例，10 年以上 3 例，20 年以上 1 例，30 年 1 例。痛以一侧为主，右侧 12 例，左侧 7 例。发生在

Ⅱ支的10例,Ⅲ支8例,Ⅱ、Ⅲ支混合1例。多数患者既往服卡马西平、苯妥英钠治疗,有5例曾行拔牙、乙醇封闭、针灸、埋线,均未见效。2例曾经手术行神经切断术,但3～5年后又复发。症状表现波动,间断性复发,间期各患者不一,有间断4～12年后再发者。

三叉神经痛部位,Ⅰ、Ⅱ、Ⅲ支均在上1区,故针上1。有其他部位受波及时,视压痛点增加针刺点。19例中,显效4例(21%),减轻10例(53%),无效5例(26%),有效率为74%。

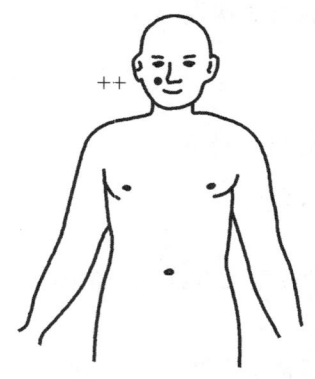

图3-2-11 三叉神经痛病例1 右鼻翼旁压痛

病例1 男,50岁。

初诊:1975年5月14日。

病史:1年来右侧鼻翼旁出现阵发性刺痛,数秒即止,吃饭时易发作。

检查:右鼻翼旁压痛(++)(图3-2-11)。

诊断:右侧三叉神经痛,Ⅱ支。

症状定位与针刺点:压痛点位于面颊部的1区,故针刺点取R^1。

疗次:7次,隔日1次。

疗效:减轻。

针疗经过:首次针疗后,右鼻翼旁压痛减轻。针疗至第4次,压痛已明显减轻。针疗至第7次,疼痛程度显著减轻。

下例为典型三叉神经痛发作,痛原发于左侧Ⅱ支,但波及额及枕后。

病例2 女,47岁。

初诊:1993年11月20日。

病史:4年前,左侧面部发作性痛,诊断为三叉神经痛。经手术治疗后好转。1个月前痛又发,服卡马西平3片(0.1g每片),每日1～2次,未能止痛。昨行埋线治疗后痛加重,哭叫、打滚、日夜均痛。痛主要位于左侧鼻翼旁,呈掣痛,伴舌麻,张口困难,咽口水痛,影响进食,重时牵连至左额痛。

检查:痛苦表情,左侧面肌时有抽动。张口困难,舌不能伸出,口臭。左侧天柱、额及鼻翼旁压痛(图3-2-12)。

诊断:左侧三叉神经痛,Ⅱ支。

症状定位及针刺点:痛部位在左面部上1区,压痛点位于左上1区与5区。故针$L^{1,5}$。

疗次:27次。

疗效:减轻。

针疗经过:针疗至第3次,面部阵发性抽痛减轻,间歇期延长,可停半日。针疗至第6次,痛发作明显减轻,舌可伸出,可吃饭,服卡马西平,每日1片。针疗至第9次,仍有发作但轻,吃饭、说话走路较好。针疗至第27次,仍有刺痛发作,症状波动,但痛较前明显减轻。

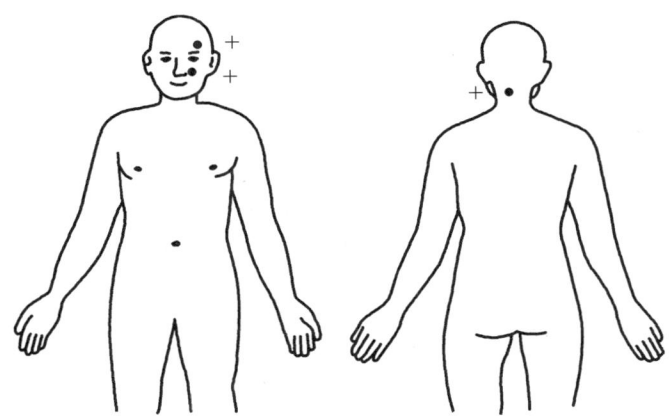

图 3-2-12　三叉神经痛病例 2 左侧天柱、额及鼻翼旁压痛

下例为右侧三叉神经痛，Ⅱ、Ⅲ支并发，痛更重，日夜不停，有自杀倾向。

病例 3　女，54 岁。

初诊：1992 年 1 月 2 日。

病史：右侧面部及下颌阵发剧痛已 3 个月。近 1 个月来加重，日夜均发，日发 5～6 次，夜发 3～4 次，每次持续 0.5～1 小时，吃饭、吞咽均困难。重时卧床打滚，拔头发，打自己，日日哭，拔牙后痛仍不止。

检查：右面颊及颏部明显触痛，引起全身惊跳，以手护面，不敢接触，面部感觉存在(图 3-2-13)。

诊断：右侧三叉神经痛，Ⅱ、Ⅲ支。

症状定位与针刺点：症状位于上、下颌的 1 区，有时波及面颊部，故针刺点取 $R^{1,2}$。

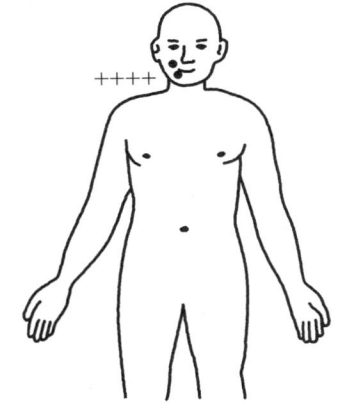

图 3-2-13　三叉神经痛病例 3 右面颊及颏部压痛

疗次：30 次。

疗效：显效。

针疗经过：首次针疗后，仍有剧痛，频发，不安，服卡马西平 1 片，每日 3 次。次日，痛发作减少，能吃饭，至此，已有 10 余日未能安静吃饭，右面部压痛消失，面色转自然。针疗至第 3 次，痛未发，仅限于拔牙处牙龈痛，吃饭、睡眠均可，精神好转。针疗至第 5 次，右下颌又有微痛，且有加重，影响吃饭。针疗至第 10 次，痛加重，不能刷牙，服卡马西平 2 片未能止痛，但较初时轻。在日后针疗过程中，痛仍有短暂发作，针时减轻，拔针后痛又出现，但程度较原来轻。针疗至 30 次。1 年后痛又发，程度尚轻，在家服卡马西平能镇痛。

【临床报道】　邱树清等用腕踝针治疗三叉神经痛 58 例，其中男 20 例，女 38 例，年龄 19～56 岁，平均 30 岁，病程 1 周至 6 年，平均 3.5 年。取患侧上 1、上 2 皮下浅刺，每日 1 次，每次留针 2 小时，7 次为 1 个疗程。结果 58 例中，治疗 1 个疗程痊愈 28 例，占 48%；治疗 2 个疗程痊愈 26 例，占 45%；好转 4 例，占 7%。有效率 100%。其中 26 例随访 2 年未见复发〔邱树清,段惠君,邱立伟,等.腕踝针治疗三叉神经痛58例[J].海军医学杂志,2002,23(4): 363.〕

三、颞下颌关节痛

颞下颌关节痛(temporomandibular joint pain)简称下颌关节痛,主要症状为咀嚼时下颌关节痛,咬肌压痛,张口时关节有弹响,下颌运动受限,口不能张大,甚至偏斜。病情轻重各异。

本组颞下颌关节痛21例,男7例,女14例。年龄22~75岁,其中20~29岁2例,30~39岁4例,40~49岁5例,50~59岁7例,60岁以上3例。病程3日~1个月7例,1个月~2年8例,2~9年3例,另3例不详。痛发生在单侧者18例,双侧者3例。各例症状与体征见表3-2-1。

针刺点按压痛所在区选取,以上4为主,其他如上2、上5亦可选用。经治疗,显效18例(87%),减轻3例(13%),有效率为100%。说明腕踝针治疗下颌关节痛疗效良好。

表3-2-1 21例颞下颌关节痛症状与体征

症　　状	例　数	症　　状	例　数
1. 颞下颌关节痛	21例	7. 颞下颌偏斜	2例
2. 张口受限	15例	8. 关节弹响	2例
3. 面颊酸痛	5例	9. 牙痛	2例
4. 耳痛、胀	5例	10. 其他(颞肌痛、颌下淋巴结痛、面肌跳动感、恶心、间歇性咀嚼各1例)	5例
5. 天柱、肩井压痛	5例		
6. 肩关节酸痛	4例		

下例颞下颌关节痛为重复咬合引起。

病例1 女,43岁。

初诊:1991年11月28日。

病史:2年前因吃甘蔗用左侧牙咬,随后出现左下颌关节痛,张口困难,并有关节弹响,伴头晕。

检查:左侧下颌关节及天柱、肩井有压痛,张口时关节有弹响,口不能完全张开(图3-2-14)。

诊断:左下颌关节痛。

症状定位与针刺点:左下颌关节压痛为头之上4区,天柱与肩井为5区,故针L^{4,5}。

疗次:10次,隔日1次。

疗效:显效。

针疗经过:首次针疗后,感下颌关节缓慢放松,口能完全张开,留针后关节弹响明显减轻。针疗至第4次,张口仍有弹响,但显著减轻,张口容易得多,头晕减轻。针疗至第9次,张口吃食均无困难,头晕消失,压痛点消失。

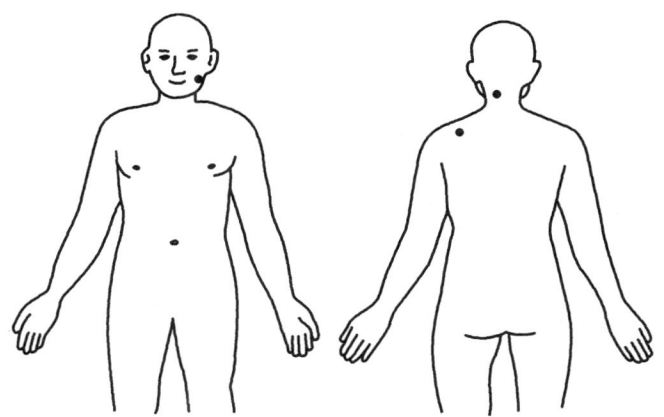

图-2-14 颞下颌关节痛病例1 左侧下颌关节及天柱、肩井压痛

下例为拔牙后引起。

病例 2 男，38岁。

初诊：1977年10月19日。

病史：患者拔牙后出现右侧下颌关节痛半年，张口受限，不能刷牙。

检查：右侧下颌关节压痛（++），张口受限，张口时上下门齿距离仅达1 cm。

诊断：右下颌关节痛。

症状定位与针刺点：R^4。

疗次：6次。

疗效：显效。

针疗经过：首次针疗后，关节痛减轻，但张口如旧。针疗至第3次，关节痛显著减轻，张口增大，原来张口时放不进牙刷，已能放进。针疗至第4次，关节已基本不痛，张口增大，可放进两指。共针疗6次。

下例下颌关节痛时间达2年，张口下颌偏斜。

病例 3 女，35岁。

初诊：1997年11月20日。

病史：左下颌关节痛2年多，张口受限，有弹响，下颌向左偏斜。曾去口腔科行局部封闭治疗，暂时缓解，不久又复原状。

检查：张口受限，勉强能放进一指。左侧咬肌压痛（++），下颌关节压痛。

症状定位与针刺点：咬肌压痛点属上2区，下颌关节属上4区，故针$L^{2,4}$。

疗次：10次。

疗效：显效。

针疗经过：疗效进展缓慢，但逐次有好转，关节痛减轻。针疗至第5次，口张大可放进两指，下颌偏斜逐渐减轻，弹响明显减轻，针疗至10次。2年后随访，下颌仍有轻度偏斜，咬肌轻微压痛，进食已无妨碍。

四、牙痛

牙痛(toothache)发生时常为持续性,不仅影响进食,且引起颌下淋巴腺肿大,有时也会导致一侧头痛。

在成人,恒牙在上、下颌的左半与右半各 8 个,其排列次序从前向后 1、2、3 为中切牙、侧切牙、尖牙,简称前牙;4~8 为第 1、第 2 前磨牙和第 1、第 2、第 3 磨牙,简称后牙。前牙位于口腔前中线两侧,处在 1 区位置;后牙在前面的两旁,处在上 2 区位置。故牙痛时,前牙痛,针刺点位置为上 1;后牙痛,针刺点位置为上 2。

用腕踝针治疗牙痛见效迅速且疗效佳。治疗牙痛时使用 1 寸针($\phi 0.25$ mm×25 mm)或皮内针($\phi 0.22$ mm×5 mm)。用皮内针时的针刺法:用扁头钳夹住麦粒形皮内针针尾的圆圈,针尖朝上,略斜刺入皮内达真皮下,刺入后避免出现痛、酸、胀、麻感。

本组牙痛有记录者 11 例,男 4 例,女 7 例。年龄 8 岁 1 例,余 52~66 岁。除病例 2 外,余皆针 1~2 次。疗效:显效 8 例,减轻 1 例,无效 2 例。获显效的病例,针插入牙痛即止,可以进食。若尚有余痛,将针稍退作调针处理,待痛消失,用胶纸贴住针柄,留针 24 小时。

病例 1　男,42 岁。

初诊:1998 年 12 月 8 日。

病史:右侧后牙痛 2 日,影响进食,并引起下颌淋巴腺肿痛。

检查:右下颌第 1 磨牙触痛(++),右下颌淋巴腺肿大。

症状定位与针刺点:后牙痛与下颌淋巴腺肿痛都位于上 2 区,故针刺点取 R^2。

疗次:1 次。

疗效:显效。

针疗经过:针刺入,牙痛及颌下淋巴腺痛即消失,用胶纸固定针柄,留针 24 小时。针疗后即可饮食。次日随访,淋巴腺肿痛亦消退。

病例 2　女,34 岁。

初诊:1974 年 12 月 18 日。

病史:9 个月前拔牙后,右面颊部肿痛,面颊、口唇发木,右耳下及胸锁乳突肌部痛,张口、转颈均困难。曾经多种治疗未愈。

检查:右侧上颌及下颌压痛,略肿,右耳下淋巴腺及胸锁乳突肌压痛。

症状定位与针刺点:面颊部痛属上 2 区,右耳下痛属上 4 区,故针 $R^{2,4}$。

疗次:9 次。

疗效:显效。

针疗经过:首次针疗时,留针后痛逐渐消退,右上、下颌部及耳下淋巴腺疼痛消失,压痛亦消失,转颈、说话较灵活。隔日复诊,局部疼痛已明显减轻,转头较灵活。针疗至第 4 次,右耳下发酸,咬肌微痛,余均灵活。针疗至第 7 次,局部仍有轻微发酸感。针疗至第 9 次,症状已显著好转。

【临床报道】 虎珍等用腕踝针治疗牙痛 115 例,其中男 54 例,女 61 例,年龄最小 19 岁,最大 32 岁,右侧槽齿痛 79 例,左侧槽齿痛 18 例,右侧犬齿痛 10 例,左侧犬齿痛 7 例,左侧门齿痛 1 例。中医辨证属风火牙痛 42 例,胃火牙痛 27 例,虚火牙痛 15 例,龋齿痛 31 例。治疗时根据患者出现疼痛的牙齿,分别选取进针区。埋针 24 小时。隔日 1 次。龋齿牙痛,除针刺外,配合他法以除病因。结果痊愈 46 例,显效 35 例,好转 24 例,无效 10 例。其中风火牙痛 42 例,痊愈 25 例,显效 14 例,好转 3 例。胃火牙痛 27 例,痊愈 13 例,显效 8 例,好转 4 例,无效 2 例。虚火牙痛 15 例,痊愈 3 例,显效 15 例,好转 3 例,无效 2 例。龋齿牙痛 31 例,痊愈 5 例,显效 6 例,好转 14 例,无效 6 例〔虎珍,孙瑜.腕踝针埋针治疗牙痛 115 例[J].山西中医函授,1993(4):31.〕。

五、枕神经痛

枕神经痛是枕骨下和后头部枕神经分布区域的疼痛。疼痛起始于一侧后枕部,并可向头顶放射,常为持续性,亦可阵发性加剧,伴有烧灼感和颈部僵直感。

试验 所有病例均来自门诊患者,按就诊顺序随机分为腕踝针治疗组 35 例和对照组 32 例。治疗组中男 21 例,女 14 例;年龄最小 18 岁,最大 73 岁,平均 46 岁;病程最短 2 日,最长 6 个月,平均 14 日;单侧痛 31 例,双侧痛 4 例。对照组中男 19 例,女 13 例;年龄最小 19 岁,最大 74 岁,平均 47 岁;病程最短 3 日,最长 5 个月,平均 15 日;单侧痛 30 例,双侧痛 2 例。两组患者性别、年龄、病程经统计学处理,差异无统计学意义($P>0.05$),具有可比性。病例诊断参照王保国等编写《头面部疼痛治疗学》的诊断标准。

对照组服用卡马西平,每次 100 mg,每日 3 次,连续服用 10 日为 1 个疗程,休息 3~5 日,进行第 2 疗程。

腕踝针组症状定位与针刺点:取腕上 5、上 6,单侧疼痛则取患侧,双侧疼痛则取双侧。

疗次:隔日 1 次,每次留至当晚 21:00,5 次为 1 个疗程,休息 3~5 日,进行第 2 疗程。

疗效:两组均经 2 个疗程治疗后观察疗效。痊愈:头痛消失,颈项僵直缓解,压痛点消失;显效:头痛明显缓解,压痛减轻;无效:疼痛及压痛缓解不明显。

治疗组痊愈 20 例,显效 11 例,有效率为 88.6%;对照组痊愈 11 例,显效 12 例,有效率为 71.9%。经 Ridit 分析,腕踝针治疗组与对照组的疗效差异有统计学意义($P<0.05$)〔林凌峰,梁燕萍.腕踝针治疗枕神经痛 35 例[J].中国针灸,2005,25(9):653.〕。

六、脊柱痛

脊柱位于身体背侧中央,是全身的支柱,上接头颅,下游离于尾骨,内藏脊髓与神经根,与上下肢保持密切联系,并参与组成胸、腹及盆腔,保护其中脏器。脊柱由 33 块脊椎骨及介于其间的 23 个椎间盘组成。脊柱骨中颈椎 7 块、胸椎 12 块、腰椎 5 块,此三段为活动部;另有骶椎 5 块及尾椎 4(或 5)块,此二段各自融合成块,为不活动部。脊柱周围有坚韧的韧带相连,还有很多长短不一的肌肉呈垂直或斜行分层附着于各椎体或关节间。

这样的结构使身体在活动中能不仅负荷重力,缓冲震荡,并保持高度稳定及灵活性。

脊柱的不同节段组成部分在受身体内、外因的作用下,所引起轻重不一的反应或病变时,表现为局部疼痛及活动受限,称为脊柱痛(pain syndromes of spinal column),但这仅指症状。脊柱痛大致分两类:① 症状仅局限在沿脊柱部位,包括棘突及椎体部,出现局部疼痛,指压时可有压痛,重时脊柱活动受限,无末梢神经受罹表现。② 症状与体征除受罹的椎体节段外,还伴有末梢神经受损症状,如肢体的疼痛或麻木、肌萎缩、活动障碍等。本节所述脊柱痛仅第一类,其症状在"沿后中线及其两侧",按身体分区属6区。第二类将分述于其他有关各节。

本组脊柱痛101例,其中男36例,女65例。年龄10～19岁13例,20～29岁16例,30～39岁22例,40～49岁21例,50～59岁12例,60～69岁12例,70岁以上5例。病程1个月以内37例,1～6个月17例,7个月～1年3例,2～5年25例,6～10年14例,11～20年3例,21～30年2例。疗效:痊愈3例(2.9%),显效29例(28.7%),减轻55例(54.5%),无效14例(13.9%)。

本组脊柱痛101例,根据各脊椎段压痛部位的不同分四种类型(表3-2-2)。

表3-2-2 脊柱痛类型分布(例数)

类型	节段						共计(%)
	颈	胸	胸腰	腰	骶	尾	
局限型	2	10		41	2	4	59(58.42)
节段型	1	3		30	2		36(35.64)
连续性			3				3(2.97)
混合型			3				3(2.97)
共 计	3	13	6	71	4	4	101

(一) 局限型脊柱痛

压痛点只局限在一个椎节的一点,在棘突的一侧或棘旁,压痛点处肌肉常紧张。此型最多见,占四型中的58.4%,各椎段中均有发生,以腰段最多。

1. 颈椎痛

病例1 女,49岁。

初诊:1975年2月19日。

病史:左枕部阵发性跳痛,不能忍耐已1周。起因不明。

检查:左侧枕部第3颈椎棘突旁压痛(++),颈项无强直(图3-2-15)。

症状定位与针刺点:根据症状部位与压痛点,针刺

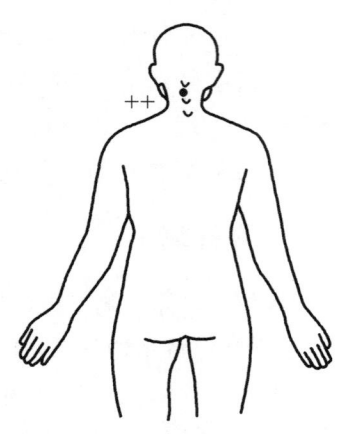

图3-2-15 脊柱痛病例1左侧第3颈椎棘突旁压痛

点为 L^6。

疗次：2次。

疗效：痊愈。

针疗经过：首次针疗后，枕痛显著减轻。隔5日后复诊，枕部压痛（＋），第2次针疗后痛止。2日后再复诊，枕痛已消失。

2. 胸椎痛　脊柱的胸椎段参与胸廓壁组成，活动度较小，第5～第7胸椎椎体显得较细，椎孔窄小，血液供应较其他椎体少，因此，对病理性变化较敏感。胸椎局限性痛以第5胸椎多见，也可出现在第3、第4胸椎。针刺时痛点有时会纵向移位，但不会横向超越中线移向对侧。胸椎局限性疼痛的原因不明，有1例胃部痛患者，第6胸椎棘突旁压痛，经胃镜检查为糜烂性胃窦炎，经针一侧下1治疗胃痛，经针疗几次后胃痛消失，第6胸椎棘突旁压痛亦消失，因此可认为第6胸椎区的痛可能系1区的胃痛症状向后反射所引起。

病例 2　女，43岁。

初诊：1987年10月12日。

病史：脊背痛10余日，咳嗽时不加重。

检查：第5胸椎棘突右侧压痛（＋＋）。胸部透视未见异常（图3-2-16）。

症状定位与针刺点：压痛点位在右上6区，故针 R^6。

疗次：7次。

疗效：显效。

针疗经过：首次针疗后，脊背痛减轻，卧床可以翻身。至第3次，脊背痛已显著减轻，能平卧。至第7次，脊背痛已消失，压痛（－）。

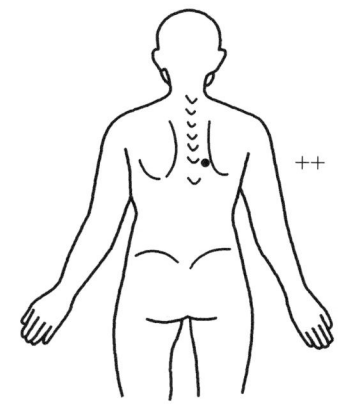

图3-2-16　脊柱痛病例2第5胸椎棘突右侧压痛

3. 腰椎痛　脊柱痛中以腰椎痛最多见，本组中占70.3%。腰椎体积最大，活动量也最大，身体活动时力的负荷以腰为最，尤以第5腰椎为主，不仅负担身体自上而下的重力，并接受自下而上的反作用力，故当人体受强力冲击时，腰椎段尤以第4、第5节最易受损伤，如关节滑脱、椎间盘突出、腰扭伤等，引起肌肉痉挛或韧带损伤而出现疼痛。

病例 3　男，48岁。

初诊：1975年5月19日。

病史：5日前，工作中从3m高处滚跌至地面，当时腰痛不能翻身。腰椎拍片未见异常。

检查：痛苦表情，弯腰、步行困难需扶持，不能坐，卧床不能翻身。腰椎与左侧明显压痛（＋＋＋），不能触碰，沿坐骨神经无压痛（图3-2-17）。

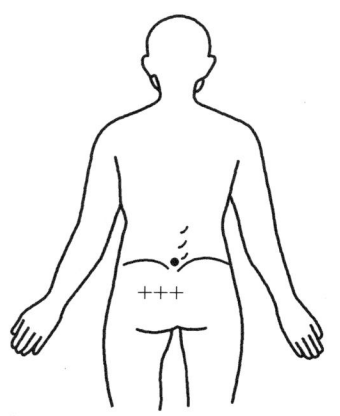

图3-2-17　脊柱痛病例3腰椎及左侧肌肉压痛

诊断：急性腰扭伤。

症状定位与针刺点：压痛点在腰与椎旁属左下 6 区症状，故针刺点取 L_6。

疗次：3 次。

疗效：痊愈。

针疗经过：首次针疗后，腰椎旁压痛减轻，但痛转移至左腰部中点（5 区），再针 L_5，腰中点痛止，重压或叩击均不痛。留针半小时后能自己起床、翻身、扭腰，弯腰可超过 90°，能挺直腰走路，步态自如。隔日复诊，腰痛已明显好转，活动尚灵活，腰旁轻度压痛（＋），针 $L_{5,6}$，压痛分别止。至第 3 次，腰痛已显著减轻，能骑自行车代步。3 日后随访，腰痛已基本消失，恢复工作。

4. 骶椎痛　骶骨痛多位于靠近腰与骶正中嵴两侧外面骶孔处，骶神经的后支由此经过。痛多发于腰骶部外伤、扭伤、椎间盘突出、外伤后遗症者，也可受盆腔脏器疾病的影响引起。

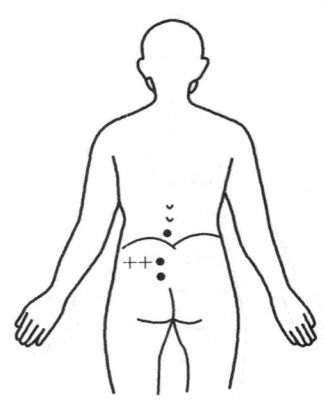

图 3-2-18　脊柱痛病例 4
左腰骶部压痛

病例 4　女，27 岁。

初诊：1979 年 2 月 5 日。

病史：扭伤后腰骶部痛已 2 月余，痛剧，呻吟，不能起床。有时较轻，近数日痛加重，步行困难，需扶持。

检查：卧床时翻身缓慢，直腿上抬受限，双腿均 60°。双下肢感觉存在，左腰骶部压痛（＋＋），腰椎片（－）（图 3-2-18）。

症状定位与针刺点：L_6。

疗次：10 次。

疗效：显效。

针疗经过：首次针疗后，腰骶部痛显著减轻，双腿上抬可达 90°，可独自步行，步态较自然。至第 3 次，腰骶痛进一步减轻。至第 10 次，左骶部仅有轻微压痛。

5. 尾椎痛　尾骨呈三角形为脊柱之末端，上与骶骨相连，侧缘有韧带与肌肉附着。由骶骨尖和尾骨基底构成的骶尾关节属微动关节，椎间盘甚薄，其周围有韧带加强。尾骨痛多与外伤有关，也可由产后引起。

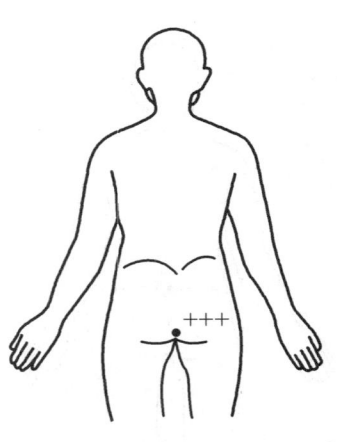

图 3-2-19　脊柱痛病例 5
尾骨部压痛

病例 5　女，33 岁。

初诊：1985 年 11 月 18 日。

病史：2 周前跌跤，臀部着地，后出现尾骨部痛。坐时更明显，由坐起立感困难。

检查：尾骨部压痛（＋＋＋）（图 3-2-19）。

症状定位与针刺点：RL_6。

疗次：2 次。

疗效：显效。

针疗经过：首次针疗后，尾骨部痛显著减轻。隔日复诊，痛轻，可以坐，共针2次。

(二) 节段型脊柱痛

压痛存在于数个以上椎节，多伴有痛侧节段性肌痉挛。

1. 颈节段

病例 6 女，44 岁。

初诊：1979 年 1 月 12 日。

病史：枕部沿颈椎痛 2 个月，伴整个头痛，颈项活动时牵紧感，起因不明。曾有类风湿关节炎病史。

检查：沿颈椎两侧肌略紧，有压痛，余未见异常，颈椎 X 片（一）（图 3-2-20）。

症状定位与针刺点：RL^6。

疗次：10 次，隔日 1 次。

疗效：减轻。

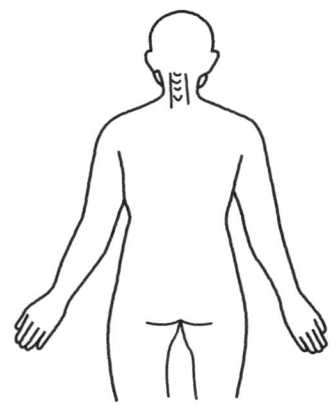

图 3-2-20　脊柱痛病例 6 颈椎两侧压痛

针疗经过：首次针疗后，痛减轻，颈活动转灵活。第 2 次针疗后，颈椎旁痛明显减轻，痛移至两侧肩胛内缘间胸椎两旁。至第 4 次，颈椎旁痛已止，胸椎旁痛减轻。至第 8 次，椎旁痛减轻。共针 10 次。

2. 胸节段　压痛可位于胸椎之一侧，或两侧，或位于沿脊柱之棘突。

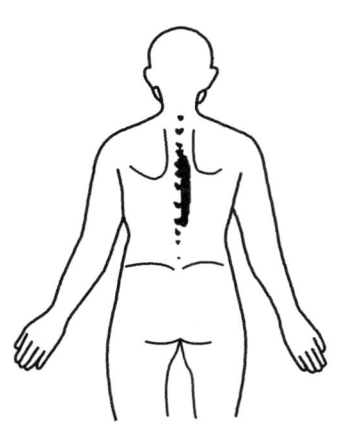

图 3-2-21　脊柱痛病

病例 7 男，45 岁。

初诊：1993 年 6 月 1 日。

病史：右侧背部反复痛 17 年。起因不明。痛呈间歇性，重时影响睡眠。

检查：胸脊柱右侧沿第 5～第 12 胸椎有压痛，并有肌紧张且稍隆起。脊柱略有侧弯。胸部 X 片未见异常，第 4、第 5 腰椎有轻度骨质增生（图 3-2-21）。

诊断：胸脊柱痛，类风湿关节炎。

症状定位与针刺点：R_6^6。

疗次：10 次。

疗效：减轻。

针疗经过：至第 6 次，背痛略减。共针 10 次。

3. 腰节段

病例 8 女，32 岁。

初诊：1995 年 6 月 19 日。

病史：4 年前因腰椎间盘突出行手术治疗，术后一直腰痛至今，虽经多种治疗未见好转。

检查:腰椎两侧肌压痛(+),抬腿受限,仅达 45°,沿坐骨神经无压痛,腿肌无萎缩(图 3-2-22)。

症状定位与针刺点:RL_6。

疗次:20 次。

疗效:减轻。

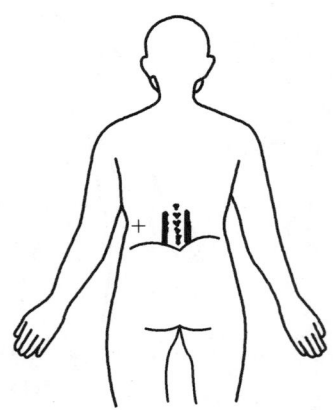

图 3-2-22 脊柱痛病例 8
腰椎两侧压痛

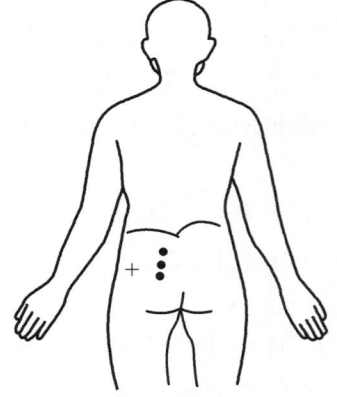

图 3-2-23 脊柱痛病例 9
左骶髂关节压痛

4. 骶节段

病例 9 男,43 岁。

初诊:1977 年 1 月 7 日。

病史:多坐后左侧臀部痛已 2 周,咳嗽时加重。

检查:左骶髂关节压痛(+),腰及坐骨神经无压痛,抬腿不受限(图 3-2-23)。

症状定位与针刺点:L_6。

疗次:4 次。

疗效:减轻。

针疗经过:首次针疗后,局部压痛减轻。至第 3 次,痛减轻。共 4 次。

(三)连续型脊柱痛

压痛存在于沿脊柱部位,少见。

病例 10 男,35 岁。

初诊:1999 年 7 月 12 日。

病史:沿脊柱两侧痛 10 余年,右侧较重。1998 年下半年起,右腿后侧痛,由臀向小腿后侧延伸。曾拍脊柱 X 片提示为强直性脊柱炎。原有心脏房间隔缺损,已于 1995 年行手术修补。

检查：走路欠灵活，卧床时躯干活动缓慢，沿脊柱两侧及双腿后侧有压痛，右侧略重，全身感觉存在，腰脊柱曲线消失，诸大关节无压痛及畸形（图3-2-24）。

诊断：强直性脊柱炎。

症状定位与针刺点：RL_6^6。

疗次：18次。

疗效：减轻。

针疗经过：首次针RL_6，用1寸针，小腿自膝以下痛感消失。大腿以上、臀及腰部痛如旧，改用1.5寸针针后，痛始消失，但颈至腰段仍痛，再针RL^6，痛始消失。至此，全身感觉轻快。隔日针疗前，痛范围有所缩小，第2次针疗后除腰部仍痛外，其余部位压痛消失。至第4次，沿脊柱压痛明显减轻，日间轻，夜间始觉痛。至第12次，脊背痛轻得多。后因连日阴雨，腰背痛又有加重，僵直感，但仍较原来轻，至18次。

强直性脊柱炎是难治之症，病已10年更增加治疗难度，此种情况下，腕踝针能使症状缓解，是一种对症疗法。

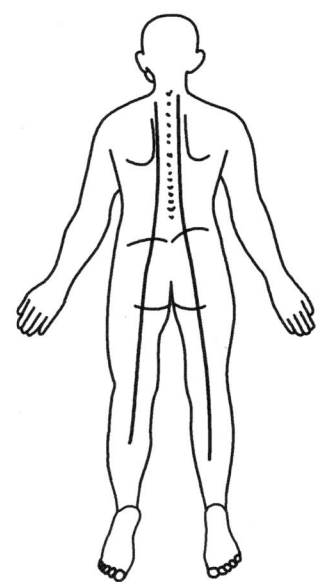

图3-2-24 脊柱痛病例10 脊柱两侧及双腿后侧压痛

（四）混合型脊柱痛

局限型与节段型的压痛点同时存在。

病例11 男，31岁。

初诊：1992年6月15日。

病史：颈、腰部痛1年半。

检查：颈与腰椎棘突压痛（＋），颈、腰椎X线拍片未见异常（图3-2-25）。

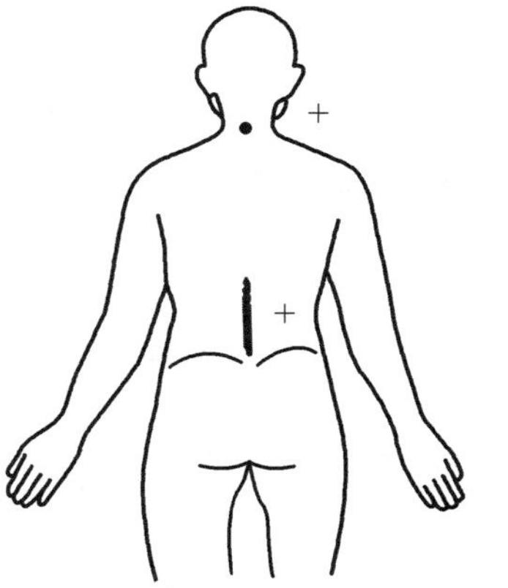

诊断：颈腰脊柱痛（类风湿性？）。

症状定位与针刺点：RL_6^6。

疗次：7次。

疗效：无效。

针疗经过：治疗过程中无变化。

图3-2-25 脊柱痛病例11 颈与腰椎棘突压痛

【临床报道】王敏华等针下5、下6，治疗急性腰扭伤114例，痊愈96例，占84％；显效12例，占11％；好转6例，占5％。痊愈例数中，1次治愈72人，2次治愈18人，3～5次治愈4人，5次以上2人，平均1.4次〔王敏华，华启海.腕踝针治疗急性腰扭伤114例[J].上海针灸杂志，1996，15（1）：21.〕。

胡侠等用腕踝针治疗脊柱小关节滑膜嵌顿60例,痊愈(针刺1次后,活动自如,局部肌肉痉挛现象消失,无压痛,恢复正常生活与工作)55例,占91.7%;显效[针刺2～3次后,活动幅度明显增大,局部肌肉痉挛消失,疼痛减轻,压痛(+),活动自如]5例,占8.3%〔胡侠,申洪庆.腕踝针治疗脊柱小关节滑膜嵌顿60例[J].中国针灸,1999(5):272.〕。

七、颈项痛

颈项痛,也称颈肌筋膜痛(myofascial pain),是指颈项部出现疼痛,急性起病,多为一侧,转向活动受限。

颈项痛是颈肩部痛的一种常见症状。部分患者于晨起时始发现,可能系夜间入睡时头位不适使颈项肌过度牵引而发生肌痉挛所致。疼痛部位表浅,非器质性,待肌痉挛解除,症状即可缓解。病多在一侧,预后良好,处理及时多能完全恢复,但部分患者若处理欠当,可延成慢性,持续多年。

针刺点宜根据症状部位的压痛点选择。本症的常见压痛点有二,即痛侧的天柱与肩井,指压时除压痛外并能触及痛点局部的肌痉挛。有时颈椎部的压痛点位于颈椎棘突一侧斜方肌的附着部,属颈之上6区,故针刺点为痛侧上5或上5、6。

本组颈项痛26例,男10例,女16例。年龄25～68岁,其中20～29岁2例,30～39岁7例,40～49岁6例,50～59岁6例,60岁以上5例。在各年龄组发病相似,无明显倾向。病程为1日～1个月18例,因疼痛于早期求诊者多;4个月～8年8例,病虽呈慢性,但仍有一定疗效。疗效见表3-2-3、表3-2-4。26例颈项痛患者中,显效以上18例,减轻7例,无效1例,有效率达96%。可见腕踝针对颈项痛疗效良好。急性起病在1个月以内者疗效较好,4个月以上疗效相对较差。疗效与年龄无明显关系。常见症状与体征见表3-2-5。

表3-2-3 颈项痛26例病程与疗效(例数)

病 程	疗 效				共计
	痊愈	显效	减轻	无效	
～1周	1	7	1	—	9
～2周	1	2	—	—	3
～3周	—	—	2	—	2
～4周	—	3	1	—	4
～4月	—	1	2	—	3
～2年	—	2	1	—	3
～8年	—	1	—	1	2
共 计	2	16	7	1	26

表 3-2-4　颈项痛 26 例年龄与疗效（例数）

年龄（岁）	疗效				共　计
	痊愈	显效	减轻	无效	
20～	—	1	1	—	2
30～	1	3	2	1	7
40～	—	4	2	—	6
50～	—	5	1	—	6
60～	1	3	1	—	5
共　计	2	16	7	1	26

表 3-2-5　颈项痛 26 例症状与体征

症状与体征	例数	症状与体征	例数
颈项痛	20	转颈受限	17
搏动痛	3	头晕、恶心、眼花	5
酸痛	2	压痛点	23
牵紧痛	5	颈椎骨质增生	6

下例为抬重物后出现的急性颈项痛。

病例 1　男，35 岁。

初诊：1977 年 10 月 21 日。

病史：肩扛约 25 kg 重物后突感左侧颈背部疼痛，转头困难。

检查：头不能向右转动，向左、前、背屈亦较差。左侧天柱、肩井压痛（＋＋）（图 3-2-26）。

诊断：急性颈项痛。

症状定位与针刺点：颈背及肩部压痛点均属颈及肩之 5 区，故针刺点取上 5，针 L^5。

疗次：1 次。

疗效：显效。

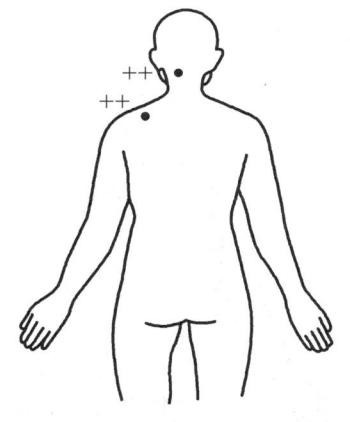

图 3-2-26　颈项痛病例 1 左侧天柱、肩井压痛

针疗经过：针刺入痛即消失，逐渐可以转头，活动自如，压痛消失。后未来复诊。

下例病因欠明。

病例 2　男，68 岁。

初诊：1990 年 3 月 22 日。

病史：1 日前晨起时感颈前痛，咳嗽时加重，转颈受限，臂活动不受影响，颈椎拍片有骨质增生。

检查：颈椎两侧天柱有压痛，右侧重。

诊断：颈项痛。

症状定位与针刺点：RL^5。

疗次：2次。

疗效：痊愈。

针疗经过：首次针疗后，颈背痛显著减轻，咳嗽时痛不加重，可缓慢转颈，但欠自然。次日第2次针，痛进一步减轻。5日后随访，痛已消失。

八、颈臂丛综合征

颈椎各方向活动甚多，且负担头部重量，第4、第5、第6颈椎易发生骨质增生、椎间孔狭窄、椎间盘轻度脱位，影响第4、第5、第6颈椎神经根，出现一侧沿椎旁、肩、臂外侧至腕或掌背以及大拇指、示指、中指发麻、酸、痛、无力等症状。轻症时仅表现为颈肩痛，重症时伴有肢端肌萎缩及感觉障碍，称为颈臂丛综合征（cervicobrachial syndrome）。

（一）颈肩痛

颈肩痛常伴颈活动受限。本组颈肩痛28例，男10例，女18例。年龄25～68岁，其中20～29岁2例，30～39岁8例，40～49岁7例，50～59岁6例，60岁以上5例。经针疗后，痊愈1例（3.6%），显效20例（71.4%），减轻7例（25%），有效率达100%。

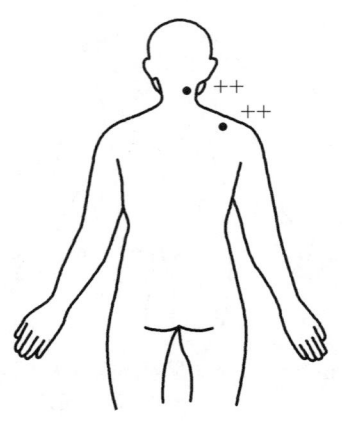

图3-2-27 颈臂丛综合征病例1右侧天柱及肩井压痛

病例1 女，32岁。

初诊：1992年4月8日。

病史：右肩痛4年，提重物后易出现，臂酸痛，活动不受限。

检查：右侧天柱及肩井压痛（++），颈活动不受限（图3-2-27）。

症状定位与针刺点：症状在枕与肩，均属枕与肩之5区，压痛点在同名区内，故针刺点取R^5。

疗次：10次。

疗效：显效。

针疗经过：首次针疗后，压痛点消失。至第2次，右肩吊紧感及酸痛消失。至第4次，臂酸但已不痛。至第5次，枕痛消失，肩痛减轻。至第6次，肩痛已消失。共针10次。

病例2 女，34岁。

初诊：1986年10月13日。

病史：右侧枕肩痛4日，转颈受限，阵发性头晕眼花。

检查：右天柱、肩井及第4胸肋关节压痛，抬臂不受限（图3-2-28）。

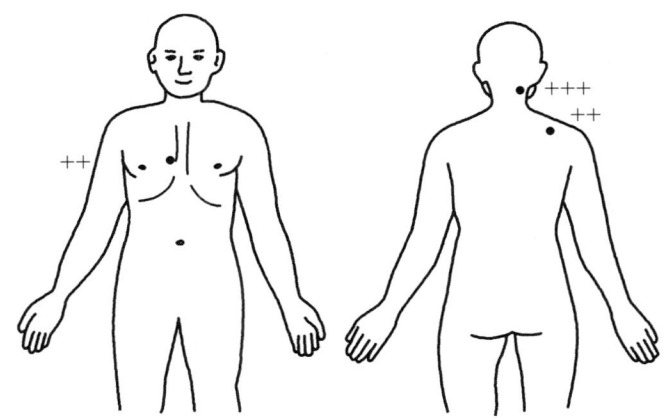

图 3-2-28 颈臂丛综合征病例 2 右天柱、肩井及第 4 胸肋关节压痛

症状定位与针刺点：头晕、眼花与枕肩痛有关，因脑干供血受颈椎的轻度影响而引起，天柱、肩井压痛点与症状同区，故针刺点取上 5。右侧胸肋关节压痛属胸部 1 区症状，故取上 1 针刺点。故针 $R^{1,5}$。

疗次：5 次。

疗效：显效。

针疗经过：首次针疗后，痛即减轻至明显好转，压痛（±），转颈渐灵活，患者觉舒服得多。隔日复诊，右天柱压痛转移至左天柱（+++），右天柱仍有压痛（++），针 RL^5，压痛减轻明显。至第 3 次，痛减轻。至第 5 次，天柱、肩井及胸肋关节压痛已消失，稍有胸闷。

病例 3 男，35 岁。

初诊：1997 年 10 月 21 日。

病史：肩扛约 25 kg 重物后突然感左侧颈疼痛，头不能转动。

检查：左侧天柱、肩井压痛，头不能向右转动，向左、前、后亦差，但较轻（图 3-2-29）。

症状定位与针刺点：L^5。

疗次：1 次。

疗效：显效。

针疗经过：首次针疗后压痛即基本消失，逐渐可以转颈，活动自如。

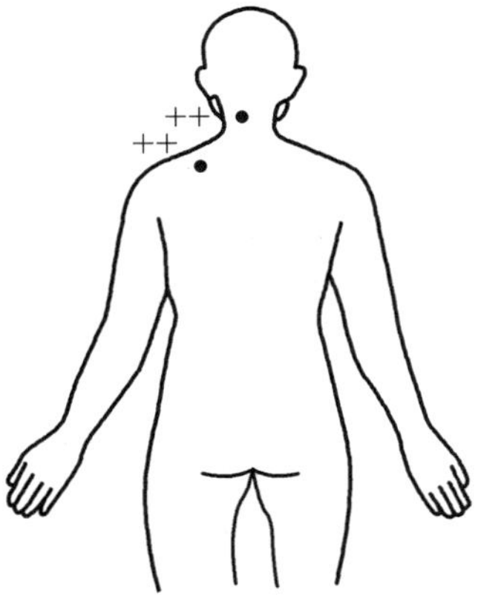

图 3-2-29 颈臂丛综合征病例 3 左天柱、肩井压痛

（二）颈肩腕综合征

症状范围超越颈肩经臂达腕至指。症状复杂，增加了臂、腕及手指的感觉及活动障碍。本组颈肩腕综合征 45 例，男 19 例，女 26 例。年龄 30～82 岁，其中 30～39 岁 7 例，

40~49岁11例,50~59岁11例,60~69岁12例,70~79岁3例,80岁以上1例。病程4日~20年,其中半月以内9例,半个月~1个月4例,2~6个月22例,7~12个月3例,2~5年6例,6~20年1例。经针疗,显效4例(8.9%),减轻33例(73.3%),无效8例(17.8%),有效率为82.2%。

病例 4 女,52岁。

初诊:1994年5月12日。

病史:右肩臂痛、无力半年多,无明显起因。右肩臂活动时各关节常弹响。

检查:舌苔厚(++),右肩臂及手部肌有萎缩,感觉无障碍,腱反射存在。颈椎 X 片示颈3、颈4、颈5、颈6椎体上下缘骨质增生。MRI检查示颈2至颈7诸椎间盘突出,颈椎退行性变。压痛点见图3-2-30。

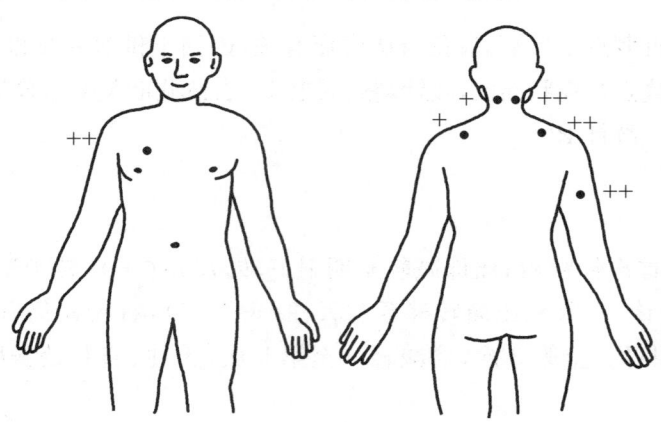

图 3-2-30 颈臂丛综合征病例 4 双侧天柱、肩井、右臂及右上胸 2 区压痛

诊断:颈肩腕综合征。

症状部位与针刺点:舌苔厚针 RL^1。右侧天柱、肩井、臂压痛点均在症状范围内,故以压痛点所在区为依据,针右上5。右上胸2区压痛点为肩5区压痛点的对应区,针上5时待上5区压痛点消失,属胸上2区的压痛点也会随着消失。左侧天柱、肩井压痛点同样针上5。故针 $RL^{1,5}$。

疗次:14次。

疗效:显效。

针疗经过:首次针疗后,各压痛点痛止。次日复诊,诉右肩臂痛已明显好转,压痛减轻,2~3日来感恶心,胸骨上窝卡住感,经针 RL^1 后即消失。至第4次,右肩臂痛已明显好转,握力右 10.75 kg,左 12 kg。至第6次,握力右 11.75 kg,左 12.75 kg。至第9次,臂痛减轻,一般情况好转,面色红润,舌苔消失,原有口苦减轻,食纳稍增,右臂痛消失。

病例 5 女,58 岁。

初诊:1990 年 3 月 6 日。

病史:右侧颈、肩、臂、腕酸痛 3 年。

检查:压痛点见图 3-2-31。颈及腰椎 X 片示轻度骨质增生。

诊断:颈肩腕综合征。

症状定位与针刺点:右侧天柱、肩井、臂、腕均为躯干及上肢之阳面,属各段上 5 区位置,故针 R^5。

疗次:20 次。

疗效:减轻。

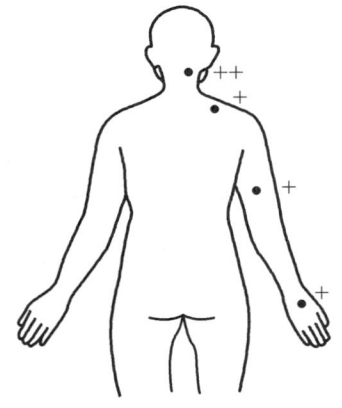

图 3-2-31 颈臂丛综合征病例 5 右侧天柱、肩井、臂及腕部压痛点

针疗经过:首次针疗后,肩臂痛减轻。至第 6 次,肩臂痛减,活动好转。至第 20 次,右肩、臂、腕已不痛,仅微酸。

病例 6 女,36 岁。

初诊:1987 年 1 月 12 日。

病史:右颈、肩、臂、手酸痛,中指发麻 3 个月。症状逐渐加重,手指麻夜间加重,影响睡眠。

检查:压痛点如图 3-2-32,颈椎 X 片(一)。

诊断:颈肩腕综合征。

症状定位与针刺点:各压痛点均位于上 5 区,故针 R^5。

疗次:10 次。

疗效:显效。

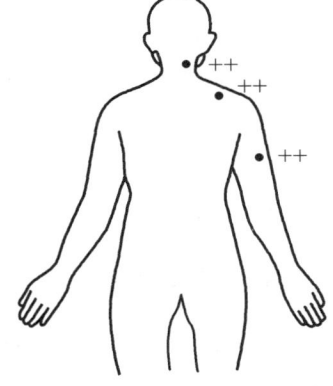

图 3-2-32 颈臂丛综合征病例 6 右侧天柱、肩井及右臂压痛

针疗经过:首次针疗后,臂麻减轻,不必捶击,指虽仍麻,但也较前减轻,夜睡已安。至第 5 次,颈臂痛减轻,手麻已不明显,睡眠好转。至第 7 次,偶有手麻,但右颈部吊紧感。至第 10 次,颈吊紧感、手麻明显缓解。

病例 7 男,75 岁。

初诊:1999 年 7 月 19 日。

病史:右枕部肌紧张,低头时吊紧感,疼痛,右手 1~4 指发麻,解衣服纽扣困难。转头时枕部咯咯发响已半年。

检查:右天柱、肩井压痛(++),左天柱、肩井压痛(+)(图 3-2-33),转颈时枕部有轻微格格声。颈椎 X 片示第 4、第 5 颈椎有轻度骨质增生。

症状定位与针刺点:颈椎两侧及右肩部压痛点,手掌及指背侧麻皆属上 5 区,针上 5;手掌麻则针上 2↓。故针 R^5、$L^{2,5}$。

疗次:14 次。

疗效:减轻。

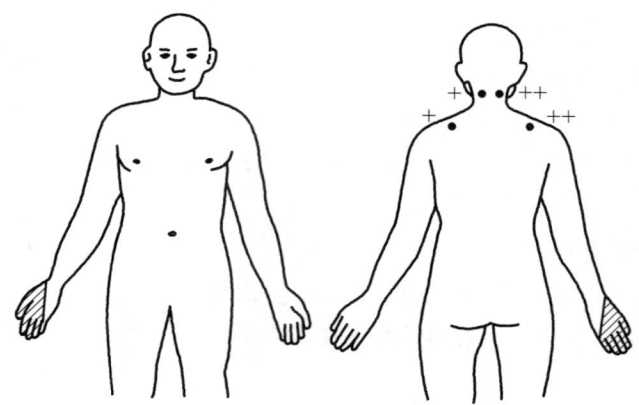

图 3-2-33 颈臂丛综合征病例 7 双侧天柱、
肩井压痛,手掌及手背麻木

针疗经过:首次针疗后,枕牵紧感、发响减轻得多,右手第 2 指发麻感消失。至第 3 次,转头时枕部弹响减轻,中指麻明显缓解。至第 5 次,枕部弹响减少,偶尔出现。至第 10 次,弹响消失,手指于叩击时始出现麻木,平时不出现,可解衣扣,共针 14 次。

【临床报道】陈世忠用腕踝针治疗颈椎病 105 例,针双侧上 4、5、6,每日 1 次,10 次为 1 个疗程,经 2 个疗程治疗,治愈 61 例,占 58.1%;显效 29 例,占 27.6%;有效 7 例,占 6.7%;无效 8 例,占 7.6%。有效率为 92.4%〔陈世忠.腕踝针治疗颈椎病 105 例[J].中国针灸,1999(5):318.〕。

九、肩关节痛

中老年人关节痛中以肩关节痛最多见,因关节痛常影响夜间睡眠,活动受限致日常生活困难而求治,但多种治疗方法中显效者不多,仅能减轻关节酸痛,恢复活动有限。

本组肩关节痛 155 例,男 74 例,女 81 例。年龄 25~80 岁。各年龄组例数见表 3-2-6,以 40~60 岁为多,尤以 50~59 岁为发病高峰。病程在 1 年以内者 140 例,1~5 年 14 例,10 年 1 例。病因疑为类风湿者 135 例,有外伤史者 10 例,颈椎有骨质增生者 7 例,手术后者 2 例,精神受刺激后者 1 例。突发起病者 9 例,余亚急或缓慢起病。右侧肩关节受罹 80 例,左侧 62 例,双侧(先后发生)12 例。经针疗显效 23 例(14.84%),减轻 99 例(63.87%),无效 33 例(21.29%),有效率为 78.71%。

表 3-2-6 肩关节痛 155 例性别、年龄与例数(例数)

性别	年龄(岁)							共计
	20~29	30~39	40~49	50~59	60~69	70~79	80~	
男	—	4	16	39	11	3	1	74
女	1	1	18	45	13	3	—	81
共计	1	5	34	84	24	6	1	155

病例1 女,51岁。

初诊:1974年7月17日。

病史:右肩关节痛8个月,向后屈臂受限。

检查:右肩沿臂干线前、中点压痛,举臂及屈臂向背受限(图3-2-34)。

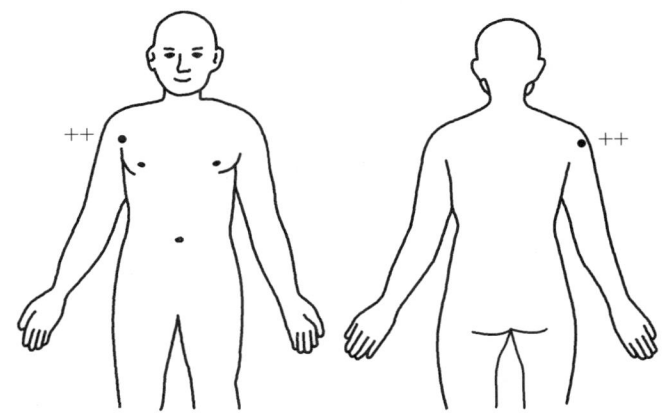

图3-2-34　肩关节痛病例1右肩压痛及活动受限

诊断:肩周炎。

症状定位与针刺点:臂干线前点处于臂之阴阳面交界处,属上4,其深部相当于肱二头肌腱附着于肱骨头之小结节处,此点之压痛影响臂背屈。臂干线中点压痛属上5,相当于三角肌的中点喙肱韧带附着于肱骨头之大结节处,其压痛点影响臂之举高。故针刺点取$R^{4、5}$。

疗次:15次。

疗效:显效。

针疗经过:首次针疗后,肩痛止,背屈不受限。至第3次,肩痛减轻,臂背屈好转。至第7次,臂痛减轻,背屈已不受限。至第10次,肩关节仅轻度疼痛,臂背屈及举高已与左侧等高。共针15次。

肩关节痛于多数病例压痛点位在上4、5,如上例,并伴有臂之举高及背屈受阻。全组仅27例因压痛点位在臂干线之后侧(6区),而针上4、5、6。

病例2 女,58岁。

初诊:1976年12月13日。

病史:右肩关节痛,抬臂受限5个月,穿衣困难,夜间痛重。

检查:右肩4、5、6点压痛(图3-2-35),臂外展90°,背屈45°。

症状定位与针刺点:$R^{4、5、6}$。

疗次:20次。

疗效:减轻。

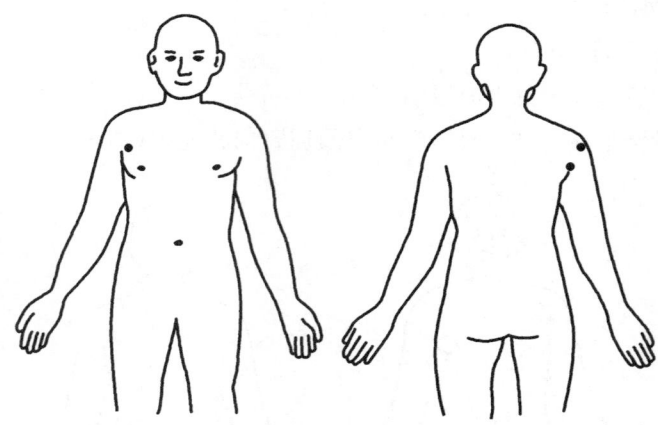

图 3-2-35 肩关节痛病例 2 右肩压痛点

针疗经过：至第 7 次，右肩各点压痛减轻。至第 10 次，肩痛已显著减轻，抬臂稍高，大于 90°。至第 16 次时，天气阴雨，肩仍痛。至第 19 次，肩痛减轻，抬臂仍受限。

【临床报道】 王爱国等用腕踝针治疗肩周炎 136 例，取上 4、上 5、上 6，每日 1 次，以 7 次为限，治愈 127 例。显效 7 例，无效 2 例，总有效率为 98.53%〔王爱国，王振华. 腕踝针治疗肩周炎 136 例[J]. 辽宁中医杂志，1997，24(1)：38.〕。

陈玖明等用腕踝针治疗肩关节痛 38 例，其中男 22 例，女 16 例；年龄 21～65 岁，平均 36 岁；病程 1 年以内 31 例，1～3 年 6 例，3 年以上 1 例；病因疑为类风湿者 4 例，肩周炎者 32 例，颈椎骨质增生者 2 例，左侧肩关节受罹者 23 例，右侧 13 例，双侧 2 例。均有不同程度肩关节酸痛，活动受限。取上 4、上 5、上 6 针刺治疗，每日 1 次，每次留针 40 分钟，7 次为 1 个疗程。治疗 1 次痊愈者 6 例，占 15.8%；治疗 2 次痊愈者 8 例，占 21.1%；治疗 3～7 次痊愈者 24 例，占 63.1%，其中 29 例随访 2 年未见复发〔陈玖明，吴建伟. 腕踝针治疗肩关节痛 38 例[J]. 海南医学，2003，14(6)：69.〕。

邱树清等用腕踝针治疗肩周炎 50 例，均以肩关节疼痛为主要症状，左右不定，大多为单侧。其中男 28 例，女 22 例，年龄最小 41 岁，最大 62 岁。病程 20 日～5 年，其中有严重粘连者 9 例。治疗取患侧上 2、上 4、上 5 针刺，每日 1 次，7 次为 1 个疗程。50 例患者中，一般治疗 1～2 个疗程，最长 3 个疗程。结果痊愈 47 例，占 94%，好转 3 例，占 6%，有效率为 100%〔邱树清，杨远明，邱立伟. 腕踝针治疗肩周炎 50 例[J]. 中国针灸，2000(增刊)：151.〕。

田韵用腕踝针治疗肩周炎 50 例，并设常规针刺组 46 例作对照。所有患者均系门诊病例，按照首诊日期单双分入治疗组和对照组。治疗组 50 例中，男 22 例，女 28 例；年龄最小 23 岁，最大 74 岁；病程最短半日，最长 1 年。对照组 46 例中，男 21 例，女 25 例；年龄最小 23 岁，最大 73 岁；病程最短半日，最长 10 个月。治疗组根据腕踝针选穴原则选穴针刺，留针 1 小时，对照组取肩髃、肩贞、肩内陵、曲池，常规针刺，留针 30 分钟。两组均每日治疗 1 次,连续治疗 3 次后进行疗效统计。结果显示,治疗组治愈 21 例,有效 28 例,无效 1 例,总有效率为 98%;对照组治愈 13 例,有效 18 例,无效 15 例,总有效率为 67.4%。治疗组与对照组疗效差异比较有统计学意义〔田韵.腕踝针治疗肩周炎 50 例临床观察[J].江苏中医药,2007,39(6):47-48.〕。

十、肘关节痛

肘关节是由肱骨下端与尺、桡骨的上端构成的复合关节,是上肢的中间关节,对上肢运动和负重起着重要作用,因此也是容易出现损伤的部位。外伤、类风湿常使肘关节周围出现疼痛,并常伴有前臂肌无力。肘关节的 6 个区中,1 区在肘窝内侧,有尺侧副韧带,常出现疼痛;2 区在肘窝中部,有桡骨环状韧带,有时出现疼痛;3 区在肘窝外侧,虽也有出现痛但较少;4 区在肘之桡侧,下有桡侧副韧带,当上肢处于手掌向内手竖放时,此区处在肘之顶部常出现压痛;5 区在肘之背,稍靠桡侧为肱骨外上髁,易出现炎性反应的疼痛区,又称网球肘;6 区靠鹰嘴内侧,此处有尺神经及尺侧上副动脉经过,因位置表浅易受压而出现疼痛。

本组肱骨外上髁关节炎(网球肘)14 例,经针疗,显效 4 例,减轻 7 例,无效 3 例。

病例 1　男,35 岁。

初诊:1990 年 5 月 12 日。

病史:右肘内侧痛 2 月余,无明显外伤史,活动不受限。

检查:肘掌面小指侧压痛(++)(图 3-2-36)。

诊断:尺侧副韧带扭伤。

症状定位与针刺点:压痛点处于肘关节 1 区,针 R^1。

疗次:5 次。

疗效:减轻。

针疗经过:首次针疗,痛即止,但以后又痛,至第 5 次痛减轻。

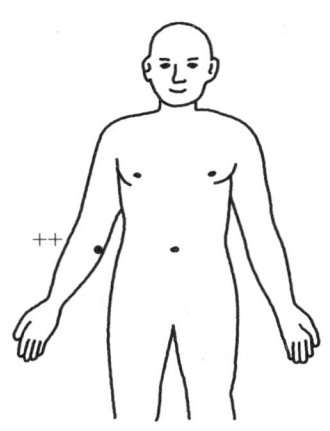

图 3-2-36　肘关节痛病例 1 压痛点

病例 2　女,40 岁。

初诊:1990 年 5 月 28 日。

病史:右肘关节痛 4 个月,绞巾困难。曾行局部封闭治疗,当时痛减轻,后又痛。

检查:肘之 4 区压痛(图 3-2-37)。

症状定位与针刺点:L^4。

疗次:6 次。

疗效:显效。

针疗经过:首次针疗后压痛即止。至第 3 次,肘痛明显好转。至第 5 次,痛已轻微。

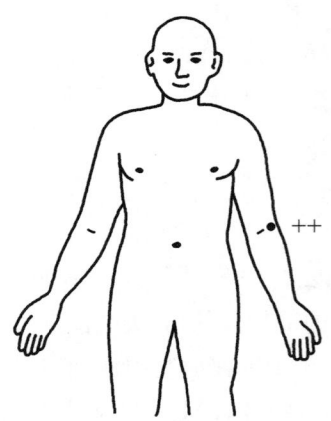 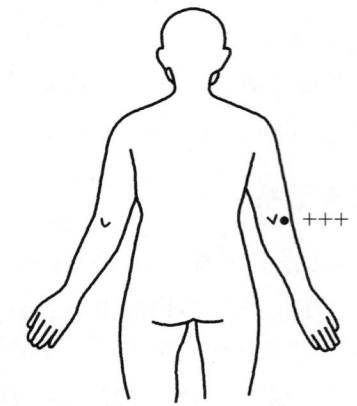

图 3‐2‐37　肘关节痛病例 2 压痛点　　　图 3‐2‐38　肘关节痛病例 3 压痛点

病例 3　女,46 岁。

初诊:1992 年 10 月 8 日。

病史:右肘关节痛 10 年,原轻,1 周前加重,呈酸痛,持物无力,不能绞毛巾以致洗面困难。

检查:局部压痛如图 3‐2‐38,略肿,皮肤温度稍热。

诊断:肱骨外上髁炎(网球肘)。

症状定位与针刺点:压痛点处在肘背 5 区,故针 R^5。

疗次:10 次。

疗效:显效。

针疗经过:首次针疗后,压痛即止,但以后又痛。至第 6 次,痛减轻(+)。至第 10 次,痛已显著好转,但前臂肌力仍稍差。

病例 4　男,58 岁。

初诊:1990 年 3 月 1 日。

病史:为肝癌患者,曾经皮股动脉穿刺行肝动脉栓塞术(TAE)治疗,癌肿已明显缩小。左肘关节痛,1 个月来痛加剧,影响夜间睡眠,服药无效。

检查:肘之 4、6 部位压痛点见图 3‐2‐39,手背尺侧皮肤感觉麻木。第 4~第 6 颈椎骨质增生。

诊断:肘痛、尺神经损伤。

症状定位与针刺点:$L^{4,6\uparrow\downarrow}$。

疗次:8 次。

疗效:减轻。

针疗经过:首次针 L^4,肘关节痛即止,不必抱肘。针 $L^{6\uparrow\downarrow}$,鹰嘴部痛消失,手掌背麻木减退。次日复诊,诉上次针疗后症状缓解半日后又复旧。第 2 次针疗后,痛消失,麻木减退。以后症状反复发作,但程度减轻。共针 8 次。

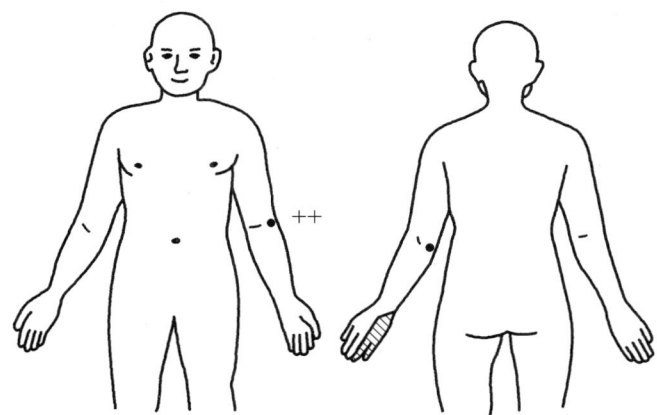

图 3-2-39　肘关节痛病例 4 压痛点及皮肤感觉麻木分布

十一、腕关节痛

腕部是前臂和手之间的移行区,前臂的末端桡骨和尺骨位置固定,而与之相关节的手部 8 小块腕骨排列成远近二行,使手转动灵活,这样的结构使腕部易因外力冲击或活动过多等受损而产生疼痛。

因腕部位于针刺平面远端,故针朝向指端。

本组腕关节痛 7 例,经针疗 1～10 次,显效 6 例,减轻 1 例,疗效良好。

病例 1　男,26 岁。

初诊:1989 年 3 月 24 日。

病史:当日骑自行车摔倒,右手着地引起腕痛。

检查:靠拇指掌骨底隆起部位压痛(＋＋＋),局部无红肿(图 3-2-40)。

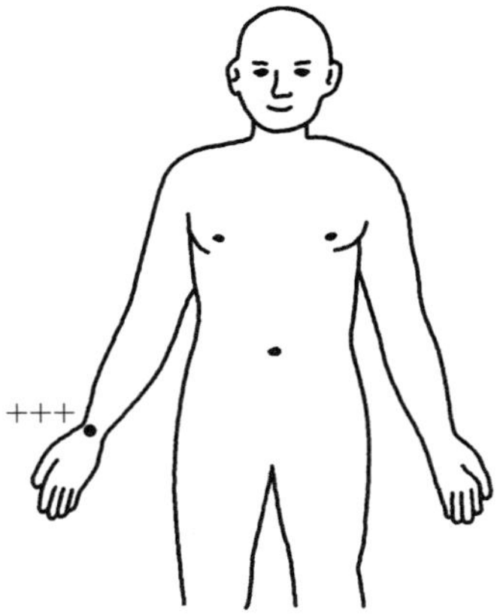

症状定位与针刺点:压痛点位在手腕之 3 区,故针右上 3,针向朝拇指端。针 $R^{3\downarrow}$。

疗次:5 次。

疗效:显效。

图 3-2-40　腕关节痛病例 1 压痛部位

针疗经过:首次针疗后,压痛即减轻(＋)。至第 5 次,痛显著减轻。

病例 2　女,52 岁。

初诊:1989 年 10 月 17 日。

病史:左腕关节痛 3 个月。3 年前受凉后右肩关节发麻感,目前无症状。

检查:桡骨茎突与拇指掌骨背间的沟处(4 区)压痛(＋＋＋),肩关节无压痛(图 3-2-41)。

症状定位与针刺点：压痛点位于腕之阴阳面交界处，属4区，故针$L^{4\downarrow}$。

疗次：7次。

疗效：显效。

针疗经过：首次针疗后，腕痛即止。至第3次，腕痛减轻得多。至第6次，腕痛已消失。共针7次。

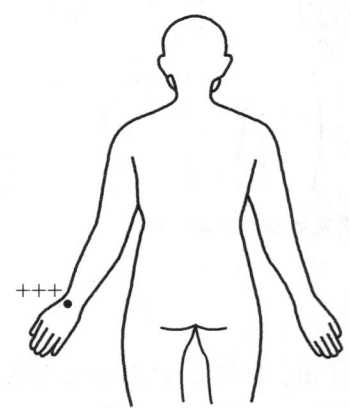

图3-2-41　腕关节痛病例2压痛部位

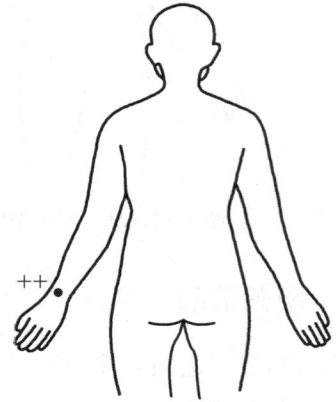

图3-2-42　腕关节痛病例3压痛部位

病例3　女，31岁。

初诊：1972年5月5日。

病史：左腕背痛1周，扭巾时痛明显。

检查：压痛点在腕背正中（图3-2-42）。

症状定位与针刺点：压痛点在腕背，属上5区，故针$L^{5\downarrow}$。

疗次：1次。

疗效：显效。

针疗经过：首次针疗后，腕背痛即止，扭巾不痛。以后未继续来针疗。

病例4　女，20岁，运动员，竞走世界冠军。

初诊：1986年2月28日。

病史：5个月前因受自行车撞后倒地，右腕尺骨茎突撕裂，此后局部疼痛。

检查：右腕背尺侧压痛（++）（图3-2-43）。

症状定位与针刺点：压痛点所在属腕之上6区，故针$R^{6\downarrow}$。

疗次：1次。

疗效：显效。

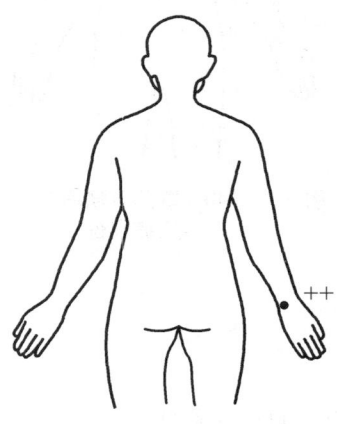

图3-2-43　腕关节痛病例4压痛部位

针疗经过：针刺入痛即止。以后未继续针疗。

十二、掌指关节痛

手掌和手指是上肢末端活动量最大、最灵活的部位,尤其中指较其余 4 指更有力。掌指关节痛多由类风湿、外伤所致。各种疾病所表现除的症状中除痛外还常有肿胀、晨僵、弹响与变形等。

手部分区见图 2-1-1、图 2-1-2 和图 2-1-3。

上 1 区——手掌尺侧至小指。

上 2 区——手掌心至第 2~第 4 指。

上 3 区——手掌桡侧至拇指。

上 4 区——手背桡侧至拇指。

上 5 区——手背中央至第 2~第 4 指。

上 6 区——手背尺侧至小指。

针刺方向朝指端。

本组掌指关节痛 24 例,男 4 例,女 20 例。年龄 24~82 岁,以 40~60 岁为多,其中 50~59 岁 10 例。单侧 13 例,双侧 11 例。单侧拇指 7 例,单侧中指 5 例。诸多症状中以痛、麻为主,双侧症状类似。该组患者以类风湿为主要病因(23 例),仅 1 例为外伤性。经针疗,显效 13 例(54.2%),减轻 7 例(29.2%),无效 4 例(16.7%),有效率为 83.3%。

病例 1 女,24 岁。

初诊:1978 年 9 月 27 日。

病史:右手挤压伤后第 2 掌指关节背侧痛,握拳不紧 1 个月。

检查:右手第 2 掌指关节背侧压痛(++)(图 3-2-44),右手握力 5 kg,左手 15 kg。

症状定位与针刺点:$R^{5\downarrow}$。

疗次:10 次。

疗效:显效。

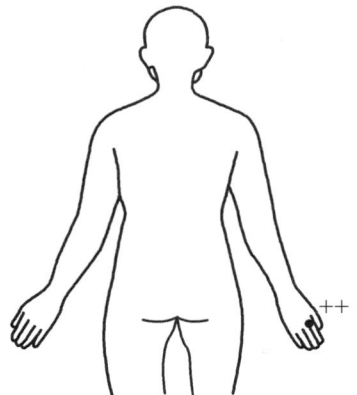

图 3-2-44 掌指关节痛病例 1 压痛部位

针疗经过:首次针疗后,压痛减轻,能握紧拳,右手握力增至 15 kg。次日掌指关节痛如旧,在以后治疗过程中症状有波动,但逐次有好转。第 10 次针时,针前压痛已减轻得多,右手握力 12 kg,左手 18 kg;针疗后压痛止,右手握力 15 kg。

病例 2 男,57 岁。

初诊:1994 年 11 月 3 日。

病史:右手拇指掌指关节痛,出现弹响 1 月余,手指活动不受限。

检查:右手拇指掌指关节压痛(图 3-2-45),伸屈动作时有弹响。

症状定位与针刺点:$R^{3,4\downarrow}$。

疗次：20次。

疗效：显效。

针疗经过：首次针疗后，压痛减轻。至第12次，压痛、弹响减轻。至第14次，指弹响明显减轻，至第15次，指弹响消失。共针20次。

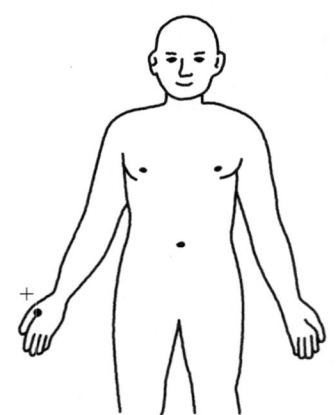

图3-2-45 掌指关节痛病例2压痛部位　　图3-2-46 掌指关节痛病例3压痛部位

病例3 女，55岁。

初诊：1993年8月10日。

病史：左手中指痛1年，屈指受限。

检查：左手中指背侧第2节压痛（＋＋）（图3-2-46）。

症状定位与针刺点：$L^5↓$。

疗次：10次。

疗效：显效。

针疗经过：首次针疗后，关节痛止，指弯曲度增加。至第8次，手指肿痛明显好转，屈指受限减轻。至第10次，指痛轻微，屈指不受限。

病例4 女，38岁。

初诊：1977年8月19日。

病史：双手指端麻，指关节痛，握拳伸开时中指不能立即伸直半年，指痛影响夜间睡眠。

检查：双手中指关节压痛，关节无红肿（图3-2-47）。

症状定位与针刺点：$RL^{2,5}$。

疗次：13次，隔日1次。

疗效：显效。

针疗经过：首次针疗后，指关节痛减轻。至第8次，双手中指关节痛明显减轻，伸直较灵活。至第9次，双手指屈伸时指关节痛基本消失，活动时也灵活，双手掌麻木感，针$RL^{2↓}$，麻木感消失。至第12次，中指关节痛基本消失。至第13次，指伸屈自然得多。

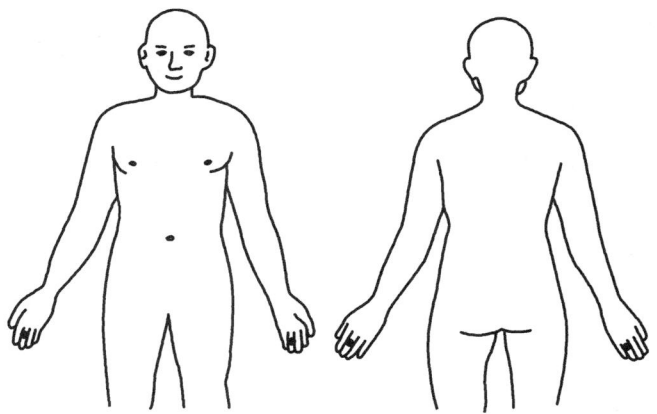

图 3-2-47 掌指关节痛病例 4 压痛部位

十三、腰痛

腰痛是指后背肋缘以下、臀沟以上区域的疼痛,肌肉紧张或局部僵硬感,可伴或不伴有下肢放射痛;疼痛时间在 12 周以内的被定义为急性腰痛。对腰痛的担心和恐惧是成人丧失劳动力的主要原因,所以,对腰痛患者止痛是治疗腰痛的首要任务。常规的治疗方法是口服给药,如非甾体抗炎药、肌松药等,但这些药物有一定不良反应,如恶心、眩晕、困倦等。腕踝针是一种皮下浅刺法,其针刺方法要求避免出现得气感,易被患者接受,而且其镇痛作用起效迅速,有助于患者克服恐惧心理,增强痊愈的信心,早日恢复正常工作。

试验 1 来自中医科门诊(包括针灸门诊、推拿门诊、理疗门诊)就诊的 60 例急性腰痛患者,均由骨科医生确诊,按随机原则分配到腕踝针针刺组和腕踝针假针刺组,每组 30 例。腕踝针针刺组中,急性腰扭伤 9 例,腰背筋膜纤维组织炎 5 例,腰椎间盘突出症 12 例,小关节紊乱 3 例,骶髂关节扭伤 1 例;其中单纯腰痛者 18 例,腰痛伴下肢疼痛者 12 例。腕踝针假针刺组中,急性腰扭伤 4 例,腰背筋膜纤维组织炎 8 例,腰椎间盘突出症 14 例,小关节紊乱 4 例;其中单纯腰痛者 16 例,腰痛伴下肢疼痛者 14 例。两组患者在性别、年龄、身高、体质、腰痛时间、腰痛程度等方面经统计分析差异均无统计学意义(均 $P>0.05$),具有可比性。腕踝针假针刺组操作与腕踝针组操作相似,只是将针身截去 23 mm,并使针尖变钝,用变钝的针尖轻刺一下针刺点处皮肤,但针实际上并不刺入,而后将针轻轻放置在皮肤上,用透气纸胶带固定。

症状定位与针刺点:双侧下 5、下 6。

疗次:治疗 1 次,留针 30 分钟。

疗效:腕踝针能减轻急性腰痛患者的疼痛,起效迅速,具有明确的即时镇痛作用;腕踝针可以通过减轻急性腰痛患者的疼痛来改善腰椎的前屈度;采用假针刺的患者对腕踝针疗法的信任度在治疗前后无明显变化,而采用腕踝针治疗的患者经过腕踝针治疗后对腕踝针疗法的信任度明显增强〔苏江涛,周庆辉,李锐,等. 腕踝针对急性腰痛的即时镇痛作用:随机对照研究[J].中国针灸,2010,30(8):617-622.]。

试验2 本组80例患者,均排除心、脑、肾等重大疾病史,诊断明确(腰椎间盘突出症临床只表现为下肢疼痛的患者不计在内),其中急性腰扭伤16例,腰筋膜炎14例,腰肌劳损18例,腰椎间盘突出症32例,病程1小时~4年,平均12日。按疾病种类分为各组,观察记录腕踝针治疗效果。

症状定位与针刺点:上6及下6。

疗次:每日1次,每次留针30分钟,10次为1个疗程,共治疗2个疗程。

疗效:80例患者中痊愈40例(50.00%),其中腰扭伤组12例(75.00%)、腰筋膜炎组10例(71.43%)、腰肌劳损组8例(44.44%)、腰椎间盘突症组10例(31.25%);有效36例(45.00%),其中腰扭伤组4例(25.00%)、腰筋膜炎组4例(28.57%)、腰肌劳损组10例(55.56%)、腰椎间盘突症组20例(56.25%);无效4例(5.00%),其中腰扭伤组0例、腰筋膜炎组0例、腰肌劳损组0例、腰椎间盘突症组4例(12.50%);总有效率,腰扭伤组100%、腰筋膜炎组100%、腰肌劳损组100%、腰椎间盘突症组87.50%。说明腕踝针治疗不同原因引起的下腰痛的疗效依次为急性腰扭伤、腰筋膜炎、腰肌劳损、腰椎间盘突出症。

治疗前后各组腰部热像图显示的温度差值>0.5℃,其中腰扭伤组11例(68.75%)、腰筋膜炎组11例(78.57%)、腰肌劳损组10例(55.56%)、腰椎间盘突出症组12例(37.50%);>0.2℃,其中腰扭伤组5例(31.25%)、腰筋膜炎组3例(21.43%)、腰肌劳损组8例(44.44%)、腰椎间盘突出症组16例(50.00%);<0.2℃,其中腰扭伤组0例、腰筋膜炎组0例、腰肌劳损组0例、腰椎间盘突出症组4例(12.50%);温度差值>0.2℃所占百分率,腰扭伤组100%、腰筋膜炎组100%、腰肌劳损组100%、腰椎间盘突出症组87.50%。腰部热像图温度差值与各组的痊愈率、有效率及无效率成正相关[宓轶群,吴耀持,陈一.腕踝针对不同病因所致下腰痛疗效的研究[J].现代康复,2001,5(12):116.]。

试验3 外科门诊和住院的急性腰痛患者60例,随机分为两组。腕踝针组中,急性腰扭伤13例,腰背筋膜纤维组织炎3例,腰椎间盘突出症8例,小关节紊乱4例,骶髂关节扭伤2例;其中单纯腰痛者20例,腰痛伴下肢疼痛者10例。西药对照组中,急性腰扭伤11例,腰背筋膜纤维组织炎3例,腰椎间盘突出症12例,小关节紊乱3例,骶髂关节扭伤1例;其中单纯腰痛者18例,腰痛伴下肢疼痛者12例。两组患者在性别、年龄、身高、体质、腰痛时间、腰痛程度等方面经统计分析差异均无统计学意义(均$P>0.05$),具有可比性。西药对照组给予复方氯唑沙宗片口服,每次1片,每日2次。

腕踝针组症状定位与针刺点:双侧下5、下6。

疗次:每日2次,每次留针30分钟,1周为1个疗程,共治疗2个疗程。

疗效:腕踝针组30例,痊愈18例,显效8例,有效3例,无效1例,总有效率为96.67%;西药对照组30例,痊愈8例,显效5例,有效11例,无效6例,总有效率为80.00%。腕踝针治疗急性腰痛的止痛、缓解肌肉痉挛等作用明显优于西药对照组[刘艳萍.腕踝针对急性腰痛的疗效观察及护理[J].吉林医学,2011,32(10):2016.]。

十四、第3腰椎横突综合征

腰痛中除腰脊柱痛外,就部位而言,其次就是以第3腰椎横突综合征为多见。

第3腰椎横突在腰椎的横突中最长,弯度大,其上附着有筋膜、腱膜、韧带及肌肉,因腰部活动多,横突所受的杠杆作用也就最大。当肌肉出现收缩过强时容易遭受损伤,出现肌腱痉挛、出血、浆液性渗出,严重时骨折。在一次受损伤后若有多次反复,可以引起横突周围瘢痕粘连、筋膜增厚,表现为慢性腰痛,是为第3腰椎横突综合征。

患者所感受的腰痛位于受损侧腰背中央,痛处有压痛点,位于肩胛线(通过肩胛骨下角所作的垂直线)与经胸廓最低部位肋弓(第10肋骨)所作水平线之相交点。此点在身体分区中属下5区,针刺点即为下5。

本组第3腰椎横突综合征8例,男3例,女5例。年龄10~19岁2例,50~59岁4例,60岁以上2例。病程7日~6个月5例,4~10年3例。病因:扭腰5例,第3腰椎假性滑脱、外伤、原因不明各1例。疗效:显效5例,减轻3例。

病例 男,31岁。

初诊:1989年8月7日。

病史:右侧腰痛20日。10年前工作中腰轻微扭后引起扭伤,当时痛重,休息4日后好转,以后曾有5~6次腰痛发作。

检查:抬腿右侧较左侧低约10 cm,第3腰椎横突处压痛(+++)(图3-2-48),沿坐骨神经无压痛,跟腱反射存在。

症状定位与针刺点:R_5。

疗次:19次,隔日1次。

疗效:显效。

针疗经过:至第2次,腰痛减轻得多,翻身较前自然。压痛由(+++)变为(+)。至第16次,腰痛明显减轻,坐时稳定。共针19次。

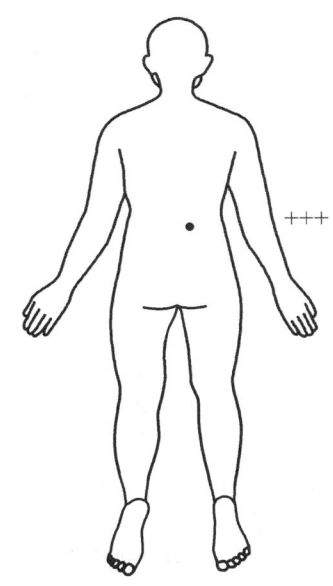

图3-2-48 第3腰椎横突综合征病例压痛点位置

十五、坐骨神经痛

坐骨神经是由骶丛组成的一条全身最长、最粗大的周围神经。它在盆腔内由腰4、腰5及骶1~骶3神经根组成后,经臀部中点的梨状肌下孔出盆腔,在股之深部下降至腘窝上方分为内侧的胫神经及外侧的腓神经再行至足。在股后部发出肌支通向大腿后肌群,在小腿由胫、腓二条神经分支至小腿及足部各肌群。坐骨神经从骶丛的起始部出发在其经过的途径中,都可能因腰骶部受椎间盘突出所压、盆腔内炎症、肿瘤所侵、臀部肌内注射药物的浸润、神经干下行中受外伤等原因引起神经痛。其中尤以腰骶部椎间盘突出引起坐骨神经根部受压为常见,出现沿神经走行路线的腰椎旁、臀中点、臀肌下、大腿后侧或/和外侧、腘窝外侧、小腿后外侧及足的外踝后压痛及因肌痉挛致起卧、翻身、坐、步行困难。病程如较久,会引起腰椎旁及腿后侧肌群松弛、肌萎缩、足上抬无力、跟腱反射减弱或消失、小腿下外侧皮肤感觉麻木及腿的皮肤温度降低。

坐骨神经痛是常见的神经痛,易反复。

本组坐骨神经痛 200 例,男 84 例,女 116 例。年龄 20～80 岁。各年龄阶段及病例数见图 3-2-49。经针疗,显效 51 例(25.5%),减轻 120 例(60%),无效 29 例(14.5%),有效率为 85.5%。

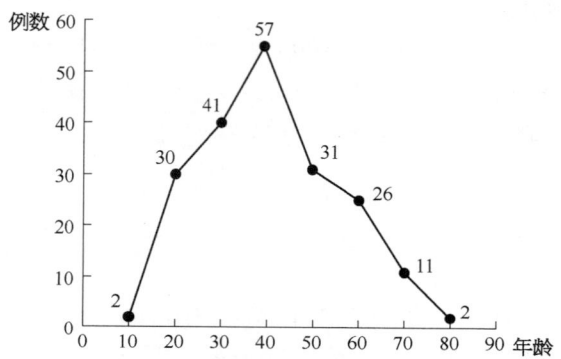

图 3-2-49 坐骨神经痛 200 例各年龄段例数分布

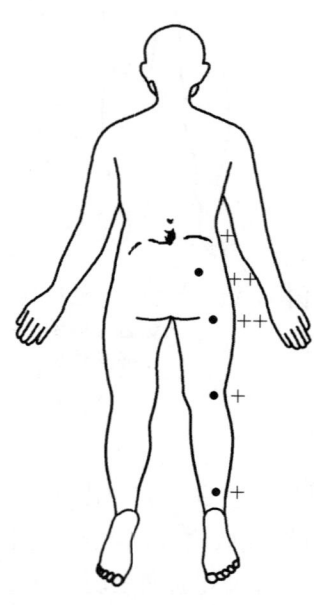

图 3-2-50 坐骨神经痛病例 1 压痛点

病例 1 女,20 岁。

初诊:1975 年 9 月 8 日。

病史:因胃痛臀部肌内注射阿托品后出现右侧腰腿痛 4 月余。

检查:沿右侧腰点及坐骨神经压痛(++)(图 3-2-50)。抬右腿牵引痛,卧床抬腿仅约 25°,左腿抬高达 75°,跟腱反射减弱。

诊断:坐骨神经痛,药源性。

症状定位与针刺点:压痛点分布在坐骨神经痛区,腰与腿之后侧均属 6 区,故针刺点为 R_6。

疗次:6 次,隔日 1 次。

疗效:显效。

针疗经过:首次针,留针后腰腿痛逐渐缓解,腿轻松感。至第 3 次,腰腿痛已明显减轻,抬腿增高。至第 4 次,腿已不痛,略酸,抬腿双侧等高,达 90°。共针 6 次。

病例 2　男,20 岁。

初诊:1987 年 2 月 2 日。

病史:左侧腰腿痛 1 年。腰扭伤史不详。先脚跟痛,后逐渐上升至小腿、大腿、腰。咳嗽时偶有腰痛,工作不受影响。近 2~3 个月大腿痛。服药未见效。

检查:抬腿双侧等高,腿肌无萎缩,跟腱反射存在,无感觉障碍。压痛点见图 3-2-51。

症状定位与针刺点:压痛点位于腿之外侧,属 5 区,但腰部压痛点在第 5 腰椎之左侧,属 6 区,故针 L$_{5,6}$。

疗次:6 次。

疗效:显效。

针疗经过:首次针疗后,小腿及外踝压痛减轻,走路时痛明显好转。至第 5 次,腿痛消失。共针 6 次。

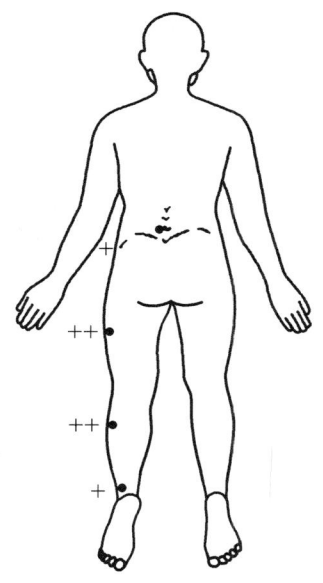

图 3-2-51　坐骨神经痛病例 2 压痛点

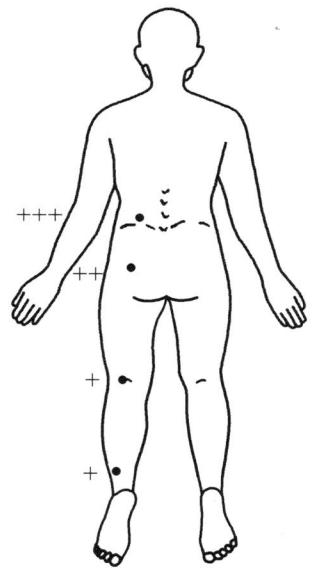

图 3-2-52　坐骨神经痛病例 3 压痛点

病例 3　男,45 岁。

初诊:1989 年 7 月 12 日。

病史:左臀上部突发疼痛 5 日,活动受限,疼痛向下肢放射,不能坐,睡眠受影响。1989 年 1 月因搬重物后出现腰痛,后虽好转,但常感局部酸。

检查:由人背入诊室,卧床,不能翻身及抬腿。左骶髂关节处压痛(+++),大腿后侧压痛、牵拉感(图 3-2-52)。

诊断:坐骨神经痛,腰椎间盘突出症。

症状定位与针刺点:压痛点中骶髂关节压痛点属 6 区,臀中点处于 4 区与后中线之间的中间点 5 区的位置,故针刺点取 $L_{5、6}$。

疗次:10 次。

疗效:显效。

针疗经过:首次针疗后,骶髂关节及腿后侧痛明显减轻,压痛微,可独自步行,不跛,可坐椅子。隔日复诊,称夜睡安静,腰腿痛已明显好转,可上下楼梯,登上四楼,抬腿可达 45°。第 2 次针疗后,腿痛基本止,抬腿与健侧等高,达 85°。第 3 次针疗后,可由蹲起立,腿痛已明显好转。至第 8 次,抬腿正常,双侧等高,腰部略有压胀感。

【临床报道】严红等用腕踝针治疗坐骨神经痛 700 例,针下 4、下 6,每日 1 次,痊愈 322 例,占 46%;显效 224 例,占 32%;有效 105 例,占 15%;无效 49 例,占 7%。总有效率为 93%。治疗时间最短 4 日,最长 1 个月,平均治疗 6 日。观察发现,病程短者疗效好,急性发作者效果尤佳。发病 1 个月以内者 152 例,全部治愈。对于因上呼吸道感染所引起的坐骨神经炎,经 2~4 日治疗即可痊愈〔严红,王锦,包明丽,等.腕踝针治疗坐骨神经痛 700 例临床观察[J].中国针灸,1998(7):421-422.〕。

十六、膝关节痛

膝关节主要由股骨下端与胫骨上端组成。它的特点是:① 主要活动为屈与伸,并以负重为主要功能。② 结构复杂,含有半月板、交叉韧带等,关节前方有髌骨以加强关节功能。③ 滑膜面积大,病变也多。

膝关节分区:

下 1 区——膝后部(又称腘窝)内半侧。

下 2 区——膝部内侧。

下 3 区——髌骨内缘。

下 4 区——膝部阴阳面交界,以髌骨为中心。

下 5 区——膝部外侧,与 2 区相对。

下 6 区——膝后部外半侧。

膝关节痛以中老年人多见,病因以类风湿病居多,其次为外伤性。

本组膝关节痛 53 例,男 13 例,女 40 例,年龄 10~80 岁,分布见表 3-2-7。经针疗,显效 25 例(47.2%),减轻 20 例(37.7%),无效 8 例(15.1%),有效率 84.9%。

表 3-2-7 膝关节痛 53 例性别与年龄分布(例数)

性别(例数)	年龄(岁)							
	10~19	20~29	30~39	40~49	50~59	60~69	70~79	80~
男(13)	1	…	1	2	1	5	2	1
女(40)	2	…	2	10	10	14	2	…
共计(53)	3	…	3	12	11	19	4	1

病例 1　男,10 岁。

初诊:1987 年 7 月 29 日。

病史:双膝关节痛 8 年,阴雨天较重。

检查:右髌骨内缘及左髌骨上方压痛(+)(图 3-2-53),膝活动不受限。

症状定位与针刺点:右膝内侧压痛点为 3 区,左膝髌骨上方压痛点为 4 区,故针刺点为 R_3、L_4。

疗次:5 次。

疗效:显效。

针疗经过:首次针疗后,膝部压痛消失。至第 3 次,右膝痛轻微,左膝痛止。至第 5 次,双膝痛已轻微。3 日后其母反映,膝已不觉痛,按压始有轻痛。

病例 2　男,72 岁。

初诊:1990 年 12 月 29 日。

病史:双膝关节痛 4 年。

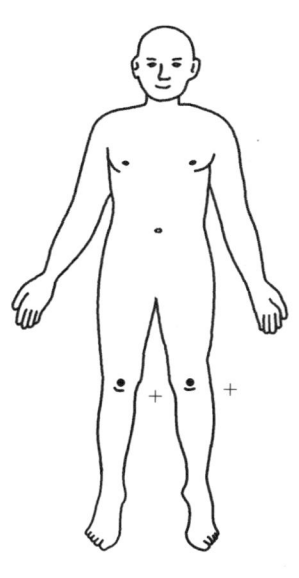

图 3-2-53　膝关节痛病例 1 压痛点

检查:右臀及双膝有压痛点,关节无畸形(图 3-2-54)。

症状定位与针刺点:右膝压痛点位于膝之外侧,属 5 区;左膝压痛点位于膝之内侧,属 2 区。针刺点为 R_5、L_2。

疗次:10 次。

疗效:显效。

针疗经过:第 2 次针疗后膝痛减轻。至第 5 次,痛已明显减轻。至第 10 次,进一步好转。

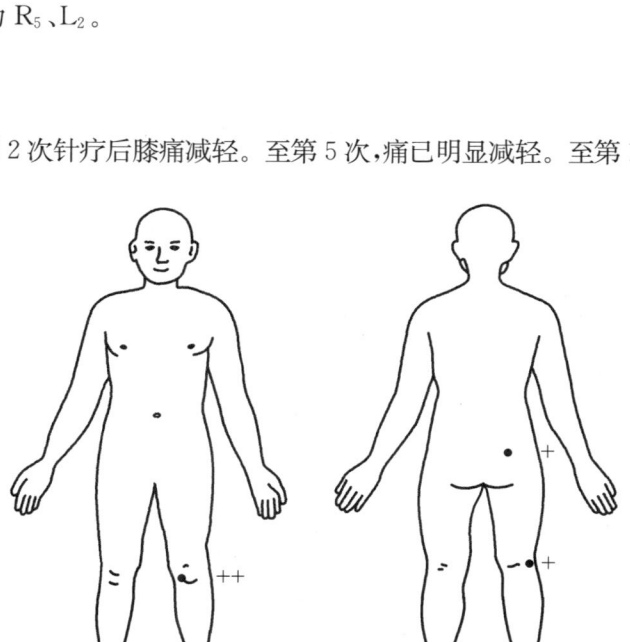

图 3-2-54　膝关节痛病例 2 压痛点

病例 3　女，17 岁。

初诊：1992 年 10 月 29 日。

病史：左膝关节痛不能走路 3 日。

检查：压痛点位于左膝髌骨部位、膝之外侧及腘窝外半侧（图 3-2-55），卧位时抬腿不受限，达 90°。

症状定位与针刺点：压痛位于膝之 4、5、6 区，故针 $L_{4,5,6}$。

疗次：3 次。

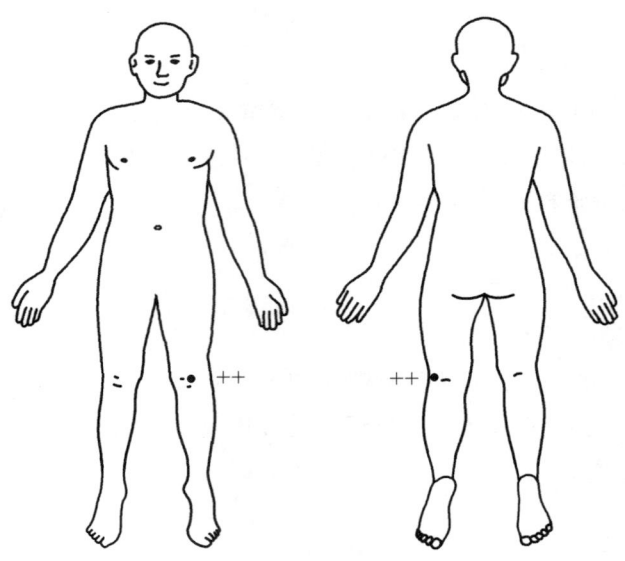

图 3-2-55　膝关节痛病例 3 压痛点

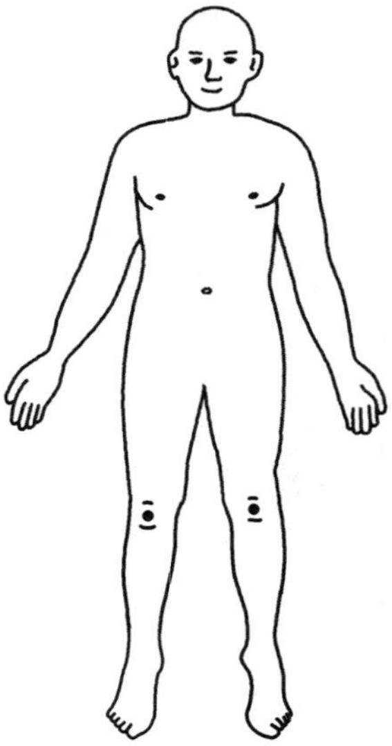

疗效：显效。

针疗经过：首次针疗后，关节痛显著减轻，抬腿转灵活，可下床自行走路。次日膝仍痛，但减轻，可缓慢步行。至第 3 次，痛继续减轻，走路也基本恢复。

病例 4　女，65 岁。

初诊：1996 年 12 月 5 日。

病史：双膝关节痛 7～8 年，不能下蹲，如厕困难。曾经多种治疗未好转。

检查：双侧髌骨处压痛（图 3-2-56），下蹲困难。

症状定位与针刺点：压痛点位于下 4 区，故针 RL_4。

疗次：5 次。

疗效：显效。

针疗经过：首次针疗后，当即能缓慢完全蹲下，患者非常高兴，每日来针 1 次。第 2 次针疗后下蹲顺利，原有

图 3-2-56　膝关节痛病例 4 压痛点

关节弹响也基本消失。共 5 次,在家每日练下蹲,能完全蹲下。

病例 5 女,64 岁。

初诊:1993 年 3 月 1 日。

病史:下蹲时双侧膝腘痛 2 个月。上楼登梯时痛。以往有腰痛,现无症状。

检查:双腘窝内侧轻压痛(图 3-2-57)。

症状定位与针刺点:膝腘内侧为下 1 区,针刺点取 RL_1。

疗次:30 次。

疗效:显效。

针疗经过:首次针疗后,下蹲时膝痛消失。至第 4 次,可屈膝,登梯时膝痛轻得多。至第 7 次,屈膝时,左膝仍有轻痛。至第 23 次,双膝痛轻。至第 28 次,膝痛已明显好转。

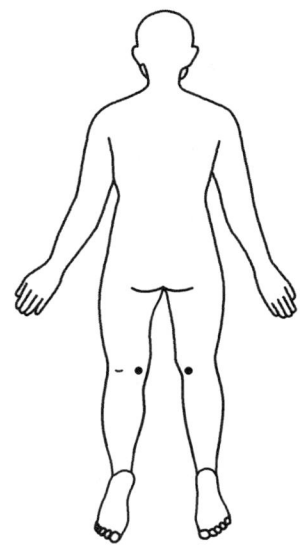

图 3-2-57 膝关节痛病例 5 压痛点

十七、踝关节痛

踝关节痛主要见于踝关节损伤。

踝部分区:

下 1 区——跟腱内缘与内踝之间。

下 2 区——内踝。

下 3 区——内踝与胫骨前嵴之间。

下 4 区——胫骨前嵴与外踝之间。

下 5 区——外踝。

下 6 区——外踝与跟腱外缘之间。

针刺点根据压痛点而定,针刺方向朝远端,针刺点的位置适当上移。

病例 男,15 岁。

初诊:1988 年 2 月 5 日。

病史:右外踝部扭伤 7 日,局部肿、压痛。

检查:踝部 X 片示右腓骨远端内侧皮质断裂。压痛点见图 3-2-58。

症状定位与针刺点:压痛点在外踝部位,属 5 区。故针刺点取 R_5。

疗次:5 次。

疗效:显效。

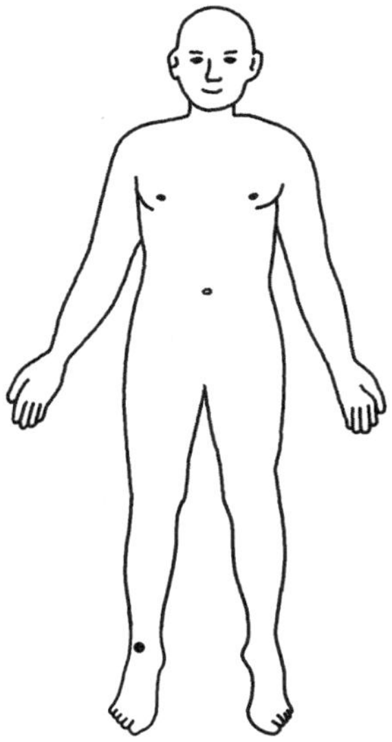

图 3-2-58 踝关节痛病例压痛点

针疗经过：首次针，痛即减。至第 4 次，痛明显减轻。至第 5 次，痛止。

【临床报道】 何祖书等用腕踝针治疗踝关节扭伤 36 例，治疗 1～3 次，治愈 33 例，占 91.6%；好转 3 例，占 8.4%；总有效率为 100%〔何祖书，何厚璋. 腕踝针治疗踝关节扭伤 36 例[J]. 中国民间疗法，1998(4)：12.〕。

十八、足痛

足与手同处在肢体末端，但形态和功能不同。足除行走外，对身体负重、维持平衡起重要作用，当双手丧失功能时，足甚至能取而代之！

足的分区见图 2-1-1～图 2-1-3。

下 1 区——足掌面的足跟。

下 2 区——足掌中段的内侧。

下 3 区——从内踝前延至踇趾内侧。

下 4 区——足背至足趾背侧。

下 5 区——足掌中段的外侧。

下 6 区——足前掌至足趾。

足痛多见于类风湿病与外伤。

本组足痛 24 例，男 9 例，女 15 例。年龄 11～65 岁，性别与年龄分布见表 3-2-8，疼痛部位与疗效见表 3-2-9。

表 3-2-8　足痛 24 例性别与年龄分布（例数）

性别(例数)	年龄(岁)					
	10～19	20～29	30～39	40～49	50～59	60～
男(9)	2	1	1	2	2	1
女(15)	2	1	—	2	7	3
共计(24)	4	2	1	4	9	4

表 3-2-9　足痛 24 例疼痛部位与疗效（例数）

疼痛部位(例数)	疗效		
	显效	减轻	无效
足跟(9)	2	1	6
足背(7)	—	7	—
前掌(3)	3	—	—
足内侧(3)	1	2	—
趾端(2)	2	—	—
共计(24)	8(33.3%)	10(41.7%)	6(25%)

病例 1 女,63 岁。

初诊:1987 年 7 月 31 日。

病史:足跟痛 2 年,步行困难。右肩臂关节痛 3~4 个月,右颈吊紧沉重感。

检查:右臂与双侧足跟压痛点明显,如图 3-2-59。臂上抬受限。

诊断:足跟痛,类风湿。

症状定位与针刺点:双侧足跟压痛点位于下 1 区,针刺点取下 1,针刺方向朝足跟。颈臂痛针刺点取下 4、5。故针 $R_1^{4,5}$、$L_{1\downarrow}$。

疗次:8 次。

疗效:显效。

针疗经过:首次针疗时,各痛点止。至第 4 次,各压痛点减轻(+)。至第 6 次,足跟痛明显好转。共针 8 次。

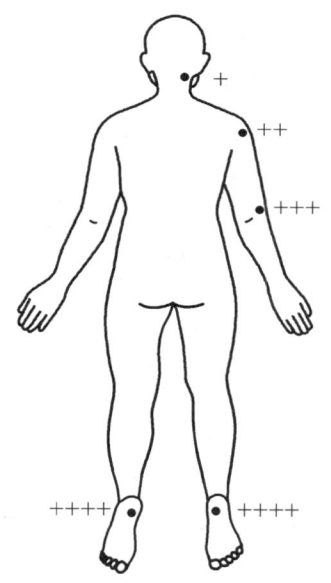

图 3-2-59 足痛病例 1 压痛点

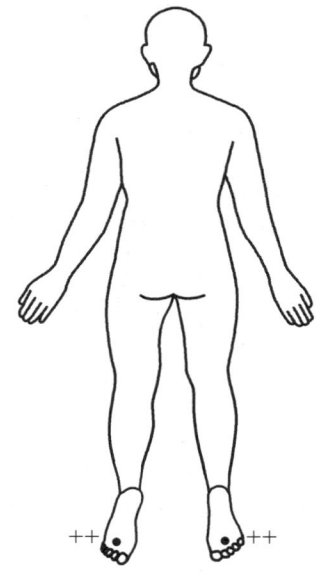

图 3-2-60 足痛病例 2 压痛点

病例 2 女,47 岁。

初诊:1986 年 4 月 9 日。

病史:双足前掌近趾靠外侧痛 4 月余,有时腰及双侧膝关节痛。由蹲起立及上下楼梯困难,不能踏足、屈趾。

检查:压痛点如图 3-2-60,足部 X 片未见异常。

症状定位与针刺点:压痛点位于足前掌,属下 6 区,针 $R_{6\downarrow}$、$L_{6\downarrow}$。

疗次:5 次。

疗效:显效。

针疗经过:首次针疗后,痛减轻,踏足、屈趾均不痛。至第 2 次,足底痛显著减轻,足趾活动好转。至第 3 次,走路时足底痛明显减轻。共针 5 次。

病例 3　女,17 岁,跳高运动员。

初诊:1986 年 12 月 1 日。

病史:右足底内侧痛半年,对运动影响不明显。

检查:左足掌内侧压痛(++)(图 3-2-61)。

症状定位与针刺点:压痛点位于左下 2,故针 L_2。

疗次:1 次。

疗效:显效。

针疗经过:首次针,压痛消,活动不痛。1 个月后复查,左足底痛已好。

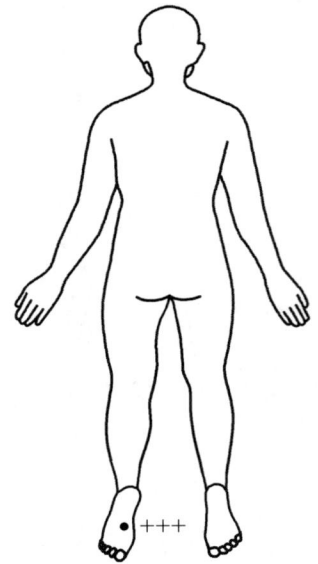

图 3-2-61　足痛病例 3 压痛点

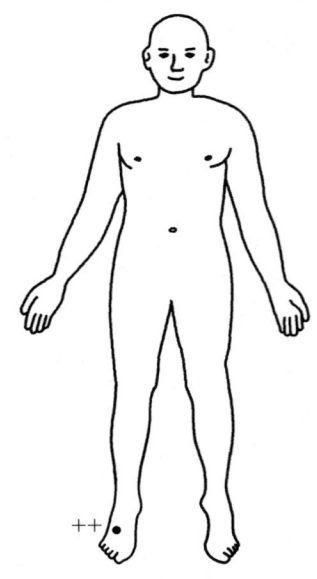

图 3-2-62　足痛病例 4 压痛部位

病例 4　女,58 岁,

初诊:1990 年 3 月 6 日。

病史:右足掌趾骨骨折后持续疼痛 4 个月。

检查:左足背外侧皮下瘀血,压痛(++)(图 3-2-62)。

症状定位与针刺点:瘀血在足背为 4 区,压痛点在足之 5 区边,故针 $L_{4,5\downarrow}$。

疗次:10 次,隔日 1 次。

疗效:显效。

针疗经过:首次针疗时,足背压痛止。第 2 次针疗后,外踝下压痛显著减轻,抬足比原来高,活动较前灵活。至第 3 次,痛减轻,走路多后开始有些痛,压痛减(+)。至第 5 次,足痛显著减轻,走路时足掌能完全着地,不跛,多走路亦无明显酸胀。至第 9 次,左足背肿痛均消失,仅足底外侧缘稍痛。至第 10 次,左足痛及压痛均消失。

病例 5　男,29 岁,住院患者。

初诊:1996 年 1 月 31 日。

病史:9 岁起双侧手指与足趾端间歇性痛,遇冷或热均易发作。近期症状加重,多年来发作时痛剧,蹦、跳、叫喊,用喝醉酒的办法止痛,饮白酒约半斤。指(趾)端痛发作时轻时重,轻时能忍,重时剧痛,不能忍耐,持续半个月至 2 个月不等,痛时以头撞墙,有自杀倾向,应用镇静药、止痛药不能止。曾在外院住院检查,上下肢血管搏动较弱,肌电图显示有神经源性损害,两上肢皮肤温度正常,三碘甲状腺原氨酸(T_3)、甲状腺素(T_4)正常。从小至今未出过汗,仅于夏季鼻尖有些汗。幼年发育正常,学习成绩一般。

检查:身材矮小,面色苍白,眉弓距离较宽,舌苔(＋＋),舌中间有长裂缝。四肢肌力降低,肌张力降低,指端掌、背面均有压痛,指端有萎缩,指甲呈钩形,色白,手呈猿形掌。右侧腹壁反射减弱,左侧正常。两侧提睾反射明显减弱。双腿细,右侧明显,两侧膝反射亢进,有持续性髌阵挛,轻微踝阵挛,未引出病理反射。趾端亦有压痛。全身皮肤粗糙。脑 CT(－)。

诊断:指及趾端痛,性质不明。

症状定位与针刺点:$RL_{1,4,5}^{1,2,5}$。

疗次:10 次,每日 1 次。

疗效:显效。

针疗经过:至第 3 次,肢端痛似有减轻。至第 5 次,指及趾端痛减轻。至第 6 次,手指已不痛,挤压不痛,足趾仍痛,但减轻。至第 7 次,双手指甲色稍红,指与趾压痛均消失,多走路后趾端始稍痛,面色稍转红润。至第 9 次,指与趾痛已止,指甲色转红,手指皮肤温度稍凉。共 10 次。自开始针疗后患者逐渐转安静,未再要求用药治疗,数日后出院。

十九、多关节痛

多关节痛多见于中老年,全身各大小活动关节都可发生,常呈对称性,也能自愈,但有复发倾向,病程长。因侵犯关节周围结缔组织,使关节变粗畸形,更因关节痛影响活动而致残,甚至卧床不起。可伴有低热、全身乏力、食纳减退、精神不振、焦虑、抑郁等。这是一种以慢性多关节炎症为主要表现的全身免疫性疾病——类风湿关节炎。

本组多关节痛 45 例,男 7 例,女 38 例,年龄 16～86 岁,分布如表 3-2-10。病程 2 周以内 7 例,3 周～6 个月 16 例,1～5 年 17 例,10～30 年 5 例。症状部位分布,以压痛点计算,大约如表 3-2-11,上肢各关节较下肢各关节多,上半身与下半身压痛点之比约为 2∶1。

表 3-2-10　多关节痛 45 例性别、年龄与例数分布(例数)

性别(例数)	年龄(岁)							
	10～19	20～29	30～39	40～49	50～59	60～69	70～79	80～
男(7)	—	—	2	—	—	2	3	—
女(38)	1	1	6	6	15	2	6	1
共计(45)	1	1	8	6	15	4	9	1

表 3-2-11　多关节痛 45 例压痛点部位分布（例数）

上半身（横膈线以上）	例　数	下半身（横膈线以下）	例　数
下颌关节	1	腰椎	6
颈	20	膝	46
胸椎	4	踝	6
胸肋关节	5	足背	3
肩	40	趾	1
肘	36	足底	1
腕	20	耻骨	1
指	18		
共　计	144		64

45 例患者经针疗后，显效 12 例（26.7%），减轻 30 例（66.7%），无效 3 例（6.7%），有效率为 93.3%。可见类风湿关节炎是一种难治性疾病，用腕踝针治疗显效率不高，不过就有效率而言，还不失为可采用的一种方法。

病例 1　女，46 岁。

初诊：1991 年 2 月 20 日。

病史：两膝痛 10 年，不能下蹲，腰、双肘痛，手发麻。

检查：下蹲困难，由蹲起立需扶持，抬腿不受限。压痛点如图 3-2-63。

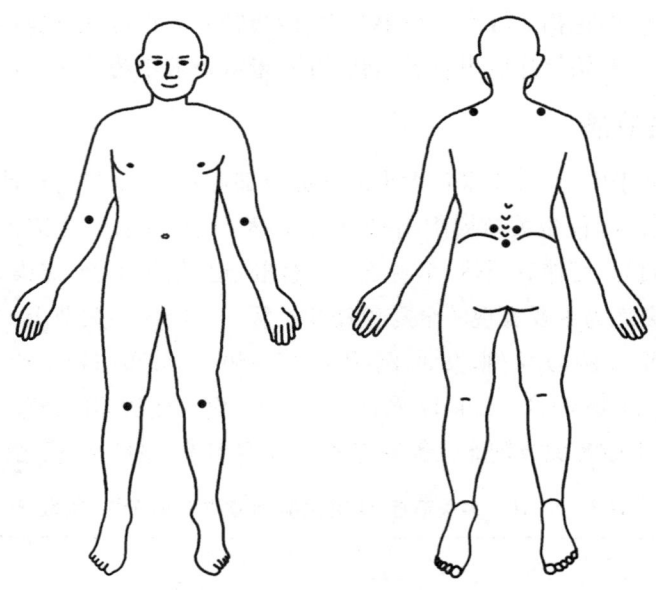

图 3-2-63　多关节痛病例 1 压痛点

症状定位与针刺点：压痛点在身体两侧对称分布，肘为上 2 区，肩为上 5 区，腰在肋缘下为 6 区，膝下为 4 区，故针 $RL_{4,6}^{2,5}$。

疗次：10次。

疗效：显效。

针疗经过：首次针疗后，膝痛即止，蹲下起立不受限，肘痛亦止。至第10次，原来卧床时不能转身，下蹲困难，现活动均可，关节痛轻微。

病例2 女，16岁。

初诊：1994年12月13日。

病史：半年前，先左足跟痛，后双膝、手臂、背脊、右下颌关节部痛。起病时曾有发热3日，达39℃，当时直立、步行困难。左肘疼痛不能伸直达2月余。曾拍X片示左肘、膝关节未见异常。

检查：面色较苍，畏寒，舌苔（＋），挺腰步行困难，左肘关节略有强直。红细胞沉降率57 mm/h，类风湿因子弱阳性。压痛点见图3-2-64。

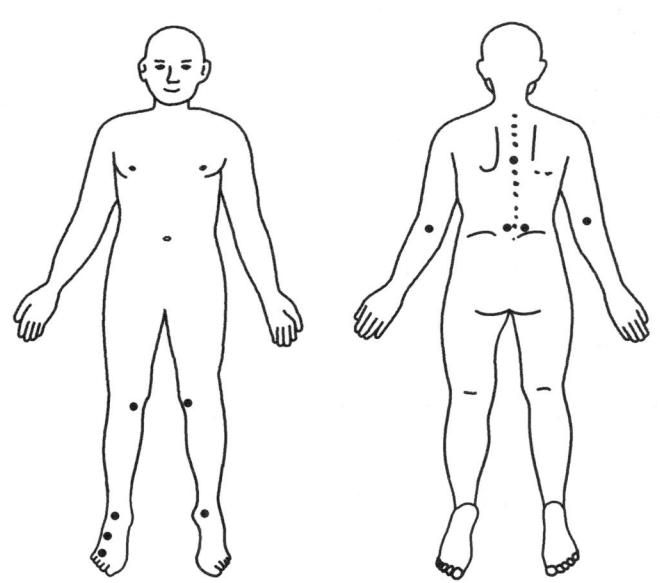

图3-2-64　多关节痛病例2压痛点

诊断：类风湿关节痛。

症状定位与针刺点：畏寒为不能定位症状，舌苔（＋）为上1区症状，针刺点取两上1；右下颌关节属右上4区，针右上4；背脊柱压痛位于第6胸椎棘突正中，针两侧上6；下肢膝关节压痛点位于膝之内侧2区处，针两侧下2；双侧足背痛，针两侧下4；腰椎两旁痛，针两侧下6。故针 $R_{2,4,6}^{1,4,6}$、$L_{2,4,6}^{1,5,6}$。

疗次：12次，隔日1次。

疗效：减轻。

针疗经过：首次针疗时，各痛点止，但次日仍痛。在以后针疗中，依旧痛，程度减轻，至第10次时，双膝关节出现肿痛，其余痛点减轻。共针12次。

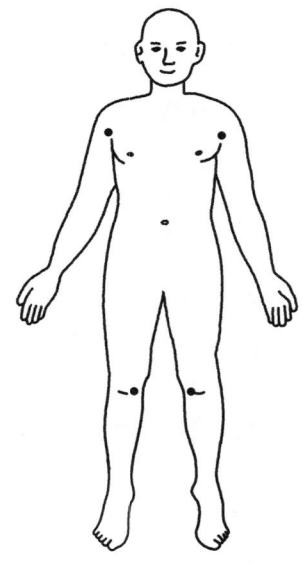

图3-2-65 多关节痛病例3压痛点

病例3 女,44岁。

初诊:1979年3月23日。

病史:因"胃痛"服呋喃唑酮片,引起药疹,全身起风疹块,皮疹消退后1周前突发双肩及上下肢疼痛,活动困难。以往有关节痛史,但从未发生类似疼痛。

检查:担架抬来,臂不能上抬,双肩及膝明显压痛(图3-2-65),无病理反射。

诊断:多关节痛(药源性?)。

症状定位与针刺点:RL_2^4。

疗次:6次。

疗效:显效。

针疗经过:首次针疗后,痛显著减轻,可以起立行走,但较慢,臂可上抬,左侧稍差。隔日针第2次,抬臂增高,可缓慢行走。第3次针疗后,双臂能完全上抬,步行较自然。第4次来诊时有皮肤痒,针疗后痒止。共针6次。

二十、肌痛

本组所见肌痛以下肢痛多见,按其出现部位分股前侧肌痛、腓肠肌痛和多肌痛。

(一)股前侧肌痛

股前侧肌主要为股四头肌中的股直肌和股中间肌,受股神经支配,主宰腿的伸屈,股痛原因有多种。

股前侧肌痛9例,男1例,女8例,年龄11～73岁,本组患者以老年人较多,60岁以上占7例。经针疗,显效4例(44.4%),减轻5例(55.6%),有效率为100%。

病例1 女,11岁。

初诊:1975年1月3日。

病史:左大腿前侧痛近4个月,起因不明,走路时明显。

检查:左大腿前侧中间压痛(++)(图3-2-66),步行微跛。神经系统(一),大便蛔虫卵(++)。

症状定位与针刺点:左大腿痛在前侧,压痛点正在其中间,为腿之阴阳面交界处,故针刺点为L_4。

疗次:4次。

疗效:显效。

针疗经过:首次针疗时,腿痛即止,步态自然,服驱虫药

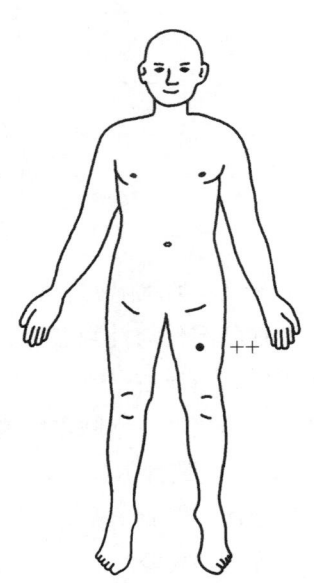

图3-2-66 肌痛病例1 压痛部位

驱蛔虫。隔日复诊,已驱下蛔虫数条,腿痛已减轻。至第 4 次,腿痛已基本消失。

病例 2　女,38 岁。

初诊:1980 年 4 月 21 日。

病史:两大腿肌肉酸痛半年,多站立后明显。

检查:两大腿前侧中间点肌压痛(图 3-2-67),肌无萎缩,沿坐骨神经无压痛。抬腿左侧略低。腰椎 X 片示轻度骨质增生。

症状定位与针刺点:RL_4。

疗次:3 次。

疗效:显效。

针疗经过:首次针疗后,肌压痛止,抬腿与健侧等高,肌肉明显轻松。1 周后复诊,称上次针疗后 3 日,腿痛又稍重,但比原来好。至第 3 次,肌痛已明显好转。

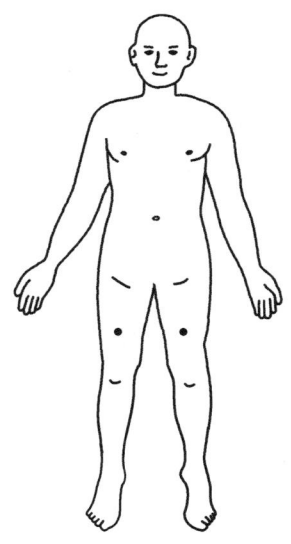

图 3-2-67　肌痛病例 2 压痛部位

(二)腓肠肌痛

腓肠肌为小腿后群浅层肌,有内、外侧两头起自股骨内、外侧踝的后面,两头相合约在小腿中点移行为腱,止于跟骨结节,受胫神经支配,起屈踝和屈膝作用。站立时,能固定踝和膝关节,以防止身体向前倾斜。

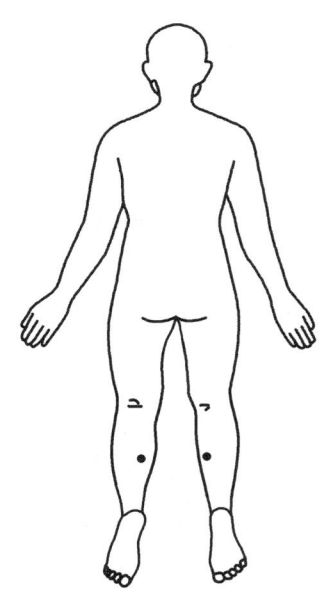

图 3-2-68　肌痛病例 3 压痛部位

腓肠肌痛分单腿或双腿的内侧腓肠肌,或内、外两侧腓肠肌痛,也可为多肌痛的一部分。腓肠肌痛发生在单腿时,常出现在内侧,严重时呈痉挛性疼痛,足踇趾背屈,其余 4 趾屈向足掌,膝及踝关节不能伸直,肌张力增加,呈硬块状,有明显压痛。腓肠肌痉挛呈一过性发作,常于夜间或清晨发生,使患者在睡梦中突然惊醒,经按摩能逐渐缓解。腓肠肌痛可持续多年,致走路不稳,影响步态。

本组腓肠肌痛 15 例,男 7 例,女 8 例。年龄 10~81 岁,各年龄阶段均有发生。病程 5 日~2 个月 7 例,1~4 年 4 例,10~30 年 4 例。病因有腰扭伤、腰椎骨质增生、外伤、强体力劳动、肝硬化、肝癌,6 例病因不明。

经针疗 3~10 次,痊愈 2 例(13.3%),显效 5 例(33.3%),减轻 8 例(53.3%),有效率为 100%。

病例 3　女,78 岁。

初诊:1991 年 6 月 11 日。

病史:两小腿夜间常抽筋 4 年。近 4 个月来变频繁,日间良好。无腰痛。

检查：两小腿内侧腓肠肌压痛（＋＋＋）（图 3-2-68）。

症状定位与针刺点：压痛点位于小腿内侧，属 1 区，针 RL_1。

疗次：10 次。

疗效：减轻。

针疗经过：首次针疗时，两小腿肌压痛即止。隔日复诊，夜间虽仍有抽筋，但减轻，时间亦短，肌压痛减轻（＋＋）。第 2 次针疗后，压痛消失。至第 5 次，夜间未出现抽筋，左侧腓肠肌仍有压痛（＋＋）。至第 10 次，仍有抽筋，但减少，程度亦轻。

病例 4 女，11 岁。

初诊：1987 年 8 月 10 日。

病史：两小腿内侧腓肠肌痛 2 年，近 1 年来加重，登楼梯时跨步不稳。

检查：两小腿内侧有硬块并压痛（＋＋＋）（图 3-2-69），无肌萎缩。

症状定位与针刺点：肌硬块与压痛点位于小腿之 1 区。针刺点取 RL_1。

疗次：5 次，隔日 1 次。

疗效：显效。

针疗经过：首次针疗时，肌压痛消失。第 2 次针前，肌压痛已减轻，针疗后痛即止。第 3 次针时，双腿肌痛已显著减轻，登楼仍稍不稳。第 5 次针疗后，肌压痛消失，上下楼梯踏步稳定。

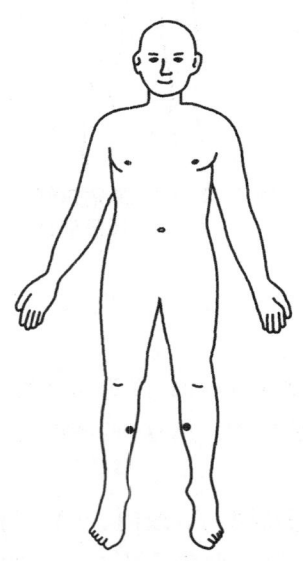

图 3-2-69　肌痛病例 4 压痛部位

（三）多肌痛

身体自上而下均以近端肌为主，多为对称性出现肌痛，严重时影响生活，卧床不起，情绪易激动。

本组多肌痛 24 例，男 4 例，女 20 例，年龄 20～76 岁，不同性别和年龄例数分布见表 3-2-12。病因有精神性、发热后、类风湿、颈腰椎骨质增生、外伤后、肾炎等。

表 3-2-12　多肌痛 24 例性别和年龄分布（例数）

性别（例数）	年龄（岁）					
	20～	30～	40～	50～	60～	70～
男（4）	1	2	1	—	—	—
女（20）	—	7	2	6	4	1
共计（24）	1	9	3	6	4	1

症状定位：多肌痛部位貌似凌乱，按身体分区及压痛点分析，仍有规律可循，以压处疼痛重的点分区选取针刺点。

疗效：显效 6 例（25%），减轻 15 例（62.5%），无效 3 例（12.5%），有效率为 87.5%。

病例 5　女，45 岁。

初诊：1999 年 4 月 13 日。

病史：患肾炎已 3 年。四肢肌肉酸痛 2 年，右腿重，不能着地，经多种治疗未见效，至今四肢仍酸。

检查：一般情况无特殊，面色红润，舌苔（－），四肢能活动，两上肢内侧肱二头肌、小腿内侧腓肠肌压痛较重（＋＋＋），外侧较轻（＋＋）（图 3-2-70）。神经系统（－），无病理反射。下肢无水肿。

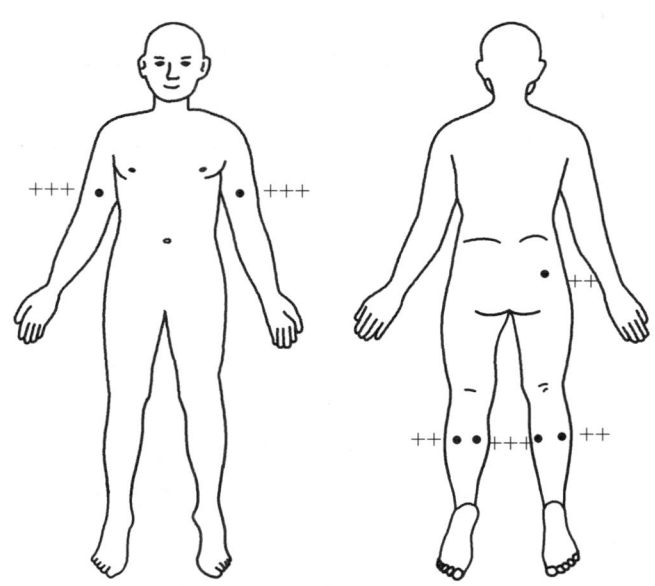

图 3-2-70　肌痛病例 5 压痛部位

症状定位与针刺点：上肢压酸点位在肱二头肌中央，属上 2 区；右侧臀中点压痛属下 5 区；两小腿后侧腓肠肌压痛，内外两侧比较以内侧较重，故先针内侧下 1 区。针刺点取 $R_{1,5}^2$、L_1^2。

疗次：3 次。

疗效：显效。

针疗经过：首次针疗后，下肢肌酸缓慢消退。隔日复诊，肌酸减轻。至第 3 次，肌酸明显减轻，可着地行走。

病例 6　女，39 岁。

初诊：1991 年 12 月 16 日。

病史：脊背部痛 2 周，起因不明。

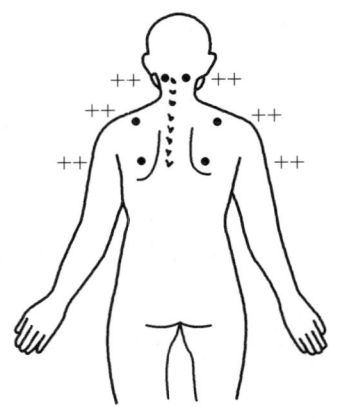

图 3-2-71 肌痛病例 6 压痛部位

检查：两侧天柱、肩井及肩胛下部压痛（＋＋）（图 3-2-71），活动不受限。

症状定位与针刺点：压痛点处在颈、胸椎两侧的上 5 区，故针刺点取 RL^5。

疗次：10 次。

疗效：减轻。

针疗经过：首次针时，各点压痛止。至第 3 次，颈椎旁肌肉仍痛，但减轻。至第 5 次，脊背肌痛进一步减轻。至第 9 次，颈背肌痛明显好转。共针 10 次。

病例 7 女，50 岁。

初诊：1975 年 1 月 10 日。

病史：全身痛，四肢不能抬，卧床已 6 年，生活需人照顾，因痛常哭，纳食差，病因不明。

检查：患者抬来，无力状，手不能上抬摸脸，腿不能抬离床面，驼背、胸骨缘、肩胛缘、双上肢及下肢有明显压痛。

症状定位与针刺点：$RL^{1,5}_{2,4,6}$。

疗次：10 次。

疗效：显效。

针疗经过：首次针，针两上 1、5，胸骨压痛止，双手能上抬摸到脸及头。针右下 4，腿肌痛止，右腿可缓慢抬起至 90°，但左腿仍不能上抬，针左下 4 后左腿抬起能与右腿同高。脊背痛针两下 6 后痛止。至此，患者痛苦表情解除，精神振作，在扶持下能缓慢步行出诊室，高兴地向候诊患者致意说："我又活了！"回家饮食大增，比平时增 1 倍，精神也好转。次日臂、腿又痛、沉，但比原来轻。第 2 次针疗后，纳食及步行继续有好转。至第 5 次，步态较轻快，跨步亦较大，但多处肌肉仍有压痛。至第 10 次，各压痛点显著好转，步行也继续好转，不必扶持，可自己走。

病例 8 女，34 岁，住院患者。

初诊：1994 年 2 月 16 日。

病史：右臂无力已 10 余年。3 个月前（1993 年 11 月 23 日），出现四肢阵发性痛，半月后两下肢短暂无力，症状波动，各关节活动尚灵活，无晨僵现象，入院求治。用泼尼松每日 60 mg，数日后突然出现右侧头痛、呕吐、四肢无力，不能走路已半月。经多种检查未发现明显异常。应用地塞米松、卡马西平、多塞平均无明显疗效。头及四肢痛时有发作，显得过敏，性格变得急躁，稍感痛即大声叫唤。此时用生理盐水注射有时可使痛缓解。

检查：舌苔（＋），全身压痛点如图 3-2-72。四肢肌张力低，肌力低（Ⅲ级），肌无萎缩，各腱反射存在，无病理反射。肌电图显示有肌源性损害。肌肉活检病理报告示横纹肌纤维较粗大，部分肌细胞核增生，横纹模糊不清，个别细胞质内见脂肪空洞。

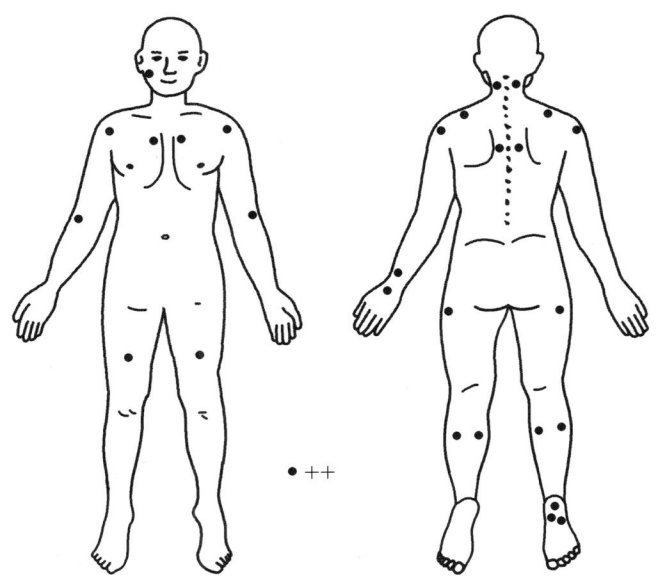

图 3-2-72 肌痛病例 8 压痛部位

诊断：未明，类风湿？

症状定位与针刺点：$RL_{1,4,6}^{1,4,5,6}$。

疗次：18 次。初每日针 1 次，后隔日 1 次。

疗效：显效。

针疗经过：首次针，根据压痛点按区针疗，各点压痛分别止，留针 1 小时。当日痛仍重，注射镇痛剂。次日第 2 次针疗，夜安静，痛明显缓解，未用镇痛药，右侧头痛，伴呕吐。至第 4 次，痛呈发作性，程度轻。至第 6 次，夜突发右侧胸痛，面色苍白，注射代用药后，痛转移至右腹，检查无特殊。至第 8 次，痛有时转移至双腿。4 日后，针第 9 次，痛明显好转，双腿转有力，在扶持下可缓慢移行。至第 11 次，各压痛点消失，在室内可独自扶床边缓行，已不叫痛，不要求用镇痛药。至第 14 次，在室内可不扶持行走数步。至第 16 次，仍有游走性痛，但轻，步行进一步好转。至第 18 次，步行基本自然、灵活，痛点除两侧枕部及大腿前侧尚有轻度存在外，已基本消失。2 个月后门诊随访观察，四肢痛及压痛均消失，可自由行走。双手握力增强，右手 21.5 kg，左手 24.5 kg。

二十一、带状疱疹和疱疹后神经痛

(一) 带状疱疹

带状疱疹(herpes zonster，HZ)是一种病毒感染性疾病，主要侵犯周围神经后根神经节，脊髓的颈、胸、腰、骶及颅神经根均可受罹。带状疱疹比较常见，多发生在中老年人群。起病急，症状多表现在身体一侧，以沿一条或数条神经根分布区出现的神经剧痛和疱疹为特点。

身体的周围神经走向在躯干为环行,在四肢为纵行,带状疱疹也就分散在身体各纵区内,在躯干呈带状,在四肢及头颅呈片状分布,表现在肢端及额。

本组带状疱疹8例,男女各4例,年龄46~70岁,其中46岁1例,50~59岁2例,60~69岁4例,70岁1例。疗效:痊愈1例,显效3例,减轻4例。从此8例患者而言,只能初步认为腕踝针对带状疱疹之痛有不同程度疗效。

病例1 女,46岁。

初诊:1989年8月30日。

病史:右侧胸痛1周,先胸段脊柱右侧痛,出现疱疹已3日,局部皮肤发热感。

检查:沿疼痛区皮肤出现红斑及皮疹,压痛点如图3-2-73。

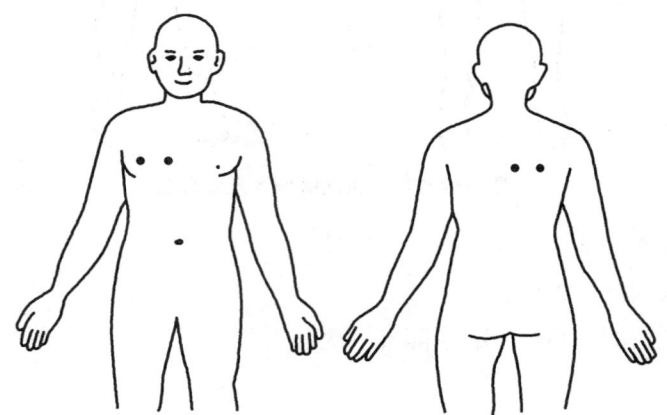

图3-2-73 带状疱疹和疱疹后神经痛病例1压痛点

症状定位与针刺点:根据压痛所在的纵区,胸前为上1、5,背部为上5、6。故针 $R^{1,2,5,6}$。

疗次:9次。

疗效:减轻。

针疗经过:首次针时,各痛点止。隔日复诊,各痛点减轻,红斑色稍减退,刺痛感。第3次来诊时,右第3胸肋关节处压痛(+++)及背侧胸椎旁压痛(++),针疗后压痛及皮肤刺痛感减轻。第4次诊时,乳房上方皮疹处刺痛加剧,并发展成疱疹,针疗后痛减轻。第5次,胸骨旁最痛,脊柱旁次之,乳房上方仍较红,疹尖呈黑点。第7次,胸前及背部仍有压痛但减轻,乳房上部疱疹已结痂,针 $R^{1,6}$ 后痛止。至第8次,胸前痛已止,背侧痛减轻。至第9次,背痛已明显好转,夜间仍有些痛。

病例2 男,64岁。

初诊:1987年10月6日。

病史:左侧胸背痛7日。未发热,突然起病,呈掣痛,颇剧,影响睡眠,举臂时牵引痛。

检查:沿左侧第4胸椎,自脊椎旁、腋下至胸前之胸肋关节压痛(图3-2-74),尚未见疱疹。

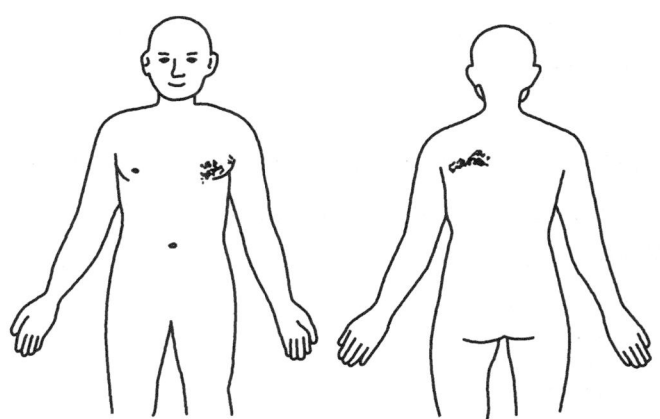

图 3-2-74 带状疱疹和疱疹后神经痛病例 2 压痛部位

症状定位与针刺点：根据压痛点所在区，针 $L^{1、4、6}$。

疗次：20 次。

疗效：减轻。

针疗经过：首次针疗后，局部压痛减轻，举臂时肌肉牵紧感明显减轻。间隔 2 日复诊，出现疱疹(图 3-2-74)，病起已 10 日，痛呈抓紧感，日轻夜重。第 3 次就诊时，胸痛减轻，但疱疹增多。至第 4 次，胸痛减轻，疹已隐退。至第 6 次，疹已结痂，左胸腋下抽紧感，烧灼样痛。至第 14 次，肌肉掣痛减轻。至第 19 次，仍有阵发性抽紧感，程度轻。

以上 2 例略记疱疹起始过程，针刺能减轻神经痛，但似未能改变疱疹演变。

下例疱疹范围较大，呈多形。

病例 3 女，65 岁。

初诊：1994 年 6 月 16 日。

病史：右侧颈部疱疹 1 周。初起时右颞部痛剧，2 日后逐渐出现疱疹，痛重，衣服不能接触。

检查：右侧颈项发际、脊背、肩、上胸散在丛集皮疹、疱疹，皮肤发红(图 3-2-75)。

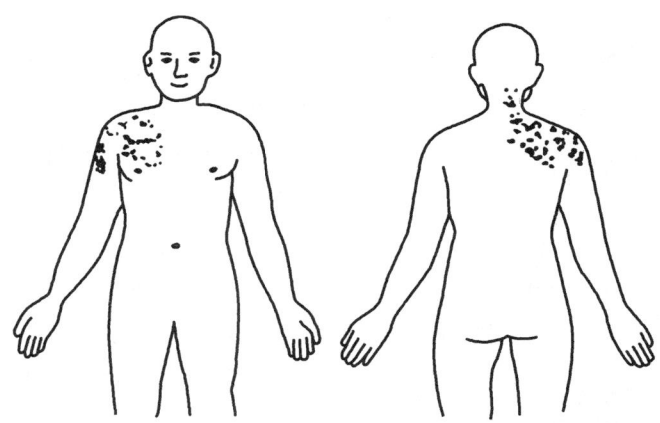

图 3-2-75 带状疱疹和疱疹后神经痛病例 3 疱疹分布部位

症状定位与针刺点：皮疹范围广，从右肩部 1 区至 6 区，针刺点取 $R^{1,2,4,5,6}$。

疗次：5 次。好转后改针 $R^{4,5}$ 5 次。

疗效：痊愈。

针疗经过：首次针疗时，皮疹处痛即止。次日复诊，颈项部皮肤痛明显好转，疱疹处仍痛，可以接触衣服，皮疹已明显消退，干燥，皮肤红消退。皮疹每日均有变化，症状渐消，皮肤结痂，痛减，脱痂，阵发性奇痒，针 5 次后改针 $R^{4,5}$，5 次，症状消退。

下例为右腰腹部片状疱疹。

病例 4 男，66 岁。

初诊：1993 年 2 月 23 日。

病史：左侧腰腹部持续痛，不易忍受，出现疱疹 10 日。

检查：左侧腰腹部皮肤疱疹已结痂，有脱皮（图 3-2-76）。

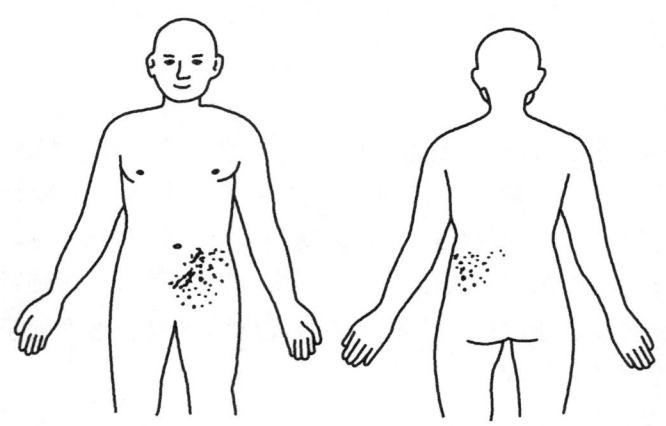

图 3-2-76 带状疱疹和疱疹后神经痛病例 4 疱疹分布部位

症状定位与针刺点：$L_{1,2,4,6}$。

疗次：5 次。

疗效：减轻。

针疗经过：首次针时痛即止。次日复诊，皮肤痛稍减。至第 5 次，皮痂半数脱落，痛稍轻，能忍受，自觉皮肤瘙痒。

上下肢带状疱疹表现在肢体末端，手与小腿部位。

病例 5 女，60 岁。

初诊：1993 年 9 月 27 日。

病史：右手背拇指侧出现痛性疱疹已 2 周，肩及臂外侧痛，颇重，服止痛药无效。

检查：右肩井压痛（＋），右手背拇指侧丛集疱疹（图 3-2-77）。

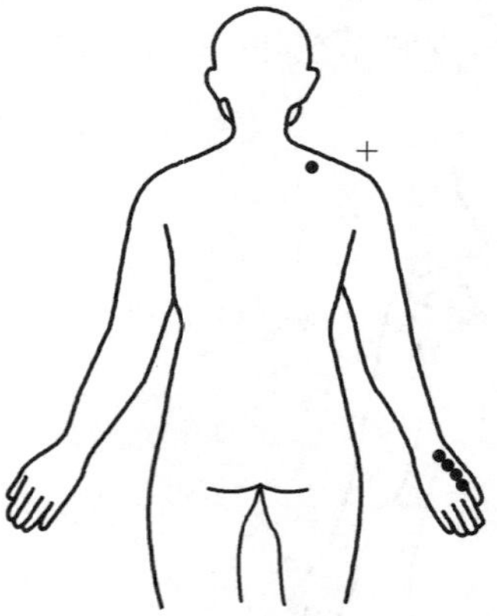

图 3-2-77 带状疱疹和疱疹后神经痛病例 5 右肩井压痛点

症状定位与针刺点：肩部压痛点属上 5 区，手部疱疹位于手阴阳面交界处的拇指背侧,属上 4 区,故针刺点取 $R^{4\downarrow 5\uparrow}$。针 R^4,因症状部位在针刺点之下方,故针刺向指端($\downarrow$),针 R^5 时针朝向肩端。

疗次:1 次。

疗效:即刻显效。

针疗经过:首次针疗后,痛即止。以后因路远未能再来复诊。

病例 6 女,57 岁。

初诊:1982 年 10 月 14 日。

病史:右侧臀部痛半个月,因痛夜不能入睡,微热,呼唤腿痛,经体针、理疗未见效。

检查:腿部疱疹分布见图 3-2-78。右臀部中点有压痛(+)。

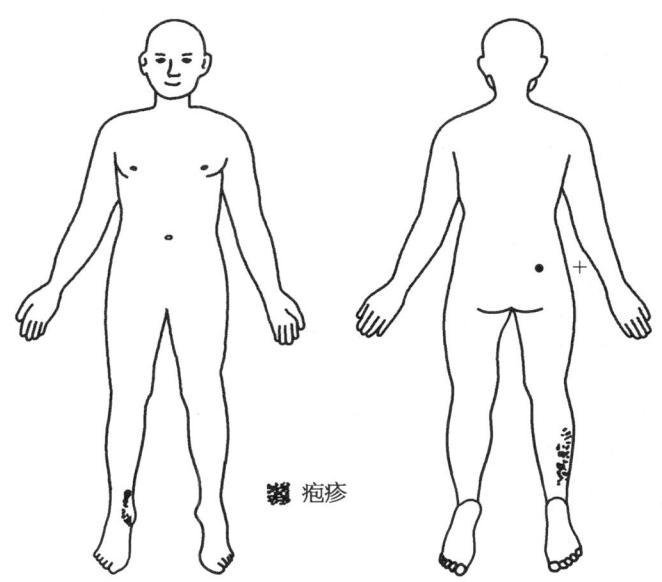

图 3-2-78　带状疱疹和疱疹后神经痛病例 6
右臀部压痛点及腿部疱疹分布

症状定位与针刺点:$R_{2、5}$。

疗次:9 次。

疗效:显效。

针疗经过:首次针疗后,痛减轻。但经 6 小时后又痛,程度稍减。至第 2 次后,痛减轻得多,虽痛已不叫。至第 4 次,腿痛进一步减轻,夜能入睡。至第 9 次,痛已明显减轻,大腿已不痛,小腿仍有些痛。

(二) 疱疹后神经痛

疱疹后神经痛(postherpes neuralgia,PHN)是指带状疱疹急性期皮肤疱疹消退后,神经痛并不消退,延续数月至数年。多发在 50 岁以后人群,随增龄而增多。疱疹后神经痛是一种难治的后遗症,症状持续时间长,常日夜相继,夜间尤重,严重影响睡眠。病程久后,易引起精神烦躁,恐惧及抑郁,严重时甚至出现自杀意念。因此,自带状疱疹的急性期起就应注意治疗,防止向疱疹后神经痛发展。

本组疱疹后神经痛9例,男5例,女4例,年龄50～79岁,其中50～59岁1例,60～69岁4例,70岁以上4例。疗效:4例减轻,7例无效。

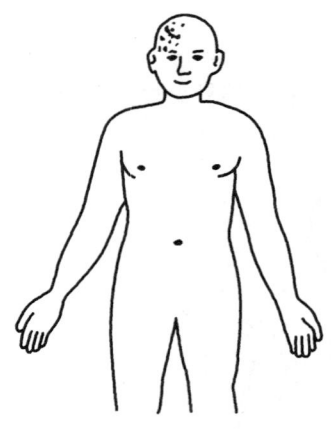

图3-2-79 带状疱疹和疱疹后神经痛病例7疱疹分布部位

病例7 女,56岁。

初诊:1988年8月9日。

病史:右额带状疱疹经治疗急性期已过,遗留持续刺痛,视物模糊,有黑影已2个月。

检查:右额散在结痂,右眼不能睁,角膜充血,分泌物多(图3-2-79)。

诊断:疱疹后神经痛,三叉神经Ⅰ支。

症状定位与针刺点:额、眼为头颅部1区,故针刺点取R^1。

疗次:16次。

疗效:减轻。

针疗经过:至第4次,右眼外眦痛显著减轻,不流泪。至第8次,外眦痛止,额部痂脱落。至第16次,额角常有异样感及刺痛。

病例8 男,65岁。

初诊:1992年11月20日。

病史:8个月前右侧腹部出现带状疱疹,痛剧,吃饭、解便都引起痛,约20日疱疹消退,遗留瘢痕,疼痛持续至今,且呈波动性,痛时常难以忍受,夜间尤重。

检查:右侧腹部带状色素沉着,并有散在圆形退色斑,局部皮肤痛觉无减退,指压1、4、5区皮肤有压痛(图3-2-80)。

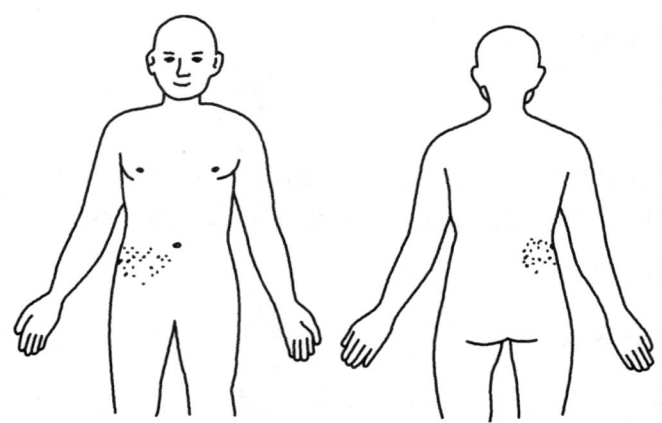

图3-2-80 带状疱疹和疱疹后神经痛病例8疱疹分布及压痛部位

症状定位与针刺点：$R_{1,4,5}$。

疗次：80 次。

疗效：无效。

针疗经过：针疗过程中持续性痛时有波动，日轻夜重，曾服卡马西平 100 mg，每日 3 次，5 日后出现说话含糊、头昏、流口水、呕吐、不能起床，但神经痛减轻，停药后逐渐好转。至第 67 次，痛又加重。至第 76 次，腰部痛减轻。共针 80 次。

此例患者之所以能坚持针疗至 80 次，主要原因为不堪忍受神经痛。药物虽能减轻痛，却出现较重副作用，不得已停服，求助于针！

【临床报道】王永福等将 60 例胸背部带状疱疹后遗神经痛患者随机分为腕踝针治疗组和对照组，治疗组 30 例，男 12 例，女 18 例，年龄 50～83 岁，病程 2～14 个月。对照组 30 例，男 13 例，女 17 例，年龄 51～75 岁，病程 1～18 个月。两组在性别、年龄、病情、病程等方面差异无统计学意义，具有可比性。全部病例均符合带状疱疹后遗神经痛诊断标准。治疗组按照腕踝针分区取穴原则进行取穴针刺。对照组取支沟、阴陵泉、行间为主穴常规针刺。两组皆留针 30 分钟，每日 1 次，5 日为 1 个疗程。疗程期间休息 2 日，3 个疗程后进行数据统计。结果治疗组治愈 19 例，显效 5 例，有效 5 例，无效 1 例，总有效率为 96.7%；对照组治愈 12 例，显效 8 例，有效 8 例，无效 2 例，总有效率为 93.3%。两组在总有效率上差异无统计学意义，但治疗组治愈率优于对照组〔王永福，王会霞，李菊莲. 腕踝针治疗带状疱疹后遗神经痛临床观察[J]. 中国民族民间医药，2012，21(4)：106-107.〕。

二十二、胸痛

胸痛包括胸壁、胸腔及其内容由各种病因所引起的痛。胸壁痛多以压痛点的形式出现。尽管痛的范围可以弥散，但有较为集中的压痛点，根据压痛点所存在的区选取针刺点是消除胸壁痛的主要方法。若未能发现压痛点则根据痛所在区选取针刺点。

病例 1　男，45 岁。

初诊：1992 年 3 月 28 日。

病史：胸口部痛 5 个月。重时向周围扩散，影响咽喉、脊背及四肢。4 年前胸口曾受拖拉机撞伤，当时口吐血，胸口闷，后好转无症状。此次起病前 1 个月，因工作关系经常在水中浸泡，出现胸口部痛。经多种检查无阳性发现。

检查：压痛点如图 3-2-81，余未见特殊。

诊断：胸肋连接痛。

症状定位与针刺点：胸前胸肋连接处痛位置靠近前中线两侧，故针刺点取两侧上 1，两侧天柱压痛点位于枕之 5 区，针刺点取两侧上 5。故针 $R^{1,5}$、$L^{1,5}$。

疗次：10 次。

疗效：显效。

针疗经过：第 4 次针时，胸口痛稍减轻。至第 6 次，胸口痛明显减轻。至第 10 次，痛

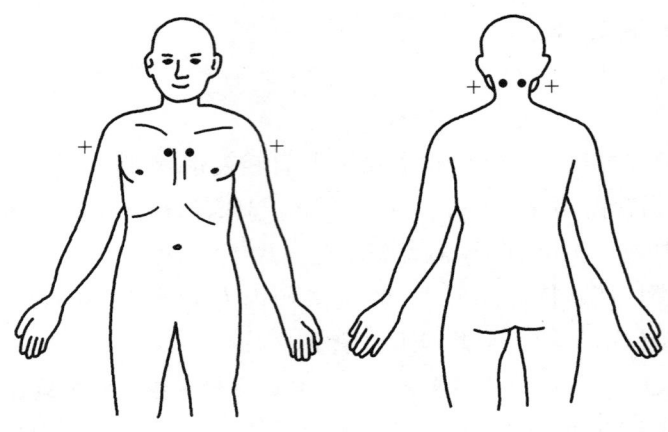

图 3-2-81 胸痛病例 1 压痛点

已轻微。

病例 2 女,50 岁。

初诊:1986 年 10 月 8 日。

病史:3 个月前突发左上胸痛伴气促,当地医院诊为"左侧液气胸",闭式引流后胸液减少,但左上胸痛持续存在。

检查:左上胸有引流后皮肤瘢痕,局部压痛明显(+++)(图 3-2-82)。

症状定位与针刺点:压痛点位于左上胸上 2 区,故针刺点取 L^2。

疗次:8 次,隔日 1 次。

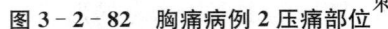

图 3-2-82 胸痛病例 2 压痛部位

疗效:显效。

针疗经过:首次针时,胸痛立即消失。隔日第 2 次针前胸痛已减轻,原为持续性,首次针疗后仅痛过 3 次。压痛局限于穿刺瘢痕处,呼吸时已不痛,针疗后压痛消失。第 3 次针疗后左胸痛显著减轻,左胸骨缘痛(++),针 L^1,痛即止。至第 6 次,胸痛已明显好转,呼吸不受影响。至第 8 次,胸痛已显著减轻,局部已无压痛。

病例 3 男,71 岁。

初诊:1987 年 1 月 5 日。

病史:左侧胸背部酸痛 1 年,痛呈间歇性,有时放射性。原有心肌梗死、心力衰竭病史,经常住院。

检查:压痛点如图 3-2-83。

症状定位与针刺点:压痛点以背侧为重,左胸前压痛可能系对应性反应,故先针治痛重处。该痛点位于第 3 胸椎棘突与肩胛内缘之间,处于上 6 区,故针刺点取 L^6。

疗次:4 次,隔日 1 次。

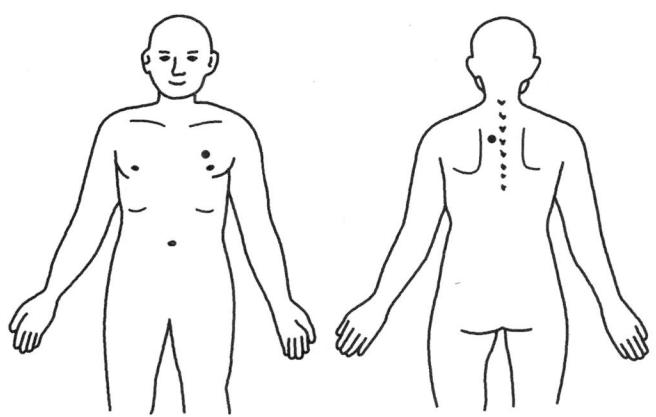

图 3-2-83 胸痛病例 3 压痛点

疗效：显效。

针疗经过：首次针疗后局部感放松。至第 2 次,自觉背部明显放松。至第 3 次,左上胸痛已消失。至第 4 次,胸前痛消失,肩胛内侧处痛及压痛显著减轻。

病例 4 女,48 岁。

初诊：1986 年 4 月 23 日。

病史：左侧胸壁痛 2 日,无发热及咳嗽。左上腹痛 1 年,经检查有胃窦炎。

检查：压痛点如图 3-2-84,胸背部无皮疹,神经系统(-)。

诊断：肋间神经痛。

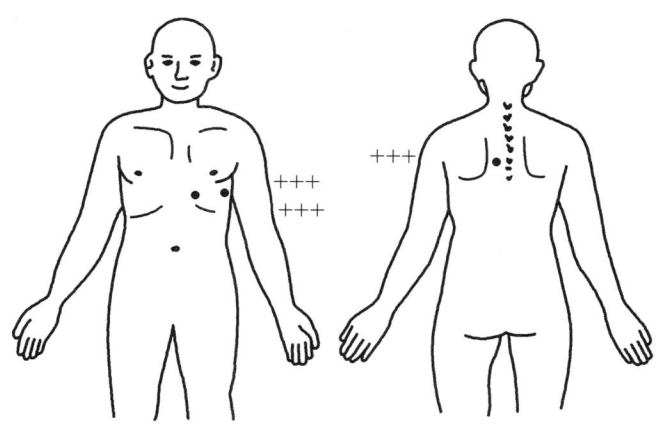

图 3-2-84 胸痛病例 4 压痛点

症状定位与针刺点：3 个压痛点疼痛程度都较强,只能分别处理。上腹部压痛点近前中线,针刺点取左上 1;腋下痛位于躯干的阴阳面交界处,属左上 4 区,针刺点取左上 4;背部压痛点位于左肩胛骨内缘与胸椎棘突之间,属上 6 区,针刺点取左上 6。故针 $L^{1,4,6}$。

疗次：3 次。

疗效：痊愈。

针疗经过：首次针疗后3个压痛点均止，自觉轻松。隔日复诊，脊背痛程度未减，针疗后痛止。至第3次，胸背痛已减轻，左上腹仍有压痛（＋＋＋），左跟腱内侧有相应压酸，针L_1，上腹痛即止。4个月后随访，称上次治疗后胸背痛即消失，至今未发。

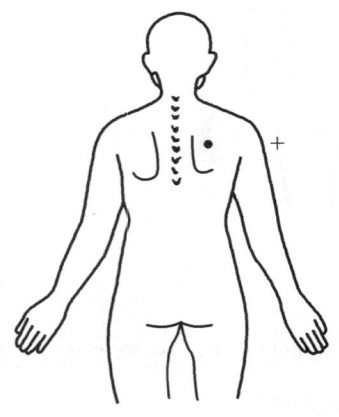

图3-2-85 胸痛病例5压痛点

病例5 女，54岁。

初诊：1992年4月25日。

病史：原有结核性胸膜炎已数月，有少量胸水。半月来出现右背痛及胸前部稍闷。

检查：消瘦，右肩胛部压痛点如图3-2-85。胸片示胸膜增厚。

症状定位与针刺点：右肩胛部压痛点处在肩胛中线位置，属躯干上5区，故针刺点取右上5；胸前部闷位于前中线部位，针两侧上1。故针$R^{1,5}$、L^1。

疗次：15次。

疗效：显效。

针疗经过：隔日1次。至第4次，背痛已明显减轻。至第6次，背痛进一步减轻，有时不痛。至第8次，背痛以持续性转为间歇性。至第13次，胸痛少发。至第15次，胸痛偶有出现。

病例6 男，61岁。

初诊：1992年8月17日。

病史：咳嗽、咳痰，伴两侧胸痛2个月。因胸痛不能平卧及侧卧，夜不能安睡。平时常有低热，达38℃左右。胸片示双侧肺气肿，左下慢性支气管炎并感染。

检查：右侧胸下方软骨部局限性压痛（图3-2-86），左前胸锁骨中线部痛但无压痛点。

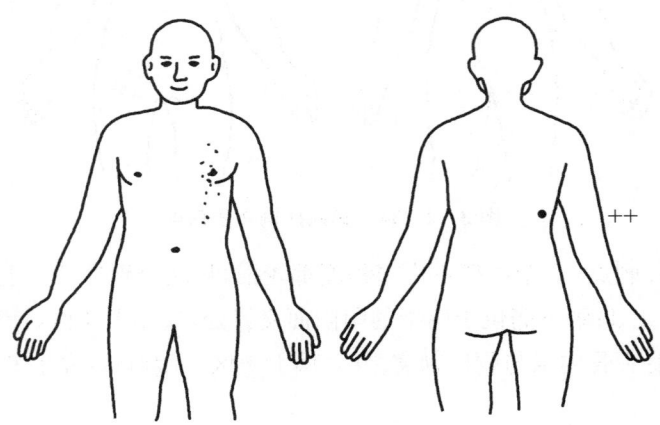

图3-2-86 胸痛病例6疼痛及压痛部位

症状定位与针刺点：根据压痛与疼痛部位，右侧胸下方处于腋中线部位，属上4区，针刺点取右上4；左侧前胸壁痛较弥散处于锁骨中线区域，属上2区，针刺点取左上2。故针 R^4、L^2。

疗次：5次。

疗效：减轻。

针疗经过：首次针疗时，左胸壁痛即止，可以卧平。当日上午行针，至下午又痛，因有咳嗽、咳痰，加针 RL^1。至第5次，胸壁痛减，可以平卧。

附：食管痛。

因食管上起自咽下缘，经下颈部、胸部上纵隔和后纵隔，至第10胸椎水平穿膈食管裂孔进入腹腔。故将食管痛归入胸痛范畴。

病例7 男，67岁。

初诊：1992年4月8日。

病史：食管癌患者，已行放射治疗33次。自18次放射治疗后出现沿食管痛至今4月余。

检查：胸壁部无压痛。X片示第5～第7颈椎退行性变，并有左侧椎间孔狭窄。

诊断：癌性食管痛。

症状定位与针刺点：食管在胸段位于胸椎之前，属上1区位置，因处在前中线上不能分侧，故针刺点分两侧。针 RL^1。

疗次：10次。

疗效：痛显著减轻。

针疗经过：隔日1次。针疗第2次后食管痛程度、频率均有好转，进食增多，自觉明显好转，能缓慢吃一碗饭。至4次后，咽食时虽痛但能忍耐，不需像原先那样用跳、顿足、拍桌等方法转移对痛的注意力。纳食增加，走路亦较前进步，可走两站路。至第10次，咽食时食管痛已明显减轻。为保持疗效，患者要求继续针疗。病灶已有扩散，转移至肝、肠，脐旁有隐痛，出现黄疸，面色苍白，日渐消瘦。

病例8 男，36岁。

初诊：1990年3月13日。

病史：感胸骨后火烧样痛4日，坐时较好，卧时痛重，睡眠有惊醒。

检查：咽充血，舌苔（＋＋），食管钡剂检查未见异常，心肺透视（－）。

诊断：食管痛，原因不明。

症状定位与针刺点：RL^1。

疗次：9次，隔日1次。

疗效：减轻。

针疗经过：首次针疗后，感食管痛显著好转，精神较振作。至第7次，食管痛显著减轻。

【临床报道】 王荣春等用腕踝针治疗非器质性胸痛107例,治愈73例。占68.22%;显效31例,占28.97%;好转2例,占1.87%;无效1例,占0.94%,总有效率为99.06%〔王荣春,郭清风,赵后良,等.腕踝针治胸痛107例临床观察[J].针灸学报,1992(4):32-34.〕。

二十三、腹痛

腹为身体中伸缩性最大的部位,包括腹腔与盆腔,两腔毗邻,主宰生命的维持与延续,内中容有许多内脏器官、大血管、神经干和神经丛、淋巴结和淋巴管等,结构复杂,内容多样。虽然患病原因各异,多以腹痛为首要症状。

(一) 慢性胃炎

病例1 女,40岁。

初诊:1988年3月14日。

病史:上腹部不适、嗳气、疼痛1月余。原有胃小弯溃疡,经胃镜检查已好转。上月初开始感胃部不适、嗳气、沿食管下段痛。

检查:舌苔(++),胸骨剑突下左侧压痛(+)。上消化道纤维内镜检查示慢性浅表性胃炎。

症状定位与针刺点:症状中以痛为突出表现,痛中尤以压痛点的存在为关键。压痛点位于胸骨剑突下左侧,位处左侧下1区之顶。故针刺点取 L_1。

疗次:10次,隔日1次。

疗效:显效。

针疗经过:首次针时,压痛即止。至第3次,上腹不痛,睡眠好,自觉精神较前振作。至第7次,胃区胀痛明显减轻。有时仍有嗳气,情绪佳。至第10次,胃痛胀完全消失。

病例2 女,64岁。

初诊:1995年9月12日。

病史:上腹隐痛、纳食差已有数年。有萎缩性胃炎病史。

检查:舌苔(++),腹软,右上腹压痛,肝脾未触及,两侧天柱、肩井压痛(图3-2-87)。

症状定位与针刺点:右上腹压痛点位于右下1区,针刺点取右下1;食欲减退针两侧上1;枕、肩压痛属上5区,针两侧上5。故针 $R_1^{1,5}$、$L_1^{1,5}$。

疗次:10次。

疗效:显效。

针疗经过:隔日1次。至第2次,上腹隐痛减,睡眠好转。至第3次,纳食、睡眠、上腹痛均有好转。至第4次,舌苔片状消退,上腹隐痛基本消失。至第7次,舌苔(-)。共针10次。

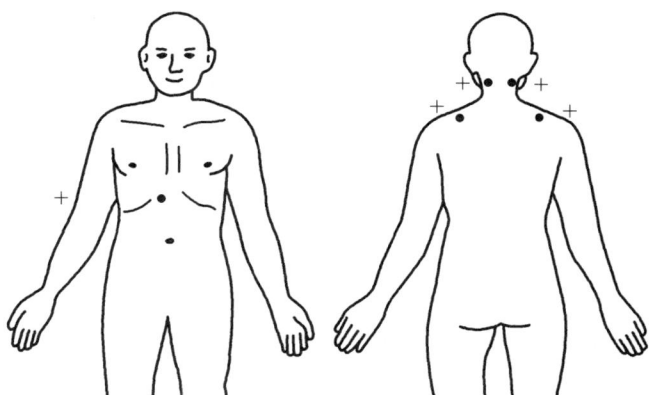

图 3-2-87 腹痛病例 2 压痛部位

（二）肝区痛

病例 3 男,38 岁。

初诊:1972 年 4 月 27 日。

病史:6 年前患肝炎,至今肝区痛。

检查:右腹上部触及肝脏边缘,有压痛。

症状定位与针刺点:肝缘触痛为右侧下 2 区症状,故针刺点取 R_2。

针疗经过:针 R_2,肝区痛及触痛立即消失。但以后未能有机会继续针疗与观察。

此为用腕踝针初探对肝区痛疗效。当时张心曙居西安,在医院内科门诊工作,肝区痛病例颇多,服药无效,经此例试用时发现有效,因此日后将腕踝针又试用于其他肝痛的病例,针 L_2 后同样有效,故张心曙在其日后的临床工作中继续试用该方法,可惜当时刚恢复工作不久,对非专业工作陌生,加之门诊繁忙,未作系统记录。除对肝炎能止痛外,曾有一急诊癌性肝痛病例,针 R_2,亦能立即止痛,但日后未继续观察。

病例 4 男,43 岁。

初诊:1977 年 9 月 26 日。

病史:肝区痛 3 年,氨基转移酶时高时低。

症状定位与针刺点:R_2。

疗次:20 次。

疗效:显效。

针疗经过:针疗过程中,每次针疗均能使肝区痛止,但日后又发,唯程度减轻,至第 15 次后,肝区痛未发。

【临床报道】肖芸华用腕踝针治疗慢性活动性乙型肝炎 77 例,其中男 54 例,女 23 例,年龄 18～56 岁。病程 3～5 年 25 例,5～10 年 31 例,10～15 年 16 例,15 年以上 5 例。针疗以 10 次为 1 个疗程,隔日 1 次。疗效:治愈 15 例,好转 46 例,无效 16 例,有效率为

79.2%。该组患者中出现肝区痛症状者 65 例,针疗后疼痛症状消失者 48 例,有效率为 73.84%〔肖芸华.腕踝针治疗慢性活动性乙型肝炎 77 例[J].针灸学报,1990(2):8.〕。

(三) 肠痉挛

病例 5　女,31 岁。

初诊:1991 年 1 月 18 日。

病史:阵发性上腹痛 2 月余。痛发作无规律,可日发数十次,日间发作居多,伴有出汗、心跳、胸闷,常因此送医院求治,经内科多种检查未见异常。平时性格较急躁,2 个月前与婆婆争吵而生气后出现胸口闷、上腹痛胀。

检查:舌苔(+),腹软,上腹压痛(+),肠鸣音不增。

诊断:肠痉挛性腹痛,症状性?

症状定位与针刺点:RL_1。

疗次:8 次。

疗效:减轻。

针疗经过:首次针疗后,上腹痛减轻。次日又发,但腹痛程度与频率减轻。至第 4 次,大便便次增多,每日 5～6 次不定。至第 7 次,腹痛明显减轻。

病例 6　女,31 岁。

初诊:1991 年 6 月 20 日。

病史:上腹部及脐部突发性痛已半年。痛呈持续性,偶有阵发性绞痛,痛时甚至打滚,近 10 日来加重,经消化内科住院检查未发现异常。起病前无明显精神诱发因素。

检查:较消瘦,舌苔(+),心律齐,腹软,上腹及脐两侧压痛,肠鸣音微增,两侧枕、肩压痛。

诊断:肠痉挛性腹痛。

症状定位与针刺点:$RL_1^{1,5}$。

疗次:10 次。

疗效:减轻。

针疗经过:首次针疗后,腹痛程度及频率均减,原在病房因腹痛每日需要注射 7～8 次止痛针药,针刺治疗后仅需要注射 1 次。因腹痛频发,每日针刺 1 次,针疗后安静。以后仍有隐痛,日发 5～6 次,程度减轻。

(四) 会阴下垂

病例 7　女,59 岁。

初诊:1994 年 5 月 12 日。

病史:下腹部膀胱区痛伴下垂感,尿道口痛,走路时加重已半年。

检查:B 超示肾、膀胱、子宫及附件未见异常。排粪造影检查示会阴下垂。

症状定位与针刺点：会阴位于前正中线下端，属下1区，不能定侧，故针RL_1。

疗次：10次，隔日针。

疗效：显效。

针疗经过：首次针疗后，会阴痛即减轻。至第5次，排尿后有短暂痛，会阴部有向上提的感觉，痛明显减轻。至第10次，排尿后会阴痛止。

（五）会阴疼痛

外阴切开术是分娩过程中常用的手术，术后并发症很多，最常见的并发症是产后会阴疼痛。会阴疼痛不仅干扰日常活动，还会影响作为母亲的经历。粗略估计，20%～25%的女性分娩后2周内会有疼痛和不安的情绪；10%在分娩后3个月内会有疼痛的感觉。最近澳大利亚的一项研究报告显示，94%的女性在分娩后6个月内都会经历一种或多种的身体不适。

试验 本试验共45例患者，其中治疗组21例用腕踝针治疗；对照组24例住院护理，必要时口服镇痛药。

症状定位与针刺点：右侧下1。

疗次：分娩后留针，在出院前2日或3日取出。

疗效：有效。治疗组21例中只有38%要求额外止痛药。80%患者觉得腕踝针非常容易接受，剩下20%觉得可以接受。没有患者中途放弃腕踝针治疗〔CHIARA MARRA，IIARIA POZZI，LORENZO CEPPI，et al. Wrist-ankle acupuncture as perineal pain relief after mediolateral episiotomy：a pilot study[J]. the Journal of Alternative and Complementary Medicine，2011，17(3)：239.〕。

二十四、癌痛

疼痛是癌症患者最常见的并发症，也是危害患者生存质量的主要因素。

试验1 本组36例，均符合国际抗癌联盟（UICC）制定的原发性肝癌的诊断标准，经病理学或细胞学诊断，或影像学结合特异性肿瘤标记诊断为原发性肝癌且伴有疼痛者。其中男32例，女4例；年龄最小18岁，最大70岁；病程最短1周，最长4年，平均4个月；轻度疼痛5例，中度疼痛16例，重度疼痛15例。所有患者在试验前48小时未用过其他镇痛药，近1周内未行过全身或局部化疗、放疗或其他局部治疗，即疼痛主要来自肿瘤本身。

症状定位与针刺点：肝疼痛伴剑突下疼痛明显的选右上1、上2（双）；如右胁肋部疼痛，选右侧上3、上4，放射至右肩背痛选右上2、上5；腹膜后淋巴结转移引起的腰背痛以带脉划分，带脉以上的腰背痛根据疼痛的范围选上6、上5，带脉以下选下6、下5。

疗次：每日或隔日1次，10日为1个疗程。

疗效：显效。本组共36例，完全缓解16例，部分缓解15例，轻度缓解3例，无缓解2例，总有效率为94.4%〔胡侠，凌昌全，周庆辉. 腕踝针治疗中晚期肝癌疼痛的临床观察

[J]. 中国针灸,2004,24(3):141-149.〕。

试验 2 本组患者均符合 UICC 制定的原发性肝癌的诊断标准,疼痛主要由肿瘤本身引起,以持续性疼痛为主,治疗近 1 周内未行介入或 PEI 术治疗。按照疼痛的程度将患者分为两组,中度疼痛患者 20 例,男 18 例,女 2 例,平均年龄(48.9±13.0)岁,平均病程(9.1±8.8)个月;重度疼痛患者 16 例,男 14 例,女 2 例,平均年龄(48.3±7.9)岁,平均病程(7.8±7.4)个月。

症状定位与针刺点:肝区疼痛伴剑突下疼痛明显者选右上 1+双上 2,右胁肋部疼痛选右上 3+上 4,放射至右肩背痛选右上 2+上 5;腹膜后淋巴结转移引起的腰背痛以带脉划分,带脉以上的腰背痛根据疼痛的范围选上 6+上 5,带脉以下选下 6+下 5。

疗次:每日 1 次,10 日为 1 个疗程。

疗效:显效。中度疼痛患者完全缓解 9 例,部分缓解 8 例,轻度缓解 2 例,无缓解 1 例,总缓解率为 85.0%,重度疼痛患者缓解率为 63%〔周庆辉,胡侠,顾伟,等.腕踝针对中重度肝癌疼痛的镇痛疗效观察[J].浙江中医学院院报,2005,29(1):53-55.〕。

试验 3 本组 25 例,均符合 UICC 制定的原发性肝癌的诊断标准。男 17 例,女 8 例;年龄 20~71 岁;病程 15 日~3 年,平均 5 个月;中度疼痛 16 例,重度疼痛 9 例。所有患者在试验前 48 小时未用过其他镇痛药,疼痛主要由肿瘤本身引起,以持续性疼痛为主,预计生存期大于 1 个月。

症状定位与针刺点:根据患者疼痛部位按腕踝针选区原则进行定位。

疗次:每日 1 次,10 日为 1 个疗程。

疗效:显效。本组共 25 例,完全缓解 14 例,部分缓解 7 例,轻度缓解 2 例,无缓解 2 例,总有效率为 84%〔韩杲,陈艳娟.腕踝针治疗中重度肝癌疼痛 25 例疗效观察[J].中国社区医师:医学专业,2012,14(29):176-177.〕。

二十五、分娩痛

分娩是一种复杂的生理过程,产程中的疼痛和紧张可能会导致肾上腺素升高,从而抑制子宫收缩、延长产程、导致子宫动脉收缩性胎儿窘迫等。约 90%产妇分娩过程中会有恐惧感。在国内,尤其是初产产妇,因恐惧剧烈分娩痛而放弃自然分娩,采用剖宫产的占相当比例。分娩镇痛对阴道分娩及提高产科临床水平有重要意义。

试验 本组 70 例,均来自暨南大学附属第一医院妇产科,年龄在 22~38 岁,均无阴道分娩禁忌证,排除妊娠高血压病、妊娠期糖尿病、前置胎盘等病理妊娠,且要求自然分娩的足月妊娠产妇。按自愿原则分为腕踝针组 40 例和对照组 30 例。

症状定位与针刺点:双侧上 1、上 2、上 3 和双侧下 1、下 2、下 3。

疗次:整个产程留针。

疗效:有效。与对照组产妇相比,腕踝针组产妇第 1 产程末、第 2 产程以及第 3 产程的视觉模拟评分均明显降低〔缪缙,赖雪梅,蒋学风.腕踝针疗法的分娩镇痛效果[J].暨南大学学报(医学版),2012,33(2):199-201.〕。

二十六、麻痛症

麻痛症是以肢体麻木疼痛为主要症状的病症。虽不危及生命,却降低人们的生活质量,影响患者的工作和学习。病因复杂,大部分由神经损伤和外伤引起。常见的有肩周炎、腰腿痛、肋间神经痛等。

试验 本组468例,男280例,女178例。年龄最小17岁,最大84岁。病程最短1日,最长4年。本组患者大部分均曾用药物和其他方法治疗,因疗效不满意来中国人民解放军总医院针灸科治疗。

症状定位与针刺点:根据疾病的不同性质和部位,取患侧的相应区。

疗次:消毒皮肤后,普通针灸针刺入,以患者无任何不适为宜,留针并用宽胶布固定,2小时后自行起针。病痛甚者可留针10～24小时,在留针期间若因体位改变造成针刺部位疼痛者,随时起针。每日或隔日1次。10次为1个疗程。在针刺6次后自觉症状无改善者,停用本法。

疗效:有效。在468例中,治愈233例,占50.87%;显效131例,占28.60%;好转80例,占17.47%;无效14例,占3.06%,总有效率为96.94%〔王荣春,赵佑良.腕踝针治疗麻痛症458例临床疗效观察[J].针灸临床杂志,1996,12(1):13-14.〕。

二十七、运动损伤疼痛

运动性损伤是体育运动中常见的现象,主要症状就是疼痛,能够影响四肢关节活动,而合理、有效的镇痛是运动损伤恢复的关键。

试验 31例四肢损伤患者,结合病史、症状、体征进行诊断,X线拍片排除骨质病变。其中踝关节损伤者16例,网球肘5例,肩关节损伤10例;分为两组,阳性反应点组16例,常规腕踝针治疗组15例。阳性反应点组的针刺点选择,根据《内经》久病入络原理,寻找腕踝部皮下组织病变的位置,如皮下结节样或皮肤局部色泽改变,即为针刺点;针刺手法与腕踝针相同,针刺方向指向疼痛部位,留针1小时左右。

腕踝针组症状定位与针刺点:根据损伤部位选取,内踝关节扭伤取下1、下2和下3,外踝关节扭伤取上4、上5和上6,网球肘取上4、上5和上6,肩关节损伤取上3、上4和上5进针。

疗次:治疗直至达到疗效标准(治愈、有效、无效)并记录人数,统计其中治愈患者进行的治疗次数。

疗效:腕踝针治疗关节损伤方面就近疗效比较好,在对踝、肘、肩关节的疗效对比中,踝关节的治疗效果最好,其次是肘关节,肩关节疗效比较差;取阳性反应点治疗四肢运动损伤在治愈率和缩短病程方面均优于常规腕踝针〔王斌,张艳,殷克敬.腕踝针治疗四肢运动损伤疼痛31例[J].陕西中医学院学报,2009,32(3):41-42.〕。

二十八、术后疼痛

(一) 妇科术后疼痛

妇科术后疼痛泛指各类妇科手术引起的下腹部疼痛,本文指剖腹产术、子宫切除术及卵巢囊肿切除术后疼痛。

病例 王某,28岁。第2次剖腹产加双侧输卵管结扎术后。患者3年前做剖腹产手术时,术后用哌替啶3次,使用后因恶心呕吐引起伤口渗出,延期愈合。

症状定位与针刺点:因患者手术部位位于下腹部,术后手术部位疼痛,因此术后选用腕踝针双侧下区。

疗次:留针2日。

疗效:显效。患者术后未使用止痛剂,并于术后2日肛门自行排气。患者术后第7日拆线,并痊愈出院〔车宗贵,王九琴. 腕踝针对妇科术后止痛疗效观察[J]. 上海针灸杂志,1994,13(4):170.〕。

试验1 纳入200例,均为女性,年龄21～62岁,随机分为两组,腕踝针组和对照组(常规药物)。腕踝针组所行妇科手术包括剖腹产术48例、子宫切除术37例、卵巢囊肿切除术15例。

症状定位与针刺点:剖腹产术取双下1区;子宫切除术、卵巢囊肿切除术取双下1、2区。

疗次:腕踝针组:留针2～3日,止痛效果欠佳时,重新调整。对照组:按常规术后4～9小时用哌替啶50～100 mg肌内注射。

疗效:腕踝针组,无恶心呕吐并发症92例,针后止痛效果尚好,夜间时有疼痛,使用1次镇痛剂8例。对照组,未使用镇痛剂9例,使用镇痛剂91例,其中有15例使用2次以上。腕踝针组止痛效果明显优于对照组〔车宗贵,王九琴. 腕踝针对妇科术后止痛疗效观察[J]. 上海针灸杂志,1994,13(4):170.〕。

(二) 肛肠术后疼痛

肛肠疾病属多发病,如痔疮、肛瘘等,虽有各种疗法,仍以手术治疗为最佳根治方法,术后疼痛是肛肠病术后护理中存在的突出问题。

试验2 本组术后伤口剧烈疼痛者109例。病例收集时间1999—2001年。中环状混合痔内外结术61例,肛瘘切开挂线术23例,外痔切除术16例,肛瘘切除术9例。男66例,女43例;年龄2～68岁,平均47.5岁。随机分为治疗组54例,对照组55例,两组患者在年龄、性别、营养状况及原发病方面差异无统计学意义。

症状定位与针刺点:治疗组取双下肢悬钟穴向内旁开1寸(约双下2)。对照组口服罗通定片60 mg。

疗次：留针 20～30 分钟。

疗效：显效。以国际标准的疼痛分级方法对疼痛进行分级，治疗组实施治疗后 20 分钟及 1 小时显效分别为 42 例、0 例，有效 5 例，无效 7 例，总有效率为 87.03%。对照组实施治疗后 20 分钟及 1 小时显效分别为 2 例、13 例，有效 20 例，无效 20 例，总有效率为 61.81%。治疗组止痛效果明显优于对照组〔潘海蓉.腕踝针用于肛肠病术后止痛临床观察[J].江西中医药,2002,33(5)：37.〕。

（三）膝关节置换术后疼痛

骨科膝关节置换术后由于手术创伤和术后康复锻炼而致患者疼痛高发。

试验 3 本研究 22 例，病例收集时间 2010 年 3 月—2011 年 9 月，踝部均有可以行针的正常皮肤，能够正确理解和使用长海痛尺表达疼痛程度，且能合作疼痛评分，无精神、神经系统症状，术后未行镇痛泵治疗的患者。治疗组男 5 例，女 5 例，年龄 35～81 岁，病程 3.2～40 年，平均 15.9 年。对照组男 5 例，女 7 例，年龄 37～78 岁，病程 3.5～45 年，平均 16.5 年。

症状定位与针刺点：治疗组下 3、下 4。对照组口服硫酸吗啡控释片 10 mg，每日 2 次，治疗 14 日为 1 个疗程，共治疗 1 个疗程。

疗次：留针 2～24 小时，14 日为 1 个疗程，治疗 1 个疗程。

疗效：治疗组平均起效时间(7.2±3.6)分钟、持续缓解时间(25.1±11.9)小时。对照组平均起效时间(21.2±4.8)分钟、持续缓解时间(10.3±2.4)小时。治疗组平均起效时间、持续缓解时间均明显优于对照组，并无不良反应〔陈巧玲,黄双英.腕踝针治疗膝关节置换术后疼痛疗效观察[J].上海针灸杂志,2012,31(5)：330-331.〕。

（四）经导管动脉化疗栓塞术术后疼痛

经导管动脉化疗栓塞术(transcatheter arterial chemoembolization，TACE)是肝细胞癌患者非手术切除治疗的首选治疗方法，但是 TACE 术后发生不良反应的概率很高，有氨基转移酶升高、发热、疼痛、腹胀、恶心呕吐及肝功能损害性黄疸等，而在这些症状里，给患者带来最大痛苦的就是疼痛。

试验 4 本组 30 例，均符合原发性肝癌的诊断标准，经病理学或细胞学诊断，或影像学结合特异性肿瘤标记物诊断为原发性肝癌且伴有疼痛。男 27 例，女 3 例，年龄(53.83±12.82)岁，病程(11.10±5.70)个月，卡氏评分(90.33±6.87)，长海痛尺评分 4～5 分 12 例，6～7 分 12 例，8 分以上 6 例。

症状定位与针刺点：左侧下 1 和右侧下 1、下 2。

疗次：1 次，6 小时。

疗效：显效。本组共 30 例，完全缓解 22 例，部分缓解 8 例，总有效率为 100%〔KE ZENG, HUIJUAN DOND, HONGYUN CHEN, et al. Wrist-ankle acupuncture for pain after transcatheter arterial chemoembolization in patients with liver cancer: a randomized controlled trial [J]. the American Journal of Chinese Medicine,2014,42(2): 289-302.〕。

(五) 甲状腺术后疼痛

甲状腺手术后,切口、颌下及颈咽部疼痛为其常见伴随症状,临床常予注射止痛剂对症处理,但有些患者尤其是女性患者,应用哌替啶等止痛剂后,易发生恶心、呕吐等,不利于切口愈合或易诱发切口出血。

试验5 本组84例,男6例,女78例。20～30岁31例,31～40岁33例,41～50岁11例,50岁以上9例;双侧腺叶次全切除35例,单侧腺叶次全切除34例,单纯腺瘤切除15例。

症状定位与针刺点:双侧上1、上2和上6。

疗次:采用1.5寸毫针,针刺1～3次(一般每日2次),留针20分钟,根据患者主诉调整进针长度和深浅度。

疗效:显效,疼痛症状消失31例,占36.9%;有效,疼痛症状减轻但不必应用止痛剂42例,占50%;无效,中途改用止痛剂等11例,占13.1%。总有效率为86.9%〔线新建,李鲜阳.腕踝针用于甲状腺术后止痛84例的疗效观察[J].辽宁中医杂志,1995,22(4):182.〕。

第三节 神经精神疾病

一、晕厥

晕厥(syncope)是由于脑供血不足引起的突发意识短暂丧失。表现为头晕、视力模糊,旋即意识不清,昏倒,数秒至数分钟即可恢复,无肢体抽搐、咬牙、尿失禁等,但易跌伤。年轻女性易发生血管-迷走神经性晕厥,可多次发生;老年人易发生于患心脏病、体位性(排尿后)低血压者。

青年人发生晕厥虽非少见,但因多属急诊,本组仅见1例,且已是发生过晕厥处于恢复期者,经治疗短期内未再发。

病例 女,18岁,学生。

初诊:1993年8月16日。

病史:3日前外出途中候车时,突感双眼视力模糊,意识欠清,面色苍白,缓慢倒地,约经1分钟清醒,无抽搐发作,送医院急诊。以往1年来曾有类似发作达5～6次。

检查:一般情况良好,心脏(一),神经系统未见阳性体征。右侧天柱、肩井压痛

(++),左侧轻微(+)。

症状定位与针刺点：来诊时已无阳性体征，仅有天柱及肩井压痛点，故以压痛为主选取针刺点，针 RL$_5$。

疗次：10 次，隔日 1 次。

疗效：显效。

针疗经过：首次针时，天柱与肩井压痛均消失。以后复诊时压痛虽又出现但程度减轻。至第 4 次，压痛已轻微，面色转红润。在学校参加训练时，烈日下有 3 个女同学发生昏倒，患者未发生，自己估计若于平时处于同样情况下必然发生，证明治疗有效。至第 7 次，压痛点消失。共针 10 次。随访 2 个月，未见再发。

体会：青年人在烈日下整队站立时突发晕厥并非少见。通过本例的治疗判定，腕踝针可能有助于对类似病例的预防。

二、眩晕与头昏

眩晕与头昏(vertigo and dizziness)是临床常见症状，尤其眩晕，因起病突然，症状较重，常急诊求治。两者均与前庭神经功能失调引起平衡障碍有关。头昏属轻度平衡障碍，患者常感头重足轻，走路不稳，漂浮感，易有恶心，持续时间较长，数日至数月甚至以上。眩晕呈突发性，常于早晨起床时发生，程度严重，感自身或周围物旋转，恶心、呕吐，体位或头位改变时加重，不能睁眼与站立，否则倾倒，持续时间短，数秒至数日不等。头昏与眩晕可单独发生，也可在头昏基础上出现眩晕，或在眩晕发作后遗留头昏。病因多种，眩晕主要因椎-基底动脉供血障碍所致，头昏可发生于身体多种情况，如颈椎骨质增生、脑部血管疾患、脑外伤、高血压、动脉硬化以及全身疾病等。头昏，尤其眩晕，发作时常于一侧天柱穴出现压痛，头昏者轻，眩晕时重。

症状定位与针刺点根据症状及压痛点而异。恶心及呕吐，属上 1 区，因症状位于前中线不能定侧，故针两侧上 1。颈背天柱压痛，针一侧上 5。

本组头昏与眩晕 100 例，其中眩晕 29 例，头昏 71 例。

(一) 眩晕

29 例中男 8 例，女 21 例。年龄 30～70 岁，其中 30～39 岁 8 例，40～49 岁 4 例，50～59 岁 11 例，60 岁以上 6 例。高血压 4 例，颈椎 X 片示有骨质增生者 16 例，其中椎间孔狭窄者 4 例，脑 CT 均未见异常。检查：一侧天柱及肩井有压痛(+～+++)。29 例经针疗，显效 15 例，减轻 13 例，无效 1 例。

病例 1 女，35 岁。

初诊：1972 年 2 月 25 日。

病史：突发眩晕，眼不能睁，恶心、反胃已数小时。

检查：闭目，面部中央色苍白，无眼震，心脏正常，上腹部胃蠕动音增强。

症状定位与针刺点：R^1。

疗次：1次。

疗效：显效。

针疗经过：先针右下1，上腹不适减轻，仍头晕，再针右上1，2分钟后头晕消失，能睁眼，面色恢复红润，恶心消失，自动由卧起床回家。

病例2 女，46岁。

初诊：1989年10月13日。

病史：发作性眩晕4日，伴呕吐，眼不能睁，视物模糊感。1986年及半年前有类似眩晕发作。

检查：低头，以手蒙眼，畏光，右眼球有压痛，右天柱、肩井有压痛（＋），颈椎片示骨质增生。

症状定位与针刺点：$R^{1,5}$。

疗次：3次。

疗效：显效。

针疗经过：首次针右上1，眼球压痛止，视物逐渐转清，精神明显振作。第3次来针时，眼球压痛已消失，头晕基本消失，针疗后未复诊。

病例3 男，65岁，教授。

初诊：1986年11月12日。

病史：2年前出现发作性眩晕、呕吐，于转头、抬头时即出现眩晕，不能睁眼，2～3秒后好转，至今仍每日有发作，于弯腰、低头时也会出现，平时常感头昏。有高血压史已20年，血压150～200/90～130 mmHg。

检查：由坐位转为卧倒时有短暂眩晕发作，未见眼震，身体及神经系统未见阳性体征，左天柱压痛（＋）。颈椎X片示第6、第7颈椎轻度骨质增生，椎间孔正常。

症状定位与针刺点：L^5。

疗次：10次。

疗效：显效。

针疗经过：第6次针疗后，卧倒时仅出现短暂头昏，左天柱压痛消失。

【临床报道】邱树清等用腕踝针治疗梅尼埃病性眩晕46例。其中男20例，女26例，年龄18～50岁，平均32岁。治疗取双上2、上4、上5针刺点，每日1次，每次留针2小时，7次为1个疗程。治疗1次痊愈者3例，占6.5%；治疗2次痊愈者8例，占17.4%；治疗3～10次痊愈者35例，占76.1%；总治愈率为100%。其中35例随访2年未见复发〔邱树清，邱立伟，胖立新.腕踝针治疗美尼尔氏病46例[J].海军医学杂志，2006，23(2)：139.〕。

（二）头昏

71例头昏患者中血管性27例，肌痉挛性7例，精神性14例，药源性3例，脑外伤性3

例,感染及腹泻后各1例,病因未明16例。经针疗,显效29例(41%),减轻34例(49%)无效8例(10%)。

三、睑痉挛

睑痉挛(blephalospasm)是表现为双侧眼睑活动不灵活的一种局灶性肌张力障碍性疾病。眼睑不自主紧闭,欲睁不能,持续时间不定,可突然睁眼恢复如常,严重时不能睁眼,如此反复间歇出现,但不波及面肌活动。病程中症状常有波动,于睡眠时消失,受情绪影响或疲劳后加重,易使人认为是心因性的。这是一种少见病,见于中老年女性,病因不明,可能与大脑基底节功能障碍有关,病程长,治疗困难,无有效疗法。

本组双侧睑痉挛7例,均为女性。年龄38~64岁,其中38岁1例,40~49岁2例,50~59岁3例,60岁以上1例。病程3个月~10年,其中1年以内3例,1年以上4例。7例均以两侧眼睑不易睁开主诉求治,但表现各异,有的早晨起床时完全正常,10~20分钟后眼睑又紧闭;有的初轻后重,1日多可睁眼正常,突发眼紧闭不能睁开,此时生活不能自理,走路无法独行,需人扶持,眨眼频繁,但轻压眼眶周围或头面部某一点,或手托下颌,即能完全睁眼。有的以上表现混合存在。各例起病因素不明,有2例自认与精神因素有关。病情有的有逐渐加重趋向,个别严重者出现抑郁和消极情绪。

症状定位与针刺点:睑痉挛属上1区病症,故针刺点取两侧上1为主,若天柱、肩井有压痛加一侧或两侧上5。疗次:10~20次,有1例至36次。疗效:7例中无效5例,另2例症状稍缓解,但因症状本身可有波动,故治疗期间短期观察很难评价疗效。

病例 女,50岁。

初诊:1992年8月20日。

病史:两眼睑出现间歇性紧闭,不易睁开已1年,曾被诊断为眼睑下垂,行手术治疗无效。

检查:睑频眨,虽能睁开又立即闭紧,不能自制,睁眼时仰首皱额,余无异常。

症状定位与针刺点:RL[1]。

疗次:36次。

疗效:好转。

针疗经过第2次针疗后,原有胸口闷、前额昏及睁眼困难开始好转。在以后的治疗中除仍有眨眼外,其余症状均保持好转,眼能睁大,睡眠好转。但至第18次后睑睁开又困难,眨眼加频,针时睑能睁开,症状波动,数日又差。如此至第36次,以稍好转而停止治疗。2年后随访,睁眼较初诊时自然,且能持久,但眨眼仍较多。

四、周围性面瘫

周围性面瘫(peripheral facial paralysis)是指额面部出现肌肉活动减弱或不能,引起皱额时额纹消失,做露齿、鼓气动作时口角歪斜,鼻唇沟消失。这是面神经受损的表现。

面神经起自脑干的面神经核,经颅底穿过颞骨的骨质面神经管,在耳后出管,分布于额及面颊部的表情肌。面神经因炎症、颅底骨折或肿瘤侵袭等原因受到损害时就会出现面瘫,其中最常见的病因是面神经炎,因炎症引起神经肿胀,在管内受到挤压而受损。面神经炎为急性起病,主要症状为一侧面瘫及耳后面神经出管处有压痛。

本组面神经炎所致面瘫57例,男33例,女24例,年龄3~76岁。性别与年龄分布见表3-3-1。经针疗,痊愈2例(3.5%),显效12例(21.1%),减轻22例(38.6%),无效21例(36.8%),有效率为63.2%。病程与疗效见表3-3-2,疗次与疗效见表3-3-3。

表3-3-1 57例面瘫性别与年龄分布(例数)

性别(例数)	年龄(岁)							
	3~	10~	20~	30~	40~	50~	60~	70~
男(33)	1	3	6	5	4	7	4	3
女(24)	—	1	5	4	7	3	3	1
共计(57)	1	4	11	9	11	10	7	4

表3-3-2 57例面瘫病程与疗效(例数)

病程	例数	疗效			
		痊愈	显效	减轻	无效
~10日	25	2	10	10	3
~20日	9	—	2	5	2
~30日	6	—	—	1	5
~2个月	7	—	—	3	4
~4个月	5	—	—	2	3
~6个月	2	—	—	1	1
1~7年	3	—	—	—	3
共 计(%)	57	2(3.5)	12(21.1)	22(38.6)	21(36.8)

表3-3-3 57例面瘫疗次与疗效(例数)

疗次	例数	疗效			
		痊愈	显效	减轻	无效
~10	29	1	8	9	11
~15	10	1	3	3	3
~20	12	—	1	4	7
~25	1	—	—	1	—
~30	3	—	—	3	—
~50	1	—	—	1	—
~60	1	—	—	1	—
共 计	57	2	12	22	21

表3-3-1示,面神经炎在各年龄段都能发生,但以20~60岁患者居多。表3-3-2

示,病程在 10 日以内者疗效较好,但也有治疗无效者,这可能存在多种因素,如个体差异、病情较重等;病程在 3 周以上者,疗效较差。表 3-3-3 示,针疗次数在 20 次以内较适当,20 次以上并不能期待增加疗效。

病例 男,29 岁。

初诊:2001 年 2 月 10 日。

病史:左侧面肌活动无力 1 周,起病前左耳后疼痛。

检查:左侧眼睑尚能缓慢闭合,但眼睑松弛,皱眉时额纹消失,鼓气不能,鼻唇沟消失,左耳后有压痛(图 3-3-1)。

诊断:急性面神经炎。

症状定位与针刺点:额、眼睑、齿、鼻唇沟的症状都在上 1 区,耳后压痛点处在头颅部阴阳面交界处的上 4 区,故针刺点取 $L^{1,4}$。

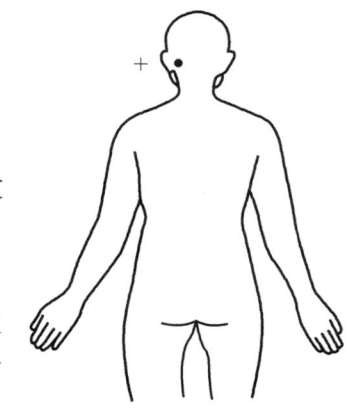

图 3-3-1 周围性面瘫病例 1
左耳后压痛

疗次:15 次。

疗效:痊愈。

针疗经过:首次针疗后,隔日复诊,第 2 次针前观察,鼻唇沟略深,耳后压痛减轻,感压酸。至第 3 次,面肌稍能动,耳后压酸减轻。至第 5 次,左额皱纹及鼻唇沟出现。至第 7 次,面瘫部分恢复,鼻唇沟加深,左耳后仍有压酸。至第 9 次,面瘫侧接近健侧,耳后轻微压酸。至第 11 次,皱额两侧相等,露齿略差,耳后压痛消失。至第 15 次,除露齿时鼻唇沟仍有轻微相差外,余与健侧无差别。1 周后复诊,面瘫完全消失,两侧面肌活动相等。共针疗 15 次,历时 1 个半月。

【临床报道】赵颖用腕踝针治面瘫 69 例,针患侧上 2,每日 1 次,经治疗 6~15 次而愈者 27 人,15~20 次而愈者 30 人,针 20~30 次者 12 人(其中 3 人痊愈,6 人显效,2 人进步,1 人无效)〔赵颖.腕踝针治面瘫 69 例疗效观察[J].新中医,1985(3):33.〕。

李良平用腕踝针治疗 40 例,并与常规针刺法治疗的 30 例对照。结果表明,两组的疗效及治疗天数差异无统计学意义($P>0.05$),但两组在治疗次数与疗效的关系上差异有统计学意义($P<0.01$)。运用腕踝针治疗次数少,痛苦也少〔李良平.腕踝针治疗周围性面瘫 40 例临床观察[J].中国针灸,2001,21(4):199-200.〕。

五、面肌痉挛

面肌痉挛(facial spasm)为一侧面部肌肉阵发性抽搐,好发于中年以后,女性多,病因未明。病初起多为一侧眼睑肌阵发性抽搐,致眼裂变小,病情进展后,同侧面颊部尤其口角出现抽动。病情可由轻转重,缓慢进展,或滞留于某阶段,虽持续多年,不伴发神经系统其他阳性体征。严重时病侧眼睑不能睁开,口角歪斜。病程中症状可有波动,于情绪激动或疲乏时加重,安静时缓解,入睡后消失。

本组面肌痉挛 15 例,男 2 例,女 13 例。年龄 25~74 岁,其中 25~29 岁 2 例,30~39

岁 2 例,40～49 岁 4 例,50～59 岁 4 例,60 岁以上 3 例。各年龄组患病率虽接近,但多为中年以后。病程半年至 20 年,其中半年 1 例,1～6 年内 10 例,6～20 年 3 例,20 年以上 1 例。右侧 11 例,左侧 4 例。

症状定位与针刺点：与面瘫相同,针患侧上 1、4。

疗次：10～60 次。

疗效：欠佳,稍好转 8 例,均为治疗过程中患者主观感觉面肌转松,抽动频率减少,虽增加疗次,也不能达到显效,无效 7 例。

【临床报道】 张新成等用腕踝针治疗 24 例面肌痉挛门诊患者,其中男 8 例,女 16 例;年龄最小 22 岁,最大 68 岁;病程最短 10 日,最长 6 年;中年人居多;左侧面肌痉挛 8 例,右侧面肌痉挛 16 例。治疗：选择病变面肌同侧的上 1、上 2、上 3、下 1、下 2、下 3 针刺,留针 30 分钟,病情重或病程长者可延长 1 到数小时,隔日 1 次,10 次为 1 个疗程,每隔 2～3 日进行下 1 个疗程,2 个疗程后计算结果。结果：24 例经治疗 2 个疗程,痊愈 5 例,显效 4 例,有效 7 例,无效 8 例,总有效率为 67%〔张新成,曹拥军.腕踝针治疗面肌痉挛 24 例疗效总结[J].针灸临床杂志,2007,23(8)：25-26.〕。

六、痉挛性斜颈

痉挛性斜颈(spasmodic torticollis)是一种颈部局灶性肌张力障碍,病因不明,表现为一侧颈肌不自主强直及痉挛性运动,致使头及颈向一侧间歇或持续扭转歪斜。本病不常见,目前认为该病属脑基底节疾病,发病以成年人居多,无性别差异,病程长,治疗困难,尚无特殊疗法。

本组痉挛性斜颈 4 例,男 1 例,女 3 例,年龄 26～57 岁,病程半年至 2 年。病前有 2 例分别于 2 年及 5 年前有头部外伤史,1 例曾有较强精神挫折,另 1 例无明显诱因,起病亚急性,求诊时主要表现为头不能自控,经常仰头并向一侧扭转,或有时由一侧转向另一侧,不能灵活纠正,为使头不过分扭转,患者常以手指抵住颏部或咬紧衣襟以自制。症状逐渐加重,但常有波动。情绪激动时加重,休息安静时减轻,入睡后消失。检查：主要为头位倾斜及颈项扭转,胸锁乳突肌明显突出并痉挛,久病者该肌肥厚,若将头位扶正,可短暂维持,但旋即头颈又转向一侧或稍后仰倾斜。当将头位向对侧方向纠正时,可感有阻力,呈折刀样强直,初推动较紧,至一定角度头位却又轻易转向另一侧。有些病例一侧天柱有压痛点。急性起病的颈扭转,也可见于神经症,但有其他神经症状及体征。

症状定位与针刺点：根据胸锁乳突肌痉挛与压痛点,针刺点取两侧上 1、4、5,隔日针 1 次。疗次：根据病情而定。疗效：4 例均无效。

如下 1 例,治疗期较长,治疗初期病情曾有好转,但以后又恢复至原状,最终以无效中断治疗。

病例 1 女,42 岁。

初诊：1992 年 11 月 4 日。

病史：头位经常向左歪斜半年。1年前因做财务工作，款项中出现小额差错，精神紧张，睡眠不良。1992 年 5 月初，头向左歪斜、后仰，枕部发胀，坐时较好，站立做事即出现斜颈。经住院检查头部 MRI、脑电图扫描以及颈椎 X 线片，均阴性。诊断为痉挛性斜颈。给服阿普唑仑片、氯硝西泮，1 个月前改服氟哌啶醇，先 1 mg，每日 3 次，3~4 日后因无效增至 2 mg，每日 3 次。症状稍缓解，但出现四肢活动不便，坐立不宁。既往无类似疾病。

检查：表情淡漠，贫血貌，四肢活动呈僵直样，走路呈小步态，头位略后仰，说话发音欠清，舌苔（++），舌肌震颤，肢体肌强直不明显，无病理反射，天柱及肩井无压痛。

诊断：痉挛性斜颈，药源性帕金森综合征。

症状定位与针刺点：$RL_4^{1,4,5}$。

疗次：73 次。

疗效：无效。

针疗经过：首次针疗留针期间坐立不安感即消失，出现表情，步态转轻快。隔日复诊，原有肌僵直貌消失，步态正常，但第 6 次复诊时症状又复旧。在以后治疗过程中，症状虽略有波动，但终因无好转而停止。

但下 1 例也有颈扭转，出现于外伤后，经针疗后症状消失。

病例 2 女，10 岁。

初诊：1974 年 7 月 8 日。

病史：2 日前左胸部受击，当即昏倒，醒后头常向左扭转，感头昏，并感双大腿前侧痛，步行困难。

检查：头不停地向左扭转，抬腿无力，卧床时仅能抬至稍离床面。

诊断：外伤后神经症。

症状定位与针刺点：$RL_4^{1,2}$。

疗次：2 次。

疗效：痊愈。

针疗经过：首次治疗针两侧上 1，头扭转停止，头昏消失，再针两下 4，两腿即分别可上抬超过 90°，治疗后步态如常。隔日复诊，头已不昏，也不扭转，感两颞侧头痛，针两上 2，头痛即消失，以后未来复诊。

七、书写痉挛

书写痉挛（writer's cramp）是一种手的局灶性肌张力障碍，主要影响手的书写动作，但也会累及手其他动作的灵活性。症状表现为书写时手指及手发生痉挛、强直、扭转，致执笔困难。尤其当笔接近纸面待写时，手及手指扭转更明显，书写呈跳跃状，笔迹弯曲重叠、不灵活，所写字甚至不能辨认。初起时，症状在疲劳时出现，或写一段字后逐渐出现，以后于开始写字时即出现，但做其他动作，手及手指并不出现痉挛现象。无肌肉萎缩，肌力正常，无其他不协调动作，感觉、腱反射均正常。患者常训练另一手写字，开始尚可，日后也可能逐渐出现类似症状。病程中,症状可波动,多数患者病情进展缓慢,持续多年。男女均可发生,但以男性多见。起病年龄 20～50 岁,以 30～40 岁为高峰,病因不明,可能属锥体系疾病。治疗困难,药物治疗尚无明显疗效。

本组书写痉挛仅 5 例,均为男性,年龄 36～54 岁,其中 36 岁 1 例,40～49 岁 2 例,50 岁以上 2 例。病程 1 年内 3 例,10 年及 17 年各 1 例。

症状定位与针刺点:上肢运动障碍针上 5,前臂桡侧腕伸肌部位有压痛属上 4 区,故针上 4、5。疗次:10～20 次,因病情而不同。疗效:减轻 3 例,无效 2 例。

病例 男,46 岁,某大学教员。

初诊:1991 年 5 月 29 日。

病史:右手写钢笔字困难已 10 年,多写后手腕即内旋,但在黑板上写粉笔字不受影响,后训练左手写字,也逐渐感到困难近 1 年。起病缓慢。做其他手的动作不感困难。

检查:写钢笔字手颤,不能控制灵活性,两侧天柱、肘背、肩关节前侧均有压痛,神经系统无其他阳性体征。颈椎 X 线片示骨质增生,肌电图未见异常。

诊断:书写痉挛。

症状定位与针刺点:$RL^{4,5}$。

疗次:20 次。

疗效:好转。

针疗经过:隔日针 1 次,3 次后各压痛点减轻,右手写字稍能把握,但需以右手小指抵住桌面作支点才能较灵活书写。针 6 次后写字较前有改善,但不能持久。10 次后肌压痛减轻得多,执笔写字较灵活,写字仍不能持久,感手腕无力。

患者系某大学一位教师,平时必须为准备讲课写大量讲稿及其他文稿,常需一次连续写万余字,经治疗,于 3 年后有机会相见,自称治疗后有好转,设法继续适应,以小指抵住桌面,即可连续书写,字迹及速度均有提高。

八、手-口综合征

手-口综合征是一种以口周围为中心的半侧面部和上肢远端独特分布的感觉障碍综合征。

病例 患者,男,58 岁。

初诊:2011 年 3 月 5 日。

病史:患者因无明显诱因晨起后突发口周右侧、右指尖麻木伴右上肢感觉障碍 10 日就诊。经脑电图、头颅 CT 等检查考虑为手-口综合征,予抗凝及营养脑神经之药物治疗后未有改善。既往高血压、冠心病、高脂血症史,神经系统检查未见异常。

症状定位与针刺点:因患者症状位于口周右侧、右指尖及右上肢,故取右上 1、上 2、上 3、上 5 进针点。

疗次:每日上午 1 次,留针 5～6 小时,14 日为 1 个疗程。

疗效:显效。2 个疗程后患者右口角、右手指、右上肢感觉障碍消失。2 个月后随访患者诉右口角、指尖及右侧肢体麻木感均消失〔侯燕,孙阁,郭家奎.腕踝针治疗手-口综合征 1 例[J].针灸临床杂志,2012,28(7):73.〕。

九、臂丛神经损害

臂丛神经支配上肢的感觉与运动,由第 5～第 8 颈神经前支和第 1 胸神经前支的大部组成,其分支分布于胸上肢肌、上肢带肌、背浅部肌(斜方肌除外)以及臂、前臂、手的肌肉、关节、骨和皮肤。支配前臂的分支桡神经、尺神经和正中神经的不同程度损害引起手部各具特点的运动与感觉障碍。

(一) 臂丛神经损害

臂丛损害引起全臂不同程度肢瘫及感觉麻木。

本组因外力受伤、肩关节脱臼、原因不明等引起一侧臂干线以下感觉减退或丧失,伴肌无力或瘫痪 10 例,针刺点以上 5 为主,有时针上 4、5、6,或加上 2,感觉逐步好转,臂力也渐增加,活动转灵活。本组的特点为针刺后针刺平面以上的麻木感觉,从上端起缓慢向指端消退至针刺平面即止,需另用一针从原针刺点以上再向指端刺,形成两针上下对刺,麻木的平面才向指端消退。本组 10 例臂丛麻痹患者,经针疗显效 5 例(50%),减轻 4 例(40%),无效 1 例(10%),有效率为 90%。

病例 1 女,19 岁,体院柔道运动员。

初诊:1993 年 4 月 16 日。

病史:5 日前参加全国柔道冠亚军比赛,搏斗中仅经 2 分钟突发左臂无力,当时并未受压,仍以右臂进行比赛达 4 分多钟,被裁判发现,立即中止比赛,发现左臂已完全松弛瘫痪,但自己无疼痛感。立即送医院拍颈椎及肩关节 X 线片,未发现异常,脑电图(-),肌电图有传导迟缓变化。

检查:患者对肢瘫无焦虑表情,左臂完全松弛性瘫痪,不能活动,左手第 1、第 2 指轻度痉挛,左肩下垂,三角肌、肱二头肌、肱三头肌、前臂肌张力减退,肌腱反射消失,未引出病理反射。左臂自臂干线以下感觉完全消失(见图 3-3-2),皮肤温度低。

诊断:左侧臂丛损害性完全性肢瘫。

针疗经过:因有手臂感觉与运动障碍,故针上 5 为主,并针上 4、6,症状无变化。为加强治疗,介绍去理疗科行电刺激治疗 2 次,经治疗后能耸肩,感觉麻木消退至肘。次日第 2 次针疗,感觉麻木以水平面方式自肘向指端缓慢消退,至腕时感针处剧痛不能忍耐,再针 $L^{2,5}$,针朝指端刺,留针期间感觉好转,麻木仍以平面方式缓慢向指端消退,手臂感觉完全恢复。此时指能握拳,但肌力较弱,握力<10 kg,臂可上抬与健侧等高,屈肘及臂外展均完全。每日 1 次。至第 3 次,握力增至 17.5 kg,仍感左手发木,活动欠灵活。至第 4 次,右手握力 20 kg,左手 15 kg,握拳不紧,肩关节前侧压痛。至第 9 次,手握力逐渐增加至右手 20 kg,左手 18.5 kg。肩部压痛消失,手臂感觉基本恢复,但仍偶有麻木感。自觉

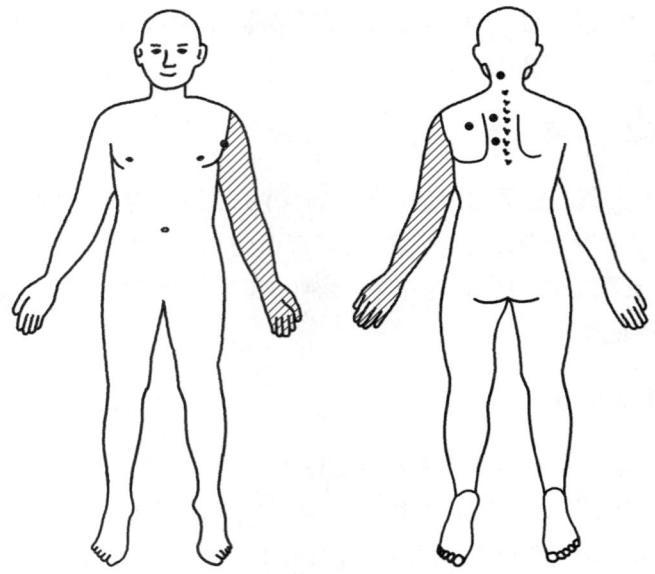

图 3-3-2 臂丛神经损害病例 1 感觉消失分布及压痛点

已好转,不愿继续治疗,以显效结束。

病例 2 女,17 岁。

初诊:1972 年 5 月 4 日。

病史:半月前骑自行车摔倒,意识短暂不清,左肩关节脱臼,后复位,但左上臂中段以下感觉减退,臂能上抬但力弱,手握拳无力。

检查:感觉减退如图 3-3-3,三角肌张力略差。

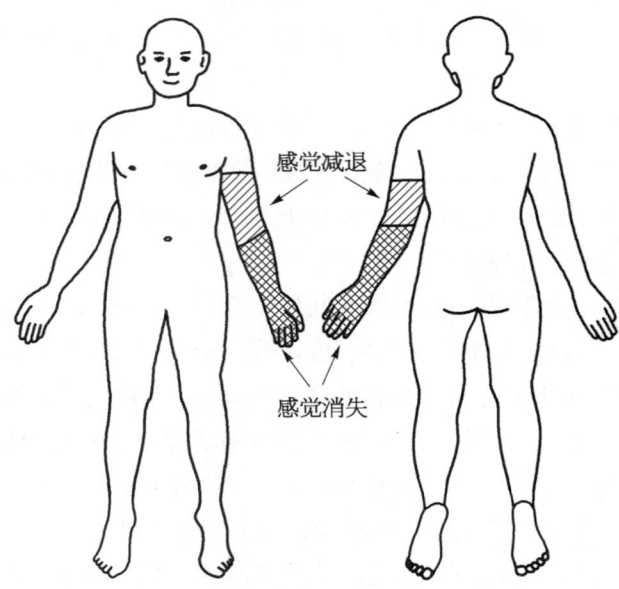

图 3-3-3 臂丛神经损害病例 2 感觉障碍分布

症状定位及针刺点:臂之感觉及运动障碍都针上5,故针L^5。

疗次:2次。

疗效:显效。

针疗经过:首次针$L^{5\downarrow}$,手部感觉有恢复,臂部仍麻,再针$L^{5\uparrow}$,臂部感觉好转,举臂仍乏力。隔日复诊,感觉已基本恢复,但与正常比仍略差,针$L^{5\uparrow}$,感觉与正常侧同,但手掌侧指端仍微麻,再针$L^{2\downarrow}$,指端麻消失。9日后再来诊,左上肢感觉完全恢复,臂能上抬,不下垂,仅手握力稍差。

此例提示针刺方向与症状部位有关。

下例提示截指后引起5区感觉障碍,并影响手掌部2区的感觉。此例非臂丛损害,可能为感应性反应。

病例3 男,24岁。

初诊:1977年3月22日。

病史:3年前,右手第4指负伤后截指,以后经常感截指端发麻,并波及右臂外侧至肩部。因指端麻,行手术3次,仍未见好转。

检查:感觉减退范围如图3-3-4,沿头、颈、臂、手的5区分布,并反应于手之2区。

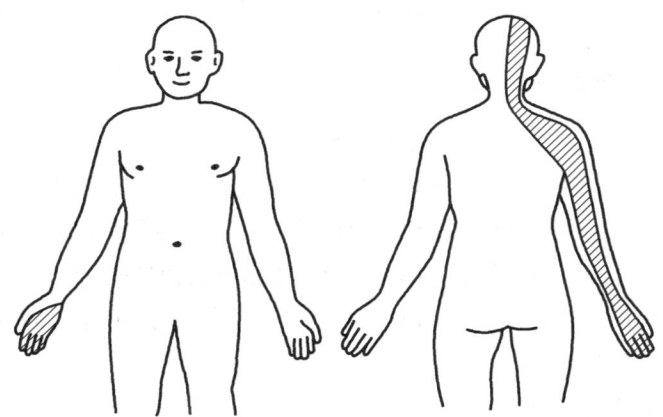

图3-3-4 臂丛神经损害病例3感觉障碍分布

症状定位与针刺点:$R^{5\uparrow\downarrow}$。

疗次:8次。

疗效:显效。

针疗经过:首次针疗,针刺向上时,针刺点水平以上感觉恢复,以下仍麻。再朝指端针刺,第4指感觉恢复,第3、第4掌骨间皮肤感觉仍麻,留针1小时,除掌背感觉稍差外,其余部位感觉均恢复,握拳也较有力。3日后复诊,握拳已不引起臂麻,臂外侧麻较原来有好转。针疗后臂麻又立即好转。至第8次,感觉恢复较稳定,握拳灵活得多。

(二) 前臂神经损害

臂丛神经中有走向前臂及手的正中神经、尺神经和桡神经,受损害时引起不同表现的感觉和(或)运动障碍。

1. 桡神经麻痹　桡神经损害的主要运动障碍是前臂伸肌瘫痪,抬前臂时呈"垂腕"状态。感觉障碍以第1、第2掌骨间隙背面皮肤最为明显。本组垂腕4例,经针疗,显效3例,减轻1例。

病例4　男,8岁。

初诊:1989年8月24日。

病史:1个月前右肘被狗咬伤,右手下垂不能上抬。

检查:右手完全下垂,不能上抬,能握拳抓物,前臂肌张力稍低,感觉存在。皮肤温度略低,桡骨膜反射存在,右侧肩关节前及桡侧肘有压痛(图3-3-5)。

诊断:桡神经麻痹。

症状定位与针刺点:臂之2个压痛点都处于阴阳面交界处,针上4,垂腕为前臂伸肌之运动障碍,针上5。故针 $R^{4,5}$。

疗次:36次,隔日针。

疗效:显效。

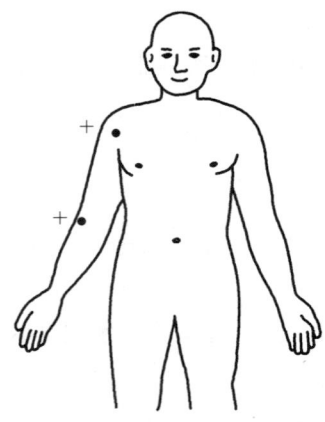

图3-3-5　臂丛神经损害病例4压痛点

针疗经过:至第4次,右手示指稍能上抬。至第6次,手指稍能屈曲,手腕仍不能上抬。至第11次,右腕已能部分上抬至稍高于前臂平面。至第15次,能握拳,能部分抬腕。至第16次,握拳肌力增加,手指可以活动。至第23次,手能上抬超过前臂平面45°。至第25次,手可上抬达60°。至第30次,右手上抬接近左手,但肌力稍弱。至第36次,右手活动接近正常。

病例5　男,41岁。

初诊:1993年7月9日。

病史:伏案午睡后出现右手腕下垂9日,无手臂疼痛及麻木感。

检查:右手腕下垂,上抬不能超过前臂水平,尚能握拳,握力稍弱,无肌肉萎缩。压痛点见图3-3-6。

症状定位与针刺点:右手腕下垂,肌力稍弱,天柱、肩井、上臂之5区压痛点与前臂感觉减退均属上5区症状,针上5;肘之桡侧压痛点属上4区症状,针上4。故针 $R^{4,5}$。

疗次:9次,隔日1次。

疗效:显效。

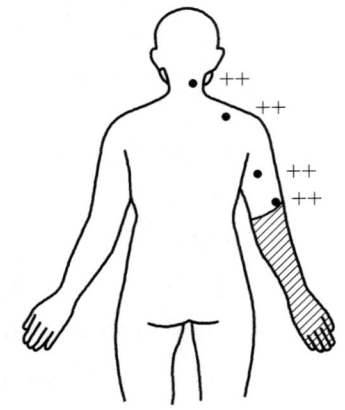

图3-3-6　臂丛神经损害病例5感觉障碍分布及压痛点

针疗经过：首次针疗后，握力稍增强，感觉麻木减轻。至第2次，右腕稍能抬高至与前臂平，但不能持久，压痛点消失。至第3次，右腕上抬较持久。至第7次，右手能完全抬起，握笔写字微颤且不流利，肘之桡侧压痛尚存，但减轻。至第9次，右手活动已明显恢复，肘部压痛点轻微。

2. 尺神经麻痹　尺神经受伤时，运动障碍表现为屈腕能力减弱，第4、第5指的远节指骨不能屈曲。小鱼际肌萎缩，变平坦，拇指不能内收，骨间肌萎缩，各指不能互相靠拢，各掌指关节过伸，第4、第5指的指间关节弯曲。感觉丧失区域以手内侧缘为主。

尺神经受损仅1例。

病例6　女，62岁。

初诊：1991年7月15日。

病史：右前臂背侧感觉减退，腕以下感觉消失，手部肌萎缩22年（1973年开始），外伤后引起。幼年时曾有右肘关节脱位，当时复位不良，至今肘关节移位畸形。

检查：右前臂背侧肘以下感觉减退，腕以下感觉消失，尺侧明显（图3-3-7）。前臂肌萎缩，手部掌骨间肌、大小鱼际肌均有萎缩，手指并拢无力，呈屈曲位，无病理反射。

诊断：尺神经损害。

症状定位与针刺点：因手之掌面小指侧及拇指侧肌萎缩，针1↓、3↓，前臂背侧肌萎缩及感觉障碍，针5↓、6↓。故针 $R^{1\downarrow,3\downarrow,5\downarrow,6\downarrow}$。

疗次：10次。

疗效：减轻。

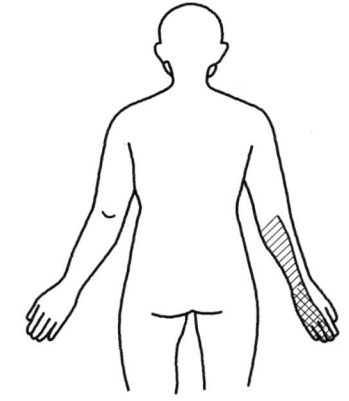

图3-3-7　臂丛神经损害病例6感觉障碍分布

针疗经过：首次针疗后，手部麻木感逐渐消退，有由厚转薄隔一层感，小指第2、第3节麻木如旧。至第4次，右手背有好转，握力增强。至第6次，右手感觉继续好转。

3. 正中神经障碍　正中神经主要分布于前臂及手的屈肌及1、2、3指与半个4指掌侧，正中神经干如在臂部受损伤，运动障碍表现为前臂不能旋前，屈腕能力减弱，拇、示指不能屈曲，拇指不能对掌。感觉障碍以1、2、3指的远节最显著。但此神经行于臂内侧及其深部，受损机会较少，多见为感觉症状，如掌心及手指麻、痛。

病例7　女，46岁。

初诊：1992年8月3日。

病史：双手心麻，右手重3年。近期加重，夜间明显。

检查：双手无异常，颈椎X线片（－）。

症状定位与针刺点：手掌心为手之2区，针刺点取上2，针刺向指端。故针 $RL^{2\downarrow}$。

疗次：8次。

疗效：减轻。

针疗经过：首次针疗后，隔日复诊，左手心麻已明显好转，右手心麻减轻。至第 6 次，双手指麻减轻。至第 8 次，左手麻基本消失，右手指端仍麻。

病例 8　女，40 岁。

初诊：2001 年 3 月 28 日。

病史：双手指发麻感 8 年。起初为间歇性出现，双手活动后即可好转，若不活动，发麻感即向上延伸至肘窝部。去年 10 月起指端发麻呈经常性，多发于双手工作时，静止少动即不出现，握力无变化。

检查：双手及前臂无异常体征，触及手指有发麻感。皮肤颜色无改变。枕肩部及沿神经无压痛。

症状定位与针刺点：$RL^{2\downarrow}$。

疗次：10 次。

疗效：减轻。

针疗经过：首次针疗后，手指麻略减，留针 2 小时，起起针后双手指仍麻。至第 4 次，掌心及指麻均有减轻。至第 8 次，双手指端麻明显好转。共针 10 次。

十、腓总神经麻痹

腓总神经来自腰 4～骶 3 脊髓节段，在膝腘上部从坐骨神经分离，下降至小腿外侧面，其作用是使足背屈、内翻、伸趾。神经麻痹时患者足背屈、足趾伸展及足外翻不能。

本组腓总神经麻痹 7 例，男 4 例，女 3 例。年龄 6～26 岁，其中 6～7 岁 4 例，为臀部注射药物（青霉素、盐酸异丙嗪）引起；17～26 岁 3 例，原因不明。起病急，多为单侧。经针疗，显效 2 例，减轻 2 例，无效 3 例。

病例　女，23 岁。

初诊：1991 年 1 月 21 日。

病史：左足下垂 1 个月，足不能上抬，步行困难，起因不明。原有腰痛，腰椎 X 线片未见异常。

检查：腰两侧无压痛，卧床时左腿能上抬，左足能下屈，但下垂不能上抬，腓肠肌无萎缩，感觉存在，沿小腿后侧神经有压痛，跟腱反射减弱，无病理反射。

诊断：腓总神经麻痹。

症状定位与针刺点：足下垂为前侧肌运动障碍，为下 4 区症状，针刺点取下 4；小腿后侧沿神经压痛为下 6 区症状，针刺点取下 6。针刺方向朝远端。故针 $L_{4,6}$。

疗次：40 次。

疗效：显效。

针疗经过：第 3 次针疗后，足上抬时肌力开始有增强。至第 6 次，登楼梯时腿较前有力。至第 10 次，足上抬高度接近健侧。在以后针疗过程中，足肌力逐渐恢复，但较健侧仍略差些。

十一、腓肠肌痉挛

腓肠肌痉挛是腓肠肌突然发作的强直性痛性痉挛,牵掣、痛如扭转,持续数十秒至数分钟或更久。

病例 1　毕某,女,67 岁。

病史:自诉因晚上睡觉时受凉,右小腿腓肠肌抽搐后痛甚,行走不便,曾针刺委中、承筋穴,无效。

症状定位与针刺点:下 6。

疗次:1 次,留针 30 分钟。

疗效:痊愈。刺入后,令患者下地行走,患者顿时感下肢轻松,留针 30 分钟后起针,患者行走如常。次日随访,未复发。

病例 2　陆某,男,28 岁。

病史:右下肢小腿后侧痛 1 日,局部强硬,行走不利。

症状定位与针刺点:下 6。

疗次:1 次,留针 30 分钟。

疗效:痊愈。症状消失,行走自如〔许培琪. 腕踝针治疗腓肠肌痉挛[J]. 上海针灸杂志,1987(2):47.〕。

十二、多发性神经炎

因服杀虫药或农药引起全身中毒,或因严重病毒性感染后损及周围神经,尤其是四肢的神经损害及肌萎缩,影响独立生活,常遗留严重的后遗症。

病例 1　女,17 岁。

初诊:1974 年 11 月 18 日。

病史:2 个月前服灭虫药(DDV)15 ml 出现昏迷,经抢救 1 日后清醒。半个月后出现四肢无力,双手指不能伸直,双腿酸痛,站立不稳,足下垂,举步困难,需扶杖才能缓慢步行,生活不能自理。

检查:四肢感觉存在,双手肌肉有萎缩,手指不能伸直,桡反射减弱。小腿外侧腓肠肌有明显压痛,足下垂,膝及跟腱反射消失。无病理反射。

症状定位与针刺点:根据运动障碍与压痛点所在区选择针刺点。四肢运动障碍,上肢针上 5,下肢针下 4。小腿外侧腓肠肌压痛位于下 6 区,针下 6。故针 $RL_{4,6}^{5}$。

疗次:50 次,隔日 1 次。

疗效:显效。

针疗经过:首次针疗后,腓肠肌压痛止,腿酸感消失,步行转轻快,但半日后症状又复旧。在以后治疗过程中,腓肠肌压痛逐渐减轻,四肢肌力也渐好转,手指能伸直,握力增强,双腿能上抬,由蹲起立可不扶持,脚开始能活动,但仍有下垂。经治疗 50 次,历时近 4 个月,在家行走可不用扶杖,生活能自理。中毒后月经停止约 3 个月,针两侧下 1 至 10 次,月经来潮。

病例 2 女,40 岁。

初诊:1998 年 9 月 23 日。

病史:四肢瘫后出现肌萎缩已 1 个月。起病急,以发热、咽痛等上呼吸道感染症状开始,伴全身无力感,随即出现四肢瘫痪,当地医院诊断为"格林-巴利综合征"。经用激素治疗后病情好转,但肌无力及随后发生的四肢肌萎缩影响日常生活,该院无法治疗,嘱回家休养,故来我院治疗。

检查:消瘦,皮肤感觉无障碍,四肢肌肉有萎缩,双手指不能伸直,抬腿无力,站立与步行不稳,各腱反射减弱。

症状定位与针刺点:$RL_{4,6}^{5}$。

疗次:30 次。

疗效:显效。

针疗经过:首次针疗后,四肢肌力增加,能独完成坐、起、立动作,步行时能抬腿,腓肠肌压痛减轻。隔日 1 次,四肢肌力逐日增强。针 7 次后能独自走较远距离,手握力增强,手指能伸直。至第 30 次,步态基本恢复,生活能自理。白带多已 2 年,针两侧下 1、2 次后,白带净。

本组中另有 2 例,情况与病例 1 相似,用腕踝针治疗获得显效。

十三、感觉障碍

感觉障碍(sensory disturbance)是神经系统疾病所表现的一部分症状。这里所述是感觉障碍的几种特殊形式。感觉障碍就其敏感度变化可分两类:感觉减退和感觉过敏。

(一) 感觉减退

感觉减退较多见,主要是指身体皮肤的痛觉敏感度减低,严重时表现为麻木。其障碍形式有多种:

1. 全身型 身体两侧对称性痛觉明显减退或消失,触觉存在或减退,多为神经症性,常伴有头晕,全身酸痛、发木感,四肢乏力,也可有失语、失明、聋哑等特殊症状。可见于脑外伤。

本组全身型感觉障碍 11 例,男 3 例,女 8 例,年龄 22~53 岁,其中 20~29 岁 1 例,30~39 岁 5 例,40~49 岁 4 例,50~59 岁 1 例。以中年较多见。经针疗,显效 7 例,减轻 2 例,无效 2 例。无效病例中 1 例为严重脑挫伤后 8 年,针时感觉麻木立即消失,但隔日又恢复原状,共针 2 次,因疗效短暂,患者不愿继续针疗而中断;另 1 例病程亦 8 年,有轻度精神症状,不能控制发笑,针疗 8 次,症状无变化而停止治疗。

病例 1　男,22 岁。

初诊:1974 年 9 月 13 日。

病史:头晕、全身感觉麻木 20 日。

检查:全身痛觉消失,触觉减退,余无异常(图 3-3-8)。

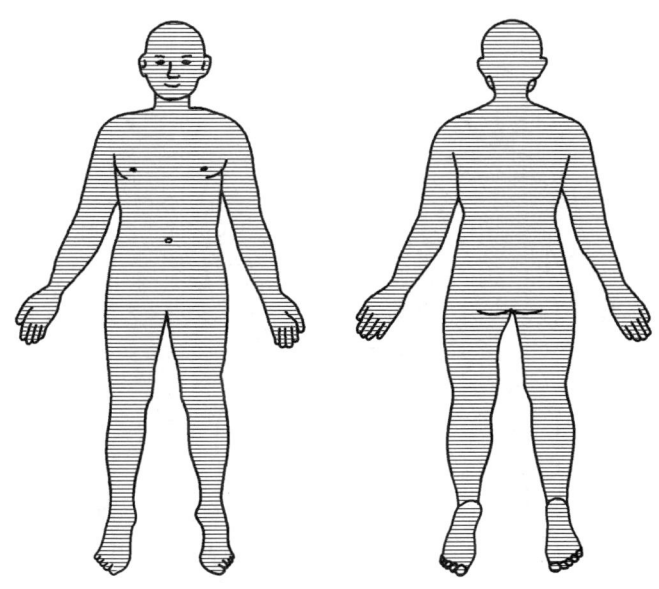

图 3-3-8　感觉障碍病例 1 感觉障碍分布

诊断:全身型感觉麻木,神经症性。

症状定位与针刺点:麻木遍及全身,属不能定位类,针 RL^1。

疗次:3 次。

疗效:痊愈。

针疗经过:首次针疗后,感觉未变。隔日复诊,感觉已恢复,视物有些发黄,针第 2 次。隔日再来针时,视物发黄已消失。

病例 2　女,30 岁。

初诊:1974 年 5 月 31 日。

病史:生气后四肢无力,不能抬腿,想哭,夜不能眠已 40 多日。

检查:全身感觉减退,握力弱,卧床时腿不能抬离床面。腱反射活跃,无病理反射。

诊断:全身型感觉减退,神经症性。

症状定位与针刺点:RL_4^1。

疗次:1 次。

疗效:显效。

针疗经过:先针 RL^1,针疗后全身感觉恢复,双手握力增强,抬腿仍乏力,再针 RL_4,抬腿即增高,右腿上抬 60 cm,左腿上抬 72 cm。

病例 3 女,40 岁。

初诊:1972 年 6 月 10 日。

病史:全身感觉麻木半年,前额阵发性痛,头发木感。5 年前春,曾有阵发性四肢颤抖、不会说话、意识欠清发作。

检查:头及上下肢皮肤刺痛觉消失,躯干部感觉减退(图 3-3-9)。

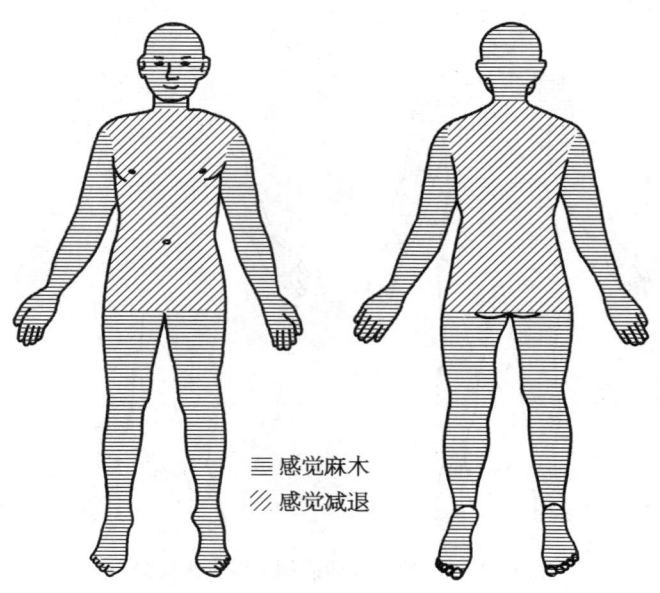

图 3-3-9 感觉障碍病例 3 感觉障碍分布

诊断:全身型皮肤感觉减退,神经症性。

症状定位与针刺点:RL^1,RL^1_4。

疗次:3 次。

疗效:显效。

针疗经过:首次针疗,针 RL^1 后,感头脑较清晰,头部及双上肢感觉有些恢复,双下肢仍发木感,再针 RL^1_4,双下肢发木感好转。3 日后复诊,全身感觉已恢复得多,原来舌无味,称上次针疗后,吃饭有味。针 RL^1,上半身感觉恢复,再针 RL_4,腿感觉恢复。1 周后第 3 次来诊,全身感觉已恢复,舌尖麻木消失,前额、口唇、双膝仍有发麻感,针 RL^1,前额及口唇麻消失,膝部仍有麻痛,再针 RL_4,麻痛消失。

病例 4 女,43 岁。

初诊:1974 年 6 月 12 日。

病史:全身痛,发热感(测体温不高)10 余日。

检查:胸部痛觉减退,全身其他部位皮肤痛觉消失,其余未见异常。

症状定位与针刺点:RL^1。

疗次:1 次。

疗效：显效。

针疗经过：针 RL^1，身体双侧感觉先后恢复，次序同步，头面—上肢（肩—手）—胸—腹—下肢（股—足），数分钟内麻木感依上述顺序消退。头沉重及发热感减轻。

以上 4 例显示：① 全身型感觉障碍的起因与精神因素有一定关系，症状表现多属神经症性功能障碍，经针疗多能恢复。② 全身型感觉障碍属不能定位症状，因此针两侧上 1，如有不足，再按症状所在区选取针刺点。③ 各部位症状与所选针刺点有密切关系。④ 针刺后麻木感觉消退有一定顺序，如海浪推进，缓慢进行。

2. 偏身型　身体一侧沿中线感觉减退或消失，见于脑部病变如脑卒中、脑占位性病变、脑外伤以及颈、腰椎关节痛，亦见于神经症。

本组偏身型感觉障碍 30 例，男 6 例，女 24 例，年龄 22～67 岁，性别和年龄分布见表 3-3-4，病程见表 3-3-5，可能病因见表 3-3-6。疗效：显效 13 例（43.3%），减轻 16 例（53.3%），无效 1 例（3.3%），有效率为 96.7%。

表 3-3-4　偏身型感觉障碍 30 例性别和年龄分布（例数）

性别（例数）	年龄（岁）				
	20～	30～	40～	50～	60～
男（6）	3	—	1	—	2
女（24）	2	14	3	4	1
共计（30）	5	14	4	4	3

表 3-3-5　偏身型感觉障碍 30 例病程

病程	～1 月	～3 月	～半年	～1 年	～3 年	～5 年	～10 年
例数	3	3	3	4	8	2	7

表 3-3-6　偏身型感觉障碍 30 例病因（例数）

病因	例数	病因	例数
头痛	9	脊背痛	2
精神性	4	阑尾炎术后	1
脑卒中后	3	头晕	1
癫痫	2	脑震荡	1
输卵管结扎	2	不明	5

病例 5　男，25 岁。

初诊：1974 年 6 月 14 日。

病史：阑尾炎手术后腹部常抽痛 1 年。

检查：右下腹手术部位压痛，右半身皮肤感觉减退（图 3-3-10）。

症状定位与针刺点：压痛点较靠近前中线，属下 1 区。右半身感觉减退，属不能定位症状，针右上 1。故针 R^1_1。

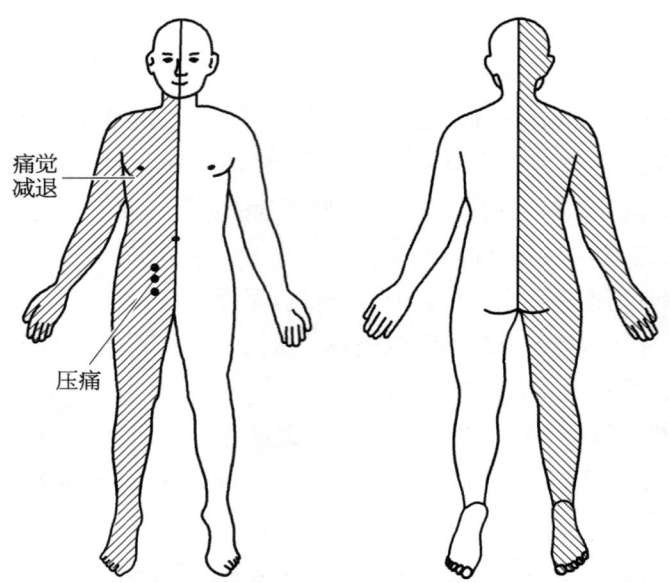

图 3-3-10 感觉障碍病例 5 感觉障碍及压痛分布

疗次:1 次。

疗效:显效。

针疗经过:先针 R_1,腹部压痛止,身体感觉麻木如旧。再针 R^1,麻木感逐渐消退,恢复次序:头面部—上肢从肩缓慢下退到手—胸—腹—下肢从股下退到足,约 1 分钟内退尽。

病例 6 女,32 岁。

初诊:1977 年 6 月 15 日。

病史:左半身发麻、酸 2 年,步行时左腿活动欠灵活,左前颞部疼痛,左腰部下垂感。

检查:眼底(一),左半身痛觉消失(图 3-3-11),触觉存在,左手握力较弱,肌肉无萎缩。左侧面及手背轻度水肿。无病理反射。

症状定位与针刺点:一侧身体感觉障碍,针上 1,左手肌力减退,针左上 5;左腿乏力针左下 4。故针 L^1、$L_4^{1,5}$。

疗次:26 次。

疗效:显效。

针疗经过:首次针疗,针 L^1,左半身感觉逐渐恢复与健侧相同,上臂外侧感觉稍差,留针半小时,起针后感觉又麻木如旧。隔日复诊,左侧肢体活动较轻松,感觉麻木如旧,针 L^1,左半身感觉恢复,起针后痛觉立即又变迟钝,但有少许痛觉。至第 3 次,左手肿减轻,感头昏,四肢乏力,左半身感觉较原来清楚些,针疗后感觉有恢复,视物亦较清楚,头昏渐减轻,起针后左半身感觉较原来进步。第 4 次针时,左侧半身感觉自觉较原来好一半,头、胸、腹部感觉基本恢复而背面稍差,针 L^5,感觉恢复。第 5 次针时,左半身感觉已基本恢复,稍差于右侧,针 L^1 后立即感觉两侧相同。第 13 次针时,左侧感觉已恢复,尚有上下肢

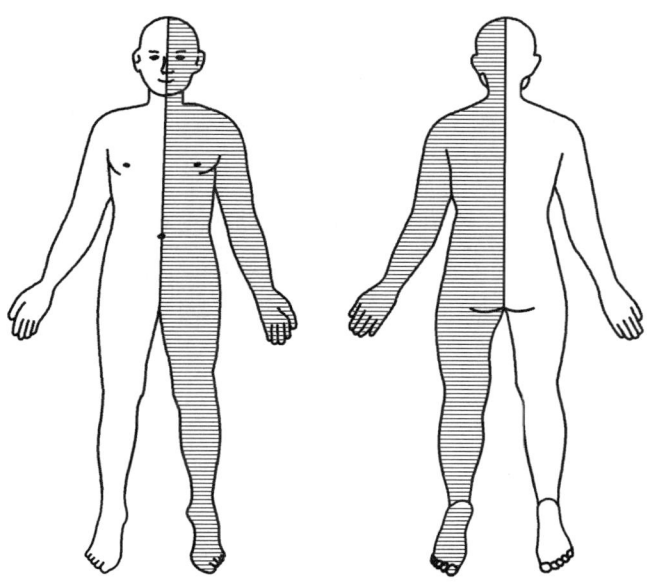

图 3-3-11 感觉障碍病例 11 感觉障碍分布

酸胀感,针 L_4^5,后继续治疗至 26 次。

本组偏身感觉障碍 30 例治疗体会:

偏身感觉障碍不一定都是由脑部器质性疾病引起,脑部以外的躯体原因有时也可引起,最大的可能是局部慢性疼痛性病灶的刺激,通过神经传导到中枢神经系统引起保护性反射抑制,又反映在皮肤表面的感觉器。这种感觉的减退或麻木是功能性改变,可以通过皮肤表层弱刺激的诱导使反射抑制消退。不过这种反射抑制消退速度的快或慢受多种因素影响,各人表现不一。身体表面的皮肤感觉器与神经中枢在胚胎期原同属外胚层,其间关系密切,随着身体发育,结构变得复杂化,这种密切关系始终保持如一。

从偏身或全身型皮肤感觉障碍经针刺后出现麻木消退过程来看,其消退不是立即完全恢复,而是针刺入皮下后 0.5~1 分钟,皮肤感觉恢复从头面部开始,经上臂向手—胸背—腹—大腿—小腿—足—趾依次恢复,此过程约在 1 分钟内完成,用尖物刺激皮肤表面即可测知。随着偏身或全身皮肤感觉的恢复,其他被抑制的中枢神经感知功能也得到恢复,如视物转明亮、情绪转愉快、脑部沉重感消失、精神转活跃、面露笑容、食欲增加、动作转敏捷等,显得精神焕发。

使偏身或全身型感觉障碍恢复,各针刺点虽有一定作用,但最有效的首选上 1,偏身型针感觉障碍侧,全身型针两侧。这是因为,发生功能抑制的中枢神经脑部所表现的感觉障碍的症状是处在身体对侧的,是交叉的。因此,只有在感觉障碍侧针刺才有作用,否则没有作用。

3. 套型 感觉呈套型障碍是指双侧肢体,上肢或(和)下肢远端有对称性相同或不同平面,犹如手套或袜子样感觉减退或麻木,见于神经症、关节痛,或为药源性。

本组套型感觉障碍 16 例,男 10 例,女 6 例,年龄 22 岁~74 岁,分布见表 3-3-7。病程1个月以内2例,1个月～半年5例,半年～1年3例,1～5年6例。病因:药源性2例,长期饮酒史1例,增生性脊柱炎1例,肠癌1例,病因不明(包括记录不全)11例。针刺点主要选上5、下4;但少数病例用上2、下2,亦获显效。疗效:显效2例(12.5%),减轻12例(75%),无效2例(12.5%)。

表3-3-7 套型感觉障碍16例性别与年龄分布(例数)

| 性别 | 年龄(岁) | | | | | |
(例数)	20～	30～	40～	50～	60～	70～
男(10)	2	2	1	2	2	1
女(6)	1	3	1	—	1	—
共计(16)	3	5	2	2	3	1

病例7 男,38岁。

初诊:1974年5月27日。

病史:双手麻木感3年。起因不明。

检查:双手感觉减退(图3-3-12),握力尚可。

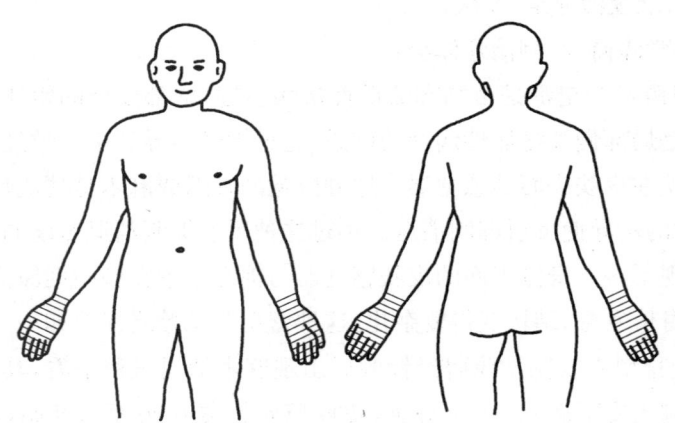

图3-3-12 感觉障碍病例7感觉障碍分布

症状定位与针刺点:双手呈套型感觉障碍,试针上2,针尖方向朝指端。

疗次:1次。

疗效:显效。

针疗经过:首次针 $R^{2\downarrow}$,右手麻木消失,左手麻木如旧,再针 $L^{2\downarrow}$,左手麻木消失,双手感觉完全恢复。

病例8 女,32岁。

初诊:1974年3月20日。

病史:双手颤抖,前臂及手感觉减退2年。

检查:双侧前臂感觉减退,伸手微颤,左侧明显(图3-3-13)。

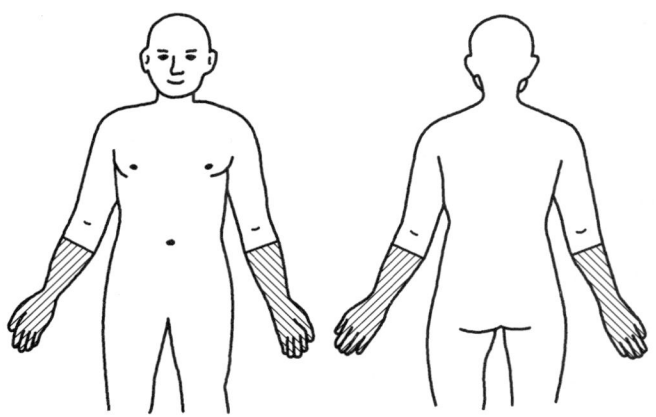

图 3-3-13　感觉障碍病例 8 感觉障碍分布

症状定位与针刺点：RL$^{5↑↓}$。

疗次：1 次。

疗效：显效。

针疗经过：针疗后双侧前臂及手感觉依次恢复，手颤停止。

病例 9　女，35 岁。

初诊：1974 年 8 月 14 日。

病史：四肢麻木感 5 年，肌无力。

检查：双侧上肢肘以下，双侧下肢膝以下，痛觉消失（图 3-3-14），触觉存在，无肌萎缩，腱反射正常。

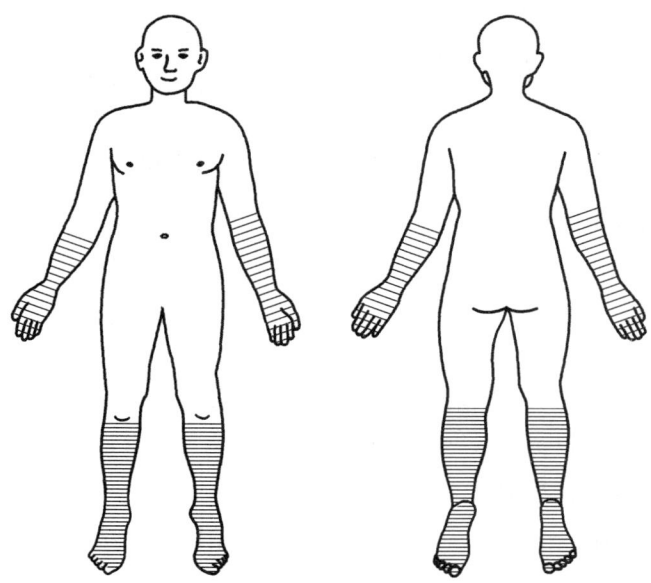

图 3-3-14　感觉障碍病例 9 感觉障碍分布

症状定位与针刺点：上下肢感觉障碍针刺点取上5下4。故针$RL_4^5\updownarrow$。

疗次：7次，隔日1次。

疗效：减轻。

针疗经过：首次针疗后，双手心感觉恢复，臂内侧面恢复较好，外侧面仍差。针第2次后，四肢麻已明显好转。至第5次，指趾端发凉、感觉麻木有减轻。至第7次，肢端凉及麻木感进一步减轻。

病例10　男，43岁。

初诊：1972年5月7日。

病史：因附睾炎注射链霉素后出现四肢凉、麻1年。左膝关节痛。

检查：感觉麻木如图3-3-15。

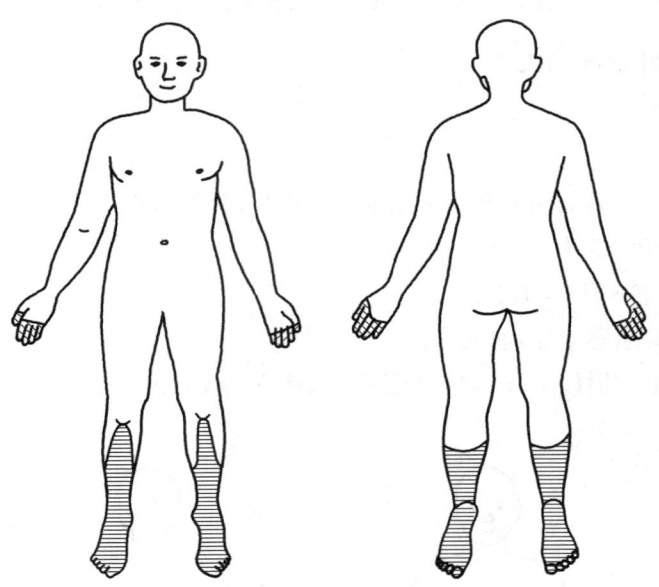

图3-3-15　感觉障碍病例10感觉障碍分布

诊断：药物副作用性感觉障碍。

症状定位与针刺点：$RL_{3,4}^{5,6}\downarrow$。

疗次：1次。

疗效：显效。

针疗经过：针$RL^{5,6}\downarrow$，双手指端麻木感消失，针$RL_{3,4}$，腿麻消失。

病例11　女，22岁。

初诊：1979年12月28日。

病史：两侧小腿胀8个月，大腿胀、麻1个月，久站困难，步行时腿沉重感。

检查：两腿感觉减退如图3-3-16。各肌腱反射存在，抬腿高度两侧相等，肌力尚可，无病理反射。腰椎X线片（一）。肌电图示肌源性损害。

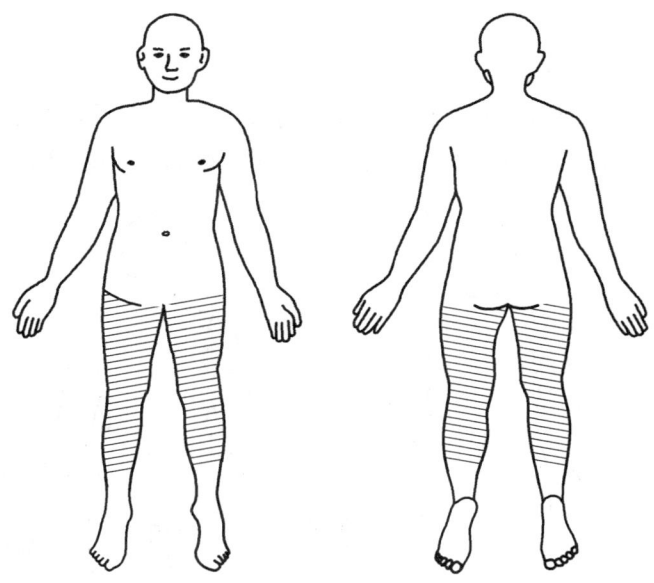

图 3-3-16 感觉障碍病例 11 感觉障碍分布

症状定位与针刺点：$RL_{1,6}$，$RL_{4,6}$。

疗次：15 次。

疗效：无效。

针疗经过：首次针疗后，两腿感觉有恢复，腿胀减轻。隔日复诊，腿感觉已大部分恢复，胀已明显减轻，小腿后侧感觉差，针疗后立即恢复。针第 3 次后，腿感觉基本恢复，但有针刺样发麻感。第 4 次来诊时，腿感觉麻木又起，腿仍胀，针 $RL_{4,6}$，感觉立即恢复，腿胀消失，活动转轻松，针疗后 2 小时症状又起。在以后每次针疗过程中，症状起伏波动，共针 15 次。

4. 单肢型　一侧上肢或下肢感觉麻木，常同时伴有肢无力或瘫痪，见于外伤性臂丛神经功能障碍。

本组单肢型感觉障碍 11 例，男 6 例，女 5 例，年龄 17～60 岁，其中 10～19 岁 3 例，20～29 岁 2 例，30～39 岁 2 例，40～49 岁 2 例，50～59 岁 2 例。病程在 1 个月以内 2 例，1 个月～半年 5 例，1 年～5 年 4 例。病因：外伤 5 例，腰椎畸形 1 例，病因不明 5 例。疗效见表 3-3-8。

表 3-3-8　单肢型感觉障碍 11 例疗效（例数）

部位（例数）	疗效		
	显　效	减　轻	无　效
上肢(9)	4	4	1
下肢(2)	1	—	1
共计(11)	5	4	2

病例 12　女，18 岁。

初诊：1974 年 7 月 15 日。

病史：8 年前左肩关节脱臼，复位后发现左臂麻木，以后左手有萎缩。

检查：左臂痛觉减退（图 3-3-17），活动可，手部肌肉有萎缩，无畸形。

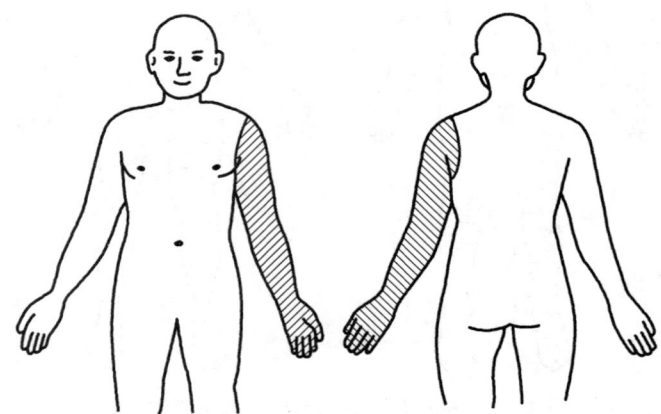

图 3-3-17　感觉障碍病例 12 感觉障碍分布

诊断：臂丛神经损伤。

症状定位与针刺点：L^5。

疗次：1 次。

疗效：显效。

针疗经过：针刺入皮肤，感觉立即恢复，与健侧相同。

病例 13　女，38 岁。

初诊：1974 年 8 月 18 日。

病史：两侧腰痛 1 年，10 日前无明显原因先感双手发麻，间歇性意识不清，半夜起左下肢不能动，不能翻身。

检查：左侧脐水平以下痛觉消失（图 3-3-18），触觉存在，腰椎相关节段有叩痛及压痛，左腿肌无力，抬离床面仅 5 cm，右腿上抬＞90°。腰椎 X 片（一）。腰穿：无阻塞，液压 120 mmHg 水柱，总细胞数 $1.6×10^8$/L。血常规检查：白细胞计数 $1.15×10^9$/L，中性粒细胞占 80%。

症状定位与针刺点：腿无力不能上抬，针下 4；腰部压痛，针下 6。故针 $L_{4、6}$。

疗次：1 次。

疗效：显效。

针疗经过：先针 L_4，稍待后，感觉从针刺点部位逐渐向周围扩散恢复与右腿相等，与此同时腿肌力增加，抬腿＞90°。原有腰痛，针 L_6，腰痛止。稍留针，起针后能翻身，自己起床穿鞋，先扶杖，走几步后能单独步行。次日步态恢复正常。

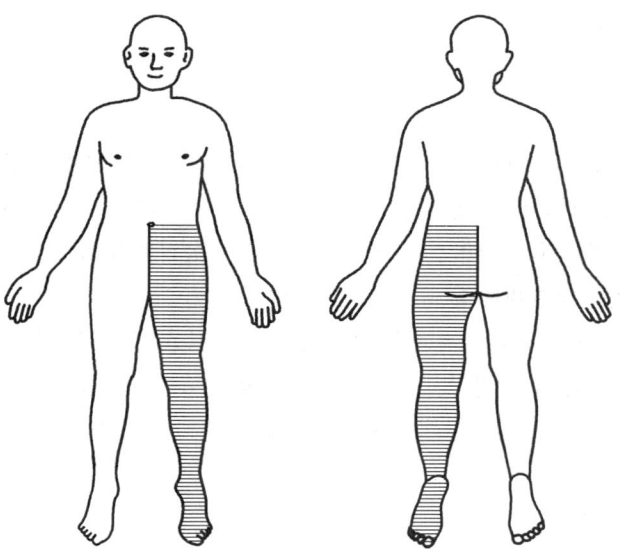

图 3-3-18　感觉障碍病例 13 感觉障碍及压痛点分布

病例 14　女,57 岁。

初诊:1977 年 8 月 10 日。

病史:右侧腰腿痛 20 多年。腿痛初轻,加重 4 日,呈掣痛。

检查:扶持下能步行,微跛。脊柱向右侧弯,第 5 腰椎右侧指压时微酸,沿坐骨神经无压痛,腿肌张力略低,膝及跟腱反射存在,右腿痛觉消失(图 3-3-19)。抬腿右侧 90°,左侧＞90°。胸腰椎 X 片示脊柱有侧弯,第 12 胸椎椎体左侧变窄,有骨质增生,侧位片第 2 腰椎呈楔状改变,第 1～第 2 腰椎骨缘有明显唇状骨质增生,第 2～第 3 腰椎间隙变窄,无明显破坏改变。

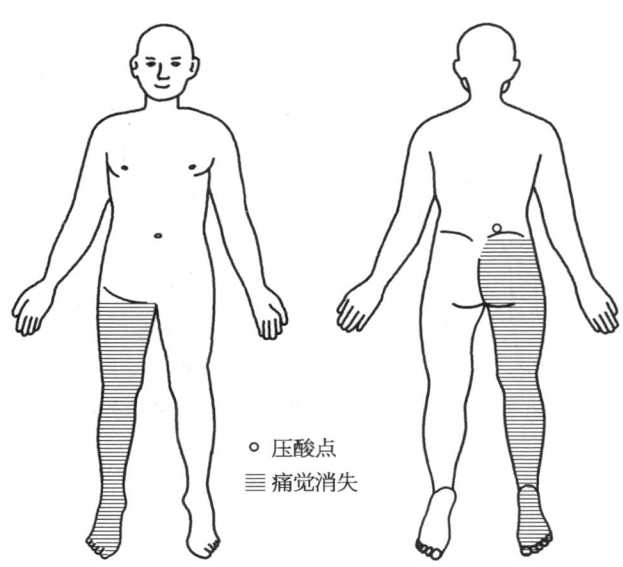

○ 压酸点
≡ 痛觉消失

图 3-3-19　感觉障碍病例 14 感觉障碍分布及压酸处

症状定位与针刺点：$R_{4,6}$。

疗次：10次。

疗效：显效。

针疗经过：首次针，针R_4，腿感觉完全恢复，步行时大腿后侧略酸痛，针R_6，腿酸痛消失，步行自然，卧位抬腿略低于健侧，但高于针前。5日后复诊，针前抬腿两侧等高，感觉较前好转，略有发麻感，第5腰椎旁压酸不明显，第2次针疗后感觉恢复。至第6次，腰痛已消失，感觉已恢复，抬腿两侧等高。共针10次。

5. 节段型　自颈至胸及一侧或两侧上肢感觉减退或麻木，见于外伤、颈椎病。

本组节段型感觉障碍5例，男3例，女2例，年龄34～66岁。病程半个月～4个月3例，2年及6年各1例。病因：外伤、关节病、颈椎病各1例，原因不明2例。疗效：显效2例，减轻2例，无效1例。

病例 15　男，34岁。

初诊：1974年7月1日。

病史：2年前因车祸发生腰腿部多处骨折，次日昏迷，左侧偏瘫，经治疗好转。至今左上肢麻、无力。

检查：左上肢痛觉消失区如图3-3-20，臂上举略低，握力尚可。

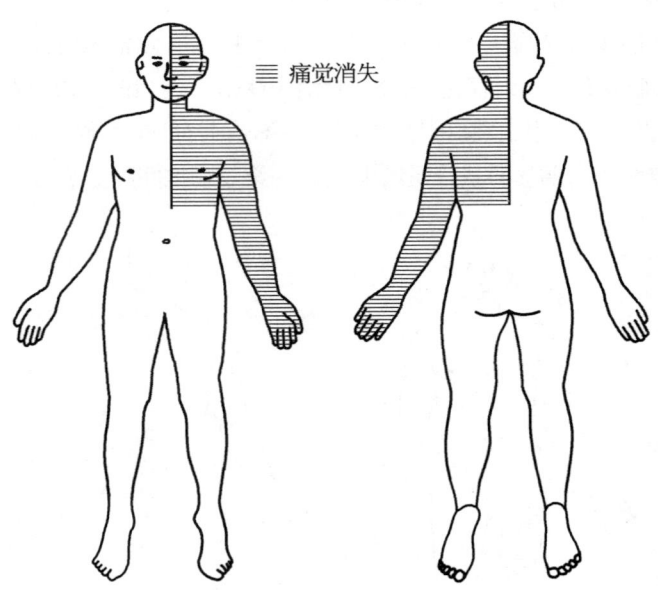

图3-3-20　感觉障碍病例15感觉障碍分布

症状定位与针刺点：$L^{2,5}$。

疗次：1次。

疗效：显效。

针疗经过：先针L^5，感觉无变化，再针L^2，痛觉于1～2分钟内恢复，与健侧相等。握力增强,举臂与右侧等高。针刺入后,初不痛,后逐渐感针刺处疼痛,致不能忍耐,留针不到 15 分钟即不得已起针。隔 19 日后复诊,感觉已恢复,举臂及双手握力两侧相等。

病例 16 男,66 岁。

初诊:1989 年 7 月 24 日。

病史:左侧胸痛 2 周,局部沉重感,痛呈阵发性,持续 4~5 分钟,影响至手臂,吸气时痛不增强。

检查:感觉减退区及压痛点如图 3-3-21。颈椎片示右侧第 5,左侧第 3、第 4、第 5、第 6 椎间孔缩小。

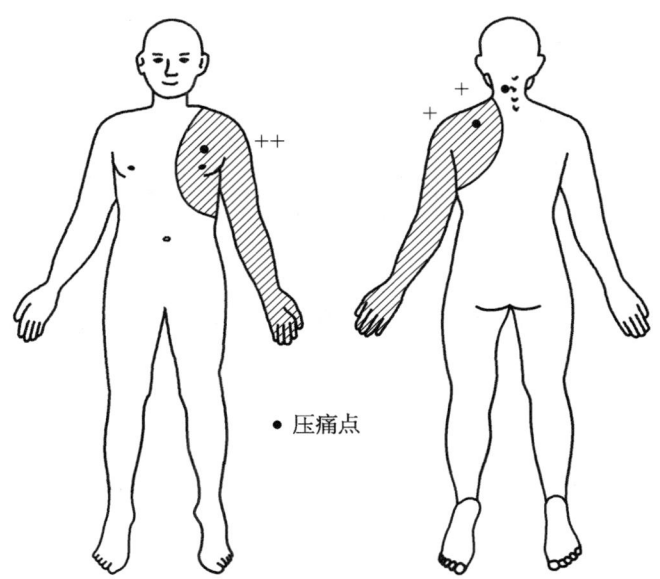

图 3-3-21 感觉障碍病例 16 感觉障碍区及压痛点分布

诊断:颈椎病。

症状定位与针刺点:$L^{2,5}$。

疗次:5 次。

疗效:显效。

针疗经过:首次针 L^2,胸痛即止,针疗后发作减少。隔日复诊,针 $L^{2,5}$,胸痛止,感觉有恢复。第 3 次针疗后,麻如旧,胸痛时间缩短。至第 5 次,麻木已消失。胸痛发作停止。

十四、感觉过敏

感觉过敏主要是指皮肤痛觉过敏、超过耐受度,不能接触衣物,不能受风吹等。

本组感觉过敏 8 例,男 4 例,女 4 例。年龄 39~69 岁,其中 30~39 岁 3 例,40~49 岁 2 例,50~59 岁 1 例,60~69 岁 2 例。病程 1 个月以内 5 例,2 个月 2 例,4 个月 1 例。病因:精神性 2 例,晕厥、外伤、糖尿病各 1 例,病因不明 3 例。受罹部位:上下肢套型 1 例,双前臂套型1例,双手3例,腹壁3例。疗效:显效5例,减轻3例,有效率为100%。

病例1 男,66岁。

初诊:1986年3月24日。

病史:右下腹皮肤痛觉敏感半月。痛呈持续性,如刀割,不能系裤带,怕风吹。

检查:皮肤痛觉过敏区如图3-3-22。未见皮肤疱疹及其他阳性体征。

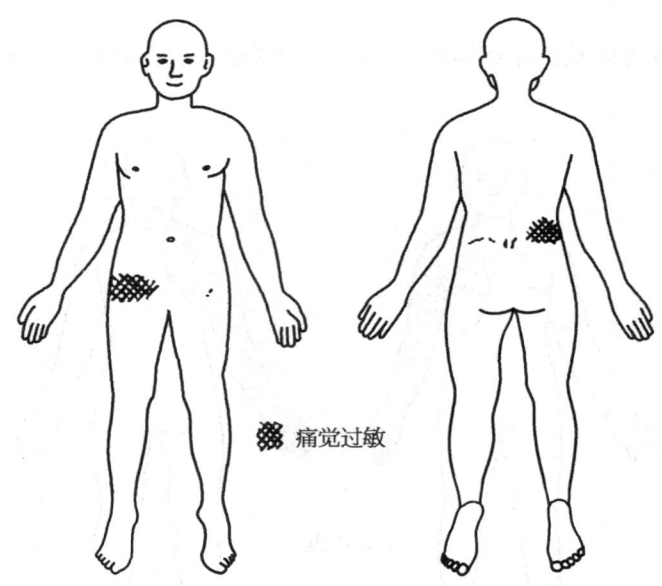

图3-3-22 感觉过敏病例1感觉过敏区

症状定位与针刺点:皮肤痛觉过敏区正处于躯干腹背阴阳面交界处的下4区,故针刺点试定 R_4。

疗次:2次。

疗效:显效。

针疗经过:首次针,1~2分钟后皮肤痛觉过敏消减,约10分钟后,局部触痛显著减轻,可以系裤带。4日后复诊,系裤带已不引起皮肤痛,入夜可以侧卧。第2次针疗后未复诊。

病例2 女,30岁。

初诊:1974年6月24日。

病史:近2个月来双侧前臂及小腿痛觉敏感,手无力。2年前全身起风疹,抓后皮肤肿。

检查:两侧肘及膝以下痛觉敏感(图3-3-23),皮肤划纹征阳性。

症状定位与针刺点:RL_2^2。

疗次:1次。

疗效:显效。

针疗经过:针疗后痛觉敏感立即消退,与正常区相等,肌力增强。未来复诊。

体会:感觉减退和感觉过敏是中枢神经系统的感觉功能在病理状态时表现出的抑制与

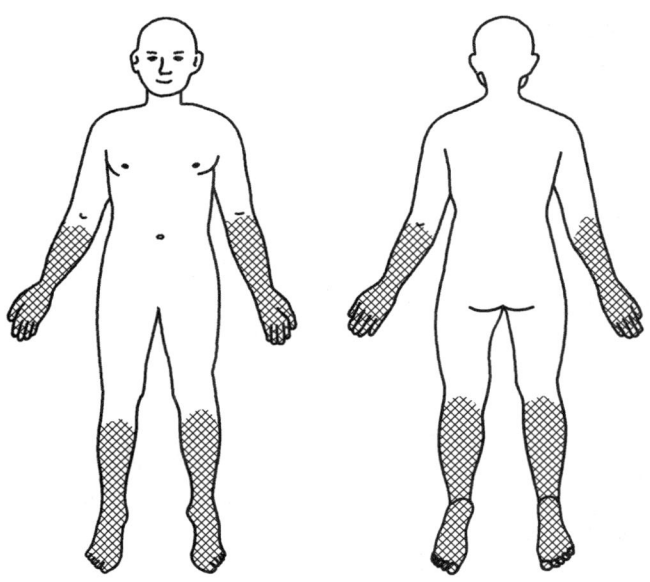

图 3-3-23 感觉过敏病例 2 感觉过敏区

兴奋两种不同反应,用同样的弱刺激针刺方法即能使其恢复常态,这是机体的调整功能。这种现象也见于身体的多种失调状态,例如:高血压与低血压、失眠与嗜睡、发热与畏寒、正常年龄时期月经过多与闭经、精神病状态中的抑郁与躁狂等,都能用同样针刺方法得到调整。

十五、股外侧皮神经病

股外侧皮神经病(lateral femoral cutaneous neuropathy)也有称感觉异常性股痛(meralgia paresthetica),是发自腰部,分布至大腿前外侧表面的皮神经受压或其他病损的一种疾病,表现为大腿前外侧皮肤呈椭圆形界限分明的感觉障碍区域。皮肤表现虽未见异常,用尖物接触皮肤检查,可发现区域内皮肤感觉减退,多表现为痛觉减退或麻木但触觉存在的感觉分离现象。有的患者未能注意何时起病,偶然间发现大腿局部皮肤麻木;有的患者感觉麻木区有局部触电样、虫咬样、针刺样痛或酸痛。病程久者感觉障碍区逐渐扩大,腿走路沉重乏力,甚至跌跤。

本组股外侧皮神经病 36 例,男 19 例,女 17 例,年龄 15~70 岁,其中 15~19 岁 2 例,20~29 岁 11 例,30~39 岁 2 例,40~49 岁 5 例,50~59 岁 11 例,60~69 岁 4 例,70 岁以上 1 例。病程 1 个月以内 9 例,1~3 个月 7 例,半年 4 例,1~5 年 12 例,7~10 年 4 例。病在单侧 35 例,双侧 1 例。因多数患者未深入检查,病因多不详,已获知者以腰椎部病变较多,包括腰椎间盘突出、第 4 腰椎椎间孔变小、腰椎骨质增生、第 3~第 5 腰椎关节面凹陷、类风湿关节炎、怀孕、产后、腹腔手术后、臀部注射药物后。起病多隐匿,无意中发现,但也有少数皮肤痛觉过敏与麻木感并存。病程久者局部皮肤有变薄萎缩的现象。

症状定位与针刺点:根据麻木区范围,若在大腿前侧,属下 4 区,针刺点取下 4;若范围较大,位于大腿前侧与外侧,属下 4、5 区时,针刺点取下 4、5。

疗效:36 例中,显效 9 例(25%),减轻 26 例(72.2%),无效 1 例(2.8%),有效率为(97%)。

病例 1 女,20 岁。

初诊:1978 年 8 月 21 日。

病史:左大腿外侧触电样痛、皮肤麻木 1 个月,感觉麻木范围初约 5 cm×7 cm,后逐渐扩大。

检查:左大腿前外侧有感觉减退区,约 27 cm×17 cm,中心 5 cm×7 cm 区域感觉麻木(图 3-3-24),痛觉消失。肌肉无压痛及萎缩,膝反射存在。

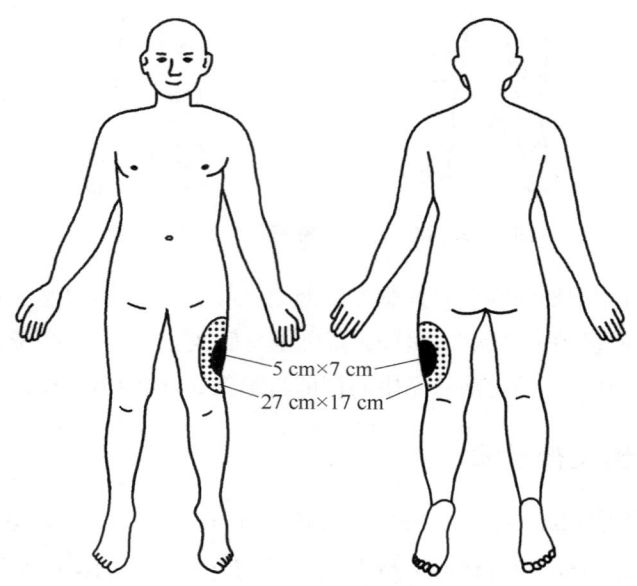

图 3-3-24 股外侧皮神经病病例 1 感觉障碍区

症状定位与针刺点:大腿前侧属下 4 区,外侧属下 5 区。故针 $L_{4、5}$。

疗次:27 次。

疗效:减轻。

针疗经过:首次针疗后,感觉麻木区略有缩小,24 cm×13 cm。隔日复诊,皮肤感觉灵敏度稍好。第 3 次来诊时,感觉较灵敏,范围较缩小,针前 27 cm×11 cm,留针期间 17 cm×10 cm,半小时后起针,缩小至 10 cm×8 cm。至第 7 次,麻木减轻,面积缩小。至第 27 次,麻木区缩小至 8 cm×6 cm,中心区痛觉仍消失,触觉尚存,但迟钝。

病例 2 女,43 岁。

初诊:1990 年 11 月 23 日。

病史:因肠套叠、直肠前脱手术采用硬膜外麻醉,术后出现右大腿外侧麻木感 2 周。

检查:右大腿外侧痛觉减退区 23 cm×21 cm,右腹股沟中点压痛(++)(图 3-3-25),下肢活动可。

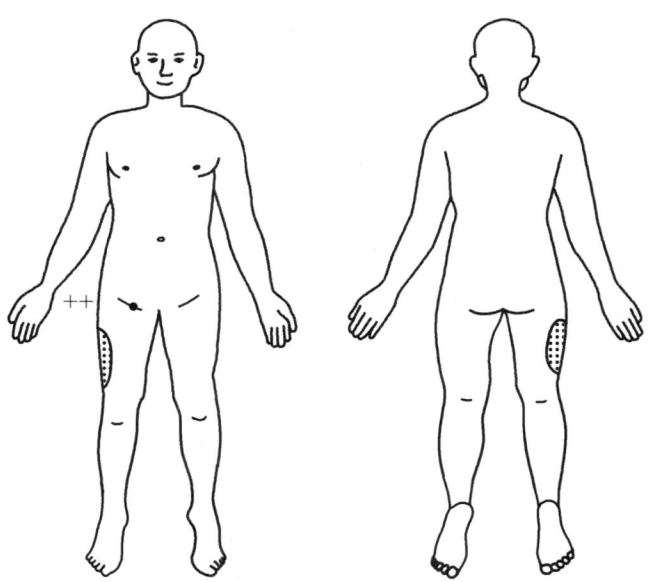

图 3-3-25　股外侧皮神经病病例 2 感觉减退区及压痛点

症状定位与针刺点：感觉麻木区位于大腿外侧，属下 5 区，腹股沟中点压痛属下 2。故针 $R_{2、5}$。

疗次：4 次。

疗效：显效。

针疗经过：首次针疗后，腹股沟中点压痛止，大腿皮肤感觉有恢复。针第 2 次后，压痛与麻木区均显著好转。至第 3 次，腹股沟痛已消失，腿麻木大部消退，只剩局部一小片。第 4 次针疗后，麻木区基本消失。

【临床报道】张滨农等用腕踝针治疗股外侧皮神经炎 50 例，其中男 27 例，女 23 例；年龄 27～59 岁；病程 3 个月～16 年。单侧 47 例，双侧 3 例。针下 4、5，留针 1～2 小时，每日 1 次，6 次为 1 个疗程，休息 1 日。治疗 4 个疗程后统计结果。治愈（主要症状及感觉异常完全消失）39 例，占 78%；有效（诸症有明显减轻，不影响生活）10 例，占 20%；无效（症状减轻不明显）1 例，占 2%。总有效率为 98%〔张滨农，冯桢钰.腕踝针治疗股外侧皮神经炎 50 例疗效观察[J].中国针灸，2000(6)：340.〕。

十六、重症肌无力

重症肌无力（myasthenia gravis，MG）是一种获得性自身免疫性疾病，临床症状表现为躯体横纹肌的神经—肌肉传递障碍，身体的一部分或全身易乏力，通常于活动后加重，休息后减轻。横纹肌中最易受罹者为眼外肌，其次为由颅神经所支配的肌群和颈肌、肩胛带及髋部的屈肌，诸肌在活动后易发生疲乏，肌力恢复缓慢，以致发生短暂瘫痪，经休息或使用抗胆碱酯酶类药物（如肌内注射新斯的明或口服美斯的明）后，肌力即可恢复。无力症状波动,多晨轻晚重。在病程中症状可逐渐加重也可有波动。临床上根据罹患部位和严重程度一般分三种类型：Ⅰ型——眼型,局限于一侧或双侧眼外肌,约占30%,儿童较多见,有些成年患者自眼型开始逐渐发展为全身型；Ⅱ型——全身型,受累诸肌涉及眼外肌、睑肌、其他颅神经支配肌、躯干及肢体肌,但不累及呼吸肌群,约占50%。Ⅲ型——暴发型及Ⅵ型,即晚期严重全身型,病情进展迅速,有严重全身障碍并累及呼吸肌,重笃时可危及生命,各约占10%。一般以Ⅰ、Ⅱ型多见,各年龄组均可发生。

本组重症肌无力6例,Ⅰ型及Ⅱ型各3例。Ⅰ型3例,经针疗无效,Ⅱ型3例中,显效、好转及无效各1例。记述其中1例。

病例 女,57岁。

初诊：1992年9月4日,由重症肌无力专病门诊转来,患者来自外地。

病史：眼、说话及四肢活动逐渐出现进行性无力18年。1974年2月起双眼睁开无力、复视、双眼球内斜,服美斯的明后好转。5年后病情复发,症状晨轻晚重。1981年1月出现咀嚼、吞咽乏力,说话音低且含糊,饮水呛咳,步行乏力,经常住院治疗,无进展。病程中症状波动,呈间歇性加重及缓解,近年来间歇期越来越短,1992年5月以来症状又加重,鼻塞、步行困难,下蹲后不能起立,卧床时腿不能上抬。1981年以来月经间歇期短,量多。

检查：面部表情平淡,眼裂两侧对称,眼球活动不受限,说话发音稍含糊,略呈鼻音,多说话后语声含糊及鼻音更明显。四肢无力,两下肢站立及行走困难。无肌肉萎缩,未引出病理反射。压痛点：两侧对称存在于天柱、肩井、胸肋关节、肘之桡侧、髂前上棘、骶中嵴、大腿前侧中点、膝、内侧腓肠肌中点(图3-3-26)。

诊断：重症肌无力,Ⅱ型。

症状定位与针刺点：根据症状与压痛点定位。针刺点取 $RL^{1,4,5}_{1,4,6}$。

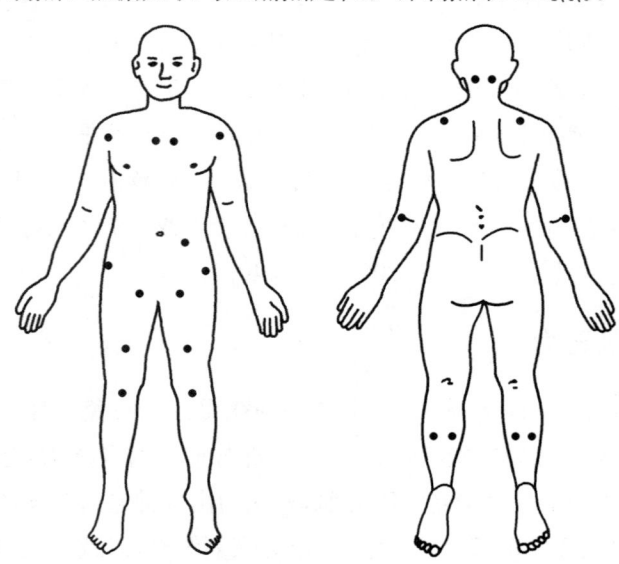

图3-3-26 重症肌无力病例压痛点分布

疗次：40 次。

疗效：显效。

针疗经过：首次治疗，针两上 1，胸肋关节压痛分别消退，鼻塞消失，说话声音逐渐清，胸口发闷感消失，感舒畅；针两上 4，肘及肩关节前侧压痛止；针两上 5，天柱与肩井压痛止，针两下 4，大腿前侧中点压痛消失，能站立，步行无困难；针两下 1、6，腓肠肌内侧及骶中嵴压痛止，步行轻快，抬腿如常。至此，说话发音进一步清楚，语声含糊完全消失，四肢肌力增加，活动自然。留针半小时后起针，嘱停服药物，每日观察一次。首次针疗后约 1 小时症状又复旧，但比原来好些，第 2 次针疗后症状又完全消失。第 3 日来诊，称第 2 次针疗后至早晨症状出现，间歇期延长，针疗后症状又消失。在以后针疗过程中，症状仍有反复，但逐渐减轻，各压痛点亦减轻。第 8 次针疗后，复发间歇期延长，好转两日后始出现，针疗改为隔日 1 次。至第 12 次，排尿原不能自控可以控制。至 16 次，症状于针疗后 3 日始再发。至 20 次，走路距离延长。至 27 次，可走约 1 000 m。30 次后改为隔 4 日针 1 次，双手握力增加，原一手提重 5 磅的热水瓶尚感困难，后可以一手提两只。至 40 次，告诉当地针灸医师针疗方法，协助针疗。1 年后随访，病仍有发作，间歇期延长，7～10 日出现，每次针疗后症状完全消失，能坚持从事较轻的工作。

用腕踝针治疗重症肌无力尚属初探，待观察。

十七、偏瘫

本组偏瘫 125 例，包括脑血栓、脑出血、脑外伤、脑瘤术后及功能性 5 类。各类例数及年龄分布见表 3-3-9。

表 3-3-9　偏瘫 125 例分类及年龄分布（例数）

分 类	例数	年龄（岁）					
		20～	30～	40～	50～	60～	70～
脑血栓	89	—	—	4	21	45	19
脑出血	23	—	—	2	5	13	3
脑外伤	5	1	2	1	1	—	—
脑瘤术后	5	—	3	—	2	—	—
官能性	3	—	2	1	—	—	—
共　计	125	1	7	8	29	58	22

（一）脑血栓

脑血栓 89 例，大部分经住院早期诊断与治疗。男 55 例，女 34 例。病程 3 日～11 年，其中 1 个月以内 22 例，1～6 个月 29 例，7～12 个月 6 例，1～5 年 24 例，6～11 年 8 例。发病次数：初发 81 例，2 次 3 例，3 次 5 例。脑 CT 证实 58 例，部位分散，包括额顶深部缺血、顶枕梗死、颞部点状缺血、枕叶梗死、基底节区梗死、尾状核梗死、右顶叶腔隙性血栓、多发性腔隙性梗死等。症状类别、例数与针刺点见表 3-3-10。

表 3-3-10　脑血栓 89 例症状类别、例数与针刺点

症状类别	例　数	针刺点
偏瘫	右侧 41、左侧 39	患侧上 5 下 4
偏麻	12	患侧上 1
言语障碍	22	双侧上 1
肢痛	14	根据压痛点
排尿频急、失禁	6	双侧下 1
精神症状	10	双侧上 1

1. 偏瘫　程度轻重不等,呈痉挛性者 7 例,有霍夫曼、巴宾斯基征等病理反射者 38 例。

2. 偏麻　偏瘫侧伴有感觉障碍者,轻重不等,多为感觉减退,少数为麻木。针刺瘫侧上 1 时,感觉从面部开始—上肢—躯干—下肢至足依次恢复,但起针后常又恢复原状,经多次针疗后始逐次缓慢好转。随着感觉平面恢复,肢体活动亦转轻松。

3. 言语障碍　表现为说话含糊、重者完全失语。有 1 例表现为命名性失语,近记忆丧失,但无偏瘫,智能不受影响,脑 CT 为左颞顶部陈旧性栓塞。言语障碍只发生在左侧脑部有病灶引起右侧偏瘫的患者。

4. 肢痛　偏瘫各部位都可出现不能明确定位的疼痛。有的较轻,可大致定位,表现为大关节有压痛,如肩、肘、腕、膝、踝疼痛或酸痛;有的较重,表现为阵发性不能忍耐的面痛、臂痛、腹股沟痛、腓肠肌痛。

5. 排尿频急　多于尿失禁。

6. 精神症状　情绪易激动、急躁、强笑、强哭、自发性哭笑、骂人、思维迟钝、记忆减退、情感淡漠。

疗次:脑血栓性偏瘫为脑器质性疾病,症状恢复较缓慢,瘫肢有痉挛性强直及病理反射时治疗最困难,即使其他体征有明显好转,病理反射依然长期存在。因此,疗次根据病情一般多在 20~40 次以上。

疗效:因各人治疗时症状起点不一,对疗效的估计只能在原有症状基础上作比较,偏瘫症状多不能完全消除,故疗效定为显效、减轻及无效三级。疗效受脑部病灶部位及范围影响,与年龄、病程也有一定关系,见表 3-3-11、表 3-3-12。

表 3-3-11　脑血栓 89 例年龄与疗效(例数)

年　龄	例　数	疗　效		
		显效	减轻	无效
40 岁~	4	—	4	—
50 岁~	21	4	13	4
60 岁~	45	6	28	11
70 岁~	19	1	13	5
共计(%)	89(100)	11(12.4)	58(65.2)	20(22.5)

表 3-3-12 脑血栓 89 例病程与疗效(例数)

病程	例数	疗效		
		显效	减轻	无效
<1 个月	22	4	13	6
1～6 个月	29	6	21	3
7～12 个月	6	1	4	1
1～5 年	24	—	12	8
6～11 年	8	—	8	2
共计(%)	89(100)	11(12.4)	58(65.2)	20(22.5)

脑卒中后出现不能控制的笑 3 例,哭 1 例,情绪急躁 2 例,经针疗,随偏瘫情况好转,情绪障碍亦改善,6 例中痊愈 1 例,显效 2 例,好转 2 例,无效 1 例。尿频急与失禁 6 例,显效、好转与无效各 2 例。

病例 1　女,66 岁。

初诊:1995 年 2 月 2 日。

病史:8 个月前患脑梗死,右侧肢体偏瘫,说话发音不清,出现不能控制发笑,排尿频急。

检查:右侧鼻唇沟浅,伸舌稍偏左,右手握力尚佳,但轮替动作差,走路右腿微跛,右侧肩、肘及膝盖部压痛,病理反射(—)。

诊断:脑血栓后遗症。

针刺点:$R_{1,4}^{1,5}$,L_1^1。

疗次:20 次,隔日 1 次。

疗效:显效。

针疗经过:首次针疗后,强制性笑即减轻,关节痛好转,举臂感轻松。针 6 次后尿频减少,笑也明显好转。至第 10 次,笑偶然出现,程度亦轻,尿频少得多。至第 20 次,尿频基本控制,笑也明显好转。

下例示感觉障碍消退情况。

病例 2　男,20 岁。

初诊:1995 年 7 月 28 日。

病史:3 个月前突发脑卒中,脑 CT 及 MRI 诊断为脑梗死,表现为左侧偏瘫,站立不稳,步行时向右偏斜,声嘶,有高血压病史。

检查:左侧身体感觉麻木(图 3-3-27),偏瘫,肌力可,未引出病理反射。

症状定位与针刺点:声嘶针两侧上 1,身体偏侧麻木针左上 1,偏瘫针左上 5、下 4。故针 R_1、$L_4^{1,5}$。

疗次:33 次,隔日 1 次。

疗效:减轻。

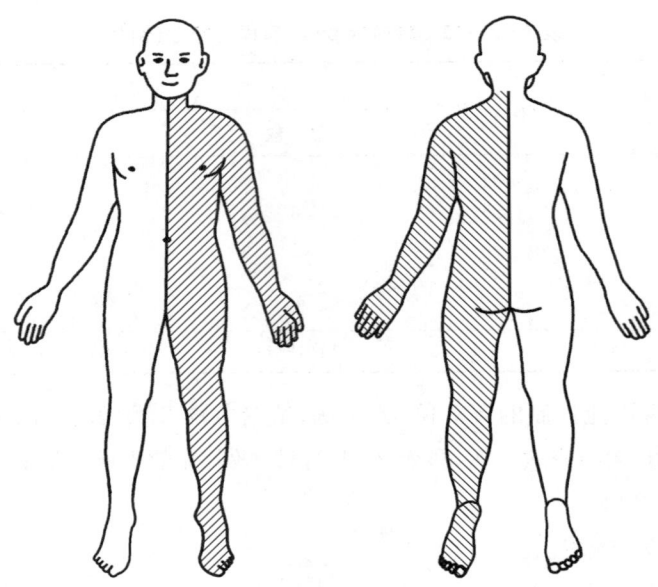

图 3-3-27　偏瘫病例 2 感觉麻木区

针疗经过：首次针疗后，左半身感觉即恢复，但起针后不久感觉麻木又复旧。至第 3 次，左臂感觉部分恢复。至第 5 次，左上半身麻木明显好转，左脚踏地如触电感。至第 7 次，麻木平面退至乳平面（胸 3～胸 4），走路较轻松。至第 8 次，麻木平面退至肋缘部。至第 10 次，麻木平面退至脐水平。至第 28 次，麻木退至膝部。随着感觉麻木平面下降，肢体活动亦好转，感轻松。

（二）脑出血

脑出血 23 例，男 15 例，女 8 例，均为脑出血后遗症，年龄分布见表 3-3-13。

表 3-3-13　脑出血 23 例年龄分布（例数）

性别	例数	年龄（岁）			
		40～	50～	60～	70～
男	15	1	1	11	2
女	8	1	4	2	1
共计	23	2	5	13	3

症状定位与针刺点：与脑梗死相同。疗效：显效 4 例（17.4%），减轻 12 例（52.2%），无效 7 例（30.4%），有效率为 69.6%，与脑血栓接近。脑出血急性期以后所遗留的偏瘫，其疗效并不亚于脑血栓。

病例 3　男，58 岁，住院患者。

初诊：1988 年 10 月 21 日。

病史：脑出血后血肿经手术清除，遗留左侧偏瘫 1 月余。

检查：痉挛性左侧偏瘫，不能步行，坐轮椅进诊室。

症状定位与针刺点：$L_4^{1,5}$。

疗次：66次。

疗效：显效。

针疗经过：隔日1次，10次后可在扶持下步行。30次后可缓慢独自步行，但仍现痉挛性步态。40次后步态显著好转。2个月后随访，步态自然，多走路后左腿乏力。

脑卒中后遗症中少数病例可出现继发性癫痫、偏身痛觉过敏。

病例4 男，63岁。

初诊：1993年1月6日。

病史：3年前患"脑出血"，当时先头痛，2日后出现左眼失明，2小时恢复。次日右侧偏瘫，不能说话。20日后能起床活动。半年后出现发作性右手剧痛，睁眼凝视，全身抽动，意识丧失持续3～5分钟，醒后全身乏力感。如此发作每日1次或3个月发1次不等。医生按癫痫治疗，给服丙戊酸钠，5个月来全身抽搐未发作，但出现发作性右侧身体感觉过敏，出汗时即出现右侧身体皮肤痛，不痛时表现为麻木感，但感深部痛。

检查：一般情况尚好，未发现右侧肢体瘫痪征象。对刺痛反应过敏。

诊断：脑卒中后遗症，继发性癫痫。

症状定位与针刺点：$R_4^{1,5}$。

疗次：10次。

疗效：显效。

针疗经过：首次针疗后，自觉右半身痛觉过敏明显减轻，比原来自发性缓解好。在以后针疗过程中，肢痛逐步减轻。至第9次，肢痛消失，原有身体发麻感也明显减轻，尚遗留右侧手及腿无力感。

（三）脑外伤

脑外伤5例，男2例，年龄分别为35岁和39岁；女3例，年龄20～53岁。4例为车祸头部受伤，1例头部受击，经外科手术治疗后尚遗留偏瘫，经针疗10～100次，逐步好转，达到显效3例，减轻2例。

病例5 男，35岁。

初诊：1992年6月2日。

病史：3个月前头部因车祸受伤，昏迷，脑外科诊断为双额颞部硬膜下血肿，经钻孔引流，出院后逐步好转，遗留左侧偏瘫。

检查：坐推车来诊，左侧身体中枢性偏瘫，左鼻唇沟较浅，伸舌偏左，感觉无障碍，抬臂受限，不能超过肩平面，下肢上抬低于45°，霍夫曼征（±），巴宾斯基征（－）。

诊断：脑外伤后左侧不全偏瘫。

症状定位与针刺点：$L_4^{1,5}$。

疗次：10次，隔日1次。

疗效：显效。

针疗经过：首次针疗后，手握力增强。至第2次后，扶持下可缓慢步行。至第4次，扶持下走路较前进步。至第5次，走路可以上下楼，抬臂可举过头。至第8次，走路进一步好转。

病例6 女，59岁。

初诊：1991年11月27日。

病史：右侧颅脑外伤后左侧偏瘫8月余。外伤后颅内血肿，手术后感染，致昏迷发热，再度手术，切去局部颅骨及部分脑组织，遗留左侧偏瘫。至今身体情况比出院时略好转。

检查：左侧中枢性偏瘫，左臂略能上抬，肌无力，稍能握拳，左下肢能上抬，未引出病理反射，无感觉障碍。

诊断：脑外伤性左侧偏瘫后遗症。

针：$L_4^{4,5,6}$。

疗次：100次。

疗效：显效。

针疗经过：至第9次，左臂上举增高。至第12次，抬臂增高，走步好转。至第20次，在家能独自行走。至第22次，在家可走200 m。至第100次，走步较前已明显好转，原不能走，需坐轮椅，现可单独步行。

（四）脑瘤术后

脑瘤术后5例，男3例，年龄30～39岁2例，53岁1例；女2例，30岁、58岁各1例。均为脑外科住院患者，脑瘤已经手术，遗留偏瘫。5例中，遗留主要症状为肢瘫及肢痛，经针疗，4例好转，1例肢痛仅有暂时性减轻，半日至1日后痛如旧，属无效。

病例7 女，30岁。

初诊：1994年1月19日。

病史：左颞顶部胶质瘤第2次手术后出现右侧偏瘫。

检查：神志清，部分失语，右侧偏瘫，右上肢完全性瘫，下肢略能上抬，瘫肢有明显压痛（如图3-3-28），上下肢均有病理反射。

症状定位与针刺点：根据上下肢运动障碍与压痛点。肩关节前侧、前臂肘及腕之桡侧属上4区；肢瘫及枕、肩压痛属上5区，故上肢针上4、5。大腿及小腿内侧压痛属下2区；抬腿困难及大腿、小腿前压痛属下4区，故下肢针下2、4。故针$R_{2,4}^{4,5}$。

疗次：15次。

疗效：减轻。

针疗经过：首次针疗后，各压痛点痛即止，出现笑容。至第5次，压痛点已消失，右臂

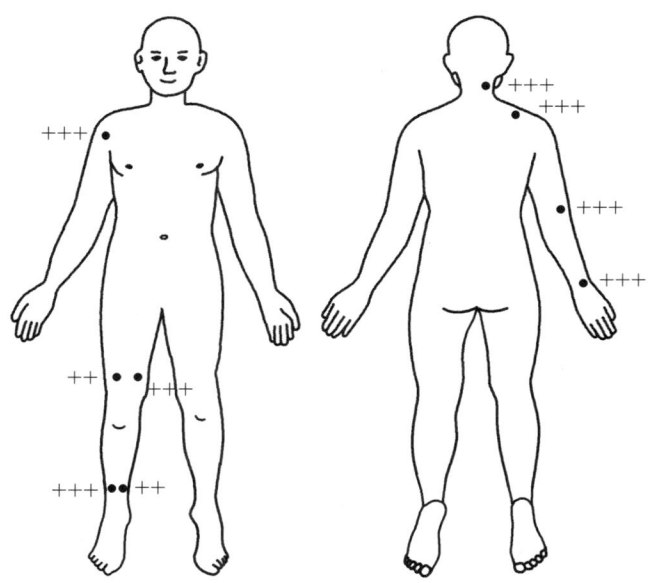

图 3-3-28 偏瘫病例 7 压痛点分布

能稍上抬,抬腿增高可达 45°。至第 6 次,扶持下可缓慢在室内步行。至第 8 次,扶持下走步增多,压痛已消失。至第 15 次,扶持下缓慢步行有进步。

(五) 功能性

并未发现脑部有器质性病变,但出现偏瘫与偏麻,为可逆性功能性障碍。功能性偏瘫有记录者 3 例,经针疗,显效 2 例,减轻 1 例。

病例 8 女,38 岁。

初诊:1987 年 2 月 18 日。

病史:突发头晕,右侧肢体无力 12 日。发病前面色苍白,无抽搐。1 个月前因其子患脑部血管畸形而死亡,受精神刺激。

检查:右侧身体感觉麻木,右侧上下肢活动无力,腿不能上抬。眼底(一),脑 CT(一)。

诊断:神经性右侧轻瘫。

症状定位与针刺点:R_4^5。

疗次:27 次。

疗效:显效。

针疗经过:首次针疗后,下肢逐渐能上抬,感觉稍恢复,全身舒服感,针疗后可独自跛行。隔日复诊时,诉前次针疗后至下午又头晕,抬腿又较差,针 $R^{4,5}$,头晕与抬腿均有好转。至第 5 次,针 R^5 后感觉恢复,下肢活动增加,头晕发作次数减少,能独自行走,但稍跛。至第 8 次,针 $R^{5,6}$,走路好转,自然得多。至第 11 次,纳食增加,感觉已全部恢复,头晕减轻,走步已基本自然。

【临床报道】 叶晓翔用腕踝针治疗中风后遗症 58 例,其中男 37 例,女 21 例;年龄最小 36 岁,最大 79 岁;病程最短 10 日,最长 2 年。其中脑出血 20 例,脑梗死 38 例。针患侧上 2、4、5 和下 2、4、5,留针 3 日,5 次为 1 个疗程,4 个疗程后判断疗效。基本治愈(上、下肢肌力正常,生活基本自理)32 例,占 55.2%;好转(肢体功能部分恢复,生活不能自理)26 例,占 44.8%〔叶晓翔.腕踝针治疗中风后遗症[J].中国针灸,2001,21(1):49.〕。

十八、脑卒中并发流涎

脑卒中后流涎为临床脑卒中常见并发症之一,常常在脑卒中伴发吞咽困难时出现,同时其还会加重患者的吞咽障碍,致脱水、营养不良、全身抵抗力下降、吸入性肺炎等。流涎不仅给患者日常生活带来很大不便,而且给患者造成很大的社会、心理压力,同时亦给临床康复、护理等工作造成很多困难。

试验 本组 31 例,病例来自神经内科住院部及康复医学科门诊,均经 CT 或 MRI 确诊。该组病例中脑梗死 22 例,脑出血 9 例,其中男性 24 例,女性 7 例,年龄 45 岁以下 11 例,45~80 岁 18 例,80 岁以上 2 例,病程最短 1 个月,最长 24 个月。患者均有流涎症状,按照流涎评分标准[采用河北省人民医院康复中心修改的 Frenchay 构音障碍评定法:0 分=正常,没有流涎(a 级);1 分=轻度增多,当喝水时轻微流涎;可出现夜间流涎(b 级);2 分=中度增多,轻微流涎,出现在倾身向前或精力不集中时,略能控制(c 级);3 分=明显增多,有流涎,在静止状态下比较明显,但不连续;4 分=明显增多,常用纸或手帕揩拭,连续不断地流涎,不能控制(e 级)],治疗前 31 例患者中 b 级 7 例,c 级 16 例,d 级 5 例,e 级 3 例。

症状定位与针刺点:双侧上 1。

疗次:隔日 1 次,急性病亦可每日 1 次,症状较重者可行留针 30 分钟或据病情可适当延长时间,10 次为 1 个疗程。

疗效:治疗后患者流涎症状明显得到改善,治疗后患者流涎评分明显改善,其中转为 a 级 8 例,b 级 6 例,c 级 13 例,d 级 3 例,仅 1 例无效,仍为 e 级,总有效率为 96.3%,且有患者针刺当时即停止流涎,并感口唇微干〔韩雯,张富洪,弓利风.腕踝针在治疗脑卒中患者并发流涎中的疗效观察[J].中国医疗前沿,2007,2(14):82-83.〕。

十九、癫痫

癫痫是大脑不同部位发作性、短暂性放电引起意识、感觉或知觉、局部或全身的运动甚至行为发生脱失、异样兴奋,或抽搐,可有大发作、小发作、点头发作、局灶性发作、精神性发作,以及头痛及腹型发作等诸多复杂表现的一种疾病。各年龄阶段都可发生,尤以幼儿及青少年期多见。多以一种发作类型出现,有的也有几种类型交叉发作。癫痫是一种复杂的病症,在诊断及治疗上尚存在一定困难,目前虽有抗痫药,但还有一定限度与不足。

本组试以腕踝针治疗,观察对几种常见类型癫痫的疗效。各型癫痫 28 例,男、女各

14例,年龄从21个月至40岁。各年龄组不同发作类型见表3-3-14,各型疗效见表3-3-15。经治疗,显效2例(8.7%),减轻9例(39.1%),无效17例(73.9%),总有效率为47.8%,故癫痫的疗效不甚满意。

表3-3-14 癫痫28例各年龄组发作类型(例数)

年 龄	例 数	发 作 类 型					
		大发作	小发作	点头发作	精神性发作	局灶性发作	发作后蒙眬
~5	5	—	3	2	—	—	—
~10	2	1	—	—	—	—	1
~15	3	2	1	—	—	—	—
~20	3	2	—	—	—	—	1
~25	5	4	—	—	—	1	—
~30	5	3	1	—	1	—	—
~40	5	3	1	—	1	—	—
共 计	28	15	6	2	2	1	2

表3-3-15 癫痫28例发作类型与疗效(例数)

发作类型	例数	显效	减轻	无效	发作类型	例数	显效	减轻	无效
大发作	15	—	3	12	精神性发作	2	—	1	1
小发作	6	1	3	2	局灶性发作	1	—	1	—
点头发作	2	1	—	1	发作后蒙眬	2	—	1	1
共 计	23	2	6	15	共 计	5	—	3	2

病例1 男,4岁。

初诊:1990年6月30日。

病史:常有点头发作,短暂即过1年。2个月来发作转频繁,每日发作3~4次,因在托儿所,具体发作次数不详,现改服丙戊酸钠200 mg,每日3次。

检查:发音较含糊,一般发育尚可。两侧枕部有压痛。

症状定位与针刺点:小发作有意识障碍不能定位,针刺点取上1;枕部压痛,针两侧上5。故针 $RL^{1,5}$。

疗次:20次。

疗效:显效。

针疗经过:隔日1次,针2次后发作减少至每日发作2次。至第4次,仍有发作。目睹发作1次,双眼突向左上方凝视,略低头,反应迟钝,约1分钟后恢复。无面色改变及四肢抽搐,在针疗过程中1月余未发,至20次。

病例2 男,9岁。

初诊:1988年10月10日。

病史:全身抽搐4日后出现精神兴奋1周。患儿先有低热(38.2℃)3日,后出现全身抽搐发作达2个月,在连续4日发作后出现意识模糊、自言自语、兴奋咬人、不合作、抗拒,但无抽搐发作。

检查:面色苍白,兴奋不安,不能应答,神经系统(一)。

诊断:癫痫持续发作后朦胧状态。

症状定位与针刺点:RL^1。

疗次:4次。

疗效:显效。

针疗经过:首次针疗后,患儿即安静,后睡眠延长,无运动兴奋,纳食增加。次日上午第2次针疗后,下午神志始有些模糊,略兴奋,但隔日第3次针疗后即转安静,以后未来复诊。

病例3 女,5岁。

初诊:1992年1月7日。

病史:1991年4~5月间起,夜间入睡后出现发作性两眼睁大,一手呈抓物姿势,双腿伸直,面无变色,口无吐沫,持续4~5分钟消失,10余日~2个月发1次,去年6月开始走路常跌倒,右脚活动不灵活。

检查:发育正常,右下肢肌肉较松弛,小腿略细,肌力减弱,脚呈背屈位,未引出病理反射。

诊断:癫痫发作后右下肢无力。

症状定位与针刺点:右腿上抬无力,针R_4。

疗次:30次。

疗效:显效。

针疗经过:针6次后,走路较前明显好转,右踝扳紧状近乎消失,夜间无抽动发作。至第9次,走路已不跌倒,右脚不扳紧,能灵活上抬。至第18次,走路明显好转。至30次。

病例4 男,13岁。

初诊:1973年12月21日。

病史:6~7年来每日出现阵发性意识不清,1~2秒或1分钟左右即过,日发多次,甚至无法估计。学习成绩差,记忆、理解力差,能做些体力劳动,常遗尿。

检查:表情迟钝,眉间距离宽,牙齿较粗,排列不齐。

诊断:癫痫小发作,继发性遗尿。

症状定位与针刺点:RL^1。

疗次:10次。

疗效:显效。

针疗经过:初未给服药,隔日1次。针4次,无变化。给服苯妥英钠5 mg,苯巴比妥3 mg,每日3次。第5次复诊,发作次数明显减少。至第6次,发作次数进一步减少,脑子较前灵活,现 1 周来未尿床。至第 8 次,日发作 2~3 次,已无尿床,解出少量即醒。脑子继续变灵活。至第 10 次,发作减少同前,夜无遗尿。

此例发作减少,可能与服药有关,但不排除针疗的效果,因对慢性病针疗出现疗效一般在 4~6 次,平均在 5 次时。

二十、抽动症

抽动症(tics)是一种运动障碍,不同肌群出现突发、短暂、重复、刻板的抽动,强度不等,缺乏节律,不受意志控制,症状单一或复杂,限于局部或罹及全身。发作部位最多见于头面部,其次为颈、胸、腹及上下肢,形式多样,常先有眨眼、皱眉、努嘴、吸鼻,加重时出现点头、摇头、吞咽、咳嗽、叩牙、转颈、耸肩、喘气、腹肌抽动、上肢或下肢突然打击或扭动等,发作时还可伴发单调声音,几个字的词语或简单的一句话。这些动作有意识克制时可暂停数分钟,情绪紧张时症状加重,活动时减弱,睡眠时消失。除身体症状外,患者性格也常有改变,如敏感、易兴奋、激动、主动性减退、不合群、学习或工作能力低下,尤其儿童可表现精神幼稚化。本病多见于 10 岁左右儿童,至成年减少。两性均可发生,男性较多。病呈持续性,病程中可见症状或轻或重地波动,或改变表现形式,延续数月或多年,不少患者症状能自行消失,但也有少数连续多年。病因不明,可能属脑基底节疾患,发病与遗传有关,也可由某种药物引起。

本组抽动症 21 例,男 16 例,女 5 例。年龄 5~10 岁 6 例,11~15 岁 7 例,16~19 岁 2 例,20~29 岁 2 例,30~39 岁 1 例,50~59 岁 1 例,60 岁以上 2 例,其中起病年龄 5~10 岁 9 例,11~15 岁 8 例,16 岁 2 例,50 岁 2 例。病程半年内 5 例,1~5 年 12 例,6~10 年 2 例,11~18 年 2 例。

起病常为亚急性。初轻,常不被注意,或被父母误认为故意做作,以后因反复出现才引起注意。也有少数儿童因受责打或受惊后突然急性起病。症状表现大致分为躯体症状和精神症状。

1. 躯体症状

头面部及语声(例数,以下同):头皮抽动(1)、皱眉(3)、眨眼(13)、鼻翼扇动(2)、吸鼻(5)、打喷嚏(1)、张口(4)、口角抽动(2)、努嘴(3)、吸唇(1)、闭口(1)、伸舌(2)、皱颏(1)、叩牙(2)、咬牙(2)、咬衣(1)、咀嚼动作(1)、面肌抽动(1)、面部怪相(4)、微笑(1)、嗯嗯作声(8)。

颈:点头(3)、摇头(5)、转头(4)、头后仰(1)、耸肩(5)。

胸、腹:挺胸(1)、屏气(1)、吸气(2)、呼吸急促(1)、咳嗽(1)、腹肌抽动(3)。

上下肢:手抽动(1)、手颤(1)、指动(1)、握拳(2)、手摇腹(1)、夹臂(1)、碰腕(1)、碰膝(1)、碰腿(1)、上下肢抽动(1)。

身体:全身肌抽动(5)、身体扭动(2)、身体倾斜(1)。

2. 精神症状 叫喊(5)、骂人(1)、语句重复(2)、声嘶(1)、惊恐表情(1)、阵发烦躁

(1)、自杀意向(1)、注意力不集中(3)、性格幼稚(1)、学习下降(2)、任性(1)、情绪紧张(1)、性格急躁(1)、喜破坏(2)、主动性减退(1)、精神迟钝(1)、智能低下(1)。

抽动症以躯体症状为主,精神症状为辅,视两者组合多寡而定,躯体症状少时,精神症状多不显;躯体症状多时,常伴有不同程度精神症状。

症状定位与针刺点:按症状组合选择针刺点。躯体症状以近前中线为主,两侧对称,故针刺点取两上1;肢体有运动症状针两上5、下4;有摇头、转头、耸肩、扭身等上4区症状时,针两上4;有精神症状,针两上1,配合小剂量奋乃静(perphenazine)每日10～20 mg,分次服。

疗次:根据病情变化及病程等具体情况而定。抽动症往往病程长,治疗中症状虽有显著好转,为巩固疗效,可能时宜延长疗程以便观察。

本组抽动症21例(男15例,女6例),年龄5～60岁,其中5～9岁4例,10～14岁10例,15～19岁3例,此外,25岁、33岁、57岁、60岁各1例。就此推测发病多在5～20岁,尤以10岁左右为多,其他年龄阶段也可发生,但属偶发。按有无精神症状分两组以比较疗效,见表3-3-16,两组比较并无明显差异,精神症状仅为整体症状一部分,并非影响疗效的标志。

表3-3-16 抽动症21症状与疗效(例数)

症状分组	例数	疗效		
		显效(%)	减轻(%)	无效(%)
躯体	12	4(33.3%)	4(33.3%)	4(33.3%)
躯体+精神	9	5(55.6%)	1(11.1%)	3(33.3%)
共计	21	9(42.9%)	5(23.8%)	7(33.3%)

下例为以躯体症状为主的抽动发作。

病例1 女,12岁。

初诊:1986年3月14日。

病史:反复频频眨眼、摇头已3年。手常颤动,右侧重。1年前起病时,咽喉哼哼作声,脑内有时模糊感。平时学习良好。曾服氟哌啶醇,症状稍能控制,后改服奋乃静,动作幅度反而增加,频率增多。

检查:神志清楚,双眼频眨,右手颤抖,右天柱压痛(++)。

症状定位与针刺点:$R^{1,5}$、L^1。

疗次:12次。

疗效:显效。

针疗经过:首次针疗后,右天柱压痛即消失,5分钟后感头脑清醒,头摇好转,留针近1小时,手抖减轻。以后隔2～3日针1次,症状逐步减轻,以显效结束治疗。半年后复发,起病急,在家较兴奋,话多,坐立不宁,频频摇头,任性,在校不守纪律。又同上针疗5次,显效。经首次治疗后,摇头减轻,2次后显著减少,偶有眨眼,在以后治疗中情况良好。

3年后随访,情况良好,生活正常。

病例 2　男,33岁。

初诊:1990年2月2日。

病史:全身发作性短暂抽动17年。初轻,仅偶有手臂抖动,未注意,近3～4年来,症状加重,延至全身不定部位短暂抽动,如突然向一侧倾倒,口中发音,做吸气样动作,腹肌抽动范围扩大,频度增加,动作多样化,左腿无力,夜睡不安,纳食尚可。

检查:舌苔(＋＋),左腿上抬略低于右侧,腓肠肌有压痛(图3-3-29)。目眨发作,吸气动作,手臂突然抖动一下,当时神志清,面色无改变。

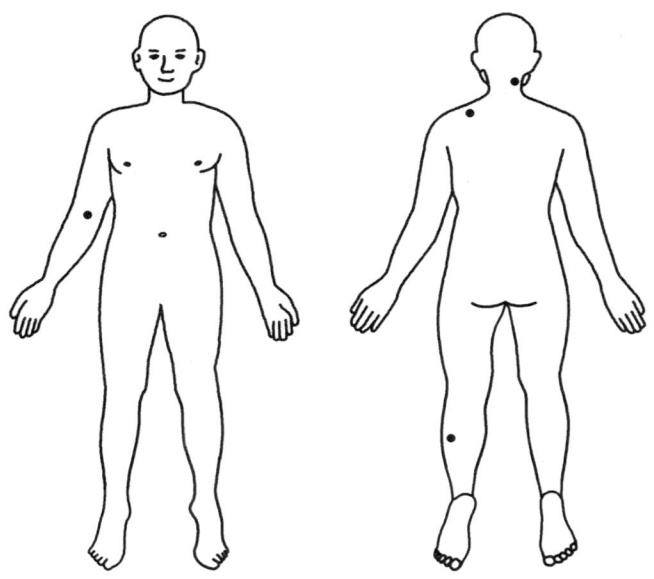

图 3-3-29　抽动症病例 2 压痛点分布

诊断:慢性抽动症。

症状定位与针刺点:$RL^{1,5}$。

疗次:25次。

疗效:显效。

针疗经过:首次针疗时,因左下肢上抬力稍差,左侧腓肠肌有压痛,故先针 $L_{4,6}$,针疗后压痛消失,抬腿与右侧等高。同时针 $RL^{1,5}$。至第5次,抽动减轻,抬腿与右侧等高,且灵活。至第9次,抽动已明显好转,稍有耸肩。至第25次,抽动已明显减少。

下例为儿童期起病,除出现躯体症状外,有较多精神症状,以重复单调语句为突出症状,诊断为抽动秽语综合征(Tourette综合征)。

病例 3　女,14岁。

初诊:1989年11月29日。

病史:阵发性无意义不规则动作,重复言语逐日加重2年。起病前开始阵发性屏气、咬牙、握拳、扭身、心悸,但神志清,1~2分钟而过。今年初开始,出现无意义重复叫"妈妈",口吃状。本月初读英语,读到某一特殊单字时连续重复说:"自然而然,自然而然。"有时情绪表现紧张,大声叫:"救救我呀,救救我呀!""儒家学说,儒家学说。"初时在校表现较少,回家增多。近日症状加重,吃饭做事都说,不能控制,重复说话多,声音大以致声音嘶哑,且表现恐惧感。

检查:神志清,一般应答可,表情言谈自然,自知力存在。神经系统无阳性体征,右天柱压痛(++)。

症状定位与针刺点:$R^{1,5}$、L^1。

疗次:20次。

疗效:显效。

针疗经过:隔日1次,并服奋乃静,每日8~10 mg,分次服。经针疗2次后,发作次数减少,声嘶好转。第3次针疗后说话减少得多,纳食增加,情绪也转自然。至第6次,仍有重复说话,但减轻。至第10次,偶有重复说一二句,精神状态转平静,至第19次,重复说话已明显减少,有时性急,一般表现已趋正常。

病例 4 男,15岁。

初诊:1992年1月25日。

病史:1年来常突发无意义叫喊,不能自控。有时做鬼脸、挤眼、张口、转头,学别人说话,坐立不安,性格变急躁。有时出现头晕、头痛、恶心、咬指甲,多动,喜破坏。3~4年来顽皮,近1年来加重,语声有时变嘶哑,好奇心强,在家做事良好。

检查:一般接触反应灵敏。对答敏捷。两侧天柱压痛(++)。

诊断:多种抽动症。

症状定位与针刺点:患者有精神症状及躯体短暂抽动症状,精神症状不能定位,故针刺点取两侧上1,躯体症状基本上也以靠近前中线为主,结合两侧天柱有压痛,故综合取针刺点为$RL^{1,5}$。

疗次:10次。

疗效:显效。

针疗经过:针2次,仍有喊叫、抽动。至第3次,叫喊减少。至第7次,做鬼脸、叫喊等动作明显减少。至第10次,叫喊停止,抽动仍有,但较前明显减少。

【临床报道】 周章玲等用腕踝针治疗抽动秽语综合征43例,治疗结果:43例中,临床治愈9例,占20.9%;显效14例,占32.6%;好转17例,占39.5%;无效3例,占7.0%。总有效率为93.0%〔周章玲,刘心莲,王荣春.腕踝针治疗抽动秽语综合征43例临床观察[J].中国针灸,1999(6):343.〕。

二十一、立行不能症

立行不能症(astasia-abasia)并非由神经器质性病因引起,而出现不能站立、不能行走,勉强行走时表现无力或呈类似共济失调样步态,但卧床检查双下肢可活动,也有一定肌力,腱反射存在,未能引出病理反射。起病较急,常有精神或躯体诱因,若不经适当治疗,此种状态可持续多年。立行不能症属神经症一类,并非罕见,可见于癔症、脑外伤后神经症等。

本组立行不能症 20 例,男 8 例,女 12 例。年龄 10～71 岁,其中 10～19 岁 3 例,20～29 岁 4 例,30～39 岁 6 例,40～49 岁 4 例,50～59 岁 2 例,70 岁以上 1 例。病程 4 日～9 年,其中 4～20 日 5 例,1～10 个月 9 例,1～2 年 5 例,9 年 1 例。诱因:心因性 6 例,脑外伤后 4 例,抽搐发作后 2 例,其他如药源性、发热等 8 例。根据症状程度差异,本组病例大致可分四类:① 立行不能。② 立行不稳。③ 立行缓慢。④ 坐立不宁。除双下肢运动障碍外,往往可伴有其他身体症状和体征,如头痛、头昏、感觉障碍、压痛点等。

症状定位与针刺点:根据肢体运动障碍与压痛点而定。立行不能症患者躯干及肢体部位多有压痛点,故要仔细检查压痛点部位,如背部腰椎两侧(下 6)、大腿前侧中央(下 4)、腘窝、小腿腓肠肌的内外侧(下 1、6)、枕与肩部(天柱、肩井,上 5)、胸骨缘(上 1),均根据压痛点所在区选择针刺点。尤其下肢运动障碍者,常伴有大腿前侧中央压痛点,属下 4 区,针下 4 使压痛消除,有助于腿功能的恢复。

疗次根据情况:2～20 次不等。多数病例于首次针疗时即表现出不同程度的疗效。

疗效:立行不能多属功能性障碍,有的患者虽表现症状严重,病程亦长,但仍可有良好的疗效。本组痊愈 9 例,显效 11 例。所谓痊愈为症状全部消失,以后随访仍保持良好;显效为停止治疗时症状基本消失,或仍有轻微残留症状,患者因其他原因未能继续治疗,以后也未作随访。

(一) 立行不能

立行不能 7 例。此类最重,完全不能立行,终日卧床,双腿可以移动或稍抬高(肌力 Ⅰ～Ⅱ 级),肌张力可稍增,或低,或正常,腱反射存在,无病理反射。

病例 1 女,10 岁。

初诊:1974 年 10 月 9 日。其母背负来诊。

病史:从 6 m 高坡上跌下,神志不清半日,醒后有轻微摇头,数日后出现全身抽搐发作,摇头加剧,不能行走,一直卧床不起已 4 个月。

检查:患儿头向两侧频频摇动,四肢屈曲,肌肉紧,不易拉开,稍用力拉时,即诉肘内侧与两腘窝部痛,局部有压痛,未引出病理反射。

诊断:脑外伤后神经症。

症状定位与针刺点:两上肢肘部屈曲,并有压痛,针刺点取上 2;两膝屈曲,腘窝部压痛,针刺点取下 6。故针刺点为 RL_6^2。

疗次:2 次。

疗效:痊愈。

针疗经过：根据压痛点所在区，首次治疗时，针两上 2、两下 6，肘及腘窝痛及压痛即显著减轻，肌肉紧张消失，可以任意伸屈，在扶持下能缓慢行走，但仍有摇头。隔日复诊，已能在扶持下较灵活步行，第 2 次针时，当即可独自步行，仍有摇头，试针两上 4，摇头即停止。至此症状完全消失。2 个月后复诊，患儿母称回去后能跳绳、打乒乓球。

下例为头部轻度外伤后出现双下肢立行不能的脑外伤性神经症，病程已 8 个月，经针疗 2 个月逐渐恢复。

病例 2 女，24 岁。

初诊：1994 年 8 月 17 日。

病史：8 个月前在黑龙江矿山工作时，右额部被铁管撞击倒地，意识不清 1~2 分钟，清醒后头阵阵后仰，送当地医院治疗，住院第 3 日出现恶心、呕吐、头脑迷糊感，视物不清，双眼球痛，初扶持下尚可缓慢行走，1 周后两侧上下肢移动性痛，腿沉重并有麻木，卧床不能走路。后移至当地一设备较好医院住院，头部 MRI 检查未见异常，经治疗 8 个月，未见效，遂来上海求治。

检查：神志清，完全不能立行，全身皮肤痛觉丧失，触觉存在。眼眶及眼球有压痛，瞳孔等大，眼底视乳头正常，鼻唇沟两侧对称，双上肢可上抬，握力稍弱，双下肢上抬无力，右下肢肌力Ⅱ级，左下肢Ⅲ级，肌张力正常，无肌肉萎缩，各腱反射存在，未引出病理反射。舌苔（＋＋），舌苔干燥，心律齐，腹软，上腹压痛，肝、脾（－），脑 CT（－）。

诊断：脑外伤性神经症，立行不能症。

症状定位与针刺点：$RL^{1,4,5}_{1,4,5}$。

疗次：40 次。

疗效：痊愈。

针疗经过：初每日 1 次，好转后隔日针疗。针刺点根据压痛点选择。首次针疗后，各压痛点减轻或消失，右腿上抬增高达 30°（肌力Ⅲ级），左腿达 90°（肌力Ⅴ级）。次日复诊时诉头顶及眼眶上缘痛，能缓慢移步，全身感觉仍麻木，视力模糊，仅能看见眼前指数。至第 10 次，面部感觉渐出现，在以后针刺过程中感觉平面缓慢下移，胸—脐—腹股沟—膝—踝—足，随着感觉麻木消退，步行也逐渐好转，至第 40 次，步态基本恢复。治疗全程历时 2 个月。

（二）立行不稳

立行不稳 8 例。卧床检查，双下肢活动及腱反射无明显异常，也能行走，但站立及步态不稳。

下例为发热后出现步态不稳。

病例 3 男，14 岁。

初诊：1975 年 5 月 16 日。

病史：起病前发热，诊断为麻疹，13 日后热退，以后双腿无力，步行困难已半月。

检查：双腿活动未受限，卧位时抬腿能达 90°，膝及跟腱反射正常，但步态不稳，行走时阔步，呈共济失调样步态。

症状定位与针刺点：RL_4。

疗次：1 次。

疗效：痊愈。

针疗经过：首次针疗时，行走时步态即稳得多，阔步消失。3 日后复诊，双腿活动完全恢复正常。

病例 4 男，34 岁。内科住院患者。

初诊：1974 年 3 月 16 日。

病史：双下肢步行困难已 25 日。起病前曾患肺炎，发热达 40 ℃，经注射抗生素治愈，但出现双下肢强直，走路不稳。

检查：双下肢膝以下痛觉消失，腿伸直不能主动弯曲，下床时需用力搬动腿，能缓慢移行，脚拖地不能抬腿，跨步艰难、不稳，腓肠肌外侧有压痛，各肌腱反射正常，无病理反射。

症状定位与针刺点：$RL_{4、6}$。

疗次：2 次。

疗效：痊愈。

针疗经过：因腓肠肌外侧有压痛，先针两侧下 6，压痛立即消失，又针两下 4，抬腿可超过 90°，也能屈腿，膝以下感觉麻木消失，留针 1 小时后感腿活动轻松，步态较前自如，但仍感乏力。次日复诊，再针两侧下 6，留针半小时，起针后感双腿完全轻松，举步自如，走几步后即能跑步，踢腿可超过头顶高度，隔日以病愈出院。

（三）立行缓慢

立行缓慢 5 例。能立行但缓慢无力，需扶持。

病例 5 女，28 岁，已婚。

初诊：1974 年 12 月 11 日。

病史：10 个月前因精神受刺激后意识不清 4 日，醒后双腿无力，扶双拐走路，以后虽稍好，仍需扶杖，左臀部痛，头昏。

检查：扶杖步行，左腰椎旁压痛。

症状定位与针刺点：双下肢无力针下 4，腰椎旁压痛针下 6。针刺点为 R_4、$L_{4、6}$。

疗次：16 次，隔日 1 次。

疗效：痊愈。

针疗经过：首次针疗后，腿无力即明显好转，可不扶杖行走，但距离不远，以后因头昏、睡眠不良，继续针疗，走路进一步好转，距离延长，头昏及睡眠改善。

病例 6 男，70 岁。

初诊：1991 年 3 月 29 日。

病史：1个月前出现双腿沉重感，站立时感觉踏在棉花上，皮肤发凉，但感觉存在，关节活动不受限，曾住当地医院检查，除颈椎X线片显示有骨质增生外，未见其他异常。

检查：舌苔厚、白腻，起立、跨步艰难，需人扶持，跨步缓慢，卧位时四肢活动灵活，腿能上抬，无压痛点。

症状定位与针刺点：针RL_4^1。

疗次：9次。

疗效：痊愈。

针疗经过：首次针疗后即可不必扶持，起立灵活，跨步好转，自觉好转80%。以后隔日1次，步行继续灵活，舌苔变薄，至第9次。3个月后家属告知，步态已恢复正常，可骑自行车外出。

病例7 女，38岁，会计。

初诊：1999年7月5日。

病史：3个月前，骑自行车去工作途中，无明显预感，突发两下肢无力，行走困难。走路时双腿不能跨步，脚不能抬起，拖地而行，不能登楼梯，双手握物无力，不能持筷，双臂上抬费力，上臂肌肉酸痛，说话亦感乏力。无发热或其他不适，以往从未出现过类似情况。当时送医院做脑CT、肌电图、心电图等各项检查，均未发现异常。以往经输液、服药症状略有好转，但走路时仍跨步缓慢，跨步不大，登楼梯困难，多说话口部无力，双臂上举不能持久。

检查：发音尚清。卧床时双臂能上抬，但不能持久，上臂内侧肌肉有压痛（＋＋），双下肢上抬仅约15°，不能持久。肌张力尚佳，双侧腓肠肌压痛（＋＋）（图3-3-30），膝及跟腱反射存在，未引出病理反射。感觉无障碍，心、肺、肝、脾（－）。

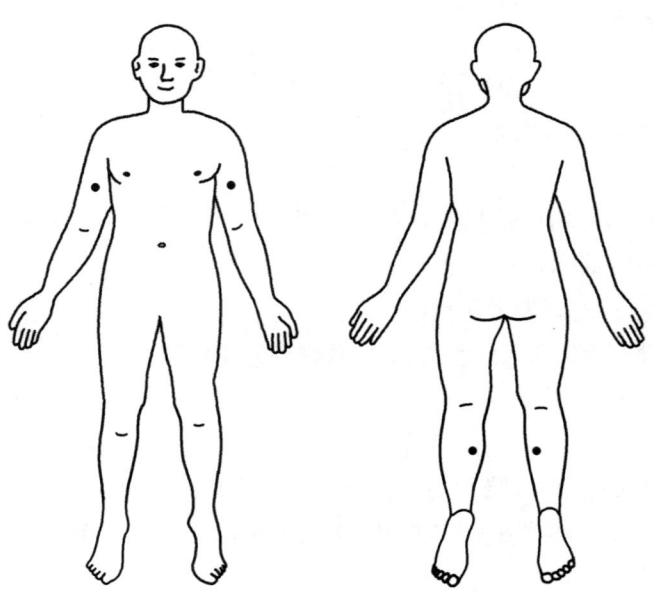

图3-3-30　立行不能症病例7压痛点分布

诊断：功能性立行不能症。

症状定位与针刺点：根据上下肢肌无力及压痛点，抬臂无力针上 5，压痛点针上 2；下肢上抬无力针下 4，压痛点针下 1。故针刺点为 $RL_{1,4}^{2,5}$。

疗次：2 次。

疗效：痊愈。

针疗经过：首次针疗后，当即举臂时间延长，上臂内侧肌压痛消失。抬腿逐渐增高，每抬起 1 次，高度有所增高（35°—45°—75°），且逐渐有力，腓肠肌压痛止。留针 1.5 小时，感全身舒服，抬腿可达 90°，且能持久，起床走路跨步增大，能上下楼梯无须扶持。次日上午复诊，自觉症状明显好转，上臂内侧及下肢腓肠肌内侧压痛减轻，抬腿能达 90°，且能持久，说话多后费力感好转。气管右侧微压痛，针 R^1，气管旁不适感立即消失，发音不费力，第 2 次针 $RL_{1,4}^{1,5}$，留针 1.5 小时。于当日傍晚复查，自觉症状均已消除，握力可，步态自然，走路敏捷，发音正常，已恢复至以前正常状态。

（四）坐立不宁

坐立不宁可能是药物引起的副作用，也可能为精神症状之一。下例为药物引起。

病例 8　男，36 岁。

初诊：1975 年 2 月 19 日。

病史：8 日前因牙痛服索米痛，3 日后出现烦躁不安，坐立不宁，不自主来回走动，在床上脱衣后又穿上，睡眠差。

检查：意识清，能自诉病情，烦躁，坐立不宁。

症状定位与针刺点：烦躁、坐立不宁等精神不安表现，属不能定位症状，针两侧上 1。针刺点为 RL^1。

疗次：3 次。

疗效：痊愈。

针疗经过：首次针疗后即转安定。隔日复诊，明显好转，仍有些心烦及不安感，第 2 次针疗后完全安定。1 周后复诊，已安定，但有时略有急躁，夜不易睡，针第 3 次。3 个月后随访，情况良好。

二十二、伸舌不能症

伸舌不能症，指舌活动受限，张口伸舌时舌尖不能伸出超过唇外，说话发音含糊。伸舌不能症较少见，病因不明，有心因性或类风湿性，也可见于脑外伤，可能单独出现，也可与其他症状共存。

病例 1　女，24 岁。

初诊：1980 年 2 月 25 日。

病史：说话含糊，舌活动不灵，舌尖不能伸出口外已 1 周。缘于与妹妹发生争吵后双腿发抖,当时说话尚可,2日后出现说话发音僵硬感。既往无类似情况。

检查:说话发音稍含糊,做伸舌动作时舌尖只能略超出下唇,舌无苔,舌肌无萎缩。

症状定位与针刺点:舌跨前中线两侧,属上1区,故针两侧上1。针刺点为RL^1。

疗次:3次。

疗效:显效。

针疗经过:首次针疗后,舌即能自然伸出,说话灵活,发音清楚。隔日复诊,舌仍有些吊紧感,但已能正常伸出,说话及发音自然。针疗3次,保持正常。

病例2 女,35岁。

初诊:1978年10月13日。

病史:1周来舌不易伸出,自觉有舌向口腔内缩紧、下沉感,说话时舌僵硬不灵活。

检查:舌尖只能伸至下唇外边缘,舌尖呈钝圆,舌肌无萎缩。

症状定位与针刺点:RL^1。

疗次:2次。

疗效:显效。

针疗经过:首次针疗后,咽部紧立即消失,舌能自然伸出如常。但2日后伸舌困难及舌根下吊紧、酸如旧,第2次针疗后伸舌灵活。

1年后患者再次来诊(1979年10月5日),称上次针疗后感觉良好,舌仅稍有吊紧感。1周来舌吊紧又明显,右颞颌部酸,伸舌不能超过唇缘,前额鼻根部吊紧感,针R^1,舌能完全伸出,舌尖超过唇缘,右颞颌部放松,但耳前仍有些紧,针R^3,耳前紧立即放松。在以后数次针疗中,舌仍不能完全伸出,且常伴有耳垂下酸,针RL^1后再加R^4,视情况而定,有时针R^2,症状即消失,如此至第7次,舌已完全能伸出。

病例3 男,26岁。

初诊:1977年10月10日。

病史:2个月前因生气后出现发作性舌发硬,说话时舌卷动困难,发音低。至目前已发生5次,本次发生已1小时。

检查:舌尚能伸出,但欠灵活,发音低。

症状定位与针刺点:RL^1。

疗次:1次。

疗效:显效。

针疗经过:首次针疗,留针后逐步好转,1小时后完全恢复正常。

二十三、震颤与震颤麻痹

震颤与震颤麻痹(tremor and paralysis agitans)同属于身体运动障碍疾病,两者既相类似,都有四肢和躯干的颤抖,但又有区别,前者仅有颤抖无肢体强直,后者颤抖与强直并存。病程都长,唯震颤的颤抖始终如一,震颤麻痹在病程中可以先后出现颤抖与强直。震颤的颤或抖出现于肢体运动之时；震颤麻痹则出现于肢体静止状态。最主要的区别是前者预后较好，后者预后较差，甚至连生活都不能自理。

（一）震颤

震颤患者51例，其中男34例，女17例，年龄分布见表3-3-17。病程1周～7个月16例，1～5年15例，6～10年9例，11～15年2例，20年、40年、70年各1例，余6例不明。病因多不明，部分病例起病与精神因素、颈椎病、肝硬化、脑萎缩、高血压、一氧化碳中毒、消化道出血、脑部疾病、家族性、先天性有关。震颤部位：指颤34例，全身颤6例，四肢颤4例，头颤（头后仰、摇头、点头、头颤）7例，以指颤多见。

表3-3-17 震颤51例年龄分布（例数）

性别	例数	年龄（岁）							
		20～	30～	40～	50～	60～	70～	80～	91
男	34	8	10	5	4	4	2	—	1
女	17	3	3	6	2	2	1	—	—
共计	51	11	13	11	6	6	3	—	1

症状定位与针刺点：全身颤，针刺点取上1、5和下4；四肢颤，针上5、下4；点头针两侧上1，仰头针两侧上6，摇头针两侧上4。

疗效：51例中，显效3例（5.9%），减轻22例（43.1%），无效26例（51%）。有效率为49%。

病例1 男，44岁。

初诊：1974年6月2日。

病史：四肢微颤，头昏沉感。

检查：伸手时手指微颤，无肌肉强直，无感觉障碍，无病理反射。

症状定位与针刺点：仅有指颤无其他体征，指颤属运动症状，针刺点取上5。针刺点为RL[5]。

疗次：5次。

疗效：显效。

针疗经过：首次针疗后，指颤即有减轻，感轻松。第2次针疗后，指颤明显减轻。至第3次，除拇指有微颤外，余指颤皆停止。至5次。

病例2 男，78岁。

初诊：1987年2月27日。

病史：自幼年起即有手抖，左手重，有时头颤，说话时口发抖亦有数十年，情绪紧张时易出现。

检查：双手微抖，左手较重，活动尚灵活，肌张力不高。

症状定位与针刺点：RL^5。

疗次：14 次。

疗效：减轻。

针疗经过：第 2 次针疗后手抖即减轻，至第 8 次，手抖明显好转。患者喜好书法，自觉执笔有力并灵活。

病例 3　女，42 岁。

初诊：1978 年 9 月 4 日。

病史：患者因精神受刺激后，出现发作性全身颤抖，意识尚清，说不出话已 2 年。今年 4 月后经常发作，有时 1 日发作 2 次，月经前后更易发作。纳食差，腰酸，尿频，左侧头痛。

检查：伸手时手指微颤，右手明显。神经系统无其他阳性体征。目睹发作 1 次，闭目、头后仰、全身微颤，被动睁眼时，双眼上翻。

诊断：神经性指颤。

症状定位与针刺点：抽动发作系全身症状不能定位，针两侧上 1。针刺点为 RL^1、RL^{1,5}。

疗次：13 次。

疗效：显效。

针疗经过：首次针疗后，眼即能睁开，发作停止。1 周后复诊，称首次针疗后病未发，纳食增加，伸手、伸舌均有微颤，针 RL^{1,5}，指颤即止。至第 3 次，舌已不颤，指颤显著减轻。至第 13 次，指颤已停。

病例 4　男，60 岁。

初诊：1991 年 11 月 29 日。

病史：6 年来双手抖，手持筷接近嘴时出现，静止时不抖，无说话含糊，无走路不稳。初时右手抖，逐步加重，3 年后左手也抖，两下肢不抖，其他无异常。

检查：颅神经无异常，舌不颤，双手指鼻近鼻尖时手抖明显，握力可。脑 CT 检查示轻度脑萎缩。颈椎 X 线片示颈椎各椎体骨质增生，第 4、第 5、第 6 颈椎椎间隙变窄，斜位片可见椎间孔缩小。

诊断：颈椎病。

症状定位与针刺点：RL^{1,5}。

疗次：8 次。

疗效：针疗期间手抖减轻。

（二）帕金森病

帕金森病（Parkinson's disease）也称震颤麻痹，是中年以后（50～60 岁）大脑基底节慢性退行性病变，以肢体远端有规律的颤抖、肌张力增加，行动变缓慢为突出症状。常先从一侧上肢或下肢远端开始,延向同侧后再累及对侧上下肢,面部表情缺乏,身体前屈,步行时呈特有的紧张向前冲小步态。但早期症状常不典型,可仅有肌张力增高,并无肢颤,或仅有肢颤而无肌张力增加。病呈进展性,治疗困难。

本组27例,其中男16例,女11例,年龄分布见表3-3-18。病程半年以内5例,1～5年18例,6～10年3例,12年1例。疗效:27例中,减轻9例(33.3%),无效18例(66.7%)。疗效远逊于震颤。

表3-3-18 帕金森病27例年龄分布(例数)

性别	例数	年龄(岁)				
		30～	40～	50～	60～	70～
男	16	1	1	6	6	1
女	11	2	2	3	4	—
共 计	27	3	3	9	10	2

病例 5 男,55岁。

初诊:1975年2月28日。

病史:2年前出现四肢震颤,四肢活动不灵,逐渐加重,流涎,吃饭时常掉落饭粒,颈项活动不灵,视物模糊,有旋转感,尿频,便秘。

检查:眼底动脉变细,反光增强。坐位时双手捻球样颤抖,双下肢抖,起立步行动作缓慢,呈紧张性小步态。肢体呈齿轮样强直,腱反射亢进,无病理反射。

诊断:帕金森病。

症状定位与针刺点:视物模糊、流涎、吃饭时饭粒失落均为上1区症状;上肢颤抖为上5区症状;颈项转动不灵活为上6区症状;双下肢抖针下4。故针刺点取$RL_4^{1,5,6}$。

疗次:20次。

疗效:减轻。

针疗经过:首次针疗后,视物不模糊,不旋转,四肢活动较灵活,齿轮样强直消失,伸手不颤,步态较自然。隔日复诊,第2次针疗后,流涎减少,表情及步态较灵活,能自己上厕所。至第3次,仍有流涎,手有微颤,吃饭不落饭粒。至第4次,症状不如初针时好转明显,但均较前减轻。至第7次,仍有流涎、眼花。至第8次,能走2.5～3 km路,步态尚自然。至第20次,无明显变化。

病例 6 男,56岁。

初诊:1990年11月26日。

病史:四肢肌强直,活动不灵活半年。本人开吊车,驾驶室失灵受惊3个月后,走路沉重感,后手活动不灵活,以右下肢—右上肢—左上肢—左下肢的顺序依次逐渐发生僵硬感。有时肢颤,甚至全身颤,流涎不多。

检查:面具脸,无表情,全身肌张力增强,四肢微颤,感觉存在,无病理反射。

诊断：帕金森病。

症状定位与针刺点：$RL_4^{1,5}$。

疗次：20次，隔日1次。

疗效：减轻。

针疗经过：第2次针疗后活动较前比较明显灵活，但说话、双下肢仍有颤抖。至第3次，活动、饮食、睡眠均好转，走路亦好转，略有口吃。至第6次，原不能控制发笑，现能控制，但至16次，仍有不能控制自发性笑，甚至大笑，肢体活动较前轻松，纳食增加。至第19次，持续好转。

二十四、睡眠障碍

睡眠障碍(sleep disturbances)包括失眠、嗜睡、噩梦、梦惊、梦呓与梦行。

(一) 失眠

失眠(insomnia)是睡眠障碍最常见的形式，表现为入睡及持续睡眠困难。很多原因可以引起失眠，如精神、躯体疾病及环境因素等，最多见于精神原因，如焦虑、抑郁、精神疾病早期，其次为躯体疾病，因此失眠常散见于许多疾病的症状中。对失眠的判断主要依赖患者主诉，睡眠的好转也往往标志着疾病的良好转归。

本组以失眠为主诉者84例，男36例，女48例。年龄15~80岁，其中15~19岁3例，20~29岁8例，30~39岁29例，40~49岁15例，50~59岁18例，60~69岁8例，70岁以上3例。该组患者除睡眠不良外，因人而异常伴有注意力不集中、学习困难、记忆减退、思考迟钝、情绪易波动、烦躁、紧张、多疑、想睡但入睡困难、易早醒、有时整夜不眠、心悸、纳差、坐立不宁等，症状多波动。检查中，有的患者天柱、肩井压痛，舌苔(+~++)，指颤。

症状定位与针刺点：失眠属不能定位症状，故针刺点以两侧上1为主，伴有天柱、肩井压痛及指颤者，针一侧或两侧上5。疗次：10~20次。年龄与疗效关系见表3-3-19，病程与疗效关系见表3-3-20。

表3-3-19 失眠84例年龄(岁)与疗效(例数)

年龄	例数	疗效		
		显效	好转	无效
15~	3	3	—	—
20~	8	1	3	4
30~	29	9	12	8
40~	15	4	8	3
50~	18	8	6	4
60~	8	1	6	1
70~	3	—	3	—
共计(%)	84	26(31)	38(45)	20(24)

表 3-3-20　失眠 84 例病程与疗效(例数)

病程	例数	疗效		
		显效	好转	无效
1 个月以内	6	3	2	1
1～3 个月	26	7	11	8
4～6 个月	12	3	5	4
7～9 个月	2	—	2	—
1～5 年	27	10	12	5
6 年以上	11	3	6	2
共计(%)	84	26(31)	38(45)	20(24)

【临床报道】沈志忠用腕踝针治疗顽固性失眠 56 例,其中男 39 例,女 17 例;年龄 29～54 岁;病程 0.5～8 年余;服安眠药半年以上 26 例,1～3 年 17 例,一直靠服安眠药睡眠 13 例。针刺点取上 1、2,每日 1 次,以 5 次为 1 个疗程,如无效,休息 3 日后再针第 2 疗程。结果显效(针刺 1 个疗程,睡前不服任何安眠药物即能入眠 6～7 小时)21 例,占 46.42%;有效(1～2 个疗程后即能入眠 5～6 小时,但尚需服半量的安眠药物)17 例,占 30.35%;无效(1～2 个疗程后还需服安眠药才能入眠)13 例,占 23.23%〔沈志忠.腕踝针治疗顽固性失眠 56 例[J].四川中医,1994(4):55.〕。

王宪平等用腕踝针治疗失眠 32 例,其中男 18 例,女 14 例,年龄 30～66 岁,病程 2～24 年。每日 1 次,10 次为 1 个疗程。疗效:治愈 16 例(50%),好转 14 例(43.75%),无效 2 例(6.25%),总有效率为 93.75%。治疗经验证明,治疗越早,疗效越好〔王宪平,闫国卿,吴晶萍.腕踝针治疗失眠 32 例临床观察[J].针灸临床杂志,2000,16(2):10～11.〕。

(二) 嗜睡

嗜睡(hypersomnia)包括两类情况:一是夜间睡眠过多,二是白天睡眠过多,两者可截然分开,但多数同时存在。嗜睡远较失眠少见,但非罕见。这是一种持续不能控制地倾向入睡,甚至影响日常生活与工作,但能被叫醒的睡眠过度状态。

本组嗜睡 6 例,均为女性,年龄 12～44 岁,病程 3 个月～10 年。

针刺点:两侧上 1,天柱有压痛时加上 5。疗次:10～30 次。疗效:痊愈 2 例,显效 3 例,减轻 1 例。

病例 1　女,12 岁。

初诊:1986 年 12 月 15 日。

病史:不能控制地倾向入睡近 2 年,上课、吃饭均不能控制入睡,放学回家即上床,睡眠持续 4～5 小时,能被叫醒,吃饭不增多。发病前在校学习成绩良好,出现嗜睡后成绩下降,但与同学间仍能亲密相处,服盐酸哌甲酯等药已 1 年多,能稍好,但不明显。

检查:一般无特殊,神经系统无异常,右天柱压痛(+),脑电图(—),头颅 CT(—)。

症状定位与针刺点：$R^{1,5}$、L^1。

疗次：30 次。

疗效：显效。

针疗经过：首次针疗后，精神好转，至晚 9 时才睡，在以后的针疗过程中，多睡现象减少，但时有波动，上课时入睡较原来少，上课、吃饭时可以控制入睡，逐渐 1 日只睡 2 次，精神活跃得多，天柱压痛(一)。至 30 次，一般情况良好，嗜睡基本控制。1 年后随访，情况保持良好，学习成绩优良，有时上课有短暂蒙眬状态。

病例 2　女，16 岁。

初诊：1992 年 7 月 31 日。

病史：入睡后经常说梦话 4 年余，有时叫喊，日间上课、骑自行车都想睡，甚至跌倒，蒙眬中可以被叫醒。平时爱好体育，学习、记忆良好，无癫痫小发作史，月经规律，家族中无类似病史。

检查：体健，未发现异常体征，两侧天柱、肩井、胸肋关节均有压痛(＋～＋＋)。

诊断：嗜睡伴梦呓。

症状定位与针刺点：$RL^{1,5}$。

疗次：10 次。

疗效：痊愈。

针疗经过：首次针疗后，各压痛点即消失。隔日复诊，嗜睡、梦呓减少。自第 3 次针疗后未出现梦呓，精神较振作，嗜睡减少。针 6 次后，上课时嗜睡消失，至第 9 次，嗜睡及梦呓均消失，精神状态恢复正常。

（三）梦惊、梦呓与梦行

梦惊(night-terror)、梦呓(somniloquence)与梦行(sleepwalking)是睡梦中出现的情绪、言语或行动，醒后不自知。均针两侧上 1，天柱与肩井有压痛加针上 5。

病例 3　女，14 岁。

初诊：1987 年 2 月 13 日。

病史：两肩酸 4 年余，夜睡后约半小时出现惊叫 2 年余，与人争吵样。

检查：身体未见异常，两侧肩井压酸(＋＋)。

症状定位与针刺点：$RL^{1,5}$。

疗次：6 次。

疗效：显效。

针疗经过：首次针疗后，两侧肩酸显著减轻。至第 4 次，夜惊减少，针 5 次后明显好转。

病例 4　男，11 岁，小学 6 年级学生。

初诊：2000 年 12 月 10 日。

病史：母代诉，入睡后说梦话3年余，有时坐起或起床在室内走动。从幼年起就显得胆小，见陌生人就躲近母亲，不敢独自外出，入夜更不敢离母亲一步，不敢独居室内。3年来学习成绩逐渐下降，读三年级时成绩80~90分，五年级时一般为60~70分，少数不及格，至六年级多数不及格，最多62分。做作业缓慢，不专心，夜睡可达8小时，但入睡后0.5~1小时即出现梦话，内容听不清。从入幼儿园起至今纳食差，只吃小碗的大半碗饭。常便秘，1~3日解1次。

检查：消瘦，面色苍白，舌苔（一），两侧天柱、肩井有压痛，左侧较重，右上腹有压痛，局部肌肉稍紧张（图3-3-31）。表现安静，合作，反应灵敏，表情自然，言语应答迅速，语流有序，一般智慧良好，机灵。

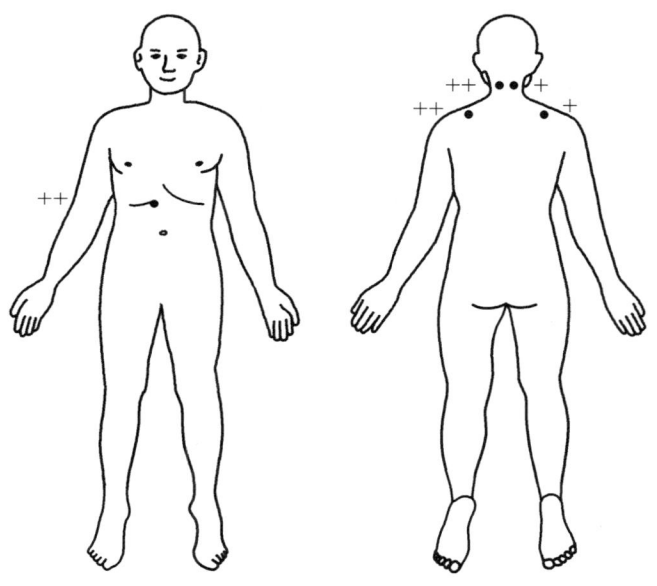

图3-3-31　睡眠障碍病例4压痛点分布

症状定位与针刺点：从一般接触判断，学习成绩下降不是由于智力差，而是与胆小、注意力不集中、纳食少、体质差有关，而纳食差与上腹部压痛有关，胆小、体质差、注意力不集中与天柱、肩井压痛有连带关系，因此症状中有一般不能定位症状及压痛点的能定位体征，故针刺点取两侧上1及上5以改善一般情况，增加食欲。上腹部有压痛点，针右下1以消除压痛。针刺点为$R_1^{1,5}$、$L^{1,5}$。

疗次：15次，隔日针。

疗效：痊愈。

针疗经过：首次针疗后，压痛点全部消失，有饥饿感，纳食大增，超过平时食量1倍，尚觉不饱。针第2次后面色转红润，压痛点减轻，纳食保持较多，但少于首次针疗后，仍胆小。第6次复诊，食量增加，已能吃满1碗，大便从原来1~3日解1次变为每日均有，偶尔隔1日解。胆怯减轻，从不能独处一室到能独处约10分钟，睡眠已安静。第7次复诊，睡眠良,纳食增,面色转红润。第9次复诊时,已可独居一室达1小时。至第11次时,不跟母亲可独居一室,学习成绩有回升,达80多分。共针15次,保持良好。

二十五、焦虑性神经症

焦虑性神经症(anxiety neurosis)简称焦虑症(anxiety),是以广泛和持续焦虑或反复发作的以惊恐为主要表现特征的一类神经症。起病常与精神受挫、身体疾病引起的担忧有关,以后病因虽消除,但焦虑、恐惧、紧张不安的情绪和思虑以及不必要的反复联想仍持续存在,有时甚至可引起短暂性惊恐发作。患者虽明知这些思虑微不足道,与实际情况不相符,也无必要,却不能自控,反复不安愁诉,并为此感到苦恼,多处求医。惊恐发作时常感大难临头,奔医院急诊。本症多发于中年以后,在神经症中常见。

本组焦虑症患者30例,男11例,女19例。年龄30~60岁,其中30~39岁15例,40~49岁8例,50~59岁6例,60岁以上1例。病程1个月~11年,其中1个月~7个月23例,1年~3年7例。起病诱因见表3-3-21。

表3-3-21 焦虑症30例起病诱因

精神因素	例数	身体因素	例数	家庭因素	例数	其他	例数
精神受挫	6	胃、十二指肠疾病	5	母有类似疾病	1	不明	4
家庭问题	4	子宫、卵巢手术	2				
生活不规则	1	心肌炎	1				
工作紧张	1	慢性直肠炎	1				
受惊	1	鼻出血	1				
		人工流产	1				
		药源性	1				
共计	13		12		1		4

症状表现:以精神症状为主,也常伴有一些身体症状与体征,见表3-3-22。由于焦虑症的精神症状也常见于轻抑郁症早期、更年期综合征,起病年龄又较迟,病程迁延,诊断上常发生混淆,但若仔细观察病情,掌握各病特点,还是能做鉴别。

表3-3-22 焦虑症30例精神症状、身体症状与体征

精神症状	例数	身体症状与体征	例数
睡眠障碍	28	舌苔增厚	9
过多联想	21	指颤	7
焦虑紧张	20	心悸	5
恐惧、绝望	15	食纳减	4
坐立不安	12	易出汗	4
烦躁	11		
疑病	7		
情绪低落	8		

症状定位与针刺点：主要根据症状与压痛点。精神症状属不能定位，身体症状多属上1区不能定侧症状，故针两侧上1，指颤及天柱压痛针两侧上5。对病情较重病例，加服小剂量奋乃静或地西泮。

疗次与疗效：疗次根据病情。焦虑症的症状在病程中常呈波动性，因此对疗效判断常有困难。本组病例的疗效判断仅限在治疗阶段的观察。30例中显效4例，好转19例，无效7例，有效率为77%。

病例1 女，26岁。

初诊：1997年2月5日。

病史：半年多前，因在单位工作时，接家里电话称"孩子独自在家，煤气未关"而受惊吓，担心孩子发生危险，当即感头晕，急奔回家，路上即哭，回家后孩子虽平安无事，但以后因此经常失眠、多梦、心烦、易怒、心慌。周围人多时心境尚好，独居时沉默想哭，疲劳感，易激动，提不起兴趣。原来性格活跃，家庭关系和睦。

检查：一般接触尚平静，言谈有序切题，身体检查无特殊，舌苔厚腻微黄。

症状定位与针刺点：患者焦急不安，心烦意乱、兴趣缺乏等表现，属于不能定位的精神症状，故针刺点取RL^1。

疗次：5次，隔日1次。

疗效：显效。

针疗经过：至第4次，纳食稍增，舌苔转白，仍心烦想哭，视力模糊。第5次针$RL^{1,5}$，留针1小时，情绪突然好转，原有抑郁感消失，自觉舒服，精神振作，表现自然，自认为痊愈，表情、说话语调、姿态显然有别。以后未再来诊。

病例2 男，51岁，某公司总经理。

初诊：2000年5月13日。

病史：间歇性精神紧张、烦躁、不安、恐惧13年。似无明显起因。13年前发生过腰椎间盘突出症，当时腰痛重，经牵引治疗好转，但情绪急躁，后突发紧张，全身发颤，焦虑不安，总不能摆脱，睡眠差。经服多塞平，不久症状消失。1994年复发，仅出现焦虑，恐惧，但能睡，仍能正常工作，未服药，经7～8个月后自行好转。去年出国考察，回来时经香港患流感1周，病又发，感恐惧，重时坐立不安，出冷汗，害怕，失控感，怕得精神分裂症，听旁人说起疾病情况，就害怕自己是否得同样疾病，去医院咨询，给服氟哌噻吨美利曲辛治疗，因工作繁忙，又负责多种职务，疲劳并感紧张。1年来虽有2个月缓解，后又发，持续至今，莫名的担心，焦虑，烦躁不安，明知不必，总不能摆脱，夜睡欠安，但工作照常。家庭生活良好。

检查：身体情况良好，双手指微颤，天柱、肩井轻压痛。

症状定位与针刺点：症状以焦虑为主，属不能定位症状，故针刺点取两侧上1，天柱、肩井压痛属上5区，针两侧上5。针刺点为$RL^{1,5}$。

疗次：20次，隔日针。

疗效：显效。

针疗经过：初对针疗犹豫，反复问能治好否，至第5次，精神好转，自控力增强，说话声调转自然，双手指震颤明显减轻。至第10次，恐惧感明显减轻，稍有些紧张，但已不以为然，自认为不必多虑，每日早起赴公园锻炼身体，表现自动。至第15次，情绪正常，参加开会，睡眠良，食有味。共针20次。

二十六、恐怖性神经症

恐怖性神经症(phobic neurosis)简称恐怖症(phobia)，是患者对某些对象，实际上对自己并不发生危险，也明知对这些对象或状态不应有恐怖，说不出理由，却产生强烈而不能自制的恐怖。恐怖症根据恐怖的对象而命名，如关于对人关系的对人恐怖、广场恐怖等；但比较多见的还是关于状态的尖物恐怖、不洁恐怖、细菌恐怖等。起病多急，几种恐怖症状可同时存在，内容可以转换，强度可以波动。有的恐怖症持续一段时间后可缓解，以后再发。为避免恐怖，多伴发强迫行为，如因不洁恐怖而出现反复洗手，称洗净强迫；有场所恐怖时，出现要避免通过特定的场所。

本组恐怖症10例，男女各5例。年龄9~59岁，其中9~19岁3例，20~29岁2例，30~39岁2例，40~49岁1例，50岁以上2例。病程1周~17年，其中半年内5例，4年和6年各1例，17年3例。恐怖内容有尖物、剪刀、登高、电、结核病、不洁细菌、大便、孤独、中毒、异物、面红、因进食而窒息、死亡等。4例为首次发病后再发者。

症状定位与针刺点：恐怖症为精神症状，不能定位，故针刺点取两侧上1，天柱有压痛时加针上5。疗次：10次4例，20次4例，30及60次各1例。疗效：显效3例，减轻2例，无效5例。

病例1 男，12岁。

初诊：1994年8月10日。

病史：出现对尖物、电恐惧4日。1个月前因登上靠近窗口的书架取书转身时差一点扑出窗口而受惊。10余日后自觉学习费力，埋怨功课多，烦躁，以后出现坐立不安、惊恐感，常关窗，怕掉下楼去，不敢开窗，性格变得急躁，易发脾气。4日前出现恐惧，要和妈妈绑在一起不让离开，不能控制地想摔电视机，打碎东西，咬手指，自己也觉不应该，但不能控制，感心里有压力，想发泄，认为"做人没意思"，对尖物、刀、电源感恐怖，担心刺伤自己，因此用胶布贴剪刀、刀等尖物及电插头。平时学习主动，成绩良好，性格较急躁，与同学相处融洽。

检查：较消瘦，安静合作，应答切题、敏捷，自知力存在，能自述病情，无幻觉。舌苔(一)，心(一)，两侧天柱有压痛(＋)。

诊断：恐怖症。

症状定位与针刺点：$RL^{1,5}$。

疗次：20次。

疗效：显效。

针疗经过：针疗每日1次，结合分次口服小剂量奋乃静每日10 mg。首次针疗后，次日复诊时其母称针疗后即较安静，恐惧情绪减轻，表现灵活。针2次后，恐惧感显著减轻，但仍藏剪刀，用胶布贴电插头。针5次后，明显好转。针7次后，可以安心做功课，烦躁减少，但仍要关窗，奋乃静改为每日4 mg。至第12次，对窗口已不害怕，对贴胶布已显得淡漠，大多自己撕去。

病例 2 女，34岁。

初诊：1993年12月22日。

病史：第2次出现不洁恐怖已1个月。3年前怀孕中期受惊，出现睡眠不安，恐惧感，持续2～3个月后消退。1个月前突然想到死人，虽未看见也不知何时死去，怕脏，反复洗手，怕身体碰脏，反复擦洗桌子、墙壁，终日紧张焦虑不安，2个月来睡眠不良。幼年时母亲甚娇养，小时即怕死人，怕脏食，如鱼等，长大后好转。

检查：神志清，焦虑不安，甚至哭泣，流泪，舌苔（－），天柱有压痛（＋）。

症状定位与针刺点：$RL^{1,5}$。

疗次：16次。

疗效：显效。

针疗经过：隔日1次，奋乃静2 mg，每日2次。第4次针疗后，多想、头痛、睡眠、惊吓感均有好转。第10次针疗后，紧张感、恐惧、头痛明显好转，自认原有症状基本消失。第16次来诊时诉，10日间未出现恐惧及紧张感。以后未来复诊。

二十七、强迫性神经症

强迫性神经症（obsessive-compulsive neurosis）简称强迫症（obsession），是以反复出现持续的强迫观念和强迫动作为主要症状的神经症。强迫观念是一种与外界无关的毫无意义的思考或观念在脑内自发地反复出现，自己也认为没有必要，并为此感到烦恼，也想努力压制或设法摆脱，却反而引起强烈焦虑和不安。由强迫观念引起的相应动作或行为称强迫动作。强迫观念有多种表现，如患者对自己的行动是否完成发生疑惑，要反复多次检查，明知没有必要，却不能克制不安全感，称强迫疑惑；当脑内出现某种观念时，立即出现另一种对立的观念，并连续出现，无法克制，称强迫性对立观念；对物体不由自主地计数，不能摆脱，称强迫计数等。强迫症比较少见，起病缓慢，病程也较长，临床表现的强迫观念，可几种同时或先后出现，时轻时重，或缓解后再出现，治疗较困难。

本组强迫症4例，男女各2例。年龄分别为21岁、24岁、36岁及55岁。病程3个月、2年、10年、20年各1例。强迫内容有强迫回忆往事、强迫计数、强迫对立观念。

症状定位与针刺点：强迫症作为精神症状不能定位，故针刺点以两侧上1为主。疗次：根据情况，20次、50次、60次不等。疗效：减轻2例，无效2例。

病例 男，55岁。

初诊：1991年6月18日。

病史：20年前起出现间歇性反复视物，自觉无意义，却不能控制，并同时存在两种对立观念，如脑中出现"走路"，就立即出现"不走"，"吃饭"即出现"不吃饭"。当一新观念出现时，以前的观念即放松，注意转移即可消失。这种状态持续近1年半，逐渐减退至消失。如此复发4次，每次症状相同，此次发作已4个月，睡眠可，仍在工作中。

检查：精神状态尚好，接触言谈良好，自知力存在。

诊断：强迫症。

症状定位与针刺点：RL[1]。

疗次：50次。

疗效：减轻。

针疗经过：隔日1次，变化缓慢，不明显。至第10次，多想减少。针20次后联想明显减少。共针50次，情况稳定。

二十八、考前紧张综合征

考前紧张综合征是指考生在考试前由于精神紧张导致身体自主神经功能紊乱而引起的一系列病症，临床表现为高度紧张、焦虑不安、过分担心学习成绩下降、恐惧失败、失眠、多梦等，直接影响学生的考试成绩和生活状态，长期下去会对身心健康造成损害。

试验 来自上海某高校的学生60例，均按照《中国精神障碍分类与诊断标准》中的有关标准确诊。受试者均在考试前1个月内出现高度紧张、焦虑不安、过分担心学习成绩下降、恐惧失败、失眠、多梦等临床表现。排除针对考前紧张综合征同时进行药物或其他系统治疗者以及既往有精神病史或其他躯体疾病存在者。年龄19～21岁，全部病例按随机原则分为腕踝针针刺组（治疗组）和腕踝针假针刺组（对照组），每组30例，两组基线资料差异无统计学意义。对照组用不刺入皮肤的假针刺法。

症状定位与针刺点：双侧上1。

疗次：考试前1周开始接受治疗，隔日1次，每次留针30分钟，共治疗3次。

疗效：治疗组临床显效9例，有效16例，无效5例，总有效率为83.33%（25/30）；对照组临床显效1例，有效16例，无效13例，总有效率为56.67%（17/30），腕踝针针刺治疗的疗效优于假针刺对照组〔舒适，李同明，方凡夫.腕踝针缓解考前紧张综合征的随机对照研究[J].中西医结合学报，2011，9(6)：605-610.〕。

二十九、癔症

癔症（hysteria）是神经症中常见的一类，起病的直接因素多为精神遭受突然刺激或持久紧张，也可在身体受创伤的基础上发生；间接因素有遗传、敏感性格等。各年龄阶段均可发生，但以青壮年多见，女性易发。起病急，可表现有精神症状和身体症状，一般出现一种症状，少数可在一种症状出现之后出现另一种症状，或两种症状混合存在。这些症状总的可分两类，一类表现为兴奋症状，常呈发作性，持续时间短，在一次发作后，再发时常以相同形式出现；另一类为抑制症状，多为持久性，时间长，甚至可达20年以上。精神症状较多见于精神障碍，抑制症状较多见于身体障碍。癔症症状不论表现为精神还是身体障碍常酷似其他精神或身体疾病，但有时也确实可在精神或躯体疾病基础上发生，以致常被误诊。临床中最易发生误诊的也首推癔症。

本处只述及精神症状的常见状态，躯体症状内容多种，在有关疾病时提及。

本组癔症性精神障碍患者54例，男1例，女53例。年龄15～52岁，其中10～19岁9例，20～29岁13例，30～39岁22例，40～49岁9例，50岁以上1例。症状表现大致分三类：情感发作，蒙眬状态和抽搐发作。三类中症状多大同小异，情感发作以情感兴奋或抑郁、恐惧为突出表现；蒙眬状态以意识恍惚的精神表现为主；抽搐发作表现为身体无规律抽动并可伴有精神异常。此外常伴有睡眠不良、头昏、头痛、纳差等症状。三类症状的年龄分布见表3-3-23。

表3-3-23 癔症54例精神症状及年龄分布

年　龄	例　数	情感发作	蒙眬状态	抽搐发作
10岁～	9	7	1	1
20岁～	13	7	5	1
30岁～	22	16	2	4
40岁～	9	6	2	1
50岁～	1	1	—	—
共　计	54	37	10	7

症状定位与针刺点：精神症状不能定位，故针两侧上1；天柱、肩井有压痛时，针上5。疗次：根据病情，1～30次。疗效：显效36例，好转14例，无效4例。

（一）情感发作

精神受刺激后出现阵发性精神异常，意识轻度障碍，与周围环境可以接触并与人对答，情绪易激动，忽哭忽笑，或以唱代说，或恐惧、气愤、抑郁、凝滞，说话内容常与精神刺激及内心体验有关，话多、骂人、自言自语、向外跑、打人、行为幼稚。清醒后对发病经过尚能回忆。情感发作37例，针刺治疗时配合小剂量氯普噻吨或奋乃静。

针刺点：两侧上1或两侧上1、5。疗次：2～30次。疗效：显效22例，好转12例，无效3例。

病例1　女，52岁。

初诊：1991年3月22日。

病史：精神受刺激后出现阵发性话多，情绪易激动2月余，有时安静合作，但提起往事，即易激发心中气愤，越说越气，甚至哭泣，地上打滚，夜睡不安。

检查：神志清，说话有序，多说时即激动，说话内容牵涉面广，但不脱离现实。两侧天柱压痛(+)。

诊断：癔症性情感发作。

症状定位与针刺点：RL^{1,5}。

疗次：6 次。

疗效：显效。

针疗经过：隔日 1 次。针疗结合奋乃静 12～18 mg，每日 3 次，口服。初对针刺有恐惧感，针 3 次后情绪转安静，睡眠好转，说话减少，纳食增加，针刺时虽仍有恐惧感，但明显减轻。至第 6 次，精神症状及对针刺的恐惧感消失。

（二）蒙眬状态

精神受刺激后急性起病，表现为意识范围缩小如入梦境，定向力不良，不认识人、时间与周围环境，乱语、乱跑，犹如见到已故亲人，并能做对答。对外界反应较迟钝，清醒后对发病经过只能部分回忆或完全不能回忆。可多次以同样形式反复发作，持续 10～20 分钟，自行清醒，有的可持续数日或 20 余日至治疗时才清醒。

蒙眬状态患者 10 例，男 1 例，女 9 例。

针刺点：RL^1。疗次：1～10 次。疗效：显效 8 例，好转 1 例，无效 1 例。

病例 2　男，37 岁。

初诊：1973 年 12 月 10 日。

病史：起因不明，出差去山区，回来后精神迷糊，嗜睡，有时说话错乱 20 余日。

检查：反应迟钝，问之不答，不合作，乱抓东西，双眼凝视，无法了解思维内容。

诊断：癔症性蒙眬状态。

症状定位与针刺点：RL^1。

疗次：4 次。

疗效：显效。

针疗经过：首次针疗后，立即清醒，能做一般应答，但感疲乏。2 日后复诊，仍终日嗜睡，能叫醒，表现为迷糊状。第 3 次来诊时神志已清，应答正常，定向力与自知力良好。第 4 次就诊，除有头昏外，精神状态保持正常。

病例 3　女，23 岁。

初诊：1977 年 9 月 2 日。

病史：因精神受刺激后，近 1 周来出现精神淡漠，少语，反复说："上班去了。"有时外跑。

检查：双目凝视，表情淡漠，对问话反应迟钝，只说"不知道"，对自己姓名、家庭及工作地址都不知道，无自知力。

诊断：癔症性蒙眬状态。

症状定位与针刺点：RL^1。

疗次：1 次。

疗效：显效。

针疗经过:针疗后留针1小时,表情逐渐转自然,自觉头脑渐清醒,对提问应答转灵活,能说出自己姓名、家庭及工作地点、起病原因,原有前额痛也消失。以后未来复诊。

(三)抽搐发作

受精神刺激或忆及往事悲痛即发病,表现为突发意识不清,躯体挺直或角弓反张,四肢僵硬、蹦跳、瞪目、憋气、面色潮红、口吐唾沫,或转为挣扎想向外跑,被扶持时咬人、乱说、不认识人,也有先出现头痛、想哭而后出现肢体抽动,持续时间为0.5~1小时。

抽搐发作患者7例,均为女性。

针刺点:RL^1。疗次:1~4次。疗效:显效6例,好转1例。

病例 4 女,19岁。

初诊:1975年2月7日。

病史:2个月来多次全身强直发作,双手握拳,意识不清,第1次发作时持续1日多,以后几次发作均持续1~2小时,抽搐停止后意识不清达4~5小时,乱哭乱说,常日发5~6次,有时夜间外跑。8~9日来神志处于欠清醒状态,感两颞侧头痛,腿酸困乏力。

检查:扶持而来,双眼呈蒙眬状,应答欠清醒,反应迟钝,音低沉,身体检查无其他阳性体征。

诊断:癔症性抽搐发作。

症状定位与针刺点:$RL_4^{1,2}$。

疗次:6次。

疗效:好转。

针疗经过:首次针疗后,神志转清醒,两眼睁开,精神振作,表情自然,语调增高,应答灵活,诉两颞痛、腿沉,针后分别止,但留针半小时后精神状态又复旧。第2次针疗后表现较前灵活,说话及步行自然,但夜间仍有些抽动,以后治疗过程中,全身仍有抽动发作但减轻,次数减少。

三十、精神分裂症

精神分裂症(schizophrenia)是最常见的一类精神病,患者意识清楚,但精神活动及性格出现反常,与环境不协调,使人不易理解,经劝说不能纠正,本人又不承认有病。本病各年龄组均可发作,但以青壮年多见。病因多不明,与遗传、内向性格及精神遭受刺激有关。起病多亚急或缓慢。亚急起病者症状多样,幻觉、妄想、思考紊乱、说话不连贯、情绪多变、行为反常、性格改变与以前判若两人。缓慢起病者精神活动主动性减退、思考迟钝、言语减少、情感淡漠、行为退缩。身体及神经系统检查均未能发现阳性体征。病呈持续性,经治疗,多数患者可治愈或缓解,有的可再发,少数延续多年,演变成慢性。

本组病例只限在家能接受管理的初发病例,或已在精神病院住过院,诊断为精神分裂症,出院后长期在门诊维持药量的慢性病例,共67例,男29例,女38例。年龄7岁1例,

10～19岁15例,20～29岁27例,30～39岁11例,40～49岁10例,50～59岁3例。病程1个月以内16例,1个月以上11例,2个月9例,3个月4例,4～8个月5例,1～5年15例,6～10年以上7例。症状有:幻觉、联想散慢、自言自语、话多或减少、妄想有被害、洞悉、跟踪、关系、受控、夸大等;感情多疑、兴奋或淡漠、独自哭笑、行动不安、怪异动作、注意力不集中、兴奋、懒散、退缩等。精神分裂症的幻觉,尤其幻听,是具有特征性及带有普遍性的症状,故以幻觉为重点将症状分为有幻觉及无幻觉二组,观察其发生率及疗效上有无区别。67例中有幻觉者47例(70%),无幻觉者20例(30%),可见幻觉多见,在本组病例中占三分之二以上。

症状定位与针刺点:精神疾病多不能定位,故以针两侧上1为主,患者的天柱、肩井常有压痛,针两侧上5;幻听属上4区症状,针两侧上4。因此,精神分裂症无幻觉时针刺点为两侧上1、5;有幻觉时针刺点取两侧上1、4、5。所有病例均服用奋乃静,每日12～24 mg,一般为每日12 mg,症状重时加量,逐渐至每日24 mg,每日3次,分次服。

疗效:痊愈8例,显效29例,好转15例,无效15例。有效率为78%。在显效以上的37例中,有31例疗效出现在针疗10次以内,其中有23例(74%)疗效出现在1～5次以内,8例(26%)出现在针疗6～10次以内。67例患者年龄、病程及有无幻觉与疗效的关系见表3-3-24～表3-3-26。

表3-3-24 精神分裂症67例年龄与疗效(例数)

年龄(岁)	例数	疗效			
		痊愈(%)	显效(%)	好转(%)	无效(%)
7～	1	—	1	—	—
10～	15	2(13)	4(27)	6(40)	3(20)
20～	27	4(14.8)	10(37)	6(22.2)	7(25.9)
30～	11		4(36)	3(28)	4(36)
40～	10	1(10)	8(80)		1(10)
50～	3	1(33)	2(67)		
共计	67	8(11.9)	29(43.3)	15(22.4)	15(22.4)

从表3-3-24看,30岁以前疗效稍差,可能与病型有关。

表3-3-25 精神分裂症67例病程与疗效(例数)

病程	例数	疗效			
		痊愈	显效	好转	无效
1个月内	16	3	9	1	3
1个月～	11	—	6	2	3
2个月～	9	3	4	—	2
3个月～	4	2	1	1	—
4～8个月	5	—	3	2	—
1～5年	15	—	4	7	4
6～10年	7	—	2	2	3
共计	67	8	29	15	15

从表 3-3-25 可看出,病程短,3 个月以内疗效较好,但病程在 1 年以上并非无好转希望。

表 3-3-26　精神分裂症 67 例幻觉与疗效(例数)

幻　觉	例　数	疗　效			
		痊愈(%)	显效(%)	好转(%)	无效(%)
有	47	6(13)	19(41)	11(23)	11(23)
无	20	2(10)	10(50)	4(20)	4(20)
共　计	67	8(12)	29(44)	15(22)	15(22)

有无幻觉与疗效无明显关系。

临床精神分裂症的类型中以最多见的偏执型为代表,67 例中偏执型占 31 例(46%)。患者有幻听、多疑、被毒害、跟踪、受控、牵连、议论、监视等妄想,症状固定并持续存在,精神活动受这些症状影响而有多种表现。本组偏执型精神分裂症患者 31 例中男 11 例,女 20 例,年龄 27~59 岁,其中 27~29 岁 5 例,30~39 岁 12 例,40~49 岁 11 例,50~59 岁 3 例。31 例中 3 例为继发性,发生于哮喘 1 例,脑瘤术后 2 例(右顶部胼胝体胶质瘤 1 例,脑干脑瘤伴癫痫发作及交叉性偏瘫 1 例)。疗效:痊愈 4 例,显效 18 例,好转 5 例,无效 4 例。继发性 3 例均显效。

病例 1　女,7 岁。

初诊:1993 年 2 月 24 日。

病史:其父提供病史。精神异常 1 个月。1 个月前,父陪同乘火车去外地祖母家,一路良好,当夜睡眠不良,说家中失火了。次日,又说母亲出事了,不安定,来回走动,做怪动作,哭笑,感头昏。无发热、头痛及抽搐发作,脑电图正常。既往无类似情况。

检查:神志清,应答反应欠灵敏,数问不答,尚能合作,自发性笑,惊恐样,表情欠自然,注意力不集中,略多动,要向外跑;少量流涕,口唇微干裂,颌下淋巴腺稍肿,两侧扁桃体肿大,无分泌物,颈软,心肺(一)。复查脑电图未见异常。

诊断:精神分裂症。

症状定位与针刺点:$RL^{1,5}$。

疗次:9 次,每日 1 次。

疗效:减轻。

针疗经过:针疗过程中结合服小剂量奋乃静(每日 2~4 mg)。首次针疗后,次日安静。至第 3 次,对外界反应欠灵敏,不安定。至第 4 次,阵发性自笑,说:"家里房子要倒了。"不安,表情茫然。至第 5 次,仍时有哭笑,双手做些小动作,不安减轻,睡眠好转,双眼较灵活。至第 7 次,阵发性低语,双手微抖,不理睬人,有时乱跑,睡眠尚好,较前安定得多。至第 9 次,叫喊明显减少,手动减少,睡眠、饮食均佳。自起病至此历时 1 个半月。

病例 2 女,17 岁。

初诊:1994 年 11 月 23 日。

病史:其母提供病史。出现幻听 3 月余,无明显起因。初起听见窗外有两人说话,一男一女,有时像小孩,声音轻,上周起呈持续性,看书时即听见有人念出,或心想即听见声音重复,或思路被突然出现的幻听所打断。最近在校期中考试觉心乱,成绩下降,以往成绩常名列前茅。

检查:一般接触可,表情较淡漠,言谈尚有序,舌苔(-),两侧天柱、肩井压痛。

诊断:精神分裂症。

症状定位与针刺点:精神症状不能定位,针刺点取两侧上 1,幻听属两侧上 4,天柱、肩井压痛在上 5 区,故针刺点取 $RL^{1,4,5}$。

疗次:17 次。

疗效:显效。

针疗经过:至第 3 次,幻听已明显减少,声音较前模糊听不清,原来看书时注意力常被幻听干扰,现看书久后始出现不清楚语声,表情较前灵活。至第 6 次,幻听进一步减少,诉晨起时听见低声骂人声。至第 9 次,幻听又进一步减少,日间未出现,精神表现灵活,睡眠好转,纳食增加。至第 14 次,幻听消失,一般情况稳定。至 17 次。

病例 3 女,39 岁。

初诊:1989 年 9 月 27 日。

病史:其丈夫供病史。2 个月来多疑,怀疑有人加以迫害,听见有人说工作单位中一些人串联跟踪要对其行迫害,头晕,睡眠欠佳,头脑不清爽感。

检查:一般接触可,表情淡漠,能自述症状,自知力不良。

诊断:精神分裂症,偏执型。

症状定位与针刺点:$RL^{1,4,5}$。

疗次:20 次。

疗效:显效。

针疗经过:隔日 1 次,同时口服奋乃静每日 14 mg。首次针疗后即感头脑清爽。至第 6 次,头昏消失,睡眠好转。至第 8 次,被跟踪、迫害感及幻听消失,以后精神状态稳定,自知力恢复。

下例为脑瘤手术后继发偏执状态精神症状。

病例 4 女,45 岁,住院患者。

初诊:1990 年 5 月 21 日。

病史:为右顶叶部胼胝体胶质瘤手术后行放射治疗患者,几日来出现精神症状,表现为多疑,怀疑丈夫有外遇,看见窗外是其丈夫,大骂,拿开水浇人影,吵闹不安。

检查:一般接触可,怀疑貌,天柱、肩井有压痛。

症状定位与针刺点:精神症状不能定位,针两侧上 1。幻视属上 1 区症状,针两上 1。

天柱、肩井压痛点针上 5。针刺点为 $RL^{1,5}$。

疗次：20 次。

疗效：痊愈。

针疗经过：每日 1 次，并用奋乃静每日 24 mg，分次服。首次针疗后，症状无变化。第 2 次针疗后精神状态较稳定。至第 4 次，睡眠好转，较安定。对人的识别有同一化，如对穿花衣的，全固定认为是某人。至第 5 次，说话减少，安静，睡眠好转，未出现幻视。以后至 20 次，一直保持稳定合作，精神症状消失。

三十一、情感性精神病

情感性精神病（affective disorder）是以显著且持久的情感或心境改变为主要特征的一组疾病，情感的低落或高涨伴有相应思维和行为改变，病情消退后往往可有复发倾向，间歇期精神状态基本正常。情感障碍类型以低落多见，表现为抑郁（症）；高涨较少，表现为躁狂（症）；或两者交替，表现为双相。障碍程度轻重不等，以轻型多见。两性中以女性较多。起病缓急不等。诱因多与生活事件中精神遭受挫折有关，部分受遗传因素影响，预后一般较好。

本组情感性精神病 39 例，其中抑郁症 30 例，躁狂症 7 例，双相 2 例。患者不论抑郁或躁狂均给予奋乃静每日 12～18 mg，分 3 次服。

症状定位与针刺点：精神症状中不论抑郁或躁狂均不能定位，患者常有舌干红及苔增厚，属两侧上 1 区体征，故针刺点以两侧上 1 为主，天柱有压痛时，针一侧或双侧上 5。

疗次：主要根据病情，52～70 次不等，见表 3-3-27。

表 3-3-27　抑郁与躁狂 37 例疗次（例数）

类　型	例　数	5 次~	10 次~	20 次~	30 次~	40 次~	70 次~
抑　郁	30	4	12	6	3	3	2
躁　狂	7	—	4	1		2	

疗效：抑郁与躁狂痊愈 6 例，显效 15 例，好转 9 例，无效 5 例，治疗时无效以后自发缓解 2 例，归属治疗无效范围，有效率为 81%，见表 3-3-28。疗效出现与疗次的关系见表 3-3-29，疗效出现在针疗 5 次以内者达 93%。

表 3-3-28　抑郁与躁狂 37 例疗效（例数）

类　型	例　数	痊　愈	显　效	好　转	无　效	自发缓解
抑　郁	30	4	12	7	5	2
躁　狂	7	2	3	2	—	—
共　计	37	6	15	9	5	2
%	100		81		19	

表 3-3-29　抑郁与躁狂 37 例疗效出现与疗次的关系(例数)

类型	例数	疗次							
		1	2	3	4	5	—	13	—	30
抑郁	23	12	3	5	1	—		1		1
躁狂	7	1	2	2	1	1		—		—
共计	30	13	5	7	2	1		1		1

(一) 抑郁症(depression)

30 例抑郁症者中男 13 例,女 17 例,年龄 21~75 岁,其中 20~29 岁 9 例,30~39 岁 8 例,40~49 岁 3 例,50~59 岁 5 例,60~69 岁 4 例,70 岁以上 1 例。病程 2 日~6 年,其中 2 日 1 例,1~3 个月 15 例,4~6 个月 3 例,7~12 个月 2 例,1~3 年 6 例,4~6 年 3 例。起病因素:30 例中 23 例(77%)起病前有可能诱因,其中精神受刺激 9 例,工作不称心 5 例,家庭不和 2 例,家属病危 2 例,工作后疲乏 1 例,为身体疾病而焦虑 4 例,诱因不明 7 例(23%),家族中有精神病史者 2 例。病史中有 9 例有过 1~4 次发病史,间隔时间最长为 40 年。

症状表现:本组病例以轻型为主,少数较重。表现为情绪低落、悲观、缺乏兴趣、消极意念、说话减少、行动迟缓,甚至有自杀倾向及行为(表 3-3-30),精神活动可有晨重晚轻的节律性变化。

表 3-3-30　抑郁症 30 例症状(例数)

情　感	思　维	意志行为	身体症状
恐惧感(13)	消极意念(12)	决断力减弱(10)	睡眠减少(14)
兴趣淡漠(8)	沉默少语(7)	不愿与人接触(9)	胸前闷(3)
流泪易哭(8)	多想(7)	坐立不安(6)	头昏(2)
多疑(8)	记忆减退(4)	主动性减弱(4)	指颤(2)
情绪低落(6)	思考迟缓(2)	自杀企图及行为(4)	头痛(1)
焦虑(6)		注意力不集中(2)	耳鸣(1)
紧张(5)		性格幼稚化(2)	舌苔厚(4)
烦躁(4)			天柱压痛(9)
自卑自责(2)			

下例为轻度抑郁症治疗经过:

病例 1　男,53 岁。

初诊:1984 年 9 月 12 日。

病史:感生活无兴趣,消极感 3 月余。起病前因考虑工作问题,失眠 2 日后出现兴趣缺乏、坐立不安、焦急烦躁、不能自控地考虑病不能好怎么办,想死又怕死。以往无类似表现,曾去市精神病院诊治,行电休克治疗 7 次,症状虽好转,1 周后又发,服药未见效,又行电休克 2 次,稍好,服盐酸氯米帕明 25 mg(1 片),每日 2 次,已 3 日,仍有多想、不安感,睡眠欠佳。

检查：一般安静，应答切题，能自述病情，查体无异常。

诊断：轻度抑郁症。

症状定位与针刺点：RL^1。

疗次：5次，隔日1次。

疗效：显效。

针疗经过：结合针疗仍继续服盐酸氯米帕明。首次针时即感头脑清醒。第2次针，多想减轻，坐立不安好转，已能睡7～8小时。第4次针时，自觉情绪已恢复正常，消极感消失与病前一样，睡眠已好转。至第5次，自觉已良好，自动停止治疗。

（二）躁狂症(mania)

7例，均为女性，年龄14～57岁，其中10～19岁2例，20～29岁2例，30～50岁3例，病程1个月以内4例，1～2年2例，10年1例。起病均与精神受刺激有关。3例有过2～3次发病。

症状表现：本组病例以轻躁狂为主，情感兴奋，说话增多，行动活跃，见表3-3-31。

表3-3-31 躁狂症7例症状(例数)

情　　感	思　　维	意志行为	身体症状
情感兴奋(4)	话多(7)	与人接触	睡眠减少(4)
任性(3)	自夸(1)	活跃(1)	舌苔厚(3)
表情活跃(2)		乱跑(2)	舌色红(1)
		破坏(1)	

下例为轻躁狂第2次复发且已怀孕6个月的女性病例，针疗有效，避免了服药对胎儿的不利影响。

病例 2 女，27岁。

初诊：1989年5月31日。

病史：说话增多，情绪易激动，睡眠不良1个月。精神受刺激后急性起病。2年前有类似病史，住精神病院治疗，诊断为躁狂症。目前怀孕已6个月。

检查：情绪高涨，话多，语音较高，有自我夸奖。

诊断：轻躁狂症。

症状定位与针刺点：RL^1。

疗次：10次。

疗效：痊愈。

针疗经过：因怀孕未给予服抗精神病药，单纯用针疗。首次针疗后，隔日复诊时睡眠已好转，说话减少。第3次针疗后除睡眠好转外，说话增多及情绪激动均消失，安静，饮食良好，针疗到10次，症状消失结束治疗，观察1个月情况良好。

（三）双相情感障碍（bipolar affective disorder）

2例均在抑郁症基础上，在间断发作过程中出现精神兴奋的轻躁狂状态。

下例为双相性疾病，现为抑郁相。

病例3　男，24岁。医生。

初诊：1994年6月28日。

病史：4年来情绪间歇性低落，有时感兴奋。大学念书期间，无明显诱因出现情绪抑郁，持续4～5个月后好转，情绪突然增高，自认"想通了"，维持3年至大学毕业。1996年1月又出现情绪低落、自卑感、消极、对前途无望，情绪抑郁，早晨重，至傍晚缓解，焦虑不安，恐怖感，怕见人，尽可能避免与人接触，睡眠不良，持续至5月曾自缢1次被救，送至精神病院，经服盐酸氯米帕明治疗至今。1996年4月、5月也各有1次情绪低落后突然转为增高，持续2～3日后又低落。母于20年前跳楼自杀。

检查：一般接触与言谈有序，自知力存在，能自述病情经过，情绪抑郁，智力无障碍，查体无异常，两侧天柱压痛（＋）。

症状定位与针刺点：RL^{1,5}。

疗次：70次。

疗效：缓解。

针疗经过：每日或隔日1次，并继续口服酸氯米帕明75 mg，每日2次。针疗3次后，情绪、表情趋自然，与同事开玩笑，但思维显得较乱，动作增加、活跃，兴奋症状自觉不能控制，持续约1周缓解，但仅经2～3日情绪又趋低落，自责。如此波动，有时可保持稳定达1个月完全正常，甚至更久。间断针疗达70次，时情绪又低落，但程度较轻，由于针疗未能改变疾病发展过程而停疗。但以后1年半内观察，精神活动保持良好，属自发缓解。

三十二、产后精神病

产后精神病（postpartum psychosis）是产后2个月内发生的各种精神障碍的总称。病因可能与内分泌障碍、精神刺激、感染和疲劳有关。起病急或亚急性。症状多样，轻重不等，可有幻觉、思维乱不连贯、认知障碍、多疑、情感紧张、恐惧、抑郁、行为紊乱、自知力不良等，对时间、地点与周围人物定向障碍。起病前常有睡眠不良、不安、乏力、易激动、头痛等症状。病程短暂，一般预后良好。

本组产后精神病4例，年龄26～30岁，均为初产妇，产后4日～2个月出现精神症状，起病急，精神紊乱，有幻听，有人附身感，自觉行为受人支配，紧张、恐惧、多疑、受迫害感、话多、头痛、夜睡不良。

检查：除精神症状外，体征中有舌苔厚，天柱、肩井及胸肋关节压痛。

症状定位与针刺点：精神症状属不能定位症状。幻听属上4区症状，舌苔厚属两侧上1区症状，天柱与肩井压痛属上5区症状，胸肋关节压痛为上1区症状。故针刺点为两侧上 1、4、5。

疗次：10～30 次，隔日 1 次。

疗效：痊愈 3 例，显效 1 例。除针刺外，结合应用奋乃静每日 12～24 mg，每日 3 次分服。

病例 1　女，28 岁。

初诊：1989 年 9 月 13 日。

病史：初产后第 4 日起出现精神异常 45 日。无明显诱因，急性起病，自觉行动受人支配，指使其跳楼、咬人，听见有人说"地球会爆炸"，说话声一直在耳边，犹如有人附身。症状日轻夜重，睡眠不良，头胀。既往无类似病史，家庭中关系良好。

检查：表情淡漠，言语有序，合作，能自述病情，神经系统（－），舌苔呈散在片状缺损花纹状，心、肺（－），脑电图正常。

症状定位与针刺点：$RL^{1,4}$。

疗次：30 次。

疗效：痊愈。

针疗经过：除隔日针疗 1 次外，结合奋乃静每日 14～24 mg，分 3 次口服。首次针疗后即感头脑清楚些，幻听减少，表情趋自然。第 4 次针疗后表情好转，日夜均有幻听，听见唱歌，提及阴间事，胆小，恐惧。针第 10 次后幻听减少，声音在脑内，舌苔好转。至第 17 次，幻听消失，舌苔消退。至第 20 次，精神症状消失。为巩固疗效，继续治疗 1 个疗程，至 30 次，精神状态恢复，自知力恢复。

下例起病急，病程短，恢复亦快。

病例 2　女，26 岁。

初诊：1992 年 4 月 13 日。

病史：突发话多，动作增多且重复 3 日。剖腹产后 2 个月。半月前曾发热（38.9 ℃）4～5 日，服药后好转。3 日前突发说话及动作增多且重复，咬手指，诉两颞侧痛，恐惧感，夜睡不良。目前正哺乳中。既往无类似病史，家庭中无特殊。

检查：神志恍惚，表情幼稚，易哭，定向力欠佳。口唇及舌干燥。两侧天柱、肩井及第 7 胸椎棘突压痛，第 3、第 4 胸肋关节亦有压痛（＋）。

症状定位与针刺点：$RL^{1,5}$。

疗次：10 次。

疗效：痊愈。

针疗经过：针疗每日 1 次，并服奋乃静每日 12 mg，分 3 次服。精神症状逐次好转，第 3 次针疗后即转安静，话减少。第 5 次针疗后精神恢复常态。至第 10 次，除有轻度头晕外余正常。

三十三、老年期精神病

老年期精神病仅限于 60 岁以后初次出现精神病者，不包括 60 岁以前已患病延伸进入此年龄阶段者。人进入老年期,脑同全身情况一样逐渐趋向老化,发生衰退。衰退有两个方面,其一是精神衰退,其二是脑组织衰退。进入老年期的精神,也就是心理活动范围不像青壮年时期那样宽广、活跃,而是逐渐退缩,趋向以自我为中心,易出现孤独、猜疑,怕被人冷落,甚至谋害,求生欲望突出,思念易变得固执。这种思念若超过常态,脱离现实,且不能被现实所说服,就表现为偏执,甚至发展到妄想(偏执妄想)。脑组织的衰退,首先发生在记忆方面,记忆有远记忆与近记忆,记忆的衰退首先表现在近记忆衰退而远记忆仍保持良好。由于近事遗忘而表现出种种相关的精神状态。以上两种表现是老年性精神病的轴心症状,前一种为偏执型精神病,后一种为阿尔茨海默病。

本组老年期精神疾病中偏执型精神病与阿尔茨海默病共 14 例,经针疗,痊愈 1 例(7.1%),显效 6 例(42.9%),减轻 4 例(28.6%),无效 3 例(21.4%),总有效率达 78.6%。治疗期间部分患者仅服少量奋乃静作辅助镇静用,主要以腕踝针为主,就使治疗有效病例在短期内快速症状消退。由此可见,腕踝针对老年期精神疾病,同样可获得较好疗效,即使属阿尔茨海默病,也非绝对无望。

(一) 偏执型精神病

偏执型精神病并非都发生在老年期,其他年龄阶段也可以发生,不过老年期发生的偏执状态具有老年的特点。

本组老年期偏执型精神病 7 例,男 1 例,女 6 例,年龄 60～69 岁 5 例,70～79 岁 1 例,84 岁 1 例。经针疗,痊愈 1 例,显效 3 例,减轻 2 例,无效 1 例。

病例 1　女,62 岁。

初诊:1994 年 11 月 28 日。

病史:1 年来总怀疑丈夫有外遇,跟踪、吵闹,虽经多次解释,仍不能解脱。无幻觉。1～2 年来阵发性胸口发热感,每日 1～2 次,并有两腿出汗。4～5 年来易发脾气,但过后又懊悔。睡眠、纳食均可。

检查:精神状态无特殊,两侧天柱、肩井有压痛。

诊断:偏执型精神病。

症状定位与针刺点:$RL^{1,5}$。

疗次:30 次。

疗效:痊愈。

针疗经过:针疗过程中结合口服小剂量奋乃静,每日 12 mg(每片 2 mg),早、中、晚分别服 1 片、2 片、3 片。至第 6 次,仍多疑,时与老伴争吵,夜少眠。至第 9 次,睡眠、脾气明显好转,在家与丈夫不吵了,情绪好转。至第 20 次,情绪与胸口阵热已好,谈笑增多,夫妻感情好转,至 30 次,情绪稳定。

病例 2　女,61 岁。

初诊:1993 年 12 月 9 日。

病史：头晕半年,2～3周来耳鸣,听见有人议论,有人要来抓,承认自己有错误,流泪,惊吓,常去敲儿子门,坐立不安。夜间常起床,认为总受人欺侮,说:"一家人都要被杀。"起因可能与婆媳之间关系不和有关。

检查：表情淡漠,少言,安静,舌苔(++),双手指颤。

症状定位与针刺点：精神症状不能定位,针两侧上1,幻听针两侧上4,双手指颤针两侧上5。针刺点为 $RL^{1,4,5}$。

疗次：10 次。

疗效：显效。

针疗经过：针疗期间,结合口服奋乃静每日 12 mg,早、中、晚分别服 1 片、2 片、3 片。首次针疗后,睡眠好转,幻听减少,表情仍较淡漠。至第 5 次,幻听未出现,夜睡良好,纳食增加,对病中经过不能回忆。至第 7 次,幻听消失,但有阵发性单纯响声,以后稳定。

病例 3　女,84 岁。

初诊：1993 年 5 月 24 日。

病史：家属提供病史。多疑 3～4 年,常诉所藏衣物被窃。出现幻听 1 年多,耳边有人说"要设法毒杀",故经常担心会被毒害,不敢吃家里人烧的食物,均自己烧并收藏,睡眠不良 3～4 年,与家庭成员关系不融洽。

检查：一般应答可,能自述症状。

症状定位与针刺点：$RL^{1,4,5}$。

疗次：10 次。

疗效：显效。

针疗经过：隔日 1 次,结合奋乃静每日 14 mg,分 3 次服。前 6 次针疗期间,日间较安静,夜间吵闹,称家人要谋害,跑到派出所要求保护。怕被毒害不敢吃饭,听见有人敲门或箱子边有声音即惊吓,说话较多。针疗 7 次后较安静,说话减少,睡眠好转,会照顾家务,幻听消失,不诉说遭受迫害的话,饮食转好,在以后几次治疗中精神状况保持良好,治疗 10 次后未来复诊。

(二) 阿尔茨海默病

本组阿尔茨海默病 7 例,男 3 例,女 4 例。年龄 66～84 岁,其中 66～69 岁 3 例,70～79 岁 3 例,84 岁 1 例。经针疗,显效 3 例,减轻 2 例,无效 2 例。

病例 4　男,71 岁。

初诊：1991 年 9 月 24 日。

病史：缓慢起病已 4～5 个月,行为紊乱,夜间常出现幻视,看到室内有小孩或大人活动,不认识的老人翻箱,又忽而不见,见箱子变成小孩。做家务常出错,夜间常起床小便达 5 次。近 2～3 个月来精神表现较前迟钝。脑 CT 发现脑室、大脑沟扩大,脑池宽。脑血流图示大脑半球平均灰质血流量明显减少,两侧脑半球各区均见缺血,左顶叶严重缺血。

检查：表情较迟钝，自觉记忆差，计算不良。近事遗忘，自己知道有病，舌苔薄白，心肺（－），神经系统（－）。

诊断：阿尔茨海默病，多发性脑梗死。

症状定位与针刺点：$RL_1^{1,5}$。

疗次：30次。

疗效：无效。

针疗经过：针2次后幻觉未出现，精神有好转，夜尿仍频，仍有多疑，骂人。至第7次，睡眠好转，失窃妄想减少，幻视现象消失，精神状态好转，但夜间仍多尿。至第10次，原有症状又复现，针30次症状仍如旧而停止治疗。

病例 5 男，72岁。

初诊：1997年11月27日。

病史：其妻提供病史。发现精神表现异常4个月。今年7月起发现其记忆减退，近事遗忘，有时答非所问，夜睡不良，常起床，尿频，盲目走动，反复整理东西，表现迟钝。母80岁时有痴呆表现。脑CT显示有多发性腔隙性梗死。

检查：精神迟钝，语音含糊，缓慢，简单对答尚切题，两眼球结膜有水肿，舌有苔，右侧重（＋＋＋），四肢活动可，无病理反射，天柱、肩井压痛（＋）。

症状定位与针刺点：$RL^{1,5}$。

疗次：30次。

疗效：减轻。

针疗经过：初每日针1次。首次针疗后，夜睡好转，说话较清楚，对答反应较前快，面部表情亦较自然，舌苔变薄（＋）。针3次后情况明显好转，睡眠、纳食、说话均有进步。两眼球结膜水肿有减轻，以后改为隔日针1次。但10日后症状又反复，说话又略迟钝，流涎，夜睡不良，坐立不安，穿脱衣服，记忆定向不良，舌苔（－），便秘。半月后精神状态又显好转，但近记忆仍差，远记忆尚可。

病例 6 女，84岁。

初诊：1994年7月19日。

病史：精神异常约半月，不安，多疑，总说东西被偷窃，反复搬动衣物，整理，逐渐生活不能自理，流涎，不认识人，少言，或重复言语，记忆不良。

检查：接触不良，对答不能，行动需扶持。

症状定位与针刺点：$RL^{1,5}$。

疗次：15次。

疗效：显效。

针疗经过：每日1次，精神表现逐步好转，生活开始能自理。至第10次，精神状态已明显好转。至第15次，生活已能自理，活动不需人扶持，流涎停止，见人打招呼，接待一如既往，原有精神症状完全消失。

第四节 内科病症

一、感冒

感冒(common cold)是最常见的上呼吸道感染疾病。病因大部分由病毒引起,少数与细菌混合感染。起病急,症状中有全身症状如畏寒、发热、乏力、嗜睡、酸痛等,也有局部症状如鼻塞、流涕、喷嚏、咽痛等。体征中可有咽部充血,头痛时天柱有压痛,多为一侧,少数为双侧,但以一侧较重。

本组感冒 36 例,男 13 例,女 23 例。年龄 5~64 岁,其中 5~9 岁 5 例,10~19 岁 5 例,20~29 岁 7 例,30~39 岁 8 例,40~49 岁 7 例,50~59 岁 2 例,60 岁以上 2 例。病程 1 日内 21 例,2 日 3 例,3 日 7 例,4 日 4 例,5 日 1 例。症状有发热、咽痛、鼻塞、头痛、咳嗽、畏寒,或发冷、全身酸痛、乏力、欲睡、头昏、头胀、项紧、流泪、胸闷、恶心、呕吐、腹痛、腹泻等。体征有咽充血、扁桃体红肿、颌下淋巴腺肿痛、眼充血、天柱及肩井压痛(＋~＋＋)等。

症状定位与针刺点:感冒有全身不能定位症状及上 1 区症状,故针两侧上 1,天柱及肩井有压痛,针一侧上 5 或双侧上 5。

疗次:根据病情而定。

疗效:显效 29 例,减轻 6 例,无效 1 例。

病例 1　男,8 岁。

初诊:1989 年 4 月 5 日。

病史:3 日前呕吐 1 次,后出现畏寒、咽痛,服药未见效。

检查:体温 38℃,双侧扁桃体红肿,左天柱压痛(＋)。

症状定位与针刺点:R^1、$L^{1,5}$。

疗次:2 次。

疗效:痊愈。

针疗经过:首次治疗,针左上 5,天柱压痛消失,感舒服;针两侧上 1,咽痛即止。隔日复诊时称首次针疗后次日热退。咽部充血消退,天柱压痛消失。再针 1 次,未来复诊。

病例 2　女,31 岁。

初诊:1989 年 8 月 14 日。

病史:发热、头痛、咽痛 1 日。

检查:体温 38℃,咽部充血明显,右天柱、肩井压痛(＋＋)。

症状定位与针刺点:$R^{1,5}$、L^1。

疗次:2 次。

疗效:痊愈。

针疗经过：首次针右上5，头痛即消失，感觉舒服得多，再针两侧上1，咽痛消失。隔日复诊，热已退，咽充血减退，天柱及肩井压痛消失。第2次针疗后未来复诊。

二、畏寒

在相当长一段时期内虽处在常温情况下却感到超常寒冷，需要多加穿戴，但又汗流浃背，这是一种病态现象。畏寒可表现为全身畏寒、肢冷及局部畏寒。

畏寒是身体温度觉的一种过敏现象。寒冷感觉可以表现在身体表面，也可以表现在身体内部，由此引起全身或局部反应，如"冷得全身发抖""冷得透骨"。冷若表现在身体表面，尚可用表面加温或保暖办法调整，但若起自身体深部如骨，表面加温办法就无效，只能用针刺对神经末梢进行刺激，通过中枢神经系统的调节反应，使寒冷感觉得到缓解。

身体的温度觉与痛觉是两种不同的感觉，在末梢的感受器可以分开，但两者的中枢神经走向非常接近，如病例5患者所感受的酸痛部位以左肩部为主，所感受奇冷的部位却在左上臂之桡侧，但冷处并无压痛。同样，另有1例患者多年来感到在环绕腰与脐的一圈部位奇冷，即使在热天，全身汗流湿衣亦不感热，仍需用棉垫围住腰脐一圈，于针疗初期并无腰痛主诉与体征，经几次针疗后寒冷感减轻，腰部酸痛感显现成为主诉。这是两种不同感觉的相互掩盖现象，当冷的感觉强烈时将痛觉掩盖，而当冷的感觉减弱时，痛的感觉就显现。此外，温度觉与痛觉表现的形式常不相同，冷的感觉呈片状，痛的感觉呈点状，这在选取针刺点时可做参考。

（一）全身畏寒

病例1 女，33岁。

初诊：1972年5月5日。

病史：20多日来，突发性1日数次畏寒，有时抖，夜间睡时因怕冷要盖两条棉被，穿棉背心，戴棉帽，有口渴，饮水多，心悸。

症状定位针刺点：此例畏寒属全身表现，不能定位，故针刺点取 RL^1。

疗次：2次。

疗效：显效。

针疗经过：首次针疗时，畏寒、心悸减轻。隔日复诊，称经首次针疗后畏寒即减轻，不发抖，不再盖两床棉被及穿棉背心睡觉，口干亦减，可以不喝水，纳食仍稍差。第2次针疗后，发冷感消失，心悸减轻。

病例2 女，50岁。

初诊：2001年5月8日。

病史：背脊柱痛3年，半年多来双膝走路沉重感，右膝酸痛，气候阴雨时感冷，要多穿衣，但全身多汗。

检查：右第2胸肋连接处肿大隆起、压痛，右上腹压痛，右膝略肿，压痛。背部第3～

第 4 棘突偏右压痛(++)(图 3-4-1)。全身潮湿。颈椎 X 线片示第 5～第 7 颈椎轻度骨质增生。

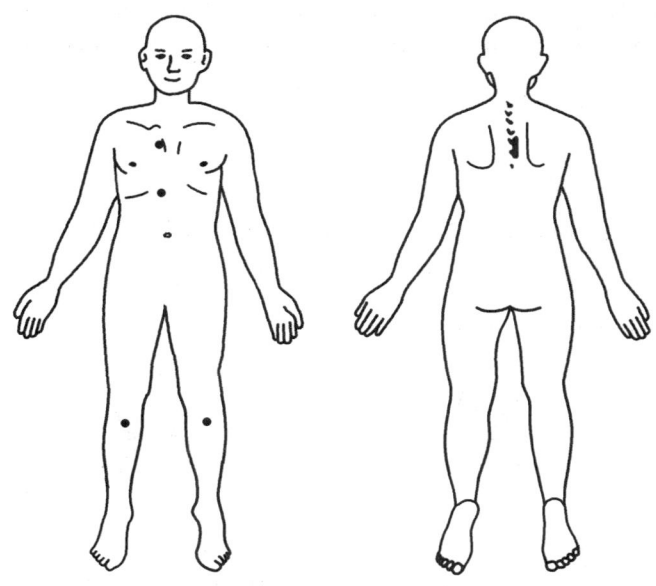

图 3-4-1　畏寒病例 2 压痛点分布

症状定位与针刺点：畏寒针 RL^1，第 2 胸肋连接处痛针 R^1，上腹压痛针 R_1，右膝痛针 R_4。故针 $R_{1,4}^{1,6}$。

疗次：20 次。

疗效：显效。

针疗经过：针疗 2 次后睡眠好转，怕冷消失，可如正常穿戴，背脊柱痛减轻。至第 4 次，胸肋连接处原有的隆起肿痛消退，背脊、膝痛减轻。至第 15 次，各关节痛均有减轻，畏寒显著好转，出汗减少。至 20 次症状消失。

(二) 肢冷症

病例 3　女，49 岁。

初诊：1990 年 6 月 4 日。

病史：两下肢发冷感 4 年余，左下肢冷重且偏外侧，不敢吹风，觉冷得透骨，即使至夏天都感冷，需用布包裹。其父有类似情况。颈、腰椎曾拍 X 线片示骨质增生。

检查：两下肢感觉存在，活动可，腱反射存在，沿坐骨神经无压痛。

诊断：肢冷症。

症状定位与针刺点：双下肢发冷感也是感觉症状。感觉症状表现在四肢时，针刺点取上 5 和下 4，故双下肢发冷感取双侧下 4；左下肢冷重，且偏向腿之外侧，故针下 5。针 R_4、$L_{4,5}$。

疗次：50次，隔日1次。

疗效：显效。

针疗经过：首次针疗后小腿下段有短暂热流感。针第2次后小腿发凉感明显好转。至第5次，腿发凉感减轻，发凉短暂出现且完全可以忍受。因左侧腰痛，针$L_{4,6}$。至第10次，腰及腿转热，以后又因脚前掌及脊背凉，继续针至50次，症状分别好转至凉感消失。

病例4 男，59岁。

初诊：1990年10月24日。

病史：两下肢发凉，肌痛30多年。初时，从脚开始至臀发凉，伴下肢肌肉疼痛，两肩至上肢、左上胸酸痛，痛呈游走性。颈、腰椎X线片示骨质增生。

检查：压痛点如图3-4-2，余无异常发现。

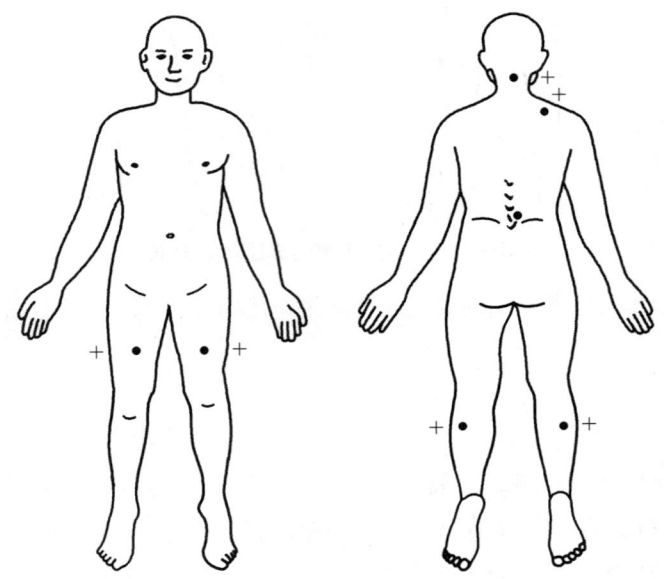

图3-4-2 畏寒病例4压痛点分布

症状定位与针刺点：$R_{4,6}^{5}$、$L_{4,6}$。

疗次：12次。

疗效：减轻。

针疗经过：疗效进展缓慢。压痛消失，肢冷感逐渐减轻。

（三）局部畏寒

病例5 女，42岁。

初诊：2001年5月27日。

病史：左侧肩臂酸痛4年余，左上臂之桡侧特别怕冷，要用布紧裹。自认为可能与工作中左肩对着空调经常吹有关。

检查：肩部压痛点如图 3-4-3。

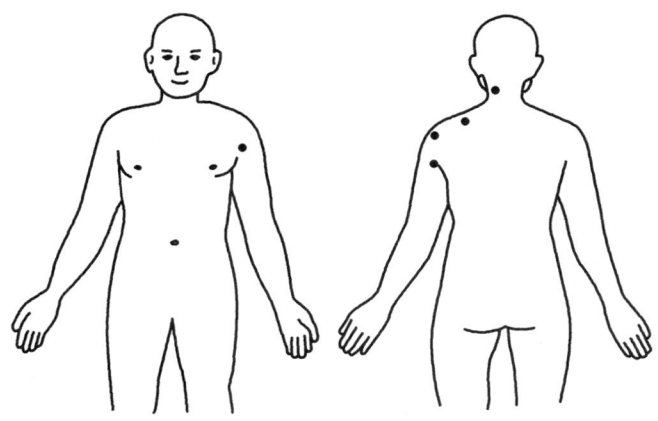

图 3-4-3　畏寒病例 5 压痛点分布

症状定位与针刺点：$L^{4、5、6}$。

疗次：10 次。

疗效：显效。

针疗经过：进展缓慢，至第 5 次，肩臂部酸、痛、冷开始逐步减轻。

三、多汗与少汗

汗由皮肤的汗腺分泌以调节体温，出汗的部位、量之多少因各人情况不一。经常性的出汗过多与过少或不出汗则被视为异常现象。一般以多汗常见。多汗可发生于各年龄阶段，有关病因各异。

本节分儿童与成人二组。儿童组与成人组疗效各异，儿童组明显较好，成人组疗效较差可能与多病致身体虚弱有关。

（一）儿童组

儿童组 6 例，男女各 3 例。年龄 2.5～12 岁。病程：2～5 岁中 2 例自幼起多汗；6 岁中 1 例体质差，消瘦，自幼喂牛奶，易感体质可能为多汗因素；8～12 岁中出现多汗分别为 4 年、5 年、6 年，其中 8 岁 1 例拟诊为癫痫小发作。疗效：显效 5 例，减轻 1 例（12 岁）。

病例 1　女，2.5 岁。

初诊：1995 年 11 月 18 日。

病史：母代诉。从幼起睡后汗多常湿透衣服，经常咳嗽。

检查：一般发育良好，流涕。

症状定位与针刺点：全身多汗不能定位，针刺点取 RL^1。

疗次：27 次，隔日 1 次。

疗效：显效。

针疗经过：自首次针疗后夜间出汗即逐渐减少，针5次后明显减少。

病例2 男，6岁。

初诊：1995年11月28日。

病史：自幼至今夜间常出汗。出生时2.5 kg，体质即差，进暖箱，消瘦。自幼喝牛奶，易感体质，咳，易感冒，哮喘。

检查：较消瘦，面色较苍白，舌苔（一），颈项部散在细小淋巴结。

症状定位与针刺点：RL^1。

疗次：20次。

疗效：显效。

针疗经过：隔日1次。第2次针疗后，夜汗减少。至第5次，纳食增加，夜汗减少。至第12次，尚有少许出汗，基本消失。至第15次，夜汗止。

病例3 男，8岁。

初诊：1993年10月11日。

病史：5年来发作性全身战栗，数分钟至半小时，战栗后出汗、排尿，神志清，日发1~2次。睡眠时出汗多，湿透衣服。

检查：身体较消瘦。

症状定位与针刺点：$RL^{1,5}$。

疗次：10次。

疗效：显效。

针疗经过：至第5次，全身战栗消失，夜汗减少。至第7次，纳食增加。至第10次，全身战栗、夜汗均消失，面色转红润。

（二）成人组

成人组年龄20~70岁。成人组9例，男5例，女4例。年龄28~70岁，其中28岁、31岁、70岁各1例，41~48岁6例。夜间出汗4例，产后1例，更年期综合征2例，局部出汗及少汗各1例。经针疗，显效3例，减轻3例，无效3例。

病例4 女，28岁。

初诊：1987年7月8日。

病史：自产后25日开始，吹风后易出汗，怕冷，心悸，睡眠差，夜睡仅1~3小时，纳食差，恶心。产后婴儿抢救未活，自认精神无负担，身体转胖。

检查：体胖，多汗，左天柱、肩井压痛。

症状定位与针刺点：R^1、$L^{1,5}$。

疗次：10次。

疗效：减轻。

针疗经过：至第 4 次，出汗减少。至第 8 次，畏寒与精神状态好转，仍有出汗。共针 10 次。半月后，不正常出汗已消失，仍有些怕冷怕风。

病例 5 男，43 岁。

初诊：1995 年 10 月 12 日。

病史：夜间多汗已 3 年。原患过肝炎、胸膜炎，今年 4 月底突发心悸，心电图为房性期前收缩，心情紧张后感胸闷，上腹部抽紧感，夜睡不良，噩梦，紧张，焦虑，纳食一般。

检查：舌面干，右肺呼吸音低，双手指甲无光泽。胸片示左侧胸膜炎后膈角胸膜轻度增厚粘连。B 超示胆囊多发性胆固醇结晶。天柱、肩井轻压痛（＋）。

症状定位与针刺点：$RL^{1,5}$。

疗次：20 次。

疗效：显效。

针疗经过：隔日 1 次。至第 6 次，夜汗减少，噩梦消失，舌面转湿润，不适感好转，但欠稳定。至第 13 次，夜汗已消失，睡眠好转，梦稍多。

下例为夏季出汗少甚至不出汗。感觉全身不适，针疗后出汗，即感舒服。

病例 6 女，41 岁。

初诊：1992 年 7 月 16 日。

病史：每年夏天不出汗，只面部、前额、鼻、唇旁有少量汗。纳食差，食后吐，头痛，胃痛，至天凉或冬季即好转。

检查：皮肤干燥，舌苔（＋），心肺（－）。两侧天柱、肩井、左第 4 胸肋关节及右上腹有压痛。

症状定位与针刺点：$R_1^{1,5}$、$L^{1,5}$。

疗次：4 次。

疗效：显效。

四、支气管炎

支气管炎（bronchitis）属上呼吸道急性感染，常先有上呼吸道感染，而后向下蔓延成支气管炎。由于炎性刺激出现咳嗽，较重时有咳痰。可伴有发热、全身不适感等全身症状。支气管炎儿童多见，成人也常有，老年人体弱反复患病迁延成慢性易伴发肺气肿、支气管扩张等。

本组支气管炎 57 例，分为 3 组。① 儿童组 32 例，男 18 例，女 14 例，年龄 1～10 岁。病程 5 日 10 例，2 周 16 例，1 个月 3 例，2 个月 2 例，1 年半 1 例。症状有咳嗽、咳痰、发热、气喘、流涕、多汗、扁桃体红肿。针两侧上 1。疗次：2～5 次 28 例，6～10 次 3 例，15 次 1 例。疗效：显效 25 例，减轻 4 例，无效 3 例。② 成人组 16 例，男 2 例，女 14 例，年龄 24～72 岁，其中 20～59 岁 13 例，60 岁以上 3 例。病程 1 日～1 个月 14 例，5 个月～10 年 2 例。针两侧上 1。疗次：1～5 次 13 例，6～10 次 3 例。疗效：显效 9 例，减轻 7 例。③ 慢性组 9 例，男 4 例，女 5 例，年龄 36～80 岁，其中 65～80 岁 7 例为慢性支气管炎伴发肺气肿,36 岁及 52 岁各 1 例为支气管扩张伴肺气肿。病程 5～10 年以上。针刺点：症状以咳为主时针两侧上 1；有咳伴肺部症状时针两侧上 1、2。疗次：10～30 次。疗效：减轻 6 例,无效 3 例(表 3-4-1)。

表 3-4-1　支气管炎各组疗效比较(例数)

组别	例数	疗效			
		显效(%)	减轻(%)	无效(%)	有效率(%)
儿童组	32	25(78)	4(13)	3(9)	29(91)
成人组	16	9(56)	7(44)	—	16(100)
慢性组	9	—	6(67)	3(33)	6(67)
共计	57	34(60)	17(30)	6(10)	51(90)

病例 1　男,5 岁。

初诊：1989 年 1 月 4 日。

病史：咳嗽 4 日,发热 38 ℃。

检查：咽充血,心、肺(一)。

症状定位与针刺点：RL^1。

疗次：3 次。

疗效：显效。

针疗经过：首次针疗后,当夜咳即减少,次日热退,第 2 次针疗后,咳基本停止。

病例 2　女,72 岁。

初诊：1991 年 7 月 1 日。

病史：咳嗽、痰多、气急 5 年。

检查：消瘦,呼吸音低,两侧肺下部有水泡音,心律不齐,有较频期外收缩音。胸透示慢性肺气肿。

诊断：慢性支气管炎伴肺气肿,心律不齐。

症状定位与针刺点：RL^{1,2}。

疗次：30 次。

疗效：减轻。

针疗经过：首次针疗后,呼吸渐趋平静。隔日复诊,自觉呼吸较畅通,咳减少,视力较前清楚。第 4 次针疗后,气喘较好,痰减少。第 16 次针疗后,心脏期外收缩减少,肺部仍有水泡音。针第 19 次后,心脏期外收缩进一步好转,听诊 1 分钟内未出现,自觉咳及胸闷明显好转,痰较易咳出。至第 24 次,心律齐,肺部仍有水泡音。第 29 次来诊时,自述近日每至下午有低热、乏力、气促,心律不齐又出现,背部仍有水泡音。

五、支气管哮喘

支气管哮喘(bronchial asthma)是由于外界或内在过敏原或非过敏原等因素使支气

管发生可逆性痉挛的疾病,尤以伴发于气管炎后为多见。临床以气急、呼吸困难为突出表现,肺部有哮鸣音,咳泡沫痰,有气管炎时伴咳嗽。病常呈间歇性发作。

本组支气管哮喘 16 例,男 7 例,女 9 例。年龄 2.5～9 岁 5 例,17～74 岁 11 例。病程:儿童 3 日～8 年;成人 2 小时～34 年。该病呈发作性。

症状定位与针刺点:哮喘所表现的胸闷、哮鸣音为肺部疾患,在胸之两侧,属上 2 区,针刺点取上 2。伴有咳嗽时为气管炎症状,属上 1 区,针刺点取上 1。

疗次:1～40 次。

疗效:显效 7 例,减轻 7 例,无效 2 例。其中儿童组显效 2 例,减轻 3 例,成人组显效 6 例,减轻 3 例,无效 2 例。

下例示针刺点位置与肺部症状的部位关系:

病例 女,45 岁。

初诊:1972 年 5 月 7 日急诊。

病史:受凉后发生气喘、胸闷、心悸 3 日。

检查:两侧肺部哮鸣音。

症状定位与针刺点:$RL^{1,2}$。

疗次:1 次。

疗效:显效。

针疗经过:先针右上 2,即觉胸闷减轻,右侧肺哮鸣音减少,左侧未变。针左上 2,左侧肺哮鸣音减少,但胸骨两侧附近仍有哮鸣音,再针右上 1,胸骨右侧哮鸣音减少,针左上 1,左侧哮鸣音减少。至此,患者主观症状消失,听诊两肺仅有少许哮鸣音。

六、口苦与口臭

口苦与口臭均为消化功能障碍的表现。精神与身体的多种因素会使机体正常活动遭到削弱,如精神受挫折后的焦虑和抑郁、生活无规律、睡眠减少、过度疲劳等,这些因素都会导致消化道功能迟缓,分泌减少,致使大便秘结、消化不良。

病例 1 男,12 岁。

初诊:1993 年 8 月 11 日。

病史:为耳聋患儿,在治疗过程中发现口臭,试予治疗。

症状定位与针刺点:口位于前中线上,属两侧上 1 区,故针刺点取 RL^1。

疗次:5 次。

疗效:显效。

针疗经过:至第 2 次,口臭已明显好转。至第 3 次,口臭显著减少。至第 5 次,口臭消失。随访 2 个月,良好。

病例 2 女,54 岁。

初诊:1992 年 9 月 14 日。

病史：乏力时出现尿道痛约 10 个月，服消炎药后感胃部不适，出现口臭。

检查：舌苔（＋），余无特殊。

症状定位与针刺点：口臭为上 1 区，尿道感染为下 1 区，故针刺点取 RL_1^1。

疗次：10 次。

疗效：显效。

针疗经过：诊疗至第 3 次，仍有反酸、上腹胀、恶心、口臭、尿道痛，舌苔（＋）。至第 5 次，纳食增加，恶心及口臭减轻，上腹仍胀，尿道痛止。至第 8 次，上腹胀、纳食、口臭明显好转。至第 10 次，口臭、上腹胀均显著好转。

七、呃逆

呃逆（hiccup）是一种由多种原因引起膈肌发生阵发性痉挛的常见症状。轻症多为一过性，短期自行消失，或用屏气、喝热水可以终止呃逆。重症可持续数日或数周，间歇性或日夜相继，影响睡眠。

本组呃逆患者 20 例，均为重症。男 16 例，女 4 例。年龄 19～70 岁，其中 19 岁 1 例，20 岁 1 例，30～39 岁 2 例，40～49 岁 5 例，50～59 岁 7 例，60～69 岁 3 例，70 岁 1 例。本组试验显示 40 岁以后发病率有所增加，与本组所收集的病例多为肝癌及腹部手术后有关。病程 3 日～2 周 15 例，2 个月～2 年 5 例，为间断性发作。该组患者包括：肝癌患者 5 例，均为晚期，已有转移；腹部手术后 6 例，手术部位均靠近横膈，如肝癌术后、胆囊切除、腹膜后手术；心因性 2 例；原因未明 7 例。

症状定位与针刺点：呃逆属上 1 区病症，故针刺点以两侧上 1 为主，又根据天柱、肩井有无压痛点决定是否再针一侧或双侧上 5。

疗次：根据病情而定。

疗效：本组 20 例中，痊愈（停止发作）9 例，显效 6 例，减轻 1 例，无效 4 例，有效率为 80％。其中因外科病因出现呃逆的 11 例中，显效及痊愈 10 例，无效 1 例。

病例 1　男，50 岁。

初诊：1988 年 11 月 8 日。

病史：肝癌术后出现持续性呃逆 4 日，用药未能控制，睡眠受影响。

检查：呃逆呈持续性。

症状定位与针刺点：R^1、$L^{1,5}$。

疗次：3 次。

疗效：痊愈。

针疗经过：首次治疗针两侧上 1，呃逆稍减但未止。次日复查，仍有呃逆，发现左天柱压痛（＋＋），故除针两侧上 1 外加针左上 5，呃逆立即停止。第 3 日呃逆已显著减轻，睡眠好转，再针 1 次，左天柱压痛止。第 4 日复诊，呃逆已停止。

病例 2 男,50 岁。

初诊:1992 年 4 月 3 日。

病史:为晚期肝癌患者,有腹水及黄疸。出现频发呃逆 1 周,经服药无效,睡眠受影响。

检查:消瘦,呃逆呈喘息状频发,阵发性连续出现,黄疸,腹膨隆,有腹水。两侧天柱压痛(+)。

症状定位与针刺点:$RL^{1,5}$。

疗次:5 次。

疗效:痊愈。

针疗经过:因呃逆频发,每日针 1 次,呃逆逐次减轻,第 3 次后基本消失,第 4 次针疗后呃逆稍增,第 5 次针疗后,次日随访已停止发作。

下例为心因性呃逆。

病例 3 女,21 岁。

初诊:1974 年 6 月 14 日急诊。

病史:呃逆 4 日,伴食管痛。因与其姐争吵后起病。前 1 日急诊,曾静注 10% 葡萄糖酸钙 10 ml,口服氯氮䓬,肌内注射副醛,呃逆未能控制。

检查:一般情况佳,呃逆频,腹软,上腹部压痛。

症状定位与针刺点:RL^1。

疗次:1 次。

疗效:痊愈。

针疗经过:针疗后留针期间,呃逆逐渐缓解,转少,强度减弱,最终停止,原有食管痛、头昏症状亦消失。

【临床报道】冯岩用腕踝针治疗顽固性呃逆 20 例,其中男 8 例,女 12 例,年龄 18~62 岁。治疗效果:1 次止呃者 12 例,2 次止呃者 5 例,3 次止呃者 2 例,经过 3 次以上治疗,无效 1 例,总有效率为 95%〔冯岩.腕踝针治疗顽固性呃逆 20 例临床观察[J].针灸临床杂志,1998,14(11):28.〕。

八、厌食与呕吐

厌食(anorexia)与呕吐(vomiting)是两种不同但有时相关的状态。长时间厌食或挑食,反复呕吐常引起患者精神上的困扰,严重时影响营养吸收、电解质平衡,甚至导致机体衰竭,威胁生命。导致厌食与呕吐的原因有多种,人为或病态,心因性或器质性疾病都可引起。患者的症状随致病病因及疾病发展的程度的不同而有多种表现。

症状定位与针刺点:厌食与呕吐,不论病因属中枢性还是周围性,其表现均与上消化道有关,因此为前中线上部不能定侧的症状,故针两侧上 1。厌食者右上腹部胸骨剑突下靠中线右侧常有压痛,可能为幽门部肌肉痉挛,指压时深部肌较紧,属右下 1 区病症,针刺点取下 1。另有一侧或两侧天柱、肩井压痛时再加上 5。

(一) 厌食

本组分继发性厌食与神经性厌食。

1. 继发性厌食(secondary anorexia)　继发于身体疾病的厌食,身体疾病虽已好转,食欲仍不振。

病例1　男,2岁。

初诊:1996年1月19日。

病史:1个月来腹泻,大便次数多,带黏液,初有低热并呕吐,在当地医院按菌痢治疗,现已有好转,病后纳差、厌食,2日来未肯进食,饮食亦少,夜睡多汗。患儿发育稍迟缓,1周岁半才会走路,原只能喊爸妈,半月前才能说话。因是独生子,家庭经济条件较好,从幼养成偏食习惯。

检查:发育尚可,消瘦,面色苍白,头发稀疏蓬松,明显处于营养不良状态。舌苔(一),心肺(一),腹呈舟状,肝、脾未触及。

症状定位与针刺点:患儿有厌食,属上1区不能定侧症状,又有盗汗,属不能定位症状,也属上1区病症。故针刺点取RL^1。

疗次:7次。

疗效:痊愈。

针疗经过:因患儿从外地来,要求加紧治疗,故每日针疗1次。首次针疗后,当时即喊饿,要求吃饭,回去后稍能进食。针疗2次后,盗汗减少,大便自每日解数次减至1~2次。走路时常因腿无力而跌倒已2个月,故加针两侧下4。第4次针疗后,夜间盗汗已明显减少,纳食增加,可吃饭,面色转红润,腿力量好转,不跌倒,头发原蓬松亦转平坦。第5次针疗后盗汗基本停止。第7次针疗时,纳食已良好,盗汗消失,腹泻已消失,大便正常,以痊愈返回原籍。

病例2　男,21岁。

初诊:1998年7月30日。

病史:阑尾术后1个月,纳食减退,消瘦,体重减轻5kg。

症状经过与针刺点:RL^1。

疗次:5次。

疗效:痊愈。

针疗经过:首次针疗后,自觉纳食增加。隔日1次,逐次好转。至第5次,食欲恢复正常。

病例3　女,69岁。

初诊:1998年10月14。

病史:3月前患脑梗死,左侧肢体活动不便,后逐步好转,至今四肢活动可,头晕,走路飘浮感,食欲消失,口苦。

检查：四肢活动未受限，双手轮替动作左侧稍缓，无病理反射。

症状定位与针刺点：患者来诊主要目的为治疗食欲消失，故针刺点取 RL^1。

疗次：10 次。

疗效：显效。

针疗经过：首次针疗后，回家即感饥饿，3 个月来，首次要求进食，但第 2 日食欲又略减。隔日复诊，针疗后纳食增加，次日又减退。如此反复，但逐次好转，至第 10 次，食欲基本恢复。

2. 神经性厌食（anorexia nervosa） 多见于青春期少女，症状特征为有选择性厌食，食后常出现无痛性呕吐、消瘦、停经，常伴有性格改变，病程长。神经性厌食比神经性呕吐少见，常不愿主动求治，治疗困难。

病例 4 女，19 岁。

初诊：1989 年 11 月 17 日。

病史：反复呕吐、厌食 1 年半。起病前无明显精神诱因，出现精神紧张、情绪易变、睡眠不良、纳差，有时食后即吐，吃水果较好，吃米饭即吐。情绪不良时更易吐，症状波动，性格显得消极、急躁、怪癖、不合群，自己不想吃，也不能看见家里其他人吃，不然就大发脾气。对母亲尤持敌对情绪，以致家庭关系紧张。厌食逐渐加重，有时略能进食，但食后即吐。对治疗要求不主动，最近呕吐已 1 周，在家人多次劝说下才勉强来院诊治。停经已 1 年。

检查：消瘦、表情淡漠、面色苍白，应答被动，舌色淡，乳房发育小，心（一），神经系统未见异常。

诊断：神经性厌食。

症状定位与针刺点：RL^1。

疗次：30 次。

疗效：无效。

针疗经过：因来医院路途远，往返不便，加之身体软弱无力，对治疗要求不迫切，致治疗不能定时，每周只针疗 2 次。经首次针疗后仅吐过 2 次，面色稍转红，精神状态略有好转，纳食也增加，但以后性格又显得怪癖，不愿接受针疗。最困难的仍是其对母亲的敌对情绪，甚至不愿见面。为躲避母亲，常住宿同学或亲戚家，住无定所，以致家人要外出寻找。因送来针疗困难，共针 30 次，不得已停止治疗。以后获悉，拒食及呕吐又恢复原状。

（二）神经性呕吐

神经性呕吐（neurotic vomiting）是既非中枢神经系统亦非消化系统器质性疾病引起的一种顽固性呕吐。部分患者可由心理因素引起，如心理冲突或接受暗示引起，少数或与家族性有关。患者一般并不具有某种性格特征，两性均可发生，但以女性居多。呕吐可间断性发生，也有持续多年者。呕吐多发生在食后，吐后能再食，一般不产生厌食。呕吐量不定,可部分或全部吐出。病程虽长,并不致出现明显消瘦。

本组神经性呕吐 14 例,男 2 例,女 12 例,年龄 10～52 岁,其中 10～19 岁 3 例,20～29 岁 5 例;30～39 岁 2 例,40～49 岁 3 例,50～59 岁 1 例。病程 1 个月～14 年。有关病因中,心因性 3 例,家族性 3 例,症状性 2 例,与头痛有关 2 例,季节性 1 例,不明 3 例。经针疗,显效 1 例(7.1%),减轻 6 例(42.9%),无效 7 例(50%),有效率为 50%。

病例 5 女,10 岁。

初诊:1994 年 4 月 4 日。为本院小儿科住院患儿。

病史:间歇性频吐发作已 4 个月。患儿读小学二年级,学习成绩良好,与同学关系融洽。起病前上体育课测验成绩,短跑 50 m 要求达标,感紧张,跑后感疲乏,次日出现头昏、头痛、全身不适、吐黏痰、食后吐。住当地医院服多潘立酮,静脉滴注氯化钠、氯化钾,1 周后好转,住院 10 日回家,恢复正常又去上学。其后 1 个多月后又发呕吐,吐出物呈咖啡色,食后即吐,不吃也吐,又住院约 1 周,呕吐停止。以后多次出现呕吐并反复住院治疗,病初 1 个月发 1 次,均持续 7～8 日而过,间歇期为 1～2 周,不吐时生活正常,能吃能玩。1 个月前呕吐又发,住入本院儿科病房。查脑电图 6 次及 24 小时脑电图均正常,脑 CT 5 次及磁共振 2 次均正常,颈椎片、胸片、纤维胃镜检查及肝功能、心电图等均正常。神经科会诊未查出神经系统器质性病变。4 日来呕吐又发,体温高,无头痛,服药未能控制,仅靠输液维持。

检查:消瘦、舌色淡、心、肺及腹部无阳性体征,神经系统(一),两侧天柱有压痛(+)。

诊断:神经性呕吐。

症状定位与针刺点:初针 RL^1,后改针 RL^{1,5,6}。

疗次:24 次。

疗效:无效。

针疗经过:针疗每日 1 次,初针两侧上 1、5,首次针疗后 1 日未吐,能吃少量米饭,次日精神即好转。但第 2 次针疗后又吐,1 日内吐 10 次,食后即吐,能再吃,吐时感枕部奇痒,局部无皮疹。第 7 次针疗,呕吐次数减少,吃干食较好,饮水吐,此次呕吐持续 10 日止。面色转红润,纳食好转且有暴食,枕部痒消失,生活游戏如常,但吐止后第 4 日又吐,枕部又出现痒,改针两侧上 1、5、6,仅吐 1 日,停吐 3 日后又吐,1 日后停止,面色即转红润,停吐 10 日又吐,呕吐次数多且频,体温 37.6～38.3 ℃,枕部又奇痒难受,精神不振,经输液治疗无效,双亲停止治疗,带儿返回家乡。

病例 6 男,21 岁。

初诊:1995 年 12 月 26 日。

病史:10 年前先有腹痛,反复出现,经输液好转。1 年后有一次吃酸菜后吐,而腹痛减轻。8 年前因吐行幽门成形术,术后吐减少,甚至完全止吐达半年,但出现两下肢全瘫,大小便尚可。住精神病院经电疗、针疗后好转,以后又出现吐,少食必吐,多食反而减轻,每餐必吐,并伴腹痛,喝水少量不吐,多喝才吐。上消化道钡剂造影未见异常。内镜检查见幽门口欠圆,呈开放状态,十二指肠变形。家族中一堂妹有同样呕吐情况。

检查:腹舟形,上腹部轻压痛,未触及肿块,余无特殊。

诊断:家族性神经症性呕吐。

症状定位与针刺点:RL_1。

疗次:8 次。

疗效:无效。

针疗经过:针疗过程中吐如旧,无变化。

下1例是顽固性神经性呕吐:

病例 7 女,45岁,工人。

初诊:1989年10月6日。为住院患者。

病史:食后即吐2月余。在某工厂工作,自称因"氯气中毒"引起昏迷,经抢救后清醒,则出现食后即全部吐出的症状,但同单位工作者无类似症状。住院服药无效,每日靠静脉输液维持。肝、胆B超检查提示有小胆石,胃肠道钡餐检查未见异常。

检查:一般情况尚可,面色较苍白,无脱水现象,舌(一)、心、肺(一),腹软,上腹轻压痛,神经系统未见异常。

症状定位与针刺点:RL^1。

疗次:40次。

疗效:无效。

针疗经过:经针疗40次,食后呕吐如旧,有时食少量干食可不吐,吃稀食必吐,轻重不等。1993年8月又住院治疗,4年来食后仍吐,每日靠输液维持,活动可,无明显消瘦,面色稍苍白,针两侧上1、5,共针10次,呕吐同旧,无效而返。

九、便秘

便秘(constipation)是指大便次数减少、粪便干燥难解出。一般2日以上无排便,提示存在便秘,但必须根据平时排便习惯和排便是否困难才能判断有无便秘。便秘原因多种,有中枢神经功能失调、精神、环境改变等因素,也可是引起各种消化系统功能失调的原因,例如发热、结肠张力过低、乙状结肠痉挛性收缩、肠壁平滑肌收缩力减弱等。

本组便秘11例,男1例,女10例。年龄25~58岁,其中20~29岁2例,30~39岁2例,40~49岁3例,50岁以上4例。病程:自幼2例,其中1例为家族性,父兄均有。4~9年4例,10~18年5例。大便2~5日甚至7~8日解1次,或每次均需服药才能解。有5例曾经外科手术治疗,未见效或仅有短暂疗效。

症状定位与针刺点:排便属后中线下端功能,不能定侧。故针刺点试取两侧下6;有时左下腹有压痛,并能摸到乙状结肠有粪便块,该处属左下2区,针刺点取左下2。

疗次:10~20次。

疗效:显效9例,减轻1例,无效1例。

病例 1 女,40 岁。

初诊:1990 年 9 月 13 日。

病史:经常便秘 10 余年,2～6 日解 1 次,但有时也有 1 日解 1 次,近 6 日来每日解 1 次。情绪激动时易出现便秘。肛肠科检查未见异常。

检查:腹软,左下腹未扪及粪块。

症状定位与针刺点:RL_6。

疗次:40 次。

疗效:显效。

针疗经过:2 个月期间隔日针疗 1 次,自开始针疗后,每日均解便且顺利。

病例 2 女,44 岁。

初诊:1990 年 10 月 18 日。

病史:有便秘史 18 年,必须用药才能解便,且呈硬粒状,曾住院行直肠前突修补术,术后有 10 日排便良好,以后又恢复原状,呈粒状硬便,有外痔、肛裂,解便时痛。

检查:腹软,左下腹部压痛。

症状定位与针刺点:R_6、$L_{2,6}$。

疗次:16 次。

疗效:显效。

针疗经过:第 3 次针疗后大便开始成形,左下腹痛及压痛减轻。针 9 次后大便呈条状,左下腹痛基本消失,大便开始每日 1 次。

十、慢性腹泻

病例 1 男,49 岁。

初诊:1975 年 2 月 19 日。

病史:腹泻 1 年多,日解 3～4 次,仅于吃羊肉时,才每日大便 1 次。

检查:腹无胀痛。

症状定位与针刺点:改变饮食内容即影响肠道功能,虽并不少见,但如本例,作者未见,症状定位何处不明,考虑既属肠道吸收功能紊乱,应以大肠为主,大肠盘踞腹之两侧,处于下 2 区位置,故试针 RL_2。

疗次:6 次。

疗效:显效。

针疗经过:隔日 1 次。针 2 次后,大便已每日解 1 次,时稀时干。至第 4 次,大便基本正常,每日 1 次。至第 5 次,大便已干,每日 1 次。

病例 2 女,65 岁。

初诊:1992 年 11 月 2 日。

病史:慢性腹泻 1 年,每日解便 6～7 次,重时便血,伴脐下腹痛,纳食差。

检查：肠镜检查提示有溃疡性肠炎。

症状定位与针刺点：脐下腹痛,位在下1区,针刺点取两侧下1。肠镜检查示下结肠有溃疡面,针刺点应取左下2,但考虑重时有便血,试针两侧下6。针 $RL_{1,6}$。

疗次：10次。

疗效：减轻。

针疗经过：诊疗全程腹痛均有减轻,大便次数略减,每日3～4次。

病例3 女,48岁。

初诊：1978年8月7日。

病史：慢性腹泻10余年,每日大便3～4次,药物治疗无效。

检查：无腹痛,大便镜检(一)。

症状定位与针刺点：RL_2。

疗次：15次。

疗效：减轻。

针疗经过：针疗10次后大便1日2次,不成形。

十一、腹胀

病例 女,30岁。

初诊：1972年3月20日。

病史：突发腹部膨胀数小时。以往有类似发作多次,发作快,经体针治疗,消退也快。自认起病前无明显精神刺激因素。

检查：一般接触良好,腹膨胀如10月怀孕,叩之呈鼓音,肠鸣音不增加。

诊断：症状性腹胀。

针疗经过：当时腕踝针尚在初探阶段,用直刺法,对症状定位也不很明确,只考虑腹胀为肠道中有气积累,希望能从肠管中排出,开始先针右下1,并观察其如何排气,结果久候无效。气既不能往下排出,就期望能往上排,从口吐出,于是针上1,约2分钟内似有吐气,但量不多,非大口吐出,患者稍转身,回头时腹胀竟全消,腹软,无肿块可触及。以后患者未来,据旁人提供,其腹胀仍有发生,均针刺后即消失。

十二、高血压与低血压

成人的正常血压标准是≤140/90 mmHg(18.7/12 kPa)。高血压的诊断标准为≥160/95 mmHg(21.3/12.7 kPa)。血压在正常和高血压标准之间即血压为141～159/91～94 mmHg(18.8～21.2/12.1～12.6 kPa)称为临界高血压。测量血压的单位原来用mmHg,近年来推行国际统一计量单位kPa。1 kPa等于7.5 mmHg。本文偏于习惯及利于普及仍采用mmHg为血压计量单位。

高血压比低血压多见。

（一）高血压

张心曙试探用腕踝针治疗高血压病始于 1972 年春。当时作者度过了 6 年动乱时期，重新工作之后在内科门诊工作。为扩大腕踝针应用范围，张心曙对腕踝针治疗高血压是否有效进行试探。当时认为血压增高是由于周围血管收缩，或血管壁弹性降低、管壁增厚增加了血液流通阻力，才引起心脏搏动增强以便将血液推向全身及四肢的末端促进血液循环。由此反推，若能使周围血管紧张度降低，血压便可下调至正常。但针刺点取在何处？考虑到手腕，这里掌面有桡动脉和尺动脉，其中桡动脉是中医诊脉之处，于是首先试用针刺点上 3 来治疗高血压病，以便使针刺靠近桡动脉。

病例 1　女，34 岁。

初诊：1972 年 4 月 4 日。

病史：左颞痛、头晕、畏寒 1 日。

检查：血压 190/100 mmHg。

针疗经过：因痛在左颞侧头顶，所以将针刺点选在左上 3。先测针刺侧手臂血压，针疗后再测，隔日 1 次，记录如下。

第 1 次针前血压 190/100 mmHg，针后 184/100 mmHg。

第 2 次针前血压 190/110 mmHg，针后 142/92 mmHg。

第 3 次针前血压 170/100 mmHg，针后 150/190 mmHg。

第 4 次针前血压 150/100 mmHg，针后 128/80 mmHg。

第 5 次针前血压 134/80 mmHg，针后未测。

6 日后随访，血压 158/100 mmHg。

此例患者于首次针疗时头痛、头晕、畏寒即消失，在其后续针疗过程中，血压逐次下降，说明针刺靠近桡动脉的上 3 针刺点有降压作用，同时能消除一些相应症状。6 日后的随访显示血压尚能保持稳定。

下例高血压患者在针疗过程中未服降压药，每次针疗前后测双臂血压观察其变动情况。

病例 2　女，37 岁。

初诊：1974 年 6 月 14 日。

病史：发现高血压 8 年。

检查：右侧血压 180/120 mmHg，左侧 174/120 mmHg。

针疗经过：针 RL^3，隔日 1 次。

第 1 次针前：右侧 BP 180/120 mmHg，左侧 BP 174/120 mmHg；针后：右侧 BP 138/100 mmHg，左侧 BP 174/120 mmHg。

第 2 次针前：右侧 BP 174/120 mmHg，左侧 BP 150/120 mmHg；针后：右侧 BP 134/90 mmHg，左侧 BP 150/100 mmHg。

第 3 次针前：右侧 BP 150/110 mmHg，左侧 BP 140/110 mmHg；针后：右侧 BP 130/90 mmHg，左侧 BP 130/90 mmHg。

第 4 次针前：右侧 BP 150/110 mmHg，左侧 BP 164/120 mmHg；针后：右侧 BP 126/90 mmHg，左侧 BP 120/90 mmHg。

第 5 次针前：右侧 BP 180/130 mmHg，左侧 BP 138/100 mmHg；针后：右侧 BP 140/100 mmHg，左侧 BP 未测。

第 6 次针前：右侧 BP 140/100 mmHg，左侧 BP 150/110 mmHg；针后：右侧 BP 130/100 mmHg，左侧 BP 140/100 mmHg。

第 7 次针前：右侧 BP 160/110 mmHg，左侧 BP 130/100 mmHg；针后：右侧 BP 140/100 mmHg，左侧 BP 140/100 mmHg。

第 8 次针前：右侧 BP 150/110 mmHg，左侧 BP 150/110 mmHg。

第 9 次针前：右侧 BP 130/90 mmHg，左侧 BP 110/80 mmHg。

第 10 次针前：右侧 BP 160/120 mmHg，左侧 BP 134/100 mmHg。

第 11 次针前：右侧 BP 150/120 mmHg，左侧 BP 134/100 mmHg；针后：右侧 BP 130/90 mmHg，左侧 BP 130/90 mmHg。

综观针疗经过，血压有下降趋势但有波动。

下例显示针刺点对患者主观感觉与血压的影响。

病例 3　女，33 岁。

初诊：1972 年 4 月 20 日。

病史：12 年前发现高血压，以往血压为 190～200/120～130 mmHg，头昏，视物模糊，额及两颞侧胀痛。

检查：血压 180/120 mmHg。

针疗经过：以下是一次治疗过程中变化。先 R^3，针后前额痛较好，两颞侧仍较差，视物仍模糊；再针 R^1，右眼视物转清楚，左眼较差；再针 L^1，左眼视物转清楚，头昏减，两颞侧仍痛。再针 R^2，右颞侧痛减，左仍如旧；再针 L^2，左颞侧痛减。测血压 164/110 mmHg。

此例显示：① 在一次治疗过程中症状部位与针刺点的关系，症状缓解血压下降。② 针刺点上 3 与上 1 都可对血压有影响，但针上 1 比上 3 方便，且对视力影响比上 3 强。

病例 4　女，36 岁。

初诊：1972 年 5 月 6 日。

病史：发现高血压 2 年余。

检查：3 日来头昏重，心慌，恶心。血压 190/120 mmHg。

针疗经过：初诊时针 L^3，左侧头昏、心慌消失，恶心减轻，右侧头仍昏；再针 R^3，右侧头昏消失，血压 190/120 mmHg，主观症状消失。次日头昏加重。针 R^1，头昏如旧，血压 130/100 mmHg。

上例显示：① 高血压的主观症状不一定与血压平行，此例第 1 次针疗时主观症状消失但血压不降,第 2 次针疗时主观症状存在血压却下降。② 针刺上 1 同样可使血压下降。

(二) 低血压

低血压较少,下例为妊娠低血压。

病例 5 女,27 岁。

初诊:1997 年 2 月 14 日。

病史:怀孕 6 个月,头昏,胸闷,在单位测血压为 70/50 mmHg。

检查:血压 70/50 mmHg,胸骨左侧第 5～第 7 胸肋关节,第 4～第 5 胸椎棘突左侧压痛(++)。

症状定位与针刺点:胸骨左侧压痛为左上 1 区,胸椎棘突左侧为上 6 区。低血压不能定位,但有其他症状(胸骨、胸椎压痛点)可辅助定侧,针上 1 比上 3 容易,又可与针胸骨压痛的针刺点合并,故针刺点取 $L^{1,6}$。

针疗经过:针疗后压痛点消失,留针 30 分钟后测血压为 90/60 mmHg,胸闷、头昏消失,感舒服。后因路远未来。

体会:高血压与低血压针刺点位置相同,却对两种相反情况均具有调整作用,此种调整现象除表现在血压方面外,也见于其他情况。

【临床报道】杨玉琛等用腕踝针治疗原发性高血压病 684 例:男 452 例,女 232 例;年龄 35～82 岁,平均 55.6 岁。病程 0.5～24 年;其中 I 期高血压 422 例,II 期 232 例,III 期 30 例;收缩压最高 260 mmHg (34.7 kPa),舒张压最低 130 mmHg(17.3 kPa);患冠心病心绞痛 526 例,脑出血后遗症、脑梗死 165 例,糖尿病 84 例。采用腕踝针治疗,临床症状均有明显好转,且未见任何不良反应。针刺点取左上 1、上 2,留针 60～120 分钟。每日 1 次,连续 5 次,休息 2 日,10 次为 1 个疗程,可连续治疗数疗程。经过治疗,结果显效 304 例,有效 364 例,无效 16 例,总有效率为 97.6%〔杨玉琛,李桂兰,唐湘森.腕踝针治疗高血压病 684 例[J].辽宁中医杂志,1998,25(6):280.〕。

浙江医科大学附属妇女保健院产科应用腕踝针治疗晚期妊娠中毒症 216 例次,有一定疗效。其中初产妇 185 例次,经产妇 31 例次,虽经过药物治疗血压仍不能控制稳定,病例中大部分针刺 1 次,部分病例反复针刺,多达 9 次,每次针刺为 1 例次。针刺前后对比血压差,收缩压和舒张压都较针前下降 10% 以上者为显效,计 81 例次,占 37.5%;收缩压或舒张压下降 10%,而另一血压虽有下降但都不能达到 10% 为轻度有效,计 46 例次,占 21.3%;有 35 例次没有变动,占 16.2%,18 例次较针前反略升高,占 8.3%。总有效率为 75.5%。治疗过程中没有发生晕针等不良反应。本法对晚期妊娠中毒症高血压患者有一定疗效,且简单易行,容易掌握和推广,对有效病例,可反复应用留针,时间可适当延长以延长降压作用〔浙江医科大学附属妇女保健院产科.腕踝针对晚期妊娠中毒症高血压的降压作用[J].浙江中医学院学报,1981(3):48.〕。

十三、遗尿

发生在入睡后的排尿失控都称遗尿。排尿控制与中枢神经尤其是脑的发育机制有关,婴儿时期由于排尿尚由低级神经反射所控制,随着年龄的增长,逐渐被成熟的大脑高级中枢所代替,对排尿的节律有了自发的控制,入睡后能控制排尿。高级中枢控制排尿的年龄界限一般在3～5岁以后。超越此界限如仍不能自控,入睡后仍出现低级神经反射的自发性排尿,而且持续相当长的时期就称遗尿症。遗尿可发生在各年龄阶段,以儿童期较多见,但也可延续超越儿童期以后(原发性),也可在儿童初期不出现而在以后因受多种不同因素的影响,如家庭离异、精神受挫折、脑外伤,或身体虚弱,重病以后,削弱了成熟起来的大脑控制功能又出现了自发性排尿(继发性)。此外遗尿也受遗传因素影响。因此,遗尿是大脑高级中枢对排尿的控制功能受到削弱而发生失调的表现,这种失调不仅发生于排尿,也可能涉及精神或身体的其他方面,如情绪易激动兴奋、噩梦、梦呓、学习成绩减退,精神表现幼稚或纳食减退、消瘦、易盗汗等身体虚弱现象。所以在治疗过程中不仅要针对遗尿,也要顾及这些伴随的症状。

本组遗尿症27例,男16例,女11例,分原发性与继发性两组,原发性遗尿自幼即出现,随着年龄的增长仍发生遗尿现象;继发性者原无遗尿,数年后始出现。两组年龄分布及疗效见表3-4-2。两组共计,显效8例(29.6%),减轻12例(44.4%),无效7例(25.9%),有效率为74.1%。

表3-4-2 27例原发性及继发性遗尿年龄分布与疗效(例数)

年龄(岁)	原发性			继发性			共计
	显效	减轻	无效	显效	减轻	无效	
3～5	—	2	2	1	—	1	6
6～10	1	—	1	2	2	—	6
11～15	—	2	1	1	1	—	5
16～20	2	1	2	1	1	—	7
21～25	—	2	—	—	—	—	2
31～35	—	1	—	—	—	—	1
共计	3	8	6	5	4	1	27
		17			10		

病例1 男,4岁半。

初诊:2001年2月10日。

病史:1个月来夜间常遗尿,日夜尿次均多,睡午觉亦常遗尿,因此送幼儿园困难。以往午睡时,偶遗尿,2～3个月才有1次,此次遗尿多起因不明。

检查:小儿发育正常,聪明,言语表达灵活,反应敏捷,能背诵多首唐诗,说话逗人喜欢。

症状定位与针刺点：遗尿属下 1 区症状，因不能定侧，故针刺点取 RL_1。

疗次：4 次。

疗效：显效。

针疗经过：首次针，留针 2 小时，针疗后尿次即减少，午睡无遗尿，夜间睡眠良，仅遗尿 1 次，已与原来情况相同。隔日 1 次，至第 4 次，日间不尿床，夜遗尿仍只有 1 次。停止治疗 1 周观察，尿次情况良好，保持正常。

病例 2 男，6 岁。

初诊：1997 年 2 月 3 日。

病史：1 年来每夜入睡后均尿床 1 次，并常有磨牙，说梦话，平时食欲不良。

检查：体质瘦弱，肤色较苍白。

症状定位与针刺点：夜间磨牙、说梦话，食欲差，均为上 1 区及不能定侧症状，故针刺点取两侧上 1；遗尿针两侧下 1。针刺点为 RL_1^1。

疗次：4 次，每日针 1 次。

疗效：显效。

针疗经过：首次针疗后，入夜未尿，仍磨牙。第 2 次针疗后，未遗尿，磨牙减少，纳食增加。第 4 次复诊，3 日来均无遗尿，磨牙减少，纳食增加，梦话仅少许。因故未能继续针疗。

病例 3 女，16 岁。

初诊：1979 年 4 月 18 日。

病史：从幼年起，经常遗尿，几乎每夜都发生。智能发育不良，5~6 岁才会走路、开始学说话，生活需人督促，不主动，在家只能做些简单家务，学习至小学，成绩不良。患者为第 3 胎，前 2 胎为男孩，智能良好。

检查：表情较迟钝，对简单问话，应答反应尚可，右眼底视神经色较淡，右眼高度近视，右眼远视力 0.03，左眼 0.2。

诊断：遗尿，智能发育迟滞。

症状定位与针刺点：智能发育差为不能定位症状，针两侧上 1；遗尿属下 1 区病症，故针刺点取两侧上 1 与下 1。针刺点为 RL_1^1。

疗次：10 次。

疗效：显效。

针疗经过：首次针疗后即未遗尿，隔日 1 次，历时 3 周，此期均未遗尿，在家表现较前灵活，可较主动做些家务。

体会：此例提示，腕踝针除对遗尿有治疗作用外，对精神幼稚症似也有帮助。

病例 4 男，35 岁。住院患者。

初诊：1990 年 12 月 22 日。

病史：自幼年起夜间常遗尿 35 年。口干时稍多饮水即出现夜间遗尿。因患十二指肠球部溃疡而住院。

检查：右上腹部及肩井压痛（＋＋）。

症状定位与针刺点：右肩井压痛针右上 5。因十二指肠球部溃疡并有上腹部压痛，属下 1 区症状，针刺点取右侧下 1。遗尿针两侧下 1。针刺点为 $R_1^5 L_1$。

疗次：15 次。

疗效：好转。

针疗经过：首次针疗后，肩井及上腹部压痛消失，全身发热感，原坐不住，针疗后感精神好转，可以坐住。隔日复诊，胃区痛及压痛均减轻，2 日内遗尿 1 次，针日不尿，隔日尿。至第 12 次，遗尿次数比原来少得多，量亦减少。睡眠增加，睡 12 小时尚感不足，且不易被唤醒。

【临床报道】宋玉珠等用腕踝针取双下 1 治疗遗尿患者 135 例，每日针刺 1 次，7～10 次为 1 个疗程，经针刺 1 个疗程后，治愈 111 例，占 82.3%，好转 21 例，占 15.5%，无效 3 例，占 2.2%，总有效率为 97.8%。1 年后随访疗效巩固，均未复发〔宋玉珠，王喜有. 腕踝针治疗夜尿症 135 例近期疗效观察[J]. 中医杂志，1981(7)：53-54.〕。

周文慓在几内亚比绍用腕踝针治疗 71 例遗尿患者，取双下 1，配合手针夜尿点，经 1～3 次见效者 55 例，4～10 次见效者 15 例，20 次见效者 1 例，全部治愈，个别复发者复用本法仍有效〔周文慓. 腕踝针配合手针治疗遗尿症 71 例初步报告[J]. 贵阳中医学院学报，1980(2)：56.〕。

徐晓明用腕踝针埋针治疗小儿遗尿症，将腕踝针埋针治疗组 53 例（男 30 例，女 23 例；年龄 3～13 岁，病程 3 个月～5 年）与体针疗法组 43 例（性别、例数、年龄与病程相似）对比观察。腕踝针组每日针 1 次，留针 1 日，10 次为 1 个疗程；体针组每日针 1 次，留针 20 分钟，10 次为 1 个疗程。经 2 个疗程治疗，腕踝针组中，痊愈 8 例（15.1%），显效 22 例（41.5%），好转 20 例（37.7%），无效 3 例（3.2%）。体针组 47 例中，痊愈 10 例（21.3%），显效 23 例（48.9%），好转 10 例（21.3%），无效 4 例（8.5%）。两组疗效差异无统计学意义，但腕踝针是沿皮下刺入，无痛感，小儿患者易接受，极少哭闹，易于配合，有利于推广〔徐晓明. 腕踝针埋针治疗小儿遗尿症[J]. 中国针灸，1999(4)：210.〕。

十四、排尿频急

本组排尿频急 10 例，男 3 例，女 7 例。年龄 4 岁 1 例，23 岁 1 例，37 岁 1 例，48 岁 1 例，50～59 岁 3 例，60～69 岁 2 例，70 岁 1 例。病程 1 周～3 个月 2 例，2 年 5 例，4 年 1 例，7～9 年 2 例。针刺点以两侧下 1 为主，有身体虚弱症状表现时，针两侧上 1 并下 1。

疗效：显效 7 例，减轻 3 例，有效率达 100%。可见各年龄阶段都可能发生，老年人排尿控制能力减弱，出现的概率较大。女性比男性多见，老年人的尿意频急不一定仅见于前列腺肥大者。从疗效来看，腕踝针方法简便，见效快速，效果良好。

病例 1 女,4 岁。

初诊:1993 年 3 月 24 日。

病史:尿频、尿短 2 年,夜尿 1 小时解 1 次,日间亦频。消瘦、纳差、睡眠欠安、多动、盗汗、口臭,有时胃区痛。儿科检查无特殊。足月顺产,母亦消瘦。

检查:体弱,消瘦,体态无畸形,心肺(一)。

症状定位与针刺点:RL_1。

疗次:10 次。

疗效:显效。

针疗经过:针疗 2 次后口臭好转,盗汗消失,尿频减少,夜间 3 小时排尿 1 次,纳食增加。至第 7 次,未出现遗尿,睡眠好转,入睡后原有多动现象亦转安静。至第 10 次,在托儿所夜尿仅 1 次,在家无此现象,余均好转。

病例 2 女,23 岁。

初诊:1994 年 6 月 12 日。

病史:2 年前打乒乓球后出现多饮多尿,注射长效尿崩停能维持 7～10 日,但有全身胀感,病后月经不规律。

检查:无特殊异常。尿比重 1.004,尿糖(一),头颅 CT(一)。

症状定位与针刺点:RL_1。

疗次:14 次。

疗效:显效。

针疗经过:针疗期间未用任何药物。首次针疗后,口渴减轻。至第 2 次,饮水减少,从原来日饮 2 热水瓶减至 1 瓶。至第 6 次,日夜尿量均减少,原来晚间 1 小时解尿 1 次,现 3 小时以上解 1 次,夜间解尿从 4～5 次减至 2 次。至第 12 次,症状略有波动,但较原来明显减轻。

病例 3 男,64 岁。

初诊:1993 年 12 月 5 日。

病史:为 3 次脑卒中,出现 2 次右侧偏瘫,1 次左侧偏瘫患者,在针刺治疗偏瘫过程中出现尿频已 1 周多,夜间起床排尿达 6～7 次。

症状定位与针刺点:RL_1。

疗次:4 次。

疗效:显效。

针疗经过:首次针疗后,夜间排尿即减至 2～3 次,至第 3 次,夜间排尿恢复到 2 次。

病例 4 女,53 岁。

初诊:1993 年 8 月 3 日。

病史:为焦虑症患者,睡眠不良 2 年,伴有尿频,一夜 3～4 次,影响夜间睡眠。

症状定位与针刺点:RL_1。

疗次：6次。

疗效：显效。

针疗经过：首次针疗后，排尿次数即减少，针3次后夜间排尿减至1~2次，至第5次，夜尿减至1次。

十五、排尿困难

仅遇2例。

病例1 女，8岁。

初诊：1994年7月5日。

病史：排尿困难1年。初起于无明显原因出现膀胱膨隆，排尿困难，用力解时连大便也解出，未见尿床，纳食差。小便能解，有残留尿，B超示输尿管扩张，双肾轻度积水。曾去两所大医院泌尿科求诊，无适当办法，只有膀胱造瘘，此次从外地来主要目的为行手术治疗。

检查：消瘦，膀胱膨隆，底部达脐。

诊断：排尿困难，原因不明。

症状定位与针刺点：排尿困难为下1区症状，针刺点取RL_1。

疗次：11次。

疗效：显效。

针疗经过：首次针疗后，即解尿2次，下腹部转软。第2次后，可以解尿，较前好转，纳食增加。针疗5次后，尿已能解，膀胱已不胀，纳食增加。针8次后，排尿已无困难，但B超显示，输尿管扩张及肾盂情况如旧。

病例2 男，60岁。

初诊：1994年11月29日。

病史：排尿困难已1个半月，初为尿频尿急，1个半月后突然转变为排尿困难发生尿潴留。住院经磁共振、膀胱镜、超声波、核素等检查，均无特殊发现，认为可能属神经性而出院。目前用导尿管。大便秘结1年余，5~6日解1次，用开塞露通便。

检查：腰椎X片示第1~第5腰椎边缘有骨质增生，余无异常。

症状定位与针刺点：大便秘结为下6区症状，排尿困难为下1区症状，故针刺点取$RL_{1,6}$。

疗次：18次。

疗效：显效。

针疗经过：诊疗至第6次，拔除导尿管，可以自动排尿，但一次不能排尽，大便用服药法每日能解。至第10次，大便不必服药能自解，能排尿，但不能排尽。至第17次，排尿良好，大便2日未解，需用药。

【临床报道】范维玲用腕踝针治疗尿潴留30例，均在针刺后20~40分钟内排尿，有效率达100%。此疗法对产后或手术后引起的尿潴留效果更为显著〔范维玲.腕踝针治疗尿潴留[J].陕西中医,1988,9(5):233.〕。

十六、非感染性尿道综合征

非感染性尿道综合征是指仅有尿频、尿急和(或)尿痛症状,而中段尿细菌定量培养阴性,并排除细菌(含结核菌)、真菌、衣原体等微生物所致尿路感染者。多见于女性,尤其是中青年女性,约占膀胱激惹征的50%,抗生素治疗无效。属于中医学"淋证"的范畴。

试验 来自肾内科门诊的女性患者90例,均按照《内科疾病诊断标准》中的有关标准确诊。均有明显的尿频或排尿困难,但无发热、白细胞计数增高等全身症状;多次中段尿细菌培养菌落计数<105 CFU/ml;尿中红细胞、白细胞增加不明显,一般<10个/高倍视野(HP)。排除尿路畸形、妇科炎症及有不洁性交史者,排除尿路结核菌、真菌、衣原体和淋球菌感染。年龄21~55岁,病程0.5~12年。全部病例随机分为腕踝针组、常规针刺组和西药组,每组各30例,3组的一般资料比较差异无统计学意义。西药组服用地西泮和谷维素。常规针刺组取穴:关元、气海、水道、肾俞、三阴交、内关、太冲。

腕踝针组症状定位与针刺点:上1、下1和下2。

疗次:每日1次,每次留针30分钟,2周为1个疗程。

疗效:痊愈66.7%,优于常规针刺组的30%,西药组痊愈6.7%;总有效率为90%,优于常规针刺组的56.7%,西药组的30%〔贾晓莉.腕踝针治疗非感染性尿道综合征疗效观察[J].河北中医,2009,31(2):261-262.〕。

十七、肠易激综合征

肠易激综合征(IBS)是一种常见多发病,目前尚无有效治疗方法。其诊断依靠腹痛(排便后缓解),腹部隆起和排便习惯不规则,大便可有或无黏液等临床症状。这些症状被认为是由于结肠和小肠运动功能异常引起的,这些患者的肠道对不同刺激的反应有差异。

试验 本组41例,患者均有① 腹痛,排便后缓解。② 大便性状和规律改变。③ 腹胀、腹鸣和胃肠胀气。入选患者必有①和②症状,其症状持续至少1年,或每周都出现症状且至少持续3个月者,年龄大于18岁。有器质性胃肠疾病、内分泌疾病,明显肝、心、肾、肺部疾病,胃肠切除术、迷走神经切断术后,怀孕和哺乳者除外。酗酒者需戒酒3个月以上。男性30例,女性11例,年龄23~47岁,平均年龄35.4岁,病程2~13年。

症状定位与针刺点:双下2、左下1、右上1。

疗次:每周5次,休息2日,留针20分钟,共治疗4周。

疗效:本组共41例,痊愈5例、显效18例、有效12例、无效6例〔谢明仲.腕踝针治疗肠易激综合征4例[J].针灸临床杂志,2000,16(1):28-29.〕。

十八、糖尿病周围神经病变

糖尿病神经系统损害是糖尿病常见的并发症,为糖尿病主要致残原因之一,占糖尿病患者的 4%～5%，主要由血管病变和神经细胞代谢障碍引起。糖尿病周围神经病变早期以肢体末梢神经感觉障碍为主，起病缓慢，通常情况下，首先出现的是深部震动觉及位置觉减退，膝腱反射与跟腱反射减退或消失，继之出现肢体麻木、针刺样、刀割样疼痛或紧压感，夜间症状加重，休息时加重，活动后减轻，病史较长者可累及运动神经，出现肌力减退。以肢体麻木、疼痛为主要症状的糖尿病周围神经病变称为糖尿病末梢神经炎。

试验 90 例住院患者，均诊断为 2 型糖尿病，并发不同程度的周围神经病变。参照钱肇仁等拟定的诊断标准：肢体出现感觉和运动神经病变表现，如沉重无力、麻木束缚感、自发性疼痛等；深浅感觉明显减退，腱反射减弱或消失；除外其他原因所致的周围神经病变。将患者随机分为腕踝针治疗组、体针治疗组、西药常规治疗组，每组 30 例。三组患者性别、年龄、病程与中医分型等一般资料比较差异无统计学意义。全部患者根据病情选择降糖药物，维持血糖基本平稳 3 个月以上，原用治疗糖尿病末梢神经炎的药物停服 2 周以上。常规治疗组采用肌内注射维生素 B_1、维生素 B_{12} 等常规处理；体针治疗组采用局部取穴法与辨证取穴法，取三阴交、血海、太溪、曲池、阳陵泉及上肢和下肢局部穴位等，用平补平泻法，留针 15～30 分钟。

腕踝针组症状定位与针刺点：双上 2、下 2 加对症取穴。上肢加上 1、上 4、上 5，头部加上 6，下肢内侧加下 1、下 2，膝部加下 3，下肢外侧加下 4、下 5、下 6。

疗次：与其他两组相同。每日 1 次，7 次为 1 个疗程，休息 2 日后继续下 1 个疗程，共治疗 3 个疗程。

疗效：腕踝针组与体针治疗组的总有效率和临床症状总积分治疗前后减分率明显优于西药常规治疗组，提示腕踝针与体针治疗能显著改善患者临床症状，提高临床疗效。同时，腕踝针组与体针治疗组在调节血糖、血脂代谢，降低血液黏度，改善神经功能等方面均优于西药常规治疗组〔娄鹤群，施亮德，李雪梅，等.腕踝针疗法治疗糖尿病末梢神经炎 30 例临床研究[J].中医杂志，2005，46(1)：21-23.〕。

十九、慢性活动性乙型肝炎

慢性活动性乙型肝炎，主要是因感染乙肝病毒所致，是由急性活动性乙肝转化而来，慢性活动性乙肝主要表现为劳动能力逐渐减退，乏力，纳差，厌油腻，腹胀持续且明显等。

试验 本组 77 例，男 54 例，女 23 例；年龄为 18～56 岁；病程 3～5 年以上 25 例，5～10 年 31 例，10～15 岁 16 例，15 年以上 5 例。疗效标准：临床治愈，为症状消失、肝功能连续 2 个月全部正常，乙型肝炎病毒表面抗原（HBsAg）由阳转阴为参考。有效，为主要临床症状和体征好转甚至消失，HBsAg 虽未转阴，但较治疗前各项肝功能均明显好转或接近正常。无效，为治疗后临床症状和体征好转不明显，肝功能未见改善。

症状定位与针刺点：双侧上 2 和下 2。

疗次：采用 1.5 寸毫针，留针 30 分钟。10 次为 1 个疗程，隔日 1 次。两疗程间隔时间为 3～5 日。

疗效：有效率为79.2%，其中病程3～5年者为92.0%，5～10年者为90.3%，10～15年者为62.5%，15年以上为0。阴转率为21.31%，其中病程3～5年为27.27%，5～10年为17.86%，10～15年为18.18%，15年以上为0。6个疗程后，临床症状得到相应改善，其中70例乏力患者得到改善的占82.85%；54例纳差患者得到改善的占98.15%；38例腹胀患者得到改善的占94.73%；15例恶心患者得到改善的占100%；61例失眠患者得到改善的占86.88%；65例肝区痛患者得到改善的占73.84%〔肖芸华.腕踝针治疗慢性活动性乙型肝炎77例[J].针灸学报，1990，6(2)：8.〕。

二十、心脏病

(一) 冠心病

试验1 1976年2月—1996年2月，采用腕踝针疗法治疗冠心病588例。其中，男365例，女223例，年龄(34～81)岁，平均年龄(58.6±16.4)岁，其中陈旧性心肌梗死106例，心绞痛274例，隐性冠心病57例，劳力型冠心病151例。伴有高血压207例，高脂血症246例，脑动脉硬化176例，糖尿病86例，肺气肿65例，病史最短者3个月，最长达23年，平均35个月。按1979年9月"全国中西医结合防治冠心病、心绞痛、心律失常研究座谈会"的诊断标准，严格选择病例。

腕踝针组症状定位与针刺点：左侧内关、神门。

疗次：视病情进针深度75～125 mm，留针60～120分钟。每日1次，10次为1个疗程，视病情，可连续10个疗程或更长。

疗效评定标准：显效，经1～2个疗程治疗，临床症状消失，休息时心电图恢复正常，或大致正常，其他各项检查也相应改善；有效，临床症状基本消失，心绞痛次数减少，硝酸甘油用量减少一半以上，或基本不用服硝酸甘油，休息时心电图S-T段回升0.05 mV以上，但仍未能正常，胸前导联倒置的T波变浅，或T波由平坦变直立；无效，10个疗程后临床症状和心电图治疗前后基本相同。

疗效：588例中，显效占38.74%，有效占52.8%，无效占8.46%。总有效率为91.54%。经1～2个疗程见效占20.5%，经3～4个疗程见效占34.7%，经5～10个疗程见效占35.8%。其中陈旧性心肌梗死106例中，显效38例，有效56例，无效12例；隐性冠心病57例中，显效22例，有效29例，无效6例；心绞痛274例中，显效183例，有效85例，无效6例〔唐相森.腕踝针治疗冠心病588例[J].辽宁中医杂志，1996，23(7)：325.〕。

(二) 心动过速

阵发性心动过速通常指心脏自律性异常或激动传导障碍、异位心律等原因而致的阵发性快速性心律异常。根据异位起搏点的部位，可分为房性、窦性和室性阵发性心动过速。房性与窦性心动过速有时难以区别，常统称为室上性心动过速。属于中医"心悸"范畴。

试验 2 纳入本组试验患者来自门诊 29 例,住院 19 例;纳入标准:阵发性心悸、胸闷、自感心跳不规则,伴乏力、头晕等症状;心电图或者 24 小时动态心电图提示阵发性室上性或室性快速心律失常,每 24 小时发作 4 次以上,且排除心脏以外的器质性病变者。中医诊断参照全国高等医药院校教材《中医内科学》5 版"心悸"有关章节。根据症状、兼症、舌象脉象等,分心虚胆怯、心脾两虚、阴虚火旺、心血瘀阻、水气凌心、心阳虚弱等 6 种证型。男性 25 例,女性 23 例,年龄 20~69 岁;阵发性室上性心动过速 27 例,阵发性室性心动过速 21 例。

腕踝针组症状定位与针刺点:上 2。

疗次:每日 1 次,留针 1~5 小时,住院者可睡前取针,10 日为 1 个疗程。

疗效:阵发性室上性心动过速:治愈 15 例,显效 7 例,好转 3 例,无效 2 例,有效率为 92.22%。阵发性室性心动过速:治愈 4 例,显效 8 例,好转 5 例,无效 4 例,有效率为 92.22%。总有效率为 87.95%〔高尚轸,张小宁,岳喜三.腕踝针久留刺法对阵发性心动过速疗效观察[J].针灸临床杂志,2000,16(6):40-41.〕。

试验 3 本组 95 例患者均选自本院门诊及住院患者,均参照《内科学》诊断标准,具备以下条件:① 突然发作,心悸,焦虑不安,晕眩,晕厥,胸闷,气短,心绞痛,甚至发生心力衰竭与休克。② 体检心尖区第 1 心音强度恒定,心律绝对规则。③ 心电图表现:心率 150~250 次/分钟,节律规则,QRS 波群形态与时限均正常,P 波为逆行型(Ⅱ、Ⅲ、avF 导联倒置),常埋藏于 QRS 波群内或位于其终末部分,P 波与 QRS 波群保持恒定关系;起始突然,通常由一个房性期前收缩触发,下传的 PR 间期显著延长,随之引起心动过速发作。在征求患者的同意后,按就诊时间先后顺序将单数分为腕踝针治疗组,双数分为对照组。治疗组 55 例,其中男 25 例,女 30 例;年龄 21~73 岁,平均 51 岁;发病时间最短 50 分钟,最长 48 小时。对照组 40 例,其中男 21 例,女 19 例;年龄 20~73 岁,平均 54 岁;发病时间最短 30 分钟,最长 32 小时。两组患者在性别、年龄、病程方面经统计学处理差异无统计学意义。对照组口服地尔硫卓 60 mg。

腕踝针组症状定位与针刺点:上 1、上 2,每次单侧,两侧交替使用。

疗次:每日 1 次,留针 3 小时,患者自行取针,休息 5 日,行第 2 疗程。共 3 个疗程。

疗效:第 1 个疗程有效率基本相同($P>0.05$),说明治疗组与药物组疗效没有明显区别;第 2 个疗程治疗组有效率明显提高,两组疗效差异有统计学意义($P<0.05$);第 3 个疗程治疗组有效率明显提高,两组疗效差异有统计学意义($P<0.05$)。说明治疗组随治疗时间延长,疗效逐渐提高。治疗结束后 3 个月,两组患者有效率比较差异有统计学意义($P<0.05$),治疗组疗效优于对照组,说明腕踝针的远期疗效优于药物治疗〔吴仁定,林凌峰.腕踝针治疗室上性阵发性心动过速临床观察[J].中国针灸,2006,26(12):854-856.〕。

(三) 心房纤颤

心房纤颤是最常见的心律失常之一,是心房呈无序激动和无效收缩的房性节律,是由心房-主导折返环引起许多小折返环导致的房律紊乱。

试验4 纳入本组患者30例,男22例,女8例。年龄21～30岁1例,31～40岁6例,41～50岁7例,51～60岁12例,61岁以上4例。发病3日内就诊3例,半年以内就诊6例,1年以内就诊7例,2年以上就诊14例。所有病例均经详细询问病史,严格的体格检查及必要的化验,如血、尿、便常规、红细胞沉降率、血脂、肝功能、胸片、心电图、超声心动图等,确诊后方进行治疗。

症状定位与针刺点:取左侧内关、神门。

疗次:取2～6寸毫针。每日或隔日1次,10次为1个疗程。如需继续治疗,休息10～15日后再进行第2疗程。

疗效:显效19例,临床症状消失,心电图示心房颤动转复为窦性心律;有效2例,临床症状明显转,心电图示快速型心房颤动室率降至正常;无效9例,治后临床症状和心电图均无改变。

本组治疗阵发性快速型心房颤动共21例,有效17例,占84.76%;慢性持续型心房颤动9例,有效仅2例,占22.22%[唐相森.腕踝针治疗心房纤颤30例[J].辽宁中医杂志,1986(5):38.]。

第五节 妇科病症

一、急性乳腺炎

急性乳腺炎(acute mastitis)是乳腺的急性化脓性感染,绝大多数发生于哺乳期妇女,尤以初产妇多见,往往发生于产后3～4周。病情进展分:① 乳汁淤积期,为病程早期。② 蜂窝织炎期,炎症发生,多发寒战、高热、乳腺疼痛加剧、局部皮肤红,发热,伴有静脉曲张,腋下可扪及肿大并有压痛的淋巴结。③ 脓肿形成期,炎症逐渐局限而形成脓肿。病多发生于一侧乳腺。

症状定位与针刺点:乳房位于锁骨中线,属上2区,腋下淋巴腺属上4区,故针刺点取一侧上2、4。

病例 女,30岁。

初诊:1992年2月17日。

病史:左侧乳房肿痛3日,产后未满月,乳汁少,左乳房肿痛,并有左腋下淋巴结痛。2日前发热至40℃,已注射抗生素1日。

检查:左乳房乳头周围皮肤显著红肿,并延向左腋下,乳房部有界限不明的肿块,左腋下淋巴结肿大不明显,有压痛(+++),轻挤乳房无乳汁流出。

诊断:急性乳腺炎。

症状定位与针刺点：$L^{2,4}$。

疗次：5 次。

疗效：显效。

针疗经过：首次针疗后，左乳房及腋下区痛即止，肿胀感消失，留针 5 分钟后，原来肿胀的乳部转软，稍挤即可挤出少量乳汁。因处于急性期，每日针疗 1 次。次日复诊，乳房胀痛已显著减轻，腋下淋巴结痛已消失，但皮肤发红无明显变化。第 3 次针疗时，乳部红肿痛基本消减，硬块缩小。第 5 次针时，乳部红肿消失，硬块转软，针疗过程中继续肌内注射抗生素。

此例说明针刺通过神经的反射机制，使血管解痉，微血管扩张，血循环改善，立即痛止，乳部转软。

【临床报道】匡仲梁等用腕踝针治疗急性乳腺炎 46 例，针患侧上 2，治愈 37 例（80.4%），显效 7 例（15%），好转 2 例（4%），总有效率为 100%。其中治疗 1 次治愈 21 例，2 次治愈 7 例，3 次治愈 5 例，4 次以上治愈 4 例，多为 1～3 次治愈。从治疗效果看，病程愈短效果愈好，一般发病在 24 小时内效果最好，只针疗 1～2 次，即可痊愈〔匡仲梁，韩春海，卞占先.腕踝针治疗急性乳腺炎 46 例疗效观察[J].中医杂志，1982(2)：48.〕。

俞黎明用腕踝针治疗急性乳腺炎 73 例，治愈 61 例，显效 10 例，无效 2 例。绝大部分经 1 次治疗后，即热退、痛减；治疗 2 次，痛消、肿退；治疗 3 次诸症皆除〔俞黎明.腕踝针治疗急性乳腺炎[J].针灸临床杂志，1997，13(2)：43.〕。

二、乳房肿胀

乳房肿胀（mammary swelling）多发生于停止哺乳后，因乳汁淤积引起乳房胀痛，多见于初产妇。

本组停乳后引起的乳房胀痛 8 例，年龄 25～32 岁，均在停止哺乳后 2～4 日出现。

症状定位与针刺点：乳房属上 2 区，故针刺点取上 2。均显效。

病例 1 女，32 岁。

初诊：1972 年 5 月 23 日。

病史：停止哺乳后 2～3 日，出现乳房胀，右侧重，右臂沉重且痛，伴头昏。

检查：血压 162/100 mmHg(21.6/13.3 kPa)。右乳房极度肿胀，乳头附近皮下呈结节状。

症状定位与针刺点：R^2。

疗次：1 次。

疗效：显效。

针疗经过：针右上 2 时，针尖略偏向内，右乳房内侧胀即减轻，疼痛也消失，外侧仍胀，退出至皮下，再刺入使针尖略偏向外，乳房外侧胀痛即消失，但乳头仍有些痛，乳房已松软，右臂沉重及疼痛消失，自觉轻松得多，再测血压已降至(130/80 mmHg)17.3/10.7 kPa。

曾预约患者次日复诊,但未来。

病例 2 女,30 岁。

初诊:1974 年 10 月 21 日。

病史:停止哺乳后乳房胀痛 4 日,已注射己烯雌酚 2 针未见效。

检查:两乳房胀、硬、压痛明显。

症状定位与针刺点:RL^2。

疗次:2 次。

疗效:显效。

针疗经过:首次针疗,留针 30 分钟,乳房胀明显减轻,右乳房转软,左侧仍硬,但压痛明显减轻。隔日复诊,乳房已不痛,右乳房已转软,左乳房已稍软,再针 1 次,未再复诊。

三、乳头分泌异常

乳头分泌异常时可有血性或液样分泌物,多伴有乳痛,但应排除癌性病变。乳头位在锁骨中线,属上 2 区,故针刺点取上 2。

病例 1 女,23 岁。

初诊:1997 年 1 月 28 日。

病史:左乳头痛,能挤出少量血性分泌液 3 个月。

检查:左乳房未能摸及肿块,乳头痛,能挤出少量血样分泌液。

症状定位与针刺点:L^2。

疗次:5 次。

疗效:显效。

针疗经过:每日针 1 次。第 3 次针时乳痛已减轻。至第 5 次,乳痛消失,乳头出血亦停止。

病例 2 女,27 岁。

初诊:1997 年 1 月 28 日。

病史:左乳房痛,挤压乳头有少量血液半日,乳头下略肿。

检查:左乳房外下方有约 4 cm×4 cm×2 cm 小块,质中等,挤乳头有少量血液。

症状定位与针刺点:L^2。

疗次:3 次。

疗效:好转。

针疗经过:首次针疗后,次日乳头出血即止,肿块亦消失,仍略痛。第 3 次针时,乳房痛减轻,乳头出血已停止。

病例 3 女,28 岁。

初诊:1997 年 2 月 13 日。

病史:双侧乳头能挤出少量无色液样分泌物 3 个月。双侧乳房痛 6 个月。

检查：右乳头能挤出无色透明水样分泌物，未触及乳房有肿块，右腋下触痛（＋），无肿块。

症状定位与针刺点：R_2。

疗次：3 次。

疗效：好转。

针疗经过：首次针 R_2。隔日复诊，因乳房外侧及腋下有压痛，针 $RL_{1,3,4}$，针疗后压痛止。第 3 次针 R_2、$L_{2,3}$，乳头流液止，乳头压痛减轻。

四、痛经

痛经（dysmenorrhea）是月经前后或经期下腹及腰骶部剧烈疼痛，严重时伴恶心、呕吐、腹泻，甚至晕厥。月经畅通，疼痛即解除。痛经有原发性及继发性，原发性多见于未婚者，主要为子宫肌痉挛或强直性收缩；继发性主要见于已婚者，继发于盆腔炎症、子宫肌瘤、子宫内膜异位等。

本组痛经患者 60 例，年龄 15～20 岁 14 例，21～25 岁 32 例，26～30 岁 10 例，31 岁以上 4 例。未婚者 47 例，已婚 13 例。

症状定位与针刺点：痛经属前下 1 区症状，不能定侧。故针两侧下 1。

疗次：根据症状，多为短暂，每日 1 次，针 1～2 次。

疗效：显效 35 例（58％），减轻 19 例（32％），无效 6 例（10％），总有效率 90％。该方法应用于有效病例患者时，针刺入后疼痛一般在 2～3 分钟内即减轻或消失，见效速度比服止痛药快。60 例患者中未婚者有效 45 例（96％），已婚者有效 9 例（69％），以未婚者疗效好。分析其原因，针刺具有解痉作用，故对未婚女性的原发性痛经疗效显著，而对已婚女性的继发性痛经疗效较差。

病例 女，18 岁。

初诊：1998 年 9 月 27 日。

病史：月经来潮前常发生下腹痛 1 年余，此次月经来潮 1 日，痛又发。

症状定位与针刺点：RL_1。

疗次：1 次。

疗效：痊愈。

针疗经过：针刺入后约 2 分钟，腹痛即消失。

【临床报道】崔大秀等用腕踝针治疗虚证痛经 250 例，针双侧下 2，每日 1 次，7 次为 1 个疗程。月经前后各治 1 个疗程，经期不针刺。治愈 208 例，占 83.2％；好转 32 例，占 12.8％；无效 10 例，占 4.0％，有效率为 96.0％〔崔大秀，周青云.腕踝针治疗虚证痛经[J].中国针灸，1994(2)：30.〕。

五、白带过多

白带过多（leukorrhagia）是妇科常见病，病因除阴道局部疾患外，全身慢性疾病、精神疾病时也可伴发。

本组白带持续增多患者28例,年龄14～53岁,其中14～19岁2例,20～29岁4例,30～39岁18例,40岁以上4例。病程1～6个月10例,1年8例,2～5年6例,6～10年3例,40年1例。经妇科检查者仅5例,其中子宫颈糜烂3例,查到滴虫、霉菌各1例。

症状定位与针刺点:白带多属前中线下端不能定侧症状,故针刺点取两侧下1。

疗次:2～5次22例(78.6%),6～10次6例(21.4%)。

疗效:显效27例,减轻1例,有效率为100%,疗效良好。部分患者针疗过程中开始出现疗效,针1次出现疗效者15例,2次10例,不明2例。

病例 女,26岁。

初诊:1974年11月18日。

病史:白带多1年余。

妇科检查:子宫颈中度糜烂。

症状经过与针刺点:RL_1。

疗次:8次。

疗效:痊愈。

针疗经过:针疗2次后白带减少,6次后显著减少,8次基本正常,妇科复查宫颈糜烂消失。

【临床报道】袁茂祥用腕踝针治疗虚证带下22例,取双下2,每日1次,7次为1个疗程,经针刺1个疗程,治愈15例(68.2%),好转6例(27.3%),无效1例(4.5%),总有效率为95.5%。大多数患者针1～2次后便控制了症状〔袁茂祥.腕踝针治疗虚证带下22例观察[J].中医杂志,1982(2):49.〕。

六、更年期综合征

女性进入更年期由于内分泌的变化,在绝经期前后常出现一系列自主神经功能紊乱所致的身体与精神方面的反常现象,称更年期综合征。

本组更年期综合征患者25例,年龄39～64岁,其中39岁1例,40～49岁5例,50～59岁16例,60～69岁3例,提示40岁以后开始出现,50～59岁达高峰,60岁以后下降。更年期本身是一个阶段,这期间月经的终止仅仅是一种征象,与综合征的出现不一定直接有关,可出现在月经停止后数月至半年内,也可出现于停经或子宫切除3～6年之后。少许患者可出现在停经之前。患者的身体健康情况与综合征的出现也有关系,精神创伤、多次流产、子宫切除、家庭史等,也易削弱身体的功能,出现紊乱。综合本组25例患者的表现见表3-5-1。

表 3-5-1 更年期综合征 25 例症状(例数)

症　　状	例　数	症　　状	例　数
1. 阵发性潮热	25	13. 纳食减少	4
2. 出汗	14	14. 怕烦	4
3. 畏寒、发冷	10	15. 阵发性面红	3
4. 睡眠不良	10	16. 头晕	3
5. 胸口闷	8	17. 恶心	3
6. 心悸	7	18. 多疑	2
7. 四肢乏力	6	19. 嗳气	2
8. 全身不定部位痛	6	20. 易激动	2
9. 心情急躁	6	21. 全身不适感	2
10. 抑郁感	5	22. 全身颤抖	2
11. 指颤	5	23. 其他：焦虑、惊恐发作、恐惧感、孤独感、饥饿感、双眼胀痛	6
12. 坐立不安	4		

症状定位与针刺点：综合征症状多不能定位，故针刺点取两侧上1为主，天柱、肩井有压痛时增刺上5。

疗效：显效 3 例(12%)，减轻 17 例(68%)，无效 5 例(20%)，有效率为 80%。

病例 1　　女，53 岁。

初诊：1979 年 4 月 23 日。

病史：3 年前曾发生一次月经大量出血，其后 3～4 个月开始出现阵发性潮热、出汗、面红，心情急躁时 1 小时发数次，平时较好。每次出汗系阵发性，短暂即过，上午较多。停经已 4 个月。有高血压史，血压 180～170/90～100 mmHg(24～22.6/12～13.4 kPa)。

诊断：更年期综合征。

症状定位与针刺点：阵发性潮热、出汗、面红、心情急躁均为不能定位症状，针刺点取 RL^1。

疗次：10 次，隔日 1 次。

疗效：减轻。

针疗经过：首次针疗后，睡眠好转，出汗间歇期延长。在以后针疗期间，出汗量减少，间歇期延长。

病例 2　　女，52 岁。

初诊：1992 年 1 月 7 日。

病史：阵发性潮热、胸口闷、头脑模糊感，全身不定部位酸痛半年。潮热每日均发，每次持续约半小时，四肢乏力，睡眠易早醒，停经已 2 个月。

检查：胸背部压痛(+)。

诊断：更年期综合征。

症状定位与针刺点：$RL^{1,5}$。

疗次：10 次。

疗效：减轻。

针疗经过：针疗过程中潮热及烦躁感减轻。

七、产后尿潴留

产后尿潴留是产科常见病，产后尿潴留的产生是由于产后腹壁松弛，膀胱肌张力差，膀胱容易增大，对内部张力不敏感，故常无尿意。分娩时产程过长，胎头先露的压迫，使膀胱肌肉舒缩障碍，加之会阴的疼痛反射使尿道括约肌痉挛，增加了排尿困难，且有些产妇有恐惧心理，或平卧排尿不习惯等诸多因素均可导致产后尿潴留的发生。

试验 本组产妇共 86 例，其中住院患者 74 例，门诊患者 8 例；年龄最大者 31 岁，最小者 20 岁；病程最长者 6 日，最短者 1 日。

症状定位与针刺点：双侧下 1。

疗次：每日 1 次，进针后留针短者 30 分钟，长者 24 小时。

疗效：显效。进针后 15～60 分钟，嘱患者自觉排尿。上述 86 例患者全部在该时间内如期顺利排尿。其中 5 例排尿量少，又嘱其隔时勤排尿，也收到了较好的效果〔陈敏.腕踝针治疗产后尿潴留 86 例临床观察[J].中国中医药信息杂志，2000，7(11)：73.〕。

第六节 儿科病症

一、抽动秽语综合征

抽动秽语综合征又称进行性抽搐，是一种以运动、言语和抽搐为特点的综合征，是儿童少见的疑难病症之一。其临床表现有多种抽动症和秽语症两大特征。多种抽动症表现为反复出现的、突然的、多组肌肉不自主的收缩动作；典型的秽语症为谩骂及口吐脏话，多数为喉部不自主发声或者刻板性、模仿性语言。该病的发病频率每日达数十次、数百次之多，病程较长。最早的观点认为是精神性因素，属不良习惯。现多倾向为脑的器质性病变，是纹状体多巴胺能系统中多巴胺活动过度，使多巴胺能神经元功能亢进，抑制了尾状核的活动，使其对苍白球和皮层下中枢的经常性抑制作用减弱而产生运动过多及不自主的发声等。

试验 43 例患者中，男 36 例，女 7 例；年龄最小 5 岁，最大 20 岁，其发病年龄集中在 9～12 岁；病程最短 1 年，最长 17 年。有 38 例患者曾服用氟哌啶醇无效。

症状定位与针刺点：视其症状表现而辨证选区，如挤眉弄眼选腕 1、2 区，耸肩选腕 4、5 区等。

疗次：每日或隔日 1 次，10 次为 1 个疗程。

疗效：显效。本组共 43 例，治愈 9 例(20.9%)，显效 14 例(32.6%)，好转 17 例(39.5%)，无效 3 例(7.0%)，总有效率为 93.0%。其中有 8 例患者加用了头针。临床中发现疗效与性别、年龄、病程无明显关系〔周章玲，刘心莲，王荣春.腕踝针治疗抽动秽语综合征43例临床观察[J].中国针灸,1999(6):343.〕。

二、小儿惊哭

小儿惊哭是小儿素体健康,突然哭叫不止的病症。

病例 苏某,女,4岁。

初诊:1987年8月20日。

病史:患儿素体健康,突然哭叫不止,父母问不清为何哭叫约20分钟,抱来诊治,只见患儿全身汗湿,足蹬手动,哭叫不停。

症状定位与针刺点:因小儿惊哭属于精神性全身症状,不能定位具体病位,故选择上1进针点之右上1。

疗次:1次,留针5分钟。

疗效:显效。针刺入后不到半分钟,小儿即停止哭闹,问之可应答〔李晓玲.腕踝针治验三则[J].中国民间医药杂志,1999(37):94.〕。

三、小儿遗尿

小儿遗尿症指5岁以上儿童,在睡眠中不自主地排尿,数日1次,甚则每夜遗尿数次。分器质性和功能性两类,以后者占绝大多数。病因常与精神因素及不合理的排尿训练有关。中医学认为本病多由肾与膀胱虚冷所致,且与心气虚、心神不足有关。

试验1 19例中,男14例,女5例;年龄最小5岁,最大12岁;病程最短5个月,最长6年。经理化检查排除脊柱裂、癫痫、大脑发育不全、尿路感染、蛲虫病等器质性疾病所致的遗尿症。

症状定位与针刺点:因上1、下1区分别与手少阴心经、足少阴肾经相联系,故选择双侧上1、下1。

疗次:每日1次,每次留针30分钟,10次为1个疗程,疗程间休息3~5日。

疗效:显效。本组共19例,痊愈13例,显效5例,无效1例,总有效率为94.7%〔贾晓莉.腕踝针治疗小儿遗尿症19例[J].中国针灸,2003,23(12):736.〕。

试验2 50例中,男性28例,女性22例;年龄7~10岁者35例,11~15岁者15例。所有病例均有不同程度的夜间睡眠易唤醒的表现,其重症者唤之如果傻,而不知所措,与精神失常一般。

症状定位与针刺点:双侧下1。

疗次:每次留针20~30分钟,一般隔日1次,10次为1个疗程,急症可每日1次。

疗效:显效。本组共50例,痊愈35例(70%),显效10例(20%),有效5例(10%)〔腕踝针治小儿遗尿症50例[J].中国民间疗法,1996(5):17.〕。

试验3 53例中,男30例,女23例;年龄最小3岁,最大13岁,平均6.1岁;病程最短3个月,最长5年。

症状定位与针刺点：单侧下 1。

疗次：留针 1 日后每日左右踝互换埋针，10 次为 1 个疗程。

疗效：显效。经 2 个疗程治疗，痊愈 8 例(15.1%)，显效 22 例(41.5%)，好转 20 例(37.7%)，无效 3 例(3.7%)〔徐晓明.腕踝针埋针治疗小儿遗尿症[J].中国针灸，1999(4)：210.〕。

第七节　皮肤科病症

一、瘙痒

瘙痒(pruritus)是无原发皮肤损害而仅有瘙痒症状的一种皮肤病。病因有糖尿病、黄疸、便秘、皮肤干燥、气候寒冷等。根据表现范围，有全身瘙痒及局部瘙痒如眼睑瘙痒、外阴瘙痒。

(一) 全身瘙痒

常发阵发性痒，每次可持续数分钟至数小时，轻重不等，日轻夜重，瘙痒难忍时皮肤常被抓破出血，直至疼痛为止，常影响睡眠。

本组全身瘙痒患者 16 例，男 4 例，女 12 例，年龄 32～75 岁，其中 30～39 岁 3 例，40～49 岁 2 例，50～59 岁 6 例，60～69 岁 2 例，70 岁以上 3 例。病程 1 个月以内 6 例，2～6 个月 2 例，1～5 年 7 例，另 1 例不详。

症状定位与针刺点：全身皮肤瘙痒属不能定区症状，故针两侧上 1，有时针疗后全身痒大部消失，仍残留下肢局部痒不能忍耐时，可按所在区选择针刺点。有时针疗后痒即止，起针后痒又出现，但程度减轻，此时留针时间宜延长至 1 小时以上。

疗次：根据情况，3～10 次。

疗效：显效 2 例，减轻 5 例，无效 9 例。

病例 1　女，47 岁。

初诊：1989 年 3 月 27 日。

病史：全身皮肤瘙痒，初轻，近日痒难忍 2 周。

检查：皮肤有抓痕，坐立不宁，皮肤划痕试验阳性。

症状定位与针刺点：RL[1]。

疗次：5 次。

疗效：显效。

针疗经过：首次针，进针后痒即止，全身安静，虽抓皮肤也不觉痒，皮肤划痕试验减轻，留针半小时，起针后症状又有些复发，但转轻。每日 1 次，3 次后减轻，改为隔日 1 次，至第 5 次，痒基本消失，皮肤划痕试验转阴性。

（二）眼睑瘙痒（pruritus of eyelids）

仅限于眼睑奇痒，原因不明。

本组 3 例，均女性，中年 1 例，老年 2 例，两眼睑奇痒已 1～2 年，畏光，睁眼不易。眼属上 1 区，故针两侧上 1。

疗次：10～20 次。

疗效：显效 1 例，无效 2 例。

病例 2 女，78 岁。

初诊：1990 年 2 月 12 日。

病史：两眼发热、痒，如冷水浇、蚁爬样，流泪不止，视力模糊已 2 年。眼痒难忍，用手指擦，热水烫均不能止痒。

检查：双眼紧闭，角膜清。

症状定位与针刺点：RL^1。

疗次：10 次。

疗效：显效。

针疗经过：首次针疗后，眼痒即止。第 2 次针疗后流泪减少，可以睁眼，但眼发热感未变。共针 10 次，睑痒及流泪均止。

（三）外阴瘙痒（pruritus valuae）

瘙痒局限于外阴部，多在阴蒂和小阴唇，有时延及肛门附近与大腿两侧，瘙痒呈阵发性或持续性，常于夜间加重，有时奇痒难忍，坐卧不安。

本组外阴瘙痒 2 例，为母女二人，母年龄 68 岁，女 38 岁，均有糖尿病史。出现外阴瘙痒分别为 3 个月及 1 年。因外阴属前中线下端，故针两侧下 1。

疗次：3～5 次。

疗效：均显效。但数月后随访，仍有外阴瘙痒。

【临床报道】徐泽用腕踝针治疗瘙痒症 15 例，全身瘙痒针上 1，阴囊、肛周、女阴瘙痒针下 1，小腿胫前局部瘙痒针下 3、4，每日或隔日 1 次，痊愈 13 例（86.6%），好转 1 例（6.6%），无效 1 例（6.6%）〔徐泽. 腕踝针治疗瘙痒症 15 例疗效观察[J]. 黑龙江中医药，1987(2)：39〕。

二、荨麻疹

荨麻疹（urticaria）是由于皮肤、黏膜小血管扩张及渗透性增加而出现的一种局限性水肿反应。病因不明。症状常先有皮肤瘙痒，随即出现风团，呈鲜红色或苍白色，少数亦可仅有水肿和红斑。风团的大小和形态不一，发作时间不定。风团逐渐蔓延，可相互融合成片,少数可保持至数日后消退,不留痕迹。部分患者可伴恶心、呕吐、头痛、头胀、腹痛、腹泻、胸闷、面色苍白、心率加速等。皮肤划痕试验呈阳性。

本组荨麻疹患者7例,男4例,女3例,年龄9～37岁。急性起病,病程1日以内,均为全身性。针两侧上1。疗次:1～2次,仅1例达5次。疗效:显效3例,减轻3例,无效1例。

病例 男,9岁。

初诊:1988年9月12日。

病史:全身发风疹、瘙痒半日,数日前曾有发热达38℃。

症状定位与针刺点:因荨麻疹遍及全身不能定位,故针RL^1。

疗次:1次。

疗效:显效。

针疗经过:进针后全身痒即止,留针后风团逐渐消散,但皮肤发红及水肿未能立即消退,留针达1小时,显著好转。

【临床报道】陈传江用腕踝针治疗急性荨麻疹46例,针双上1,留针1～2小时,每日针1次,针3次,痊愈35人,占70.09%;有效9人,占15.56%;无效2人,占4.35%。总有效率为95.65%〔陈传江.腕踝针治疗急性荨麻疹46例[J].针灸临床杂志,1998,14(4):19〕。

三、接触性皮炎

接触性皮炎(contact dermatitis)为接触某种物质引起的急性变应性皮炎,表现为局部皮肤痒、红肿、红疹或疱疹。

本组接触性皮炎患者6例,男2例,女4例,年龄14～59岁,病程1～3日5例,1个月1例。根据症状部位选取针刺点。疗次:1～4次,每日1次。疗效:均显效。

病例 女,15岁。

初诊:1972年6月18日。

病史:3日前因田间劳动时天气炎热,在前额部抹些清凉油,一夜后抹油处流出渗出液并结黄色痂,两眼眶周围显著红肿、痒。

症状定位与针刺点:RL^1。

疗次:3次。

疗效:显效。

针疗经过:前额部原为发热感,首次针疗后感发凉,痒止。次日复诊时称首次针疗后约4小时额部流液结痂,前额及两眼睑部肿均消退,但下眼睑及上颌部仍有些肿,痒已消失。第3日复诊时为第2次针疗后,面部肿完全消失,仅有微胀感。

四、冻疮

冻疮(chilblain)常见于冬季温热带保暖设备欠良的地区,是由寒冷引起的局限性皮肤炎症损害。多见于儿童、妇女或末梢血液循环不良者。患者常有末梢部皮肤发凉,肢端发绀多汗。好发于手背、耳、鼻、足趾、足跟等处,常呈对称分布。常见损害为局限性淤血性暗紫红色隆起的水肿性红斑,境界不清,边缘呈鲜红色,表面紧张有光泽,质柔软,局部按压可退色,压力除去后红色逐渐恢复,痒感明显,受热后加剧。如受冻较久,损害表皮可发生水疱,破裂形成糜烂或溃疡。病程缓慢,气候转暖后自愈,易复发。

本组冻疮 7 例,男 3 例,女 4 例,年龄 12~58 岁,病程 3 日~2 个月。均为手背与手指,一侧 3 例,双侧 4 例,局部肿痒,少数有疼痛,1 例已溃破糜烂。疗次:2~5 次。疗效:均在针疗过程中短期内症状消退获显效。

病例 女,40 岁。

初诊:1989 年 1 月 4 日。

病史:双手指冻疮 2 周,感痛、痒、胀。

检查:双手指皮色发绀、起疱。

症状定位与针刺点:RL^5。

疗次:2 次。

疗效:显效。

针疗经过:手指背侧病症属上 5 区,因患病部位在针刺点以下,故针刺方向朝指端。首次针疗后,双手背痛、痒、胀感即消失,局部转暖。隔日复诊,双手皮色由原紫绀色已转为正常色,续针第 2 次。第 3 次复诊时右手背冻疮已愈,症状完全消失,左手背轻微红。

五、痤疮

痤疮是毛囊、皮脂腺的慢性炎症,好发于皮脂溢出部位,病因较为复杂,主要与雄激素、皮脂分泌较多,毛囊皮脂腺导管异常角化,痤疮丙酸杆菌增殖及遗传因素有关。目前主要治疗方法是去脂,溶解角质,杀菌消炎及调节激素水平。单纯西药治疗易复发,副反应多。

试验 48 例患者均为门诊患者,全部为面部痤疮,排除肝病、肾病及免疫系统疾病。按随机数字表法分为治疗组和对照组,每组 24 例。治疗组中男 16 例,女 8 例;年龄最小 14 岁,最大 36 岁;病程最短 6 个月,最长 60 个月;肺经风热 18 例,脾胃湿热 6 例。对照组中男 15 例,女 9 例;年龄最 14 岁,最大 35 岁;病程最短 7 个月,最长 55 个月;肺经风热 17 例,脾胃湿热 7 例。两组患者性别、年龄、病程和证型等方面比较,差异无统计学意义,具有可比性。对照组口服维胺脂胶囊。

症状定位与针刺点:双侧上 1、上 2、上 3。

疗次:隔日 1 次,每次留针 30 分钟,10 次为 1 个疗程。疗程期间休息 3~5 日,3 个疗程后判定疗效。

疗效:显效。治疗组治愈 16 例,显效 4 例,有效 3 例,无效 1 例,总有效率为 95.9%。对照组治愈 13 例,显效 3 例,有效 2 例,无效 6 例,总有效率为 75%。治疗组总有效率优于对照组[莫至能,廖荣德. 腕踝针治疗寻常型痤疮 24 例[J]. 上海针灸杂志,2010,29(7):461.]。

第八节 五官科病症

一、麦粒肿

麦粒肿(hordeolum)是睫毛附近的皮脂腺、变态汗腺或睑板腺的局限性化脓性炎症,由葡萄球菌或链球菌感染所致。

本组麦粒肿患者5例,均为女性,年龄20～35岁,病程2～5日,眼睑红肿,未化脓。针刺点:眼之麦粒肿属上1区病症,故针刺点取上1。疗次与疗效:疗次1～3次,均痊愈。尚有其他数例,于病之初期未化脓前即行针疗1～2次,均获痊愈。提示针刺点对疼痛、炎症疗效迅速。另眼睑炎病程2年1例及眼睑埋线治疗后睑肿1例,均针1～3次后迅速痊愈。

病例 女,35岁。

初诊:1978年10月13日。

病史:左眼上睑麦粒肿2日,尚未化脓。

针疗经过:首次针,眼睑胀感即止,隔日复诊时已明显好转,第2次针疗后肿基本消退,至第3次痊愈。

【临床报道】高强将276例麦粒肿病例随机分为治疗组和对照组,其中治疗组216例,男性132例,女性84例;年龄1～54岁,平均32.6岁;发病3日以内且红肿硬结初起未成脓者151例,发病3日以上,红肿已成脓者62例;中医辨证分型为风热外袭型113例,热毒蕴结型51例,热毒内陷型15例,脾虚湿热型37例。对照组60例,男性32例,女性28例;年龄6～48岁,平均27.1岁。治疗:治疗组取患眼同侧上1、上2针刺,留针2～6小时,每日1次,连续治疗不超过3次。对照组选用西药治疗,对症处理,口服氧氟沙星0.2g,每日3次,局部用氯霉素眼液或洁霉素眼液滴眼加热敷,治疗3日。结果:两组患者经1～3日治疗,治疗组疗效明显优于对照组;同时对照组内病程长短与疗效进行对比观察显示,病程在3日内的疗效明显优于3日以上;治疗组按中医辨证分型,以风热外袭型的疗效最好〔高强.腕踝针治疗麦粒肿疗效分析[J].上海针灸杂志,2001,20(5):19-20.〕。

二、流泪

经常性流泪(lacrimation)多起于慢性泪囊炎、泪道堵塞,多见于中老年人。本组经常性流泪患者4例,均为女性,年龄52～78岁,病程2～10年。针刺点:两侧上1。疗次:2～10。疗效:显效3例,减轻1例。

病例 女,70岁。

初诊:1972年6月15日。

病史:双眼流泪近10年,见风易流泪。

症状定位与针刺点：RL^1。

疗次：4 次。

疗效：显效。

针疗经过：首次针疗后，流泪即减少。隔日第 2 次针疗时，左眼流泪止，右眼仍有少许，至第 4 次，双眼流泪基本停止。

三、球结膜炎

病例 1 男，35 岁。

初诊：1974 年 5 月 10 日。

病史：双眼发红 2 月余，虽用眼药水滴眼、涂药膏均无效。眼分泌物多，畏光，痛。

检查：双眼球结膜严重充血，有水肿，畏光。

诊断：球结膜炎。

症状定位与针刺点：眼位于上 1 区，故针刺点取 RL^1。

疗次：1 次。

疗效：痊愈。

针疗经过：针时即刻感眼球痛、畏光、流泪、眼不易睁情况均好转。隔日复诊，眼部症状全消，炎症现象消退。

病例 2 男，31 岁。

初诊：1990 年 7 月 11 日。

病史：1 年来视物易疲劳，右眼重，眼分泌物多，眼花，右眼至枕发麻感。右鼻常塞，呼吸阻塞感，耳鼻喉科诊为右侧鼻中甲肥大（轻）。眼科转来，视物有缩小，双眼视网膜色素变性。

检查：双眼球结膜充血，右侧重，眼底（—）。右枕部压痛。

诊断：双眼结膜炎。

症状定位与针刺点：R^{1,5}、L^1。

疗次：7 次。

疗效：显效。

针疗经过：至第 5 次，右眼分泌减少。至第 7 次，结膜充血明显好转。

【临床报道】杨福濂自 1979 年下半年至 1983 年 5 月，使用腕踝针治疗本病 134 例，疗效满意。治疗期间不用药物，针疗 1～4 次即愈。134 例中治愈 119 例，占 89%；无效 15 例，占 11%。体会：本法简单方便，进针点少，操作容易，无痛感，患者易接受，疗效满意，早治疗效果更佳。但治疗细菌性结膜炎疗效差〔杨福濂.腕踝针治疗"红眼睛"134 例[J]. 新中医，1984(4)：38.〕。

四、球结膜下出血

球结膜富有弹性，覆盖眼球前 1/3 部，与深部组织结合比较疏松。故此部位易出现水肿与出血。球结膜下出血并不少见,针刺能促进血液的吸收。

病例 1 女,9 岁。

初诊:1998 年 8 月 30 日。

病史:患儿半月前咳嗽继发肺炎,经治疗后好转,但有干咳,眼有异物感。

检查:左眼球结膜下大片出血。

症状定位与针刺点:L1。

疗次:4 次。

疗效:痊愈。

针疗经过:每日 1 次。第 2 次针疗后,出血范围缩小。至第 4 次,出血缩小,接近消退。

病例 2 男,65 岁。

初诊:1998 年 7 月 27 日。

病史:双侧眼球结膜下出血,流泪 1 周。

症状定位与针刺点:RL1。

疗次:5 次。

疗效:痊愈。

针疗经过:首次针时,感眼球较前舒服。次日第 2 次针疗,双眼出血明显减少。至第 3 次,出血已经消退,内眦部尚有些充血。至第 5 次,出血已消退,内眦部充血亦近消退。

病例 3 男,70 岁。

初诊:1998 年 12 月 20 日。

病史:右眼球结膜下弥漫性出血,以下部为主已 1 个月,虽局部用药未见效。

症状定位与针刺点:R1。

疗次:2 次。

疗效:痊愈。

针疗经过:每日 1 次。首次针疗后次日观察血大部已被吸收。第 2 次针疗后隔日观察,已完全吸收。

五、红眼病

红眼病是指流行性急性结膜炎,本病是由病毒引起的暴发性流行性疾病,一般发于夏秋季,其临床特点为潜伏期短,传染性强。

杨宝濂治疗本病患者 134 例,症状定位与针刺点:上1。疗次:采用 2 寸 32 号不锈钢毫针,一般留针最少 30 分钟(最长留针达 2~4 小时),每日 1 次。疗效:治愈率达 89%,无效占 11%〔杨宝濂.腕踝针治疗"红眼病"[J].新中医,1984(4):38.〕。

病例 1 顾某,男,11 岁,学生。

初诊:1979 年 8 月 22 日。

病史：21日下午去车间浴室洗澡，次日晨起两眼疼痛流泪，眼睑肿胀似胡桃（因当时铸造车间红眼病已散在性流行），得病后又用手揉擦。

检查：睑、球结膜充血水肿且有片状出血，羞明流泪，无睫状充血，角膜无溃疡。

症状定位与针刺点：选双侧上1。

疗次：1次，留针40分钟。

疗效：痊愈。针刺后即感到两眼疼痛减轻，有舒服感。

病例 2　夏某，男，36岁。

初诊：1979年8月21日。

病史：8月20日中午借用患红眼的同志的太阳镜戴后，夜间右眼疼痛有沙子感，次日晨起加剧。

检查：左右眼睑肿胀，两眼不能睁开，泪液分泌多，睑、球结膜充血较剧，无睫状充血、无角膜损伤。

症状定位与针刺点：选双侧上1。

疗次：1次，留针2小时，共针2次。

疗效：痊愈。

病例 3　陶某，女，45岁。

初诊：1979年8月25日下午。

主诉：家中小孩患红眼病，因合用毛巾、面盆而感染。两眼羞明不适，有异物感，泪液分泌多。

检查：双眼睑红肿，结膜充血，泪液分泌多，无睫状充血，无角膜溃疡。

症状定位与针刺点：选双侧上1。

疗次：1次。

疗效：痊愈。针刺后即感眼部症状减轻。

六、眼痛

眼痛（ophthalmalgia）有时成为求诊主诉之一。除见于眼疾本身如复视、视力障碍外，还可见于头痛等情况，检查眼球或眼眶可有压痛，眼压不一定升高。

本组眼痛患者13例，男5例，女8例，年龄22～53岁，其中20～29岁5例，30～39岁5例，50岁以上3例。双眼痛10例，单眼痛2例，单侧眼眶痛1例。症状中除眼痛外尚有头痛、头晕、目干、畏光、视物模糊、耳鸣等。病程3日～8年，其中3日1例，1～10个月5例，1～8年7例。检查：均有眼球压痛，3例测眼压不高。针上1，天柱有压痛者加针上5。疗次根据情况定。疗效：显效11例，减轻2例。

病例 1　女，35岁。

初诊：1991年7月17日。

病史：左眼球痛8年。母有类似症状。

检查：左眼球压痛，眼球活动不受限。

症状定位与针刺点：L^1。

疗次：10次。

疗效：显效。

针疗经过：首次针疗后，眼胀痛消失。隔日复诊时诉首次针疗后好转，半日又复发。第2次针疗后，眼痛明显减轻。第5次针疗后，眼痛明显好转，无反复。至10次，眼痛基本消失。

病例 2 女，25岁。

初诊：1979年11月7日。

病史：突发两眼球痛、畏光、眼前烟雾感3日。

检查：两眼球压痛、畏光、球结膜无充血，眼底（一）。近视力：左0.2，右0.2。

症状定位与针刺点：RL^1。

疗次：1次。

疗效：显效。

针疗经过：针时眼球痛、畏光、烟雾感逐渐消失，自觉眼前明显转亮，测视力左右均为0.5，未再复诊。

病例 3 男，51岁。

初诊：1974年10月4日。

病史：两眼球痛、干燥感3年。

检查：两侧眼球压痛。

症状定位与针刺点：RL^1。

疗次：8次。

疗效：显效。

针疗经过：首次针疗后，眼球痛及压痛即止。第2次针疗后，眼痛及干燥感均减轻，出现眼泪。共治疗8次，眼痛、干燥显著好转。

七、瞳孔障碍

瞳孔括约肌功能障碍有多种原因及表现形式，本组仅提及1例瞳孔功能性扩大及2例瞳孔强直的试治情况。

（一）瞳孔功能性扩大(neurotic mydriasis)

病例 1 女，23岁。

初诊：1974年7月22日。

病史：双眼突发视物不清、畏光、前额痛5月余。2个月前曾住院检查，发现瞳孔有扩大，右7mm，左8mm。近视力：右0.2，左0.1。

诊断：瞳孔完全性麻痹。

检查：双眼瞳孔扩大，右 6 mm，左 7 mm，光反应存在但减弱，眼底（一），膝及跟腱反射存在。

症状定位与针刺点：眼在两侧上 1 区，故针刺点取 RL[1]。

疗次：49 次。

疗效：显效。

针疗经过：首次针疗后，自觉视物比原来清楚，右眼比左眼明显好转，原看不清窗前绿色树叶，针疗后即能看清，但瞳孔无明显变化。隔日第 2 次针疗时，瞳孔较前缩小，右 3 mm，左 4 mm，光反应正常，前额痛消失，能看书。近视力：右 1.0，左 0.7。远视力：右 1.2，左 1.0。至第 10 次，瞳孔缩小至正常范围，两侧等大。患者性情易激动，与人争吵后生气哭泣，或于感冒、视物较久后瞳孔又扩大，伴有额痛，但针刺后又能缩小，头痛随之减轻，至 49 次，瞳孔缩小稳定。

（二）瞳孔强直（pupillotonia）

瞳孔强直又称 Adie 瞳孔。瞳孔光反应迟钝或消失，瞳孔扩大，对 2.5% 乙酰甲胆碱敏感，能迅速使瞳孔缩小，腱反射消失。本病 80% 见于女性，发病年龄常在 30 岁前后，突然发生，多为单侧。

病例 2 女，17 岁。

初诊：1974 年 12 月 4 日。

病史：发现左眼瞳孔扩大、视物模糊 9 个月。

检查：瞳孔右 2 mm、左 5 mm，瞳孔正圆；光反应：右侧存在，左侧消失；视力：双眼近视力 1.5，远视力：右 1.5，左 1.2。两侧膝及跟腱反射减弱。

诊断：瞳孔强直症。

症状定位与针刺点：左上 1。

疗次：22 次。

疗效：无效（瞳孔无变化）。

试治两例均无效。

八、复视

复视（diplopia）指视物现双像，其原因复杂，可能为支配眼外肌活动的周围神经，即展神经、动眼神经或控制和协调眼球活动的大脑皮质眼运动中枢或皮质下中枢发生障碍或失调，使双眼转动不能同步所致。

本组复视患者 15 例，其中外展神经麻痹所致 10 例，动眼神经调节功能障碍所致 5 例。

外展神经麻痹 10 例患者中，男 3 例，女 7 例。年龄 15～58 岁，其中 15 岁 1 例，20～

29岁3例,30～39岁3例,50～59岁3例。不全麻痹7例,完全麻痹3例。经针RL^1或$RL^{1,5}$,获痊愈1例(10%),显效2例(20%),减轻2例(20%),无效5例(50%)。

调节障碍5例患者中,男3例,女2例。年龄6～7岁2例,16岁、30岁、71岁各1例。经针R^1、RL^1、$RL^{1,5}$,获痊愈3例(60%),显效1例(20%),无效1例(20%)。

复视15例疗效见表3-8-1。

表3-8-1　复视15例疗效(例数)

分组	例数	疗效			
		痊愈	显效	减轻	无效
外展麻痹	10	1	2	2	5
调节障碍	5	3	1	—	1
共计(%)	15(100)	4(26.7)	3(20)	2(13.3)	6(40)

病例1　女,22岁。

初诊:1974年6月21日。

病史:发现左眼不能向左外侧看1个月,头昏2周。

检查:右眼内斜视,左眼外展完全麻痹。

诊断:左眼外展麻痹。

症状定位与针刺点:眼之症状位在上1区,故针刺点取L^1。

疗次:20次。

疗效:显效。

针疗经过:首次针疗后隔5日始复诊,左眼外展稍好。以后隔日复诊。至第3次,左眼外展能达到一半。至第4次,外展能达2/3。至第7次,外展继续好转,向正前方看有模糊双像。至第12次,复视像已不清,眼花好转,左眼外展还差1 mm。至第15次,两眼外展已相等,仍有眼花。至第20次,眼外展两侧已相等,视物仍有些模糊感。

病例2　男,15岁。

初诊:1975年2月24日。

病史:1周前晨起时发现复视,无发热。

检查:右眼完全不能外展,无其他症状。

诊断:右眼完全性外展麻痹。

症状定位与针刺点:R^1。

疗次:24次。

疗效;显效。

针疗经过:隔日1次,结合口服泼尼松10 mg,每日3次。首次针疗后,隔日复诊时右眼已稍能外展。第2次针疗后外展能达到一半,泼尼松改为5 mg,每日3次。第4次针前,外展超过一半。第5次时,仍有复视,但虹膜的睫状缘离外眦部接近,仅差1 mm。至第 15 次,双像影距离进一步缩短。至第 24 次,双像影仅轻微存在。

病例 3　男,7 岁。

初诊:1972 年 6 月 24 日。

病史:发现视物双像 1 个月。

检查:眼有共转性内斜,视正中位时始有复视偏右,视其他方向无此现象,眼底(一),无其他神经系统阳性体征。

诊断:复视,性质不明。

症状定位与针刺点:R^1。

疗次:2 次。

疗效:显效。

针疗经过:首次针疗后,复视减轻,距离缩短。次日复诊,针前复视保持前 1 日距离,虚像影转淡,第 2 次针疗后,复视像距离又缩短,自觉接近消失。预约次日复诊,未来。

病例 4　女,6 岁。

初诊:1997 年 3 月 20 日。

病史:突然出现复视 1 个月。起病前无明显诱因,晨起床时视力模糊,至下午好转,数日间均如此变化。脑 CT(一)。

检查:一般情况良好,双眼睑裂等大,眼外肌运动不协调,但无麻痹,当一眼已转向一侧时,另一眼不能同时转向,但可缓慢转到相同位置,两眼表现相同,各方向均如此,有复视。瞳孔两侧等大,眼底(一),其余颅神经(一),MRI 示正常。

眼活动情况:当双眼注视目标从左移向右时,右眼已处于正中位,左眼仍停留在向左位置,当右眼超越中线位置时左眼始动,右眼向右到达外眦部时,左眼始缓慢移至正中,稍停留后转至内眦部。反之,当双眼向左侧视物时情况相同。当双眼向正中方向注视,右眼内斜,左眼位于正中。快动时双眼活动正常,慢动时才出现右眼内斜。

诊断:调节性内斜视。

症状定位与针刺点:RL^1。

疗次:7 次。

疗效:无效。

针疗经过:隔日 1 次。间歇性出现复视,有时突然消失,但时间不长约半日又复视。复视时间长,消失时间短。针 7 次,情况无变化。

病例 5　男,71 岁。

初诊:2001 年 4 月 3 日。

病史:2 个月前先发觉眼花,次日出现复视,视物上下重叠或变形,或横与斜相叉。向左看复视像距离宽,向右看窄。无头痛,眼科检查眼底(一),MRI(一)。有糖尿病,血糖 6.7～7.4 mmol/L,尿糖(一)。

检查:双眼注视检者手指向右侧缓慢移动时,右眼先动,左眼仍停留在原位,当右眼移至正中,左眼始动,同时出现复视,反之,向左侧视情况相似。左肩部有压酸,右肩部轻微。

症状定位与针刺点:RL[1,5]。

疗次:20 次。

疗效:痊愈。

针疗经过:首次针疗后,左肩压酸消失,复视减轻得多。左眼指压转软。次日复诊,双眼平视,复视明显好转,向左向下看有复视,向右斜视无复视。至第 3 次,向下看时双眼不同轴,看楼梯有复视,以致不敢单独下楼,需扶持。至第 6 次,向下看复视明显好转,能单独步行下楼,向右看复视消失,向左看才有复视。至第 11 次,向前向下看复视已消失,向两颞侧斜视出现复视。至第 13 次,眼疲乏时始有复视,早晨较好。至第 17 次,斜视时复视接近消失,视力疲乏时复视亦减轻。至第 20 次,双眼转动已同步,复视已消失。

九、青少年近视

青少年是正在成长时期,也是可塑性最大的时期。青少年近视的形成越来越低龄化,除先天性的遗传因素外,多数是后天获得性的。随着现代化生活的发展,教育方式的改变,生活与学习上强制性使青少年用眼时间过长又过于集中,缺乏调节及保养,眼肌遂处于长时间调节状态,眼的睫状肌紧张收缩使眼的前后径增长,增加了角膜曲度致形成近视。故近视眼患者眼球压力增加,眼向前微突,用眼久后会感到眼球酸胀,从而通过神经反射使枕、肩部肌肉处于紧张状态,致指压天柱与肩井穴处出现压痛。

近视的形成关键在于眼的睫状肌长期处于紧张状态,用腕踝针的针刺方法可以改变肌肉的紧张状态,使之缓解,眼压力减低,眼球张力变软,枕、肩部肌紧张减退,压痛消失,从而改变视敏度。但近视是逐步形成的,其恢复也非立即可以完成,而是逐步缓慢调正,其速度因人而异。

本组青少年近视患者 39 例,其中男 19 例,女 20 例。年龄 10~25 岁,其中 10~14 岁 13 例,15~19 岁 19 例,20~25 岁 7 例。病程 1 年 11 例,2 年 5 例,3 年 6 例,4 年 5 例,5 年 2 例,6 年 3 例,7 年 3 例,8~13 年 4 例。2 例单眼近视,余均双眼近视。近视力初次测<0.5,从右眼 0.2,左眼 0.1 至右眼 0.4,左眼 0.4,13 例;≥0.5,从右眼 0.5,左眼 0.5 到右眼 0.9,左眼 0.9,10 例。经针疗 1~20 次,末次测视力<0.5,1 例(0.5,0.4);≥0.5,4 例;≥1.0,18 例。初测时已达≥1.0 的 15 例未统计在内。远视力初次测,<0.5,18 例;≥0.5,10 例。经针疗,次数同上。末次测得远视力<0.5,7 例;≥0.5,15 例;≥1.0,5 例,其中还包括右眼 1.2,左眼 0.9 及右眼 1.5,左眼 0.6 者 2 例。可见远视力提高远较近视力为慢,其中原因可能与年龄、家族性、个性差异、病程、疗次、近视度数(或远近视力)、眼睛保养等有关。

本组青少年近视患者中,经不等次数针疗,远近视力从<1.0 达到接近(相差 0.1)1.0

者为显效,≥1.0者为痊愈。本组疗效:痊愈4例(10.26%),显效3例(7.69%),减轻27例(69.23%),无效5例(12.82%),有效率为87.18%。

影响疗效的因素有:① 年龄:显效以上7例中年龄均在18岁以前,18岁以后视力虽有提高均为减轻。② 近视病程长者恢复缓慢。③ 近视度数高者(700~800度),恢复慢。④ 视力提高的速度因人而异,显效以上者多在针疗10次左右使视力从0.2提高到0.9或以上,但少数需针疗20次才使视力从0.2;0.3逐步提高到0.8~0.9。⑤ 遗传因素、个体差异(主要为视神经变化)、不注意眼的保养(长时期接触电脑、电子游戏机等)也是影响视力的常见原因。

随着生活的现代化,对青少年(小学、中学、大学生)近视的防治任重而道远。18岁以前,如发现近视,在1~3年内,趁眼的可塑性尚处在最大时期,平时不戴眼镜,用腕踝针治疗,简单易行,并安排学生适当作息时间,用望远、看绿色树叶或田野减少眼疲劳,可能是减少或减轻青少年近视适用的方法。

病例1 男,13岁。

初诊:2001年2月10日。

病史:发现双眼近视约2年。曾测近视屈光度:右眼458°,左眼350°,左眼略有散光。

检查:右眼稍突,指压眼球张力较左眼稍增。天柱、肩井压痛,右侧较重(++)(图3-8-1)。眼底检查:乳神经乳头略椭圆,色正常。近视力:右眼0.2,左眼0.5⁺。

症状定位与针刺点:从以往检查眼屈光度,指压眼球张力,枕、肩肌压痛均与右眼视力较差相对应。眼近视为上1区症状,枕、肩压痛在上5区,故针刺点为$RL^{1,5}$。

疗次:8次。青少年好动,用1寸针不方便,使用皮内针,留针时间延长,改为24小时。学生上课时间忙,路远,往返不便,初时隔3~4日,后改为每周1次,并观察疗效。

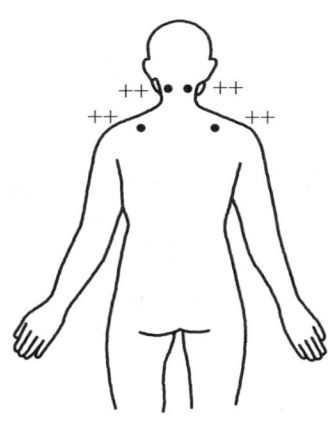

图3-8-1 青少年近视病例1双侧天柱、肩井压痛

疗效:显效。

针疗经过:用扁嘴钳夹住皮内针圆圈,按上1、5针刺点位置皮内针刺,针尖略刺入皮下,要求避免痛、酸、胀、无力感觉,必要时调针,将针完全刺入,要求枕、肩部压痛完全消失,眼张力减低,用胶带固定皮内针。嘱24小时后起针,此期间经常望远,望绿色树叶,尽量少看或不看电视、电脑、电子游戏机等,防止眼疲劳。每次针前测视力观察变化,用近视力表按标准进行。结果见表3-8-2。

结果显示:① 首次针疗后视力立即有变化,另外指测眼球张力也立即减退,视物较前清楚,枕、肩压痛消失。② 针疗间隔时间,自1~6次间隔2~4日1次,以后间隔每周1次,视力仍到达正常1.0界限,左眼甚至达到1.5。

表 3-8-2 病例 1 治疗期间视力变化

日期	疗次	右眼视力	左眼视力
2001.2.10	1	针前 0.2 针后 0.3	针前 0.3 针后 0.5
2001.2.13	2	针前 0.4	针前 0.7
2001.2.15	3	针前 0.5	针前 0.9
2001.2.17	4	针前 0.9	针前 1.5
2001.2.20	5	针前 1.0	针前 1.5
2001.2.24	6	针前 1.0	针前 1.5
2001.3.3	7	针前 0.7	针前 1.5
2001.3.10	8	针前 1.0	针前 1.5

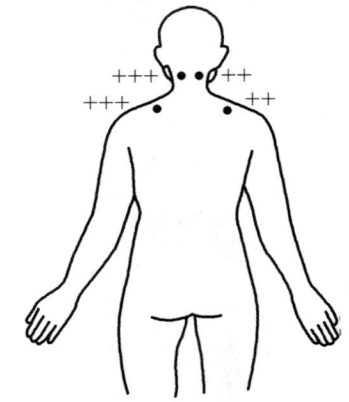

图 3-8-2 青少年近视病例 2 双侧天柱、肩井压痛

病例 2 男,15 岁。

初诊:2001 年 4 月 7 日。

病史:近视 3 年,去年测定为 200 度,今年增加,右眼 300 度,左眼 275 度。

检查:指压两眼球张力较高,眼底检查提示双侧视神经呈椭圆形,略红。双侧天柱、肩井均有压痛(++)(图 3-8-2)。近视力:双眼 1.5;远视力:右 0.4,左 0.6。

症状定位与针刺点:用皮内针针 $RL^{1,5}$。

疗次:10 次,隔 7 日 1 次,每次留针 24 小时。

疗效:痊愈(视力变化见表 3-8-3)。

表 3-8-3 病例 2 治疗期间视力变化

日期	疗次	近视力		远视力	
		右眼	左眼	右眼	左眼
2001.4.7	1	1.5	1.5	0.4	0.6
2001.4.14	2	1.5	1.5	0.4	0.8
2001.4.21	3	1.5	1.5	0.6	0.9
2001.4.31	4	1.5	1.5	0.8	1.0
2001.5.5	5	1.5	1.5	0.8	1.2
2001.5.12	6	1.5	1.5	1.2	1.5
2001.5.20	7	1.5	1.5	未测	未测
2001.5.26	8	1.5	1.5	1.5	1.5
2001.6.2	9	1.5	1.5	1.5	1.5
2001.6.9	10	1.5	1.5	1.5	1.5

对近视力和远视力的测定,有助于对受检者的基本屈光状态的判断,一般有 4 种情况:① 远近视力均为 1.0 者,多为正视眼。② 远视力小于 1.0;近视力等于 1.0,多为假

性近视或近视。③ 远视力等于 1.0,近视力小于 1.0,多为老视或远视。④ 远、近视力均小于 1.0 者,可能为远视、老视或其他眼病。

根据这一测定依据,本病例属于假性近视或近视,经过腕踝针治疗,使远视力从 0.4～0.6 提高到 1.5,达到正视眼,故此例为假性近视。

多数近视眼病例远视力提高缓慢,使有些患者信心不足放弃治疗,但若坚持能继续提高。

病例 3 女,12 岁。

初诊:2001 年 3 月 19 日。

病史:发现近视 1 年半,右 150 度,左 300 度。原戴眼镜。

检查:指压眼张力:左＞右。眼底检查,双侧视乳头呈扁圆形。近视力:右 1.5,左 1.2;远视力:右 0.3,左 0.2。教室内坐第 1 排看黑板尚不够清楚。双侧天柱、肩井压痛,见图 3-8-3。

症状定位与针刺点:RL[1,5]。

疗次:20 次,每次留针 24 小时。

疗效:显效。

针疗经过:见表 3-8-4。

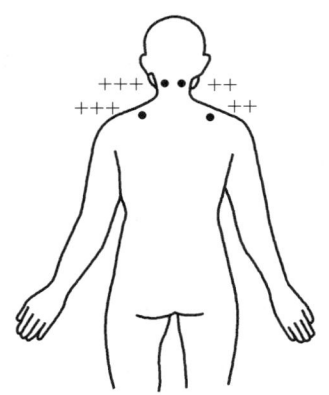

图 3-8-3 青少年近视病例 3 双侧天柱、肩井压痛

表 3-8-4 病例 3 治疗期间视力变化

日 期	疗 次	近视力		远视力	
		右	左	右	左
2001.3.19	1	1.5	1.2	0.3	0.2
2001.3.23	2	未测	未测	0.3	0.2
2001.3.26	3	未测	未测	0.6	0.1
2001.3.30	4	未测	未测	0.7	0.3
2001.4.2	5	未测	未测	0.6	0.4
2001.4.6	6	未测	未测	0.5	0.4
2001.4.9	7	未测	未测	0.5	0.5
2001.4.13	8	未测	未测	0.8	0.5
2001.4.16	9	未测	未测	0.9	0.6
2001.4.28	10	1.5	1.5	0.7	0.5
2001.5.1	11	学校组织看电影		0.5	0.5
2001.5.11	12	晚复习功课到 11 时		0.6	0.5
2001.5.14	13	上课开始不戴眼镜		未测	未测
2001.5.18	14			0.5	0.5
2001.5.21	15			0.6	0.5
2001.5.25	16			0.6	0.6
2001.5.28	17			0.6	0.7
2001.6.4	18			0.8	0.8
2001.6.15	19			0.9	未测
2001.6.23	20			0.9	0.8

此例所示远视力提高缓慢,中途有波动,可能与检查前日学校组织看电影连续2小时,当晚又复习功课至深夜,次日晨6时早起致眼疲劳有关。

【临床报道】 江洋用腕踝针治疗近视眼患者151例,初步获得满意效果。151例(229只眼)患者,男性65例,女性86例;年龄8~24岁。病程3个月~7年;戴眼镜80人,父亲或(和)母亲近视者37人。治疗方法:选用上1点,单侧或双侧,留针1小时,每日1次,10次为1个疗程,间隔5日后可行第2疗程,一般治疗2~3个疗程。疗效标准:经治疗后视力达到1.0以上者为痊愈;视力增加3级(按国际标准视力表每1行为1级,下同)以上,但未达到1.0者为显效;视力增加1~2级者为进步;视力无增加或未达到1级者为无效。治疗结果:痊愈17只眼,占5.7%;显效97只眼,占32.4%;进步139只眼,占46.5%;无效46只眼,占15.4%,总有效率为84.6%〔江洋.腕踝针治疗近视眼151例[J].上海针灸杂志,1987(4):11-12.〕。

十、视力减退

病例1 男,41岁。

初诊:1996年9月30日。

病史:双眼视力模糊2个半月。病前腹泻,服药约半月出现视力减退,看不清颜面,以致工作困难,曾请专家会诊,意见不一,治疗无效。

检查:眼外形、活动、瞳孔大小及眼底均无异常发现。视力:远近均看不清,不能看书报。

诊断:药源性视力减退。

症状定位与针刺点:RL[1]。

疗次:4次。

疗效:痊愈。

针疗经过:首次针疗后嘱闭目休息半小时,睁眼即能看清远处人形颜面及眼前杂志小字。为巩固疗效以后每日或隔日针1次,共针4次。1年后随访,视力保持良好。

病例2 男,21岁。

初诊:1977年9月20日。

病史:去年5月逐渐出现视力减退,5个月前到达目前视力情况。病前无发热、脑外伤等,起因不明。曾住院,眼科检查视力:右0.3,左0.2,初矫未成,拟诊为球后视神经炎,经泼尼松等治疗无效。

检查:神经系统(一),眼底检查视乳头色正常,双眼视野缩小呈管形,头颅片(一)。眼科会诊意见认为不像神经症之管状视野,怀疑系球后视神经炎。

症状定位与针刺点:RL[1]。

疗次:27次。

疗效:显效。

针疗经过：首次针，针插入皮下即感视物明亮且清楚，视力右 0.2，左 0.3。原感两眼发胀也消失。至第 6 次，视力右 0.5，左 0.6^{-2}。至第 15 次，视力右 0.6，左 0.6^{+1}。至第 18 次，眼科检查，双侧视乳头色稍淡，视力：右 0.6，左 0.5。至第 27 次，视力：右 0.9，左 0.8。

十一、失明

病例 1 男，10 岁。小学生。

初诊：1972 年 5 月 13 日。

病史：眼科转来，由其父抱着来诊并诉病史。正在上课时突发前额痛，双眼随之失明，只见眼前一片红色已 1 小时。无阵发性头痛、抽搐发作、腹痛等症状，以往无类似发作，亦无精神刺激因素。

检查：两眼畏光不能睁眼，勉强睁眼只能见 20 cm 前光感，眼底（一）。

诊断：特发性双目失明，脑血管痉挛？

症状定位与针刺点：双眼失明，为上 1 区症状，针刺点取 RL^1。

疗次：1 次。

疗效：痊愈。

针疗经过：先针 R^1，右前额痛消，能睁眼，自诉右眼前红色渐退，约在 10 分钟内视力逐渐恢复，但左眼仍同旧。接着针 L^1，左眼以右眼同样过程恢复视力。至此，前额痛全消，两眼睁大，眼前红色全退，视力恢复正常，可以看清小字，患儿由其父牵手步行回家。以后未来复诊。

病例 2 女，23 岁。浙江普陀山观音洞尼姑，由眼科转来。

初诊：1996 年 9 月 27 日。

病史：打坐念佛经时突发双眼失明 4 日，起病诱因不明。脑电图、脑 CT 均未见异常。

检查：面色略苍，表情淡漠，双目无神，盲视状，走路需人扶持，对问题能作简单应答，但缺乏相应表情。视力仅微弱光感，眼底（一），全身刺痛感觉消失。

诊断：双目失明，神经性。

症状定位与针刺点：RL^1。

疗次：2 次。

疗效：痊愈。

针疗经过：首次针，出现光感，面部表情稍灵活，略能看到指数，但不确切。因当时天色已晚，留针不到半小时即中止，约次日上午再针。第 2 次针前，面部及眼表情稍灵活，视力仍仅有光感，针左侧上 1，约 10 分钟内左眼逐渐看见眼前朦胧景物。1 分钟之后，所见周围物体由模糊逐渐转清楚，能看清颜色。接着针左侧上 1，右眼视力以同样过程逐渐恢复。自开始至双眼视力完全恢复，全程约 20 分钟，同时，面部及眼表情相继转自然、灵活，全身皮肤刺痛觉恢复，说话语音、语调恢复，语句增多，表达自然，乐极生悲大哭一场。为巩固疗效，以后仍每日针1次，至10次。双目视力保持1.5。1年后随访，视力仍1.5。

病例3 男，27岁。

初诊：1974年8月16日。眼科转来。

病史：3年前，左眼痛、头痛、视力逐渐下降，1年后视力恢复至1.5。7月8日左眼又痛，左枕部发沉感，又看不见。外院眼科诊为青光眼，眼眶片（一）。

检查：左眼瞳孔略大于右侧，光反应存在，右眼视力1.0，左眼只有光感。左眼球压痛，眼底视乳头正常。眼压右/左＞55/9＝20.55（眼科测定）。

诊断：单眼失明，原因不明，球后视神经炎？

症状定位与针刺点：L^1。

疗次：17次。

疗效：痊愈。

针疗经过：首次针时，眼眶压痛消失，左眼视力由光感逐渐转清，留针约10分钟，能看见75cm远指数。左枕部发沉感，针L^6后发沉感消，复查视力（远视力表）：右1.5，左0.3。5日后第2次针前，视力：右1.5，左0.3，针L^1，视力右1.5，左0.4，两侧后枕部痛，针RL^6后痛止。至第4次，昨起左额及眼痛，视力又模糊，针L^1，头及眼痛即止，视力转清楚，左眼视力，近：0.5，远0.7。至第9次，远视力，右1.5，左0.8。至第14次，右眼1.5，左眼1.0。17次，瞳孔两侧等大；左眼视力近1.5，远1.5（患者从外地来，居处较远，就诊时间不规则，从8月16日～10月9日，共计针17次，左眼视力从仅有光感提高至1.5）。

下例为眼化学性损伤所致失明。

病例4 男，45岁。化工技术员。

初诊：1977年8月12日。

病史：双眼受氨水冲击后突然失明12日。起病时为修理冰机发生爆炸，液氮喷射到眼及身上，当即眼剧痛不能睁开，逃离现场时因看不见又不慎跌入石灰池，石灰液溅及双眼，眼更痛，救起后视力减退至只能看见人影，1小时后才送至医院治疗，后眼球充血虽有好转，但眼球痛及视力减弱未能恢复。

检查：由其女儿扶入诊室，双目无神，视力只能看见眼前手动，眼球有压痛，角膜轻度混浊，瞳孔中等大，光反应存在，眼底正常。

症状定位与针刺点：RL^1。

疗次：20次。

疗效：痊愈。

针疗经过：首次针时，眼球压痛消失，留针疗后视力逐渐转清，能看见眼前指数，1小时后测视力，右0.06，左0.2，可自己走出诊室。隔日针1次，留针1小时。自首次针疗后，眼球压痛未出现，每次针疗后视力都有增加，第5次针疗后视力增至0.8，但以后继续至20次，视力再未增加。眼科检查：发现两眼角膜下部混浊，晶体皮质深层微混，即停止治疗。

病例5 女，34岁。

初诊：1974年5月3日，眼科转来。

病史：头痛后视物不清7日。

检查：右眼活动部分受限，左眼外直肌麻痹。视力：右眼指数，左眼手动。

症状定位与针刺点：RL^1。

疗次：2次。

疗效：痊愈。

针疗经过：首次针时，头痛消失，两眼视力好转，右眼活动恢复，左眼外展不能未变，测视力，右眼1.0，左眼0.1。2日后第2次来针，眼科复查，右眼视力1.5，左眼0.6，加镜后1.0，前额及左颞侧头痛，针$L^{1,2}$，头痛消失，左眼视力逐渐清楚，与右眼相等。

十二、耳鸣与耳聋

耳鸣与耳聋(tinnitus and deafness)是常见症状，尤多见于中老年人，两者可单独发生或混合存在，可发生在单侧或双侧。病因有药物、动脉硬化、颈椎骨质增生、椎-基动脉供血不全、颅后窝肿瘤等。起病缓慢或骤发，缓慢起病的耳鸣常呈间断或持续，病程久后使听力减退，多诊断为神经性耳聋。椎-基动脉供血不全引起的突发性耳聋由于涉及前庭神经，可出现突发性耳鸣、耳聋、眩晕、呕吐，症状缓解后常遗留长期耳聋，耳鸣与耳聋都是难治症状。

本组耳鸣与耳聋70例，男35例，女35例，年龄2~72岁，见表3-8-5。其中2~9岁4例耳聋为药源性，因炎症注射庆大霉素、链霉素后引起；40~49岁有4例颈椎X片示椎间孔变窄；糖尿病2例，高血压6例，余不明。病程4日~14年不等。

表3-8-5 耳鸣与耳聋70例年龄分布(例数)

类别	例数	年龄(岁)							
		2~	10~	20~	30~	40~	50~	60~	70~
耳鸣	22	—	—	—	3	8	5	4	1
耳鸣+耳聋	18	—	1	3	1	1	7	2	3
耳鸣+耳聋+眩晕	7	—	—	1	2	1	2	1	—
耳鸣+眩晕	6	—	—	—	—	3	—	3	—
耳聋	17	4	2	1	3	1	2	2	1
共计	70	4	3	5	9	14	16	12	5

症状定位与针刺点：耳鸣、听力减退或耳聋都属上4区症状，故针刺点取上4，根据症状表现部位针一侧或双侧，天柱、肩井有压痛时加上5。疗次按病情。疗效见表3-8-6。

表 3-8-6　耳鸣与耳聋 70 例疗效（例数）

类　别	例　数	疗　效			
		痊　愈	显　效	减　轻	无　效
耳鸣	22	—	5	9	8
耳鸣＋耳聋	18	—	1	7	10
耳鸣＋耳聋＋眩晕	7	—	1	3	3
耳鸣＋眩晕	6	—	1	3	2
耳聋	17	1	1	5	10
共计（％）	70(100)	1(1.4)	9(12.9)	27(38.6)	33(47.1)

（一）耳鸣

病例 1　女，68 岁。

初诊：1993 年 2 月 9 日。

病史：耳鸣，头昏，转颈困难，睁眼疲乏感，已半年。有高血压、糖尿病病史 20 多年。

检查：体胖，低头转头均困难，无眼震，眼底（－），心律齐，心率 42 次/分。两侧天柱、肩井压痛（＋）。

症状定位与针刺点：睁眼疲乏属上 1 区症状，针上 1；耳鸣属上 4 区症状，针上 4；天柱、肩井压痛属上 5 区症状，针上 5，故针 $RL^{1,4,5}$。

疗次：7 次。

疗效：显效。

针疗经过：首次针疗后，睁眼即自然，可以向两侧转头及低头，头昏减轻，原坐不稳，针疗后可以坐稳。隔日复诊，头昏减轻，眼可睁开，可转头。至第 4 次，耳鸣明显好转，除头昏外，其余症状均减轻。至第 6 次，仍有些头昏，其余症状均轻微。

（二）耳鸣伴耳聋（听力减退）

病例 2　女，53 岁。

初诊：1991 年 4 月 9 日。

病史：持续性蝉鸣样耳鸣伴头晕、听力减退，已 7～8 年。

检查：右天柱压痛（＋＋），电测听有听力减退，颈椎 X 线片示颈椎骨质增生。

症状定位与针刺点：$R^{4,5}$、L^4。

疗次：30 次。

疗效：显效。

针疗经过：至第 3 次，头晕略减。至第 19 次，耳鸣明显减轻，头晕减轻。至第 30 次，耳鸣及头晕止，觉头脑清醒。

(三) 耳鸣伴听觉过敏和眩晕

病例 3　女,45 岁。

初诊:1989 年 6 月 2 日。

病史:两耳听觉过敏半年。2 年前骑自行车不慎跌倒,前额着地,当时额面部皮下出血呈青紫,无意识不清及耳鼻喉出血。3 日后由卧起立时突发头晕,不能自制要摔倒。去年底,搬重物登楼时出现耳鸣,不能耐受较强声音刺激,后头部不能耐受吹风,需戴帽。

检查:不能耐受听拍掌及敲击声。神经系统(一),头颅摄片(一)。

症状定位与针刺点:RL^4。

疗次:3 次。

疗效:显效。

针疗经过:首次针疗后,听拍掌及敲击声可以逐渐耐受,因后头部不能耐受风吹,针 RL^5 后,渐可耐受电风扇吹。1 周后复诊,针 RL^4,听觉过敏及后头部怕风均好转。隔 3 日后第 3 次复诊,听觉过敏已减轻,但有耳鸣。

(四) 耳鸣伴眩晕

病例 4　女,63 岁。

初诊:1989 年 8 月 18 日。

病史:耳鸣 2 月余,蝉鸣样,右耳重。右颈肌强硬感。半月前突发眩晕,视物摇摆感,不能站立,经治疗后减轻,但仍有头晕。有胆囊炎、胆石症、糖尿病史,尿糖(++++)。

检查:神经系统(一),眼底动脉轻度硬化,血压 152/98 mmHg,颈椎 X 线片示第 4 颈椎椎间孔缩小。

症状定位与针次点:耳鸣针刺点取上 4,头晕针上 5。故针 $R^{4,5}$。

疗次:60 次。

疗效:显效。

针疗经过:至第 6 次,耳鸣明显减轻,头晕如旧。至第 12 次,耳鸣、头晕均有减轻。至第 18 次,耳鸣明显减轻。至第 22 次,双耳常有阻塞感。至第 57 次,耳鸣、头晕基本消失。

(五) 耳聋

病例 5　女,13 岁,学生。

初诊:1999 年 2 月 13 日。

病史:突发左侧耳聋 1 个月。起病前先患感冒,咽痛、头晕、欲吐,左耳鸣。1 周后听力逐渐减退,数日后左耳完全失聪,右耳完好。经医院耳科检查,脑 CT、MRI 均未见异常,服中药、西药,肌内注射维生素 B_1 已 1 周,自觉略有改善,但耳聋未变。

检查:咽无充血,左会厌、天柱、肩井均有压痛(图 3-8-4),左耳听不见捻指音,右耳能听见。

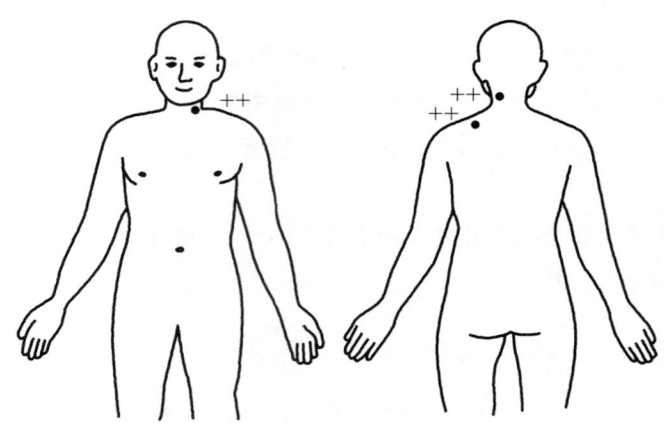

图 3-8-4　耳鸣与耳聋病例 5 压痛点分布

症状定位与针刺点:根据症状及压痛点定位,左会厌压痛位在上 1 区,天柱、肩井压痛位在上 5 区,耳聋为上 4 区,故针刺点为 $L^{1,4,5}$。

疗次:8 次。

疗效:痊愈。

针疗经过:首次针疗后 3~4 分钟,先觉左耳部舒服感,随即说:"听见了。"但只听见声音,约 1 分钟后说:"完全听见了。"留针 3 小时。隔日第 2 次针疗,左耳听力减退,但稍能听见声音,咽部疼痛已消失,天柱、肩井仍有压痛。第 2 次针疗后左耳听力又提高,感左右两耳听力接近。至第 3 次,针前压痛点均已消失,听力已有提高,但仍不如健侧(用听捻指声距离测定,两侧对比),针疗后听力两侧相等。至第 4 次,左耳听力仍略低于右侧,各压痛点均已消失。至第 6 次,自感左耳听力与右耳尚有些微差别。至第 7 次,经医院电测定,左耳听力有显著好转,但仍稍差于右侧,针疗后两侧听力对捻指声的距离在 2 尺内完全相等、清楚。至第 8 次,以后未来复诊。

十三、鼻炎

鼻炎即鼻腔炎性疾病,是病毒、细菌、变应原、各种理化因子以及某些全身性疾病引起的鼻腔黏膜的炎症。鼻炎的主要病理改变是鼻腔黏膜充血、肿胀、渗出、增生、萎缩或坏死等。

试验　本组鼻炎患者 21 例,均经专科检查确诊。男 13 例,女 8 例。年龄最小者 13 岁,最大者 46 岁。病程不足 1 年者 6 例,1~10 年者 12 例,10 年以上者 3 例。其中慢性单纯性鼻炎 13 例,过敏性鼻炎 6 例,慢性萎缩性鼻炎 2 例。

症状定位与针刺点：双侧上 1。

疗次：采用 30 号 1.5 寸不锈钢毫针。每日或隔日 1 次，每次留针 30～60 分钟，10 次为 1 个疗程。

疗效：经针刺 1～2 疗程后，21 例中痊愈者 16 例，好转 4 例，无效 1 例〔高惠然. 腕踝针治疗鼻炎 21 例疗效观察[J]. 中国农村医学，1983(3)：29.〕。

十四、咽喉炎

咽喉炎（pharyngolaryngitis）是咽喉部急性及慢性炎症，出现发热、咽喉部痛、声音嘶哑、咽喉及扁桃体充血、红肿、表面有脓性分泌物或白膜、颌下淋巴腺肿痛等。

本组咽喉炎患者 26 例，其中急性 22 例，慢性 4 例。男 11 例，女 15 例。年龄 5～65 岁，其中 5～9 岁 2 例，10～19 岁 2 例，20～29 岁 6 例，30～39 岁 7 例，40～49 岁 4 例，50～59 岁 4 例，60 岁以上 1 例。病程 1 日～1 个月 20 例，3 个月～6 年 6 例。

症状定位与针刺点：咽喉痛及扁桃体红肿位于上 1 区。颌下淋巴腺肿痛位于上 2 区，故针刺点为上 1、上 2。疗次：1～5 次。疗效：显效 20 例，好转 6 例。

病例 1 男，20 岁。

初诊：1988 年 12 月 2 日。

病史：咽痛、发热 1 日。

检查：体温 39 ℃，咽部充血，右侧扁桃体表面有脓性分泌物。

症状定位与针刺点：RL^1。

疗次：2 次。

疗效：显效。

针疗经过：首次针疗后，咽痛即止。隔日复诊，称上次针疗后次日晨即退热，扁桃体红肿脓性分泌物大部消退，仅少许白点，第 2 次针疗后未来复诊。

病例 2 女，40 岁。

初诊：1974 年 7 月 6 日。

病史：咽痛，语声嘶哑 3 日。

检查：咽无充血，语音有明显嘶哑。

症状定位与针刺点：RL^1。

疗次：1 次。

疗效：显效。

针疗经过：上午针疗，咽痛显著减轻，声音嘶哑未变，下午随访，咽已不痛，语声基本恢复正常。

十五、暴喑

暴喑，系指突然声音嘶哑或失音的急性喉部病证。

病例 陈某,女,50 岁。

病史:突然说话声音嘶哑,继而失音,曾服用中、西药物治疗 2 个月,均无好转。今检查两侧声带无充血,闭合不全,有裂隙,无新生物。

症状定位与针刺点:双侧上 1。

疗次:1 次,留针 30 分钟。

疗效:显效。针刺入后令患者发"啊"音,即能出声,留针 30 分钟,发音恢复正常〔陈仁华.腕针治暴喑[J].浙江中医杂志,1987,22(11):494.〕

第九节 外科骨伤病症

一、肾绞痛

病例 男,25 岁。肛肠外科住院患者。

初诊:1989 年 10 月 4 日。

病史:出现肾绞痛约 1 周,因阵发性剧痛在床上打滚,注射哌替啶、吗啡等镇静剂只能短暂镇痛且不完全,而求助于针刺疗法。会诊时,患者正处于疼痛发作中,呻吟,蜷身伏床,滚动不安。

检查:左背部有压痛。

症状定位与针刺点:压痛点位于左侧腰背部属左 5 区,故针刺点取 L_5。

疗次:1 次。

疗效:痊愈。

针疗经过:针刺入,疼痛即止。痛苦表情消失,可起床走路,以后随访未再发作。

【临床报道】张先涛等用腕踝针治疗肾绞痛 50 例,针与肾绞痛同侧的下 2,治愈(用腕踝针治疗后患者疼痛消失,不需用任何解痉止痛药物者)41 例(82%),好转(用腕踝针治疗后患者疼痛明显减轻,但未消失,尚需辅以解痉药如阿托品或山莨菪碱者)6 例(12%),无效(用腕踝针治疗后患者疼痛不减轻,需用哌替啶一类麻醉性药止痛者)3 例(6%),总有效率为 94%〔张先涛,张颖鄂.腕踝针治疗肾绞痛 50 例临床观察[J].中国针灸,1987(5):16-17.〕

二、肛痔痛

本组肛痔痛患者 4 例,男女各 2 例,针两侧下 6,均显效,疼痛显著减轻或消失,外翻痔缩小。

病例 女,52 岁。

初诊:1989 年 8 月 18 日。

病史:肛痔脱出,疼痛剧烈,不能坐。

检查：内痔脱出如小核桃大，有少量出血。

症状定位与针刺点：痔痛位于后中线下端，属下 6 区，不能定侧，针 RL_6。

疗次：1 次。

疗效：显效。

针疗经过：针时疼痛即减轻，逐渐可以坐下。隔日复诊时疼痛显著好转，痔脱出已缩小。

三、淋巴管炎

急性淋巴管炎（angiitis），多见于四肢，在手和足部常见有外伤感染或化脓病灶，临床表现随受累淋巴管所在部位深浅不同而异。浅层者常在肢体的一侧出现一条或数条红线，表面及附近皮肤温度升高，局部发硬及压痛，所属淋巴结可出现肿大、压痛等。深部淋巴管炎时，一般不出现红线，患者常感患肢发胀及深部痛，全身症状不明显。

本组脉管炎患者 10 例，男 2 例，女 8 例，年龄 14～68 岁，其中淋巴结炎 7 例，淋巴管炎 3 例，分布于颌下、腋下、腹股沟。病程 1 个月以内 9 例，3 年 1 例。

针刺点：颌下针上 2，腋下针上 4，腹股沟针下 2。

疗次：1～5 次。疗效：显效 6 例，减轻 4 例。

病例 男，68 岁。

初诊：1986 年 7 月 14 日。

病史：左大腿内侧痛 4 周。5 周前先有腰痛，1 周后大腿内侧痛，未触及肿块及条索，腿上抬略受限。

症状定位与针刺点：L_2。

疗次：4 次。

疗效：显效。

针疗经过：首次针时，腿内侧痛立即消失，抬腿与健侧等高。隔日复诊，腿内侧已不痛，腹股沟处仍痛，程度有减轻。经针疗 4 次，腹股沟痛消失。

腕踝针对淋巴结炎及淋巴管炎疗效均显著。有数例静脉注射或输液后出现无菌性静脉管炎，沿静脉有痛性条索者，针刺当时痛即消失，经数次针疗后条索即软化，达到显效。

四、下肢慢性溃疡

下肢慢性溃疡 7 例，均在静脉曲张基础上发生，病程 7 个月～7 年，因溃疡部位多在小腿外侧，故针刺点取下 4、5 或加 6。7 例患者中 1 例门诊患者，未曾接受任何治疗。6 例住院患者用药物治疗，其中 1 例因对药物过敏而停药，另 4 例仍继续药物治疗。7 例均有效，创面每日缩小约 0.1 cm。因同时用药物治疗，无法正确估计疗效。

病例 女，33 岁。住院患者。

初诊：1989 年 9 月 22 日。

病史：左小腿慢性溃疡1年余，原有大隐静脉曲张。

检查：左小腿中段前侧溃疡面 3 cm×3.5 cm。

症状定位与针刺点：L_3。

疗次：19 次。

疗效：痊愈。

针疗经过：针疗隔日1次，2次后创口边缘逐渐向中心生长，溃疡面每日约缩小 0.1 cm，经19次治疗，创面完全愈合。

五、换药时镇痛

疼痛是创伤换药时的常见现象，尤见于大面积烫伤患者，换药时疼痛难忍。由于针刺能镇痛，故在医院外科换药室护士配合下观察腕踝针的镇痛效果，共观察5例，其中小范围深部脓疡3例，分别位于腹股沟下、大腿外侧、肛门深部，甲周炎1例，背及左臀部大面积烫伤1例。根据伤口部位选择针刺点，在留针时换药，与前次未经针刺时疼痛反应相比较，结果显效2例，减轻3例。

病例　女，60岁。

初诊：1986年12月3日在医院换药室治疗。

病史：洗澡时不慎致左背及臀部大面积烫伤已10日，因受伤部位疼痛不能坐及仰卧，目前每日换药，每次换药时疼痛难忍。

检查：整个背及臀部浅Ⅱ度烫伤，伤面14%，左臀部疼痛明显（+++），不能挺直腰走路。

症状定位与针刺点：左臀部疼痛较重，以此为依据选取 L_5。

疗次：1 次。

疗效：显效。

针疗经过：针疗后左臀部疼痛即止，可以坐。患者说："10日来没坐过。"换药过程中疼痛显著减轻，换完药可挺直腰走路，活动亦不受限。1周后随访观察，伤口已大部结痂。

六、腹部手术后肠功能麻痹

病例　女，45岁。外科住院患者。

初诊：1989年4月20日。

病史：阑尾切除术后肠不能蠕动、不排气3日，伴腹胀、疼痛。

检查：腹稍膨，肠鸣音消失，右下腹手术部位及上腹部压痛。

症状定位与针刺点：$R_{1,2}$。

疗次：1 次。

疗效：痊愈。

针疗经过：针刺入后，患者即感腹胀减轻，压痛消失，感肠开始蠕动，能排气，并可见右下腹部肠蠕动形态。次日随访,肠蠕动已全部恢复。

七、阑尾切除后伤口不愈

病例 女,44 岁。

初诊:1989 年 8 月 4 日。

病史:阑尾炎术后感染,伤口不愈已 4 个月。术后第 5 日拔掉引流管后厌氧菌感染,经治疗后感染得到控制,但伤口不愈。其后经常到医院换药,创面肿、出血、外翻,伤口较深。

症状定位与针刺点:R_2。

疗次:3 次。

疗效:痊愈。

针疗经过:阑尾炎术后伤口在右下腹部,故针刺点取右下 2。首次针疗时,患者即感伤口发热,并有搏动感。2 日后换药时伤口已缩小不痛,创面变新鲜、干净。5 日后第 4 次换药时,伤口已完全收缩愈合,无瘢痕增生。自首次针疗后 12 日内共 3 次,伤口完全愈合。

八、肱骨外髁炎

肱骨外上髁炎又称"网球肘",以肘关节外侧局限性的慢性疼痛为主要临床表现,多发于前臂活动度较大的人,如家庭主妇、羽毛球运动员、木工等,属中医学肘劳、伤筋的范畴。

试验 本组肱骨外髁炎患者 72 例,患者均有肘外侧疼痛,以肱骨外上髁处压痛明显,也可向下放射至前臂伸肌群,尤以拎提重物、做拧毛巾以及扫地等动作时症状加重,疼痛呈进行性发展。患者前臂伸肌群牵拉试验阳性,X 线检查结果通常为阴性,也有病程较久者出现肱骨外上髁附近的钙化沉积。本试验排除前臂神经卡压综合征及桡管综合征等疾病。

症状定位与针刺点:上 3、上 4 和上 5。

疗程:每日 1 次,每次留针 20~30 分钟,10 次为 1 个疗程。

疗效:显效。根据《疼痛诊断治疗学》急性腰扭伤疗效标准进行评定,本组共 72 例,治愈 27 例,显效 36 例,有效 5 例,无效 4 例,总有效率为 94.5%(赵俊.疼痛诊断治疗学[M].郑州:河南医科大学出版社,1999.)。

九、急性腰扭伤

急性腰扭伤俗称闪腰、岔气,是一种常见的腰部软组织损伤,在日常生活中很容易发生。其主要表现为腰部疼痛并伴有不同程度的腰部功能障碍,本病发生的主要原因是在运动或工作中,因为腰部用力不当,超出了人体正常的生理负荷,造成了腰部肌肉、韧带、关节囊等组织的损伤,从而出现了局部的水肿、组织液渗出,刺激肌肉痉挛,腰部活动受限,属于中医学"腰痹"的范畴。

试验1 本组急性腰扭伤患者72例,均按照国家中医药管理局颁发的《中医病证诊断疗效标准》中的有关标准确诊。患者均有腰部扭伤史,有明显的腰部疼痛、活动受限,腰背肌痉挛,咳嗽、打喷嚏时疼痛加重。男43例,女29例;平均年龄39岁(19～62岁);发病时间2小时～3日。所有患者均行MRI和X线片检查以排除腰椎间盘突出症、腰椎滑脱、腰椎压缩骨折和脊柱等疾病。

症状定位与针刺点:双侧下4、下5和下6。

疗程:每日1次,每次留针30分钟,10次为1个疗程。

疗效:显效。根据《中医病证诊断疗效标准》急性腰扭伤疗效标准进行评定,本组共72例,治愈42例,好转28例,无效2例,总有效率为97.2%〔张遂连.腕踝针治疗急性腰扭伤82例疗效观察[J].中国中医药资讯,2011,3(23):157.〕。

试验2 本组病例均为运动员,其中腕踝针治疗组44人,体针对照组30人。治疗组男20例,女24例;年龄小于20岁者20例,20～31岁者24例;对照组男16例,女14例;年龄小于20岁者16例,20～31岁者14例;两组病程最短半小时,最长5小时。

症状定位与针刺点:治疗组取患侧下6,对照组取穴为阿是穴、肾俞、腰阳关、委中穴等。

疗程:每日1次,5次为1个疗程。治疗组第1次留针6～12小时,第2次开始留针30分钟;对照组留针30分钟。

疗效:显效。经1个疗程治疗,治疗组痊愈30例(68.2%),显效9例(20.5%),有效5例(11.4%),无效0例;对照组痊愈16例(53.3%),显效7例(25.3%),有效5例(16.7%),无效2例(6.7%)〔王金勇.腕踝针治疗运动员急性腰扭伤74例临床观察[J].南京体育学院学报(自然科学版),2010,9(4):29-30.〕。

试验3 本组病例均为门诊患者,其中腕踝针治疗组60人,体针对照组40人。治疗组男36例,女24例;年龄最大65岁,最小19岁;病程最长5日,最短1小时;对照组40例,一般状况基本同治疗组。

症状定位与针刺点:治疗组取患侧或双侧下5、下6,对照组取穴为阿是穴、肾俞、大肠俞、腰眼、夹脊穴等。

疗程:每日1次,5次为1个疗程。治疗组留针30分钟,对照组留针30分钟,并予腰部拔火罐,留罐10分钟。

疗效:显效。经1个疗程治疗,治疗组治愈53例(88.3%),好转5例(8.33%),未愈2例(3.33%);对照组治愈27例(67.5%),好转10例(25%),未愈3例(7.5%)〔沈蓉蓉.腕踝针治疗急性腰扭伤60例[J].中医药研究,1999,15(2):13-14.〕。

十、脊柱小关节滑膜嵌顿

脊柱小关节滑膜嵌顿引起的如"落枕""闪腰"等急性病症,是由于不协调的脊柱屈伸和旋转等动作,使关节间隙张开,较松弛的关节囊和滑膜进入关节腔,当伸屈或后屈使关节囊和滑膜等被嵌压在关节面之间时,由于滑膜组织含有丰富的脊神经(由脊神经后支等支配),从而引起局部肌肉痉挛、疼痛、活动受限。中医将此类疾病归结为经筋病变的"筋挛""筋结"。

试验 本组脊柱小关节滑膜嵌顿患者60例,男35例,女25例;年龄最小15岁,最大78岁;病程最短1日,最长17日。所有患者经X线诊断且排除骨病,并经触诊等诊断明确。所有病例均无外伤病史。

症状定位与针刺点:颈项部及肩背部取患侧上6及上5或上4;腰背部下5及下6。

疗次:每日1次,留针20分钟,针刺1~3次。

疗效:痊愈,针刺1次后,活动明显自如,局部肌肉痉挛现象消失,无压痛,恢复正常生活与工作,共55例,占91.7%。显效,针刺2~3次后,活动幅度明显增大,局部组织痉挛消失,疼痛减轻,压痛(+),活动自如,共5例,占8.3%。所有病例全部有效〔胡侠,申洪庆.腕踝针治疗脊柱小关节滑膜嵌顿60例[J].中国针灸,1999(5):272.〕。

十一、肩背肌筋膜炎

肩背肌筋膜炎是发生于肩背部肌肉、筋膜等组织的一种非特异性炎症疾病,属于纤维质炎的一种。肩背肌筋膜炎属中医学"痹证"范畴。

病例 患者,男,52岁。

初诊:2008年5月12日。

病史:右肩背部酸痛反复发作5年,阴雨天气、受凉后加重。平时疼痛难耐时,局部按摩有缓解。刻下见患者体胖,面红,右肩胛冈内侧皮下有一条索状物,压痛明显,上肢功能正常,肩、肘、腕关节活动自如,颈椎、右肩关节X线检查无异常。伴头晕目眩,口苦咽干,心烦易怒。

症状定位与针刺点:选取右侧下4区、上5区。

疗次:留针1小时,共7次。

疗效:2次后明显减轻,续针5次,痊愈〔李开平,吴旭.吴旭教授腕踝针临床应用举隅[J].上海针灸杂志,2009,28(12):683.〕。

十二、腱鞘炎

腱鞘是一种滑膜衬里的纤维鞘,它可保护肌腱避免骨骼和其他组织对肌腱的摩擦和压迫,从而使肌腱有充分的滑动度。长期固定一种姿势劳动或多次轻微外伤,因机械的刺激,可使腱鞘发生慢性病变,初为红肿,日久呈纤维增生,以致腱鞘内腔变窄,挤压肌腱,因而滑动困难,称为狭窄性腱鞘炎,本病好发于拇指,其次为中指和环指。

试验 本组男20例,女22例;年龄18~48岁;病程7日~3年。

症状定位与针刺点:取患侧上2,上4,上6。

疗次：每日1次，留针2小时，7次为1个疗程。

疗效：42例中，15例经治疗1个疗程痊愈，25例经治疗2个疗程痊愈，痊愈率达95%；2例经2个疗程治疗好转，占5%；总有效率达100%〔邸树清，郑华，邸立伟.腕踝针治疗屈指肌腱狭窄性腱鞘炎42例[J].临床军医杂志，2001，29(1)：108.〕。

十三、静脉曲张

下肢静脉曲张系临床常见病，属下肢静脉慢性功能不全证型之一。患者多有下肢沉重、隐痛、发胀、麻木；容易疲劳、抽搐；足背、踝关节水肿；严重者下肢静脉增粗且暴露，如蚯蚓状盘曲于小腿皮下；个别患者有色素沉着、皮肤脱屑甚至溃烂现象。经临床鉴别诊断排除心、肾等疾病所致下肢水肿。必要时做下肢静脉造影以确诊。属于中医学"筋痹""脉痹"范畴。

试验 本组静脉曲张患者共74例，均为门诊患者，其中男44例，女30例；年龄23～76岁，病程最长20多年，最短4个月。

症状定位与针刺点：下1、下2、下5和下6，左右对称选穴，每次取两点针刺。

疗次：每日1次，每次留针20～30分钟，不做捻转提插，10次为1个疗程。

疗效：本组治疗时间最长4个疗程，最短不足1个疗程。治愈24例，占32.4%，显效40例，占55.6%，有效5例，占6%，无效5例6%，总有效率为94%〔孙朝辉.腕踝针治疗下肢静脉曲张疗效观察[J].四川中医，2007，25(7)：102.〕。

十四、梨状肌损伤综合征

梨状肌损伤综合征是一种常见病，表现为单侧甚至双侧臀部压痛，并向下肢放射。大部分有外伤史，也有因受凉、受潮所致。检查发现梨状肌走行位置压痛，可触及条索状隆起的肌束。梨状肌紧张试验阳性，直腿抬高试验阳性，腰部压痛阴性。

试验 本组56例，其中男35例，女21例；年龄17～63岁，平均38岁；病程1～6年。

症状定位与针刺点：患侧踝部治疗点下1、下5、下6。

疗次：每日1次，每次留针2小时以上，7次为1个疗程，为达到较好效果可延长留针时间达6小时以上。

疗效：56例患者中，经1个疗程治疗痊愈25例，占45%；经2个疗程治疗痊愈31例，占55%；总有效率为100%〔邸树清，张帆，邸立伟.腕踝针治疗梨状肌损伤综合征56例[J].中国疗养医学，2007，16(3)：137.〕。

第四章 腕踝针研究

第一节 从经典中探寻腕踝针疗法之理论根源

腕踝针疗法是第二军医大学附属长海医院神经精神科专家张心曙在数十年医疗临床实践中摸索出来的一种简便易行、安全无痛、疗效可靠的针刺疗法。初看此疗法,仿佛与传统针灸经络理论相合之处甚少,但仔细研究推敲,却发现腕踝针疗法在许多方面都暗合于古人的经验,可以从古代针灸学中找到自己的理论依据。

（一）腕踝针疗法与中医学传统经络理论

1. 腕踝针疗法中的身体分区与经络理论中的十二皮部相对应　《素问·皮部论》："凡十二经脉者,皮之部也。"说明十二经脉,都是分属于皮肤各个部分的。十二经之气布散到体表,沿十二经脉的走向形成十二皮肤区域即为"十二皮部"。将十二皮部分区同腕踝针疗法的身体分区来对照,我们发现,少阴经在腹侧中间,大致与1区相合;由此绕躯体向后转,依次为厥阴、太阴、阳明、少阳经,最后是背侧中间的太阳经,这大体相当于腕踝针疗法身体分区中的从1区到6区。

2. 腕踝针的各针刺点分别位于相应的十二经脉循行路线上　将《灵枢·经脉》中十二经脉的循行路线与腕踝针的各针刺点位置对照发现,腕踝针的各针刺点大致分别位于相应的十二经脉循行路线上。具体如下。

上1位于小指侧的尺骨缘与尺侧腕屈肌腱间的凹陷处。手少阴心经循行路线经过上1处："心手少阴之脉……循臂内后廉……抵掌后锐骨之端,入掌内后廉,循小指之内出其端……"

上2位于掌面中央,在两条突起最明显的掌长肌腱和桡侧腕屈肌腱中间。手厥阴心包经循行路线经过上2处："心主手厥阴心包络之脉……入肘中,下臂,行两筋之间,入掌中,循中指出其端……"

上3位于距桡骨缘向掌面1横指处,或在桡骨缘和桡动脉之中间。手太阴肺经循行路线经过上3处："肺手太阴之脉……循臂内上骨下廉,入寸口,上鱼,循鱼际,出大指之端。其支者,从腕后直出次指内廉,出其端……"

上4位于拇指侧的桡骨内外两缘之中间。手阳明大肠经循行路线经过上4处:"大肠手阳明之脉,起于大指次指之端,循指上廉,出合谷两骨之间,上入两筋之中……"

上5位于腕背中央桡骨和尺骨两边缘之中间点。手少阳三焦经循行路线经过上5处:"三焦手少阳之脉,起于小指次指之端,上出两指之间,循手表腕,出臂外两骨之间……"

上6位于小指侧腕背的尺骨缘,正对尺骨茎突。手太阳小肠经循行路线经过上6处:"小肠手太阳之脉,起于小指之端,循手外侧上腕,出踝中,直上循臂骨下廉……"

下1位于靠近跟腱内缘处。足少阴肾经循行路线经过下1处:"肾足少阴之脉,起于小指之下,邪走足心,出于然谷之下,循内踝之后,别入跟中……"

下2位于踝之内侧面中央,靠胫骨内缘。足厥阴肝经循行路线经过下2处:"肝足厥阴之脉,起于大指丛毛之际,上循足跗上廉,去内踝一寸,上踝八寸,交出太阴之后……"

下3位于距胫骨前嵴内侧1横指处。足太阴脾经循行路线经过下3处:"脾足太阴之脉,起于大指之端,循指内侧白肉际,过核骨后,上内踝前廉,上踹内……"

下4位于胫骨前嵴与腓骨前缘之间的胫骨前肌中点。足阳明胃经循行路线经过下4处:"胃足阳明之脉……下循胫外廉,下足跗,入中指内间……"

下5位于踝之外侧面中央,靠腓骨后缘。足少阳胆经循行路线经过下5处:"胆足少阳之脉……以下循髀阳,出膝外廉。下外辅骨之前,直下抵绝骨之端,下出外踝之前,循足跗上,入小指次指之间……"

下6位于靠跟腱外缘处。足太阳膀胱经循行路线经过下6:"膀胱足太阳之脉……以下贯踹内,出外踝之后,循京骨,至小指外侧……"(郭霭春.灵枢校注语译[M].贵阳:贵州教育出版社,2010.)。

3. 腕踝针各针刺点的主治病症与十二经脉的主治病症相对应　将《灵枢·经脉》中十二经脉的主治病症(包括是动病和所生病)与腕踝针的各针刺点的主治病症对照,发现腕踝针各针刺点的主治病症大致与十二经脉的主治病症相对应。具体如下。

上1主治病证:前额痛、眼睑肌痉挛、结膜炎、球结膜下出血、视力障碍、近视、鼻塞、流涕、三叉神经痛、面瘫、前牙痛、舌苔厚、舌痛、流涎、咽痛、扁桃体炎、感冒、胸前闷、频咳、心悸、恶心、呕吐、呃逆、厌食、食欲减退、失语、胸肋关节痛等,以及不能定位的一类症状。手少阴心经主治病症:"是动则病嗌干,心痛,渴而欲饮,是为臂厥。是心主所生病者,目黄,胁痛,臑臂内后廉痛厥,掌中热痛。"

上2主治病症:颞前痛、后牙痛、颌下淋巴结痛、乳房痛、胸痛、哮喘、手心痛、掌侧指端麻木等。手厥阴心包经主治病症:"是动则病手心热,臂、肘挛急,腋肿;甚则胸胁支满,心中憺憺大动;面赤,目黄,喜笑不休。是主脉所生病者,烦心,心痛,掌中热。"

上3主治病症:耳前痛、腮腺肿痛、胸前侧壁痛等。手太阴肺经主治病症:"是动则病肺胀满,膨膨而喘咳,缺盆中痛,甚则交两手而瞀,此为'臂厥'。是主肺所生病者,咳,上气,喘渴,烦心,胸满,臑、臂内前廉痛、厥,掌中热。气盛有余,则肩背痛,风寒,汗出中风,小便数而欠。气虚则肩背痛、寒,少气不足以息,溺色变。"

上 4 主治病症:头顶痛、耳痛、耳鸣、幻听、颞下颌关节痛、肩关节前侧痛、胸侧壁痛、肘关节痛、拇指关节痛等。手阳明大肠经主治病症:"是动则病齿痛,颈肿。是主津液所生病者,目黄,口干,鼽衄,喉痹,肩前臑痛,大指次指痛、不用。气有余则当脉所过者热、肿,虚则寒栗不复。"

上 5 主治病症:头昏、头痛、眩晕、晕厥、颈背痛、肩部酸痛、肩关节痛、上肢感觉与运动障碍、腕关节痛、手背及指关节痛等。手少阳三焦经主治病症:"是动则病耳聋,浑浑焞焞,嗌肿,喉痹。是主气所生病者,汗出,目锐眦痛,颊痛,耳后、肩、臑、肘、臂外皆痛,小指次指不用。"

上 6 主治病症:后头痛、颈椎、胸椎及椎旁痛,肩关节后侧痛、小指关节痛、小指侧手背冻疮等。手太阳小肠经主治病症:"是动则病嗌痛,颔肿不可以顾,肩似拔,臑似折。是主液所生病者,耳聋,目黄,颊肿,颈、颔、肩、臑、肘臂外后廉痛。"

下 1 主治病症:胃区痛、胆囊部痛、脐周痛、下腹痛、遗尿、尿频、尿潴留、尿失禁、痛经、白带多、阴痒、膝窝内侧痛、腓肠肌痉挛、足跟痛等。足少阴肾经主治病症:"是动则病饥不欲食,面如漆柴,咳唾则有血,喝喝而喘;坐而欲起,目䀮䀮如无所见;心如悬,若饥状;气不足则善恐。心惕惕如人将捕之,是为骨厥。是主肾所生病者,口热,舌干,咽肿,上气,嗌干及痛,烦心,心痛,黄疸,肠澼,脊股内后廉痛,痿厥,嗜卧,足下热而痛。"

下 2 主治病症:肝区痛、侧腹痛、腹股沟淋巴结痛、大腿内侧肌痛、膝内侧痛、内踝关节痛等。足厥阴肝经主治病症:"是动则病腰痛不可以俯仰,丈夫㿗疝,妇人少腹肿,甚则嗌干,面尘脱色。是主肝所生病者,胸满,呕逆,飧泄,狐疝,遗溺,癃闭。"

下 3 主治病症:髌骨内侧痛、内侧楔骨突痛等。足太阴脾经主治病症:"是动则病舌本强,食则呕,胃脘痛,腹胀,善噫,得后与气则快然如衰,身体皆重。是主脾所生病者,舌本痛,体不能动摇,食不下,烦心,心下急痛,溏,瘕泄,水闭,黄疸,不能卧,强立股膝内肿、厥,足大指不用。"

下 4 主治病症:侧腰痛、大腿前侧肌肉酸痛、膝关节痛、下肢感觉及运动障碍、足背痛、趾关节痛等。足阳明胃经主治病症:"是动则病洒洒振寒,善呻,数欠,颜黑;病至则恶人与火,闻木声则惕然而惊;心欲动,独闭户塞牖而处;甚则欲上高而歌,弃衣而走,贲响,腹胀;是为'骭厥'。是主血所生病者,狂、疟,温淫,汗出,鼽衄,口㖞,唇胗,颈肿,喉痹,大腹水肿,膝膑肿痛;循膺、乳、气街、股、伏兔、骭外廉、足跗上皆痛,中指不用。气盛,则身以前皆热;其有余于胃,则消谷善饥,溺色黄。气不足,则身以前皆寒栗;胃中寒则胀满。"

下 5 主治病症:腰背痛、臀中点痛、腿外侧痛、外踝关节痛等。足少阳胆经主治病症:"是动则病口苦,善太息,心胁痛不能转侧,甚则面微有尘,体无膏泽,足外反热,是为阳厥。是主骨所生病者,头痛,颔痛,目锐眦痛,缺盆中肿痛。腋下肿,马刀侠瘿,汗出振寒,疟,胸胁、肋、髀、膝外至胫、绝骨、外踝前及诸节皆痛,小指次指不用。"

下 6 主治病症:腰椎及椎旁痛、坐骨神经痛、尾骶部痛、痔痛、便秘、足前掌痛等。足太阳膀胱经主治病症:"是动则病冲头痛,目似脱,项如拔,脊痛,腰似折,髀不可以曲,腘如结,踹如裂,是为踝厥。是主筋所生病者,痔,疟,狂,癫疾,头囟项痛,目黄,泪出,鼽衄,项、背、腰、尻、腘、踹、脚皆痛,小指不用。"

(二) 腕踝针针刺点与一些特定穴的关系

腕踝针的各针刺点不仅大致位于相应的十二经脉循行路线上,而且与一些特定穴非常接近,因此在针刺时可以起到相应特定穴的治疗作用。

1. 腕踝针针刺点与"经脉穴"　在现代的针灸教材中,很少看到"经脉穴"的名称,但在针灸发展史上,确有一个时期的文献中常出现以经脉名命名的经脉穴。在马王堆帛书《五十二病方》中记载了这样一首灸方:"灸其泰阴、泰阳□□,令。"此方中的"泰阴""泰阳"即是指的"经脉穴"。同期的《史记·扁鹊仓公列传》《足臂十一脉灸经》等文献中也有关于"经脉穴"的记载。后来研究者证明"经脉穴"即位于十二经脉循行路线上、位于腕踝部相应脉口、与十二经脉同名、主治与相应经脉病候相同的十二个特定穴位。这样看来,腕踝针十二针刺点与十二"经脉穴"所在的位置十分相近,主治也很近似(黄龙祥.中国针灸学术史大纲[M].北京:华夏出版社,2001.)。

2. 腕踝针针刺点与五输穴　《灵枢·九针十二原》曰:"五脏五腧,五五二十五腧;六腑六腧,六六三十六腧。经脉十二,络脉十五,凡二十七气以上下,所出为井,所溜为荥,所注为腧,所行为经,所入为合,二十七气所行,皆在五腧也。"(郭霭春.灵枢校注语译[M].贵阳:贵州教育出版社,2010.)在现代中医院校所用的针灸课本上为井、荥、输、经、合称为五输穴。五输穴都分布在四肢肘膝关节以下,腕和踝的附近。对于五输穴的主治,《针灸甲乙经·病形脉诊第二》曰:"荥俞治外经,合治内腑。"(山东中医学院.针灸甲乙经校释[M].北京:人民卫生出版社,2009.)根据中医学理论,经络以四肢部为"本",头身部为"标",作为"本"部的四肢部穴位,对于各经主治疾病,具有重要的治疗作用。腕踝针针刺点位于腕和踝部,位置与五输穴较为接近,亦属于"本部",可以治疗各经病症。

《针灸大成》中的《通玄指要赋》篇总结了50余种疾病针灸治疗时的取穴经验,共用腧穴43个,肘膝以下的五输穴占大多数,此赋所录疾病以五官科的各种痛症为最多。而腕踝针虽适应证甚广,但其对各种痛症治疗效果尤佳,此点与《通玄指要赋》中所论内容颇有相似之处。

3. 腕踝针针刺点与络穴　《灵枢·经脉》曰:"经脉十二者,伏行分肉之间,深而不见,其常见者,足太阴过于外踝之上,无所隐故也。诸脉之浮而常见者,皆络脉也。"十五络脉从经脉分出处各有1个腧穴即络穴,络穴主要沟通表里二经,加强它们在体内的联系。手六经的6个络穴为通里、内关、列缺、偏历、外关、支正;足六经的6个络穴为大钟、蠡沟、公孙、丰隆、光明、飞扬。除公孙、大钟距离稍远外,其余络穴都位于腕踝针进针点附近或针尖所到处。在络穴附近的这些针刺点进行皮下浅刺,可以调整相应的经脉,振奋阳气,治疗疾病。

（三）皮下浅刺之依据

腕踝针疗法与传统针刺疗法最大的差别之处莫过于行皮下浅刺，且以不产生酸麻胀痛等针感为准度。《灵枢·九针十二原》曰："刺之要，气至而有效。"充分说明得气的重要意义。现代针灸教材也强调，得气与否以及气至的迟速，不仅关系到针刺的治疗效果，而且可以借此判断疾病的预后。照此看来腕踝针疗法仿佛与传统的针刺取效理论相悖。但仔细推敲经典，发现腕踝针的这种针刺方法还是可以从传统针灸经络理论中找到依据的。

《素问·气穴论》："岐伯曰，肉之大会为谷，肉之小会为溪，肉分之间，溪谷之会，以行荣卫，以会大气。""孙络之脉别经者，其血盛而当泻者，亦三百六十五脉，并注于络，传注十二经脉，非独十四络脉也，内解泻于中者十脉。"前一句中讲的"溪谷会合之处"可以畅通营卫，也可以舍止病气；后一句中讲的"孙络之脉"，不仅与十四经脉相贯通，就是骨解之中经络受邪，也能够内注泻于五脏之脉的（郭霭春. 灵枢校注语译[M]. 贵阳：贵州教育出版社，2010.）。由此可见，针刺身体上诸如"溪谷之会""孙络之脉"等浅表之处，可以畅通营卫，舍止病气，治疗经络及五脏之病邪。这与腕踝针疗法采用皮下浅刺的方法异曲同工。

《黄帝内经》中记录了多种针刺方法，如《灵枢·官针》中阐述了各种不同针刺的方式方法，其中提到了一些浅刺的方法："分刺者，刺分肉之间也。""直针刺者，引皮乃刺，以治寒气之浅者。"等等（郭霭春. 灵枢校注语译[M]. 贵阳：贵州教育出版社，2010.）。

《难经·七十一难》曰："经言刺荣无伤卫，刺卫无伤荣，何谓也？然：针阳者，卧针而刺之；刺阴者，先以左手摄按所针荣俞之处，气散乃内针。是谓刺荣无伤卫，刺卫无伤荣也。"（南京中医学院. 难经校释[M]. 2版. 北京：人民卫生出版社，2009.）《难经经释》："荣主血，在内；卫主气，在外。荣卫有病，各中其所，不得诛罚无过也。"此即《素问·刺齐论》所云"刺骨者无伤筋，刺筋者无伤肉，刺肉者无伤脉，刺脉者无伤皮，刺皮者无伤肉，刺肉者无伤筋，刺筋者无伤骨之义。所谓刺阳，指卫而言，卫在外，欲其浅，故侧卧其针，则针锋横达，不及荣也；所谓刺阴，指荣而言，荣在内，针必过卫而至荣，然卫属气，可令得散，故摄按之，使卫气暂离其处，则针得直至荣而不犯卫也。"又曰："卧针之法，即《灵枢·官针》浮刺之法。"（张山雷. 难经汇注笺正[M]. 太原：山西科技出版社，2013.）以上经文及经释中提到的"卧针而刺之""浮刺之法"等针刺方法，可以说是腕踝针皮下浅刺的雏形。腕踝针也提示我们，刺皮下取"卫气"具有不可忽视的治疗作用。而《针灸甲乙经·针灸禁忌第一》中也提到："刺骨者，无伤筋。刺筋者，无伤肉。刺肉者，无伤脉。刺脉者，无伤皮。刺皮者，无伤肉。刺肉者，无伤筋。刺筋者，无伤骨。"这也说明，针刺一定要严格按照相应的深浅度去刺，不能随意变化和更改。腕踝针亦当如此，应于皮下浅刺，不产生针感，如若刺入皮内，或使患者有酸麻胀痛等的感觉也属于操作不当。

（四）结 语

腕踝针是张心曙在用电刺激疗法治疗以神经症为主的疾病的经验基础上，受传统经络学说、耳针、穴位和针刺法的启发，从实践中逐步探索出来的一种独具特色的新的针刺疗法，是对传统针灸治疗学的实践和发展，因此必然不能完全脱离于针灸经络理论而独立存在，必然可以从中医学传统针灸经络理论中找到依据；而我们传统的针灸经络理论也是临床实践的总结，亦能从腕踝针的实践中得到新的检验。

近些年来，随着医疗工作者对腕踝针研究的深入，腕踝针在临床上的应用越来越广泛，其临床疗效也越来越明确和细化，我们从传统医学的针灸经络理论中挖掘腕踝针疗法的理论依据，是为了能使腕踝针疗法在中西医结合的指导方针下，同传统的经络理论结合起来，从而得到更大的发展。

第二节　腕踝针的作用机制探讨

一、神经反射调整观

腕踝针将身体两侧各分 6 个纵区，在两侧腕和踝部 6 个纵区内各定 1 个针刺点，用数字 1～6 对区和点统一编号，是一种用毫针行皮下浅刺以治疗疾病的现代针刺疗法。

腕踝针极大地简化了传统的针刺操作方法，免除了因针刺发生的意外。在教学上易教易学，利于普及。在经济上可节省大量医药费用，减轻病家负担。

腕踝针为什么会有疗效？

这个问题在腕踝针 1976 年公开发表以后就有人提出。迄今文献中发表观点的作者多数是中医针灸界人士，其中只有极少数学者提及了神经学观点。

腕踝针的创始从实践到认识，从无知向有知提升，从无目的向有目的进展，依靠的是不断探索，从探索中求知，其中最关键的是"实事求是"。人是个整体，已知与未知之间在不断演变、转化。

一根针刺入人的身体，这是一种机械刺激。按其刺入轻重，可立即引起不同反应。轻时引起注意，用手将针拔除就平静了；重时针一刺入立即引起全身惊跳，甚至出现恐怖情绪以及言语和记忆等一系列精神活动反应，还伴随心跳加快、面色改变，甚至哭泣流泪，求援等。这些现象是一般人都经历过的体验。现代生理学家早就注意过这种现象，称之为神经反射。

这一过程主要通过神经实现。我们可做一个最简单的动物实验：切除蛙的头，用尖物刺激其一条腿，立即引起该腿收缩及另一腿的伸展；如果将一条腿神经切断，就不出现同样的反应。若是不切掉头的活蛙，刺激腿时情况就不同，引起的反应更是强烈而多样化，如蹦跳、逃逸。事实说明这是神经受刺激引起的反射现象，无脑和有脑动物对刺激的反应大不相同，后者要复杂得多，因为脑是联络最多最广的中枢神经。

神经反射是由反射弧完成的，反射弧由 5 个基本部分组成，包括感受器、传入神经、存在于神经中枢各部位层次众多的联络神经、传出神经和效应器。其中感受器、传入神经、传出神经和效应器比较简单，最复杂的是联络神经，统帅着神经活动功能，使各种体内外因素引起的生态失调恢复平衡，因保持生态平衡是生命存在的必要条件。

腕踝针的三个特点是：① 身体分纵区，症状分区定位。② 按区选针刺点。③ 皮下针刺。三者实际上是个整体，前二者是前提，后者是关键。

身体分纵区：这是通过使用小电极在腕及踝部一圈移动，用微弱电刺激作用于皮肤表面，观察对身体各部症状的疗效反应时发现的。40 年来的针刺实践进一步验证了这种分区的可靠性。将分散在身体各部位的症状表现用分纵区的方法有规律地整理，这种坐标式的分区法，简化了针刺点，便于记忆、累积经验、技术交流。身体的这种分区用已知的神经排列不能解释，与经络走向不相符合，但从临床应用看，区与点的对应关系确实存在。如何解释？只有求助于假设，提出身体分纵区系起源于生物进化、身体的向阳性与阴阳面关系。

针刺点：腕踝部 6 个针刺点定在各纵区的一端，区与点用数字统一编号，表明了区与点的对应关系。只要在区的一端针刺，就能治疗区内各类病症；针刺后若疗效不显，轻微调动针的角度、方向，即可使疗效改观。这种情况只有通过神经的传导才有可能实现。

针刺法：将针尖刺过皮肤，并沿皮下表浅刺入，要求不引起酸麻胀痛感，并要使远距离的痛性症状立即消除，这样的针刺手法不是轻易能完成的，是一种轻刺激法。

一切活组织和机体都具有对刺激产生反应的特性，神经纤维对刺激的反应是产生神经冲动和由此引起的快速传导，肌纤维对刺激的反应是收缩。若肌肉受刺激发生持续性收缩，使局部血循环发生障碍，由此所出现的组织代谢障碍导致局部感受器感觉阈值降低，使对刺激的敏感度增强。

对疼痛而言，腕踝针的针刺部位虽远离产生疼痛的病灶，但针刺使皮肤感受器所产生的电位差冲动，沿神经纤维传向大脑皮层的过程中，要经过各级神经中枢的调整作用。这种调整作用在正常区域不发生，因此不出现感觉，但病灶部位的组织感觉阈降低，对传入的冲动敏感性增强就产生了感觉，经过调整使针刺引起的弱冲动引起强反应，适合对病灶部位兴奋的控制，使肌痉挛缓解，血循环恢复，疼痛也随之消除。"不通则痛"转变为"通则不痛"。这种现象在临床上颇为常见。如输尿管结石引起的剧烈绞痛，使患者痛得在床上打滚、呼叫，连吗啡、哌替啶都不能控制，针刺一侧下 5，立即止痛，以后不再要求打止痛针；一肛痔患者手术后痛得直跳，大声呼痛，针两侧下 6，立即止痛，能安静坐立并行走；对全身皮肤痒得不能忍耐要猛抓皮肤至出血的患者，针两侧上 1，立即痒止安静，再抓皮肤也不感痒；应用于腹部手术后伤口疼痛，不仅使伤口止痛，并促进了伤口愈合。这些都是针刺使病灶部位血管解痉，改善血循环，加速代谢的结果。

感觉麻木是神经的传导发生破坏或抑制的表现。脑、脊髓和周围神经末梢任何一段损伤或断离均影响感觉神经通路，进而出现感觉麻木，但神经非损伤性的功能抑制和虽有器质性损害但尚未损及神经通路的功能障碍也可表现为感觉麻木。前者是器质性的，通过针刺不能使感觉恢复；后者是功能性的，神经通路受抑制仅是神经间突触部位的功能抑制，神经元本身并无破坏，通过针刺可以改变突触间的抑制状态，重建反射弧联系，因此感觉可以恢复，不过恢复的时间与进程因受抑制的部位、范围和深浅程度不同而有区别。感觉中的麻与木是两种相似又不同的概念，麻是轻微触电样闪动感，不伴有感觉减退或丧失；木不一定有麻，仅有感觉减退或丧失。感觉麻木的表现形式随发生传导抑制的部位而不同。脑部范围较广的抑制常伴有其他感觉器官功能、运动功能，甚至精神状态的不同程度受抑，如全身皮肤感觉麻木、失明、失语、肢麻、全身软瘫、精神反应迟钝、表情淡漠及行动迟缓等；非脑部的抑制引起的感觉麻木不伴随出现精神症状。

中枢神经发生抑制出现的麻木，经针刺可以得到调整而恢复正常，不过其速度不如止痛迅速，由受抑制的部位、范围及程度而定。脑与皮肤在胚胎发生学上同属外胚层，发育成熟后虽然分开，但二者仍然保持密切关系。脑部感觉区与皮肤的感觉面相对应，皮肤感觉的变化反映脑部感觉区的状态。轻度、小范围的周围神经损伤所致的感觉麻木，经针刺要待数秒后才会缓慢转变为正常；脊髓部位受抑制时，感觉障碍的恢复较慢，需要针刺数次才开始消退；脑部深度的抑制引起全身或半身的麻木可保持多年，有的针刺要达10余次以后始逐渐脱抑制并出现剧痛的反跳现象后恢复正常，感觉恢复并不一定发生在针刺当时，可以在针刺之后（见感觉障碍节）。

神经的兴奋和抑制在感觉区虽表现为疼痛和麻木两种完全不同的状态，但性质相同，故在同一部位用同一方法针刺能调整神经功能达到平衡，恢复至常态。

同一类症状的对立状态是常见的，如疼痛与麻木、血压高与低、分泌增多与减少、动作增多与减少、失眠与嗜睡、躁狂与抑郁等，均为中枢神经不同范围、不同程度的功能失调，用同一针刺方法可使之得到调整，通过毫针弱刺激诱导达到平衡。

血压高与血压低：神经功能的兴奋与抑制表现在心血管方面的有血压高与血压低。高血压时血管处于痉挛状态，腕踝针的针刺点位置处在邻近尺动脉的上1，或邻近桡动脉的上3，针刺后该侧血压因血管解痉可以降至正常数值不再下降，而未针刺的一侧血压仍维持原状，再针刺该侧后血压才下降至常态，由此说明血压的增高与血管痉挛有关。心脉搏动的加强和加速受周围血管痉挛的影响，血压低可能因周围动脉管壁平滑肌的张力不足，用同一方法针刺也可使血压调整至正常值。

躁狂与抑郁：神经功能的兴奋与抑制出现在控制情绪的中枢——脑的额叶时，可表现为以情绪为主的精神失调：躁狂与抑郁。大脑处于兴奋状态时，为躁狂症表现，如情绪增高、言语增多、联想加快、常有夸大、行动增多；而抑郁症表现则相反，情绪低落、言语减少、行动迟缓。单纯发生躁狂症时皮下针刺较易控制，经针刺治疗数次能使症状缓解；但大脑处于抑郁状态而表现为抑郁症状时，针刺反应就较缓慢。

神经功能兴奋和抑制的其他表现并不少见，其功能失调的各中枢多在大脑皮层或皮层下近中线大脑裂的不同部位，这类症状以不能定位者居多，故针刺点取双侧上1，用同样的针刺方法能使兴奋（正）与抑制（负）两种不同的功能障碍通过微刺激诱导得到调整。

腕踝针之所以会有疗效是由于神经末梢受刺激,通过神经传导引起反射弧中联络神经的复杂调整作用。这是一种客观存在的神经传导功能活动。

二、腕踝针止痛机制的生物力学观

腕踝针属于针灸疗法中的一种特殊针刺疗法,是20世纪70年代由第二军医大学张心曙发现并广泛应用于临床的,针刺部位仅限于腕部和踝部,采用皮下浅刺法治疗身体的一些疾病,尤其是各系统的痛症,以其操作简便、安全,起效迅速、完全而得到广泛运用。腕踝针的特点是将人的身体上下两侧各分6个纵区,由前向后排列,用数字1～6编号,用于疾病的症状定位。在两侧的腕部和踝部各有6个相应的进针点,按区选点针刺。腕踝针疗法是根据"宁失其穴,勿失其经""经络所过,主治所及"的理论来选择针刺点,所以腕踝针疗法的12个进针点可看成十二经脉的缩影或代表穴。然而腕踝针镇痛机制的特性不能完全用体针的镇痛机制来解释,因为与一般体针相比有以下不同点:① 进针后卧针于皮下组织。② 患者无酸、麻、胀、痛等感觉。③ 针刺入皮下后疼痛迅减或消失,较一般体针显效。从腕踝针的进针部位、针刺感觉、止痛特点等来看,腕踝针的止痛机制不仅包含着神经—体液反射的观点,还包含着生物力学的一些原理。现将这一观点分以下几方面阐述。

1. 腕踝针的身体分区与十二皮部的关系　临床针刺腕踝部的针刺点能治疗相对应躯干部位的病症,腕踝针的治疗部位在皮下浅层(疏松结缔组织)。《素问·皮部论》认为,皮肤可以在纵行上分为十二条皮肤带,称为皮部,十二经脉就位于这些皮肤带内。刘里远探讨皮肤信息传导通路与中医经脉的关系,已经在形态功能两方面找到了多种皮肤中信号传导的证据。研究表明皮肤在纵形方向上分成易于水肿的隆起带和不易水肿的凹陷带,其凹陷带与中医的经脉相当接近。实验表明经脉线既是皮肤凹陷带,也是交感神经末梢及其递质的富集带,或称为交感神经敏感线。高等动物的皮肤具有传递机械刺激的信息通路,这与中医的经脉通路很可能是一致的,相对于神经系统的纵向传导而言,属于外周的横向传导(脊髓的皮节分段)。因此腕踝针的身体分区在理论上可看作是经络系统中的十二皮部。

2. 组织液压波的形成与变化　临床应用腕踝针时,医者的手下感觉是松软感,感觉进入一道空隙中,无任何阻力感,患者无酸、麻、胀、痛等感觉(一般体针得气所必须具备的针感),起效易达到最佳。可见腕踝针刺入皮下时,除了体表刺激使机械刺激信号沿着上述的经络敏感线循行外,其卧针于皮下组织,对周围组织液的这一微小扰动,必然对皮下周围组织液原来的平衡状态造成破坏,经过一段时间的调整(针刺起效的过程),恢复到新的平衡状态。期间的过程可通过下面力学的原理阐释。

(1) 组织液压波的形成:体液运动包括流动和波动、脉管内运动和脉管外运动。20世纪90年代前曾对血压波在血管中的传送问题研究得比较多,而对血管外的压力波传送规律却研究得甚少。1991年美国的Blake才提出了一个组织液压波扩散的理论模型。我们知道流体是不可堆积的,任何扰动引起的流体局部堆积,被流体压缩性所抵消,扰动以流体压缩波(声波)的形式传播;具有自由表面的流体内,扰动引起的流体局部堆积被重力消除,同时形成表面波,充满流体的管道里,与引起周围管壁内的应力波(弹性波)相互协调,产生一扰动速度场。当腕踝针卧进皮下组织时,必定在皮下疏松结缔组织中占据了原来组织间隙一定的空间,这一微小扰动产生如前所述的表面波,沿一定的方向传播。

(2) 组织液压波的循经传送:丁光宏等研究人体组织定向流动与经络的关系,通过对模拟经络线附近组织液流动的动力学模型的分析计算发现,血浆从平行的毛细血管渗透到组织间隙中会在组织间隙中产生一种定向流动,这种流动的方向刚好和经络方向一致,而这种组织液流动的动力来源于血浆在毛细血管与组织间隙的渗透。张维波等进一步做了关于组织液压波在大鼠胃经皮下组织传送规律的动物实验研究,实验结果表明组织液压波在传送过程中的压力在经线上的衰减小于经线外的衰减。实验结果表明经线上的组织具有较好的渗透性,使得组织液压波传送较为容易,得出经脉线的组织有利于组织液压波的传送且同时有益于组织液的流动。根据 Darcy 定律和质量守恒方程,将存在组织液朝向经脉线和沿经脉线的流动现象。腕踝针的按区选点刺激可以认为是按照经脉的路线,在皮下组织扰动引起的组织液压波在一定的空间沿着经脉以机械波的形式传送的。而这种有限幅度的扰动引起的波动的传播可能出现类似空气动力学里的激波,以声速循经传播,使波动在病灶部位产生激荡现象,故而腕踝针起效较一般体针迅速。

(3) 组织压变化对毛细血管—组织交换的影响:许世雄等通过实验观察组织压动态变化对毛细血管—组织交换的影响,发现毛细血管渗透率随组织压动态变化而变化,组织压正向脉动时总的趋势是组织压较静态时增大,阻碍了血浆从毛细血管渗出,这使血液压积和表观黏度随之发生动态变化。对于较大的组织液压变化幅度,在组织液压增大时相,表观黏度基本不再增高,这就十分有利于血液的流通以及和组织液间的物质交换,加快了离子的渗透。

3. 皮下组织的生物力学原理　　腕踝针进针部位在皮下真皮层的疏松结缔组织层,针体埋在组织间隙中,不仅对周围的组织液产生影响,同时使局部的皮下毛细血管产生一系列变化。

皮下组织血管构成主要以静脉、毛细血管为主,周围为大量的疏松结缔组织。与动脉相比,生理状态下的静脉内压很低,此时弹性系数很小,而且很大程度上依赖于管壁应力的大小。此外静脉富含平滑肌,因而静脉的容量对神经、精神、药物及机械刺激相当敏感。我们知道静脉血容量占人体总容量的 75%,压力或肌肉紧张程度的任何改变都会引起静脉血容量变化。生理状态下静脉内血压很低,此时弹性系数很小,而且很大程度上依赖于管壁应力的大小。冯元桢通过测量肠系膜的应力应变关系计算了周围组织对毛细血管刚度的影响,结果表明,当肠系膜受张时,其毛细血管的刚度 99% 以上来自周围介质。从力学性质看,应将毛细血管和它周围的组织看成一个整体。若周围组织的大小比毛细血管厚大,且组织受张,则毛细血管的刚度主要源于周围组织;若周围组织和毛细血管相比不很大,或很松弛,则毛细血管就很容易扩张。真皮下毛细血管可属此例。

针体刺入皮下后对周围组织的微小扰动产生的应变使周围的毛细血管或小静脉发生应力的变化,这种应力的变化形成的弹性波(化学波)沿着血管交感神经敏感线到达病灶所在处。生物组织不是弹性体,应变的时间段影响着应力,加载和卸载时的应力有一定的区别。在一次大扰动后需要一个调整时期,物理性能才能稳定,这几乎是所有组织的共性。在低应力范围内所有的组织都有滞后、松弛和蠕变现象,这一原理可以解释腕踝针需放置一定的时间才使效应维持的原因。

4. 疼痛部位的离子通道变化　疼痛是人体在受到伤害性刺激后产生的一种不适反应,传统上认为炎症性疼痛和神经病理性疼痛的机制不同。最近的研究表明两种病变引起的离子通道变化,受体的重新分布、上调等都涉及相同的介质分子家族,异位电活动是离子通道和受体异位堆积的结果。目前研究已证实离子通道与受体的表达在镇痛机制中发挥主要的调控作用。杜旭通过对青龙衣镇痛机制的研究提出了钾能镇痛、钙离子减少引起镇痛,即钾、钙离子的变化是镇痛机制的一方面。所有感受器或感受末梢的功能都是把外来不同能量形式的刺激信号转变成相应感受器上的电变化,然后再转化成为传入纤维上可作远距离传导的动作电位,即感受器的换能作用。人体发生损伤时,细胞伤害导致细胞释放出多种蛋白水解酶进入细胞间隙,使周围血管的应力增加,导致周围组织压力增高,血管本身渗透性很好,但组织间隙的高压严重地阻碍了流体和大分子的跨壁传输,病灶周围的离子交换受阻。当针体进入人体后所产生的组织液压波类似冲击波循经传导,冲击波所具有的瞬间压缩膨胀而产生的力学刺激,使病灶周围的渗透率增高。人体真皮中存在两根 P 物质轴突末梢与同一肥大细胞形成的突触样连接,在离体培养的睫状神经节,SP 可使 83% 的神经元极化产生一个内向电流,即针体进入皮下后镇痛中的重要物质,通过对皮下血管壁的应力变化引起以 P 物质为主的神经递质的循经信号传导产生的化学波,亦可认为是孤立波,传来的孤立波信号引起轴突内外的钾钠离子的电导率增强,两种波动在病灶局部产生振荡,引起局部组织压的变化导致渗透率的变化,从而加快离子通道的变化,迅速改善了病灶组织的缺血状况,达到了明显止痛效应。

综上所述,在自然界不论是生态系统或化学系统,从原来的稳定态到新的稳定态中间要发生消长、振荡现象,虽然在开始的时候是独立的,但到一定的时间都进入一条统一的周期轨道,并在其中来回旋转,这些系统均超出稳定性范围,走进统一的封闭轨道。腕踝针的镇痛机制即属此例,其镇痛不仅包含着传统上人们认为的神经—体液反射原理,究其不同于一般体针的止痛效果,可能很大程度上取决于针体进入皮下后在针刺部位产生的机械波与化学波,在一定的时间内机械波与化学波由刚开始的独立状态循经运行至病灶处,相互协同振荡使病灶局部的离子通导率(钾、钙离子等的变化)迅速增加而达到显著的止痛效果。

第三节 一种用于腕踝针随机对照临床试验的假针刺对照方法

腕踝针疗法进针时要求无痛，不要求酸麻胀重等得气感，患者容易接受，而且腕踝针应用面广，安全方便，简明易学。腕踝针对急性痛症的治疗具有优势。然而，腕踝针治疗疼痛类疾病临床疗效的 Meta 分析认为，由于腕踝针的临床研究质量偏低，腕踝针治疗疼痛类疾病的有效性尚缺乏足够的证据，有待进一步研究来验证。随机对照试验是临床流行病学中公认的评价临床治疗性研究的金标准，而随机化、对照组设立、盲法以及基线可比性是随机对照试验所应遵循的四大原则。当前国际上发表的针灸临床随机对照试验绝大部分是以安慰针刺作为对照组，而在腕踝针临床研究中采用安慰针刺进行随机对照研究的论文尚不多见，为证明腕踝针的疗效，以假针刺组为对照组进行随机对照临床研究已显得十分必要，如何成功设计腕踝针假针刺方法则尤为重要。现介绍一种用于腕踝针临床随机对照试验的腕踝针假针刺对照方法，供同仁参考。

一、腕踝针假针刺的适用范围

以腕踝针假针刺为对照的随机对照临床试验适用于观察腕踝针的即时疗效，尤其是即时镇痛疗效。在受试者依从性好，并能保证受试者在试验结束前看不到针刺点是否刺破的情况下，也可观察腕踝针的长期疗效。

二、腕踝针假针刺的实施步骤及要求

（一）假针刺针具的制作

采用华佗牌直径 0.25 mm、长 25 mm 的一次性针灸针，用钢丝钳将针身截去 23 mm，将针身断口处在砂纸上稍打磨，去其锋芒，使针尖变钝，这样一个假针刺针具就制作完成了（图 4-3-1）。可多制作一些假针刺针具，放入灭菌针灸盒内备用。有条件的可以找针灸针生产厂家定制假针刺针具。

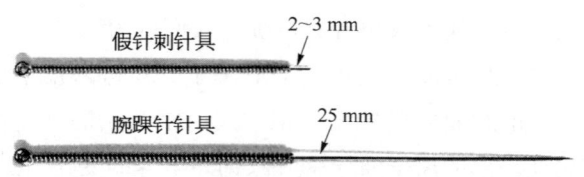

图 4-3-1 腕踝针假针刺针具示意图

（二）假针刺的操作方法

假针刺的操作方法与真针刺基本相同，但针不刺破皮肤。用假针刺针具的钝尖轻触一下针刺点处皮肤，使受试者有轻微针刺感，但针实际上并不刺入皮肤。保持假针刺针具的钝尖与皮肤的接触，缓慢向前推 5 mm 左右，而后将针身和针柄慢慢放置在皮肤上，用医用输液贴覆盖固定。不让受试者看到或辨认出针刺的针具留置情况（与针刺组相同），如图 4-3-2 所示。根据研究需要留针 30～60 分钟或更长时间。

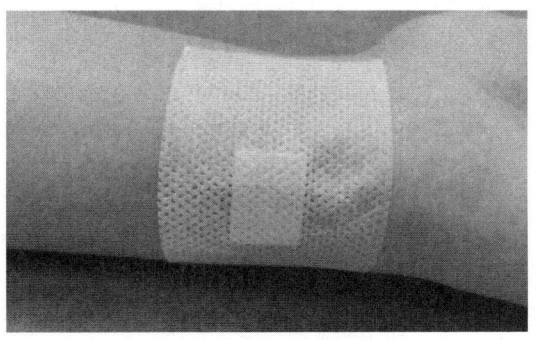

图 4-3-2　假针刺后留针情况

（三）针刺时患者体位及要求

对行针刺与假针刺的两组患者采用相同的方便进针的体位。单独针刺上肢针刺点可采用坐位；单独针刺下肢针刺点或同时针刺上肢和下肢针刺点采用仰卧位或俯卧位。

对仰卧位和坐位的受试者均佩戴眼罩或设置屏障遮挡视线，俯卧位的受试者看不到进针点，可不佩戴眼罩或设置屏障遮挡视线。完成针刺后，留针期间可摘下眼罩或取消屏障。

三、对针灸治疗医师及评估者的要求

（一）对针灸治疗师的要求

所有对受试者的针刺治疗均由同一名注册针灸师完成。该针灸师必须接受过腕踝针和腕踝针假针刺专业训练，并至少有 1 年以上腕踝针临床治疗经验。该针灸师在腕踝针针刺时能快速将针尖刺入皮下，将针身沿真皮下推进时能准确感觉到针身的状态，是否遇到阻力，若遇到阻力时能正确调整针尖的深浅度，确保进针时无阻力。在进行腕踝针假针刺操作时，针灸师将钝尖触及皮肤时力度要适中，既能使受试者感到针刺，又不使钝尖刺破皮肤，并能保持针刺的力度，将假针刺针具的针尖在皮肤上向前滑动 5 mm 左右，使受试者感到针尖在向前移动。

（二）对评估者的要求

评估者一名，注册针灸师，不参与诊疗，不被告知受试者被分配到哪一组。指导受试者填写试验相关的调查表，不与受试者交流与评估无关的问题，评估情况对治疗者保密。评估者还应随时观察记录可能出现的不良反应，如晕针（头晕、恶心、心悸、呕吐等）、皮下出血等。

四、如何判定假针刺实施是否成功

假针刺实施的成功与否,与针灸师的针刺技巧及受试者的个体差异均有关,故最好每次试验后都要评估假针刺是否成功。由评估者指导患者填写针刺时的感觉问卷。两组患者对真假针刺的判断上是否存在差异,将作为对假针刺是否成功实施的重要指标。问卷包括四项内容:① 是否感觉到针刺皮肤。② 针是否刺入了皮肤。③ 针刺时的疼痛强度。④ 是否有酸、麻、胀、痛的得气感或其他感觉。其中针刺时的疼痛强度用疼痛 VAS 评分。该评分法是在纸上划一条 10 cm 的横线,刻度精确到毫米,横线的左端标为 0,表示无痛;右端为 10,表示剧痛。评定时让患者根据自我感觉在横线上划一记号,表示针刺引起的疼痛的强度。

五、即时镇痛疗效观察的随机对照临床研究方案

以观察腕踝针即时镇痛疗效为例,参考《腕踝针对急性腰痛的即时镇痛作用:随机对照研究》,设计腕踝针假针刺随机对照临床研究方案。受试者签署知情同意书,将其随机分为针刺组和假针刺对照组,针刺治疗前和治疗第 5、第 10、第 15、第 30 分钟由评估者指导患者填写疾病疼痛调查表,针刺结束后指导患者填写针刺时的感觉问卷,最后进行统计分析。

六、讨论

在针刺临床试验中,理想的假针刺必须具备两个首要条件:① 没有或仅有极小的特异治疗作用,从而不影响对针刺治疗作用的准确评估。② 除此之外,其他各个方面都与治疗措施没有区别或尽可能相似,能成功实现研究的盲法。其次,假针刺的设置不应影响治疗针必要的手法操作,必须保证正常治疗作用的实现。再次,假针刺还应尽可能简单、安全、易于操作、适用性强。腕踝针是一种皮下针刺方法,要求不产生酸、麻、胀、痛等得气感,这就使得腕踝针的假针刺相比传统针刺的假针刺容易实施。

该腕踝针假针刺方法的优点:① 针不刺入皮肤,将针刺对人体的刺激尽可能地减小,在不具有特异治疗作用这一点上无疑是腕踝针假针刺最稳妥的选择。② 用针不需要特殊设计,操作简便,易于临床应用。③ 在用医用输液贴覆盖固定好后,可让患者睁眼、摘掉眼罩、解除屏障。当患者看不到针尖时可一定程度上增强患者针已刺入皮下的感觉。

腕踝针的假针刺随机对照研究的缺憾:① 针灸师无法根据疗效对针刺方向、深浅进行调节,一定程度上会影响腕踝针的疗效。这是因为在随机对照研究过程中,盲法至关重要,针灸师针刺后,不能询问受试者疗效,只能由评估者指导受试者填写疗效量表或问卷,评估结果需要对针灸师严格保密。② 腕踝针假针刺对照研究较难用于腕踝针长期多次治疗的疗效观察。腕踝针的针刺点在上肢的腕部和下肢的踝部,假针刺不刺破皮肤,受试

者在治疗一次后很容易看到针刺点是否被刺破,明白自己接受的是否是假针刺,即使在治疗后仍用胶带覆盖针刺点,也很难保证受试者不揭开胶带。所以用腕踝针假针刺对照来观察腕踝针的长期疗效,还需找到较好的方法保证受试者不看到针刺点是否被刺破。

虽然腕踝针假针刺的随机对照研究存在缺憾,但在没有设计出更好的试验方法之前,该研究方法未尝不是重要选择。

第四节　一种腕踝针人体模型

腕踝针的特点是将人体两侧各分 6 个纵区,用于疾病的症状定位,在腕和踝部与 6 个纵区相对应地设置有针刺点。腕踝针的优点是针刺部位只限在腕和踝,但是其治疗范围却遍及全身,对疼痛的疗效尤为显著。

传统纵区的分区方式为文字描述或者配有简图,其问题在于,使用者往往难于记忆复杂的区域,以及施针的具体位置,在学习和使用过程中要不断地去书中查找,十分不便,并且在腕踝针教学的过程中也缺乏合适的教学器材来直观地显示病痛的分区以及相应的针刺点。

为了能够直观地显示腕踝针的分区方法和针刺点的定位,方便学习和教学使用,我们设计了一种腕踝针人体模型,用于腕踝针疗法的操作及其教学。腕踝针人体模型的高度为 15 cm,可置于中医药实用技术诊疗包中,便于随身携带,随时取用(图 4-4-1)。腕踝针人体模型已获中华人民共和国国家知识产权局颁发的实用新型专利证书。

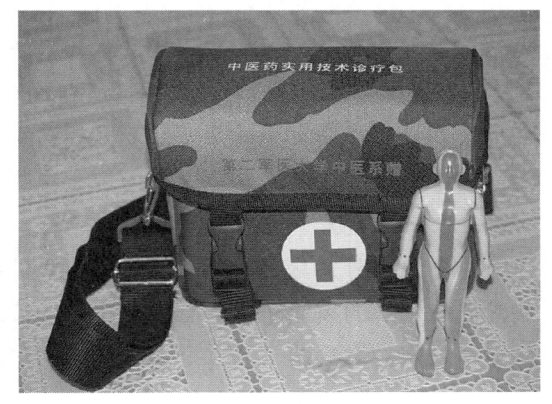

图 4-4-1　腕踝针人体模型和中医药实用技术诊疗包

一、腕踝针人体模型的设计

腕踝针人体模型根据正常人体按比例缩小制成;病灶区指示部相互邻接,覆盖于模型的外表面,用于指示腕踝针疗法所涉及的病灶区;针刺点指示单元分别与病灶区指示部相对应,被设置在各个病灶区指示部上,分别位于左腕部、右腕部、左踝部和右踝部的预定针刺位置处。

腕踝针人体模型具有以下特征。

病灶区指示部以模型的前中线和后中线为界,将模型分为左右两侧,每侧由前到后分为六个纵区,分别为左1区、左2区、左3区、左4区、左5区、左6区、右1区、右2区、右3

区、右4区、右5区、右6区。腕踝针人体模型的横隔处有一条线,将人体分为上下两区,分别形成左上区、右上区、左下区、右下区。

  针刺点指示单元为二十四个,分别为:左腕部第1针刺点指示单元、左腕部第2针刺点指示单元、左腕部第3针刺点指示单元、左腕部第4针刺点指示单元、左腕部第5针刺点指示单元、左腕部第6针刺点指示单元;右腕部第1针刺点指示单元、右腕部第2针刺点指示单元、右腕部第3针刺点指示单元、右腕部第4针刺点指示单元、右腕部第5针刺点指示单元、右腕部第6针刺点指示单元;左踝部第1针刺点指示单元、左踝部第2针刺点指示单元、左踝部第3针刺点指示单元、左踝部第4针刺点指示单元、左踝部第5针刺点指示单元、左踝部第6针刺点指示单元;右踝部第1针刺点指示单元、右踝部第2针刺点指示单元、右踝部第3针刺点指示单元、右踝部第4针刺点指示单元、右踝部第5针刺点指示单元、右踝部第6针刺点指示单元。

  左腕部第1针刺点指示单元与左上1区相对应,左腕部第2针刺点指示单元与左上2区相对应,左腕部第3针刺点指示单元与左上3区相对应,左腕部第4针刺点指示单元与左上4区相对应,左腕部第5针刺点指示单元与左上5区相对应,左腕部第6针刺点指示单元与左上6区相对应,左踝部第1针刺点指示单元与左下1区相对应,左踝部第2针刺点指示单元与左下2区相对应,左踝部第3针刺点指示单元与左下3区相对应,左踝部第4针刺点指示单元与左下4区相对应,左踝部第5针刺点指示单元与左下5区相对应,左踝部第6针刺点指示单元与左下6区相对应。位于腕踝针人体模型右侧的针刺点指示部与病灶区指示部之间的对应关系与位于腕踝针人体模型左侧的针刺点指示部与病灶区指示部之间的对应关系相同。

  六个纵区分别具有不同的颜色,六个纵区中相邻的两个纵区采用不同的颜色。另外,病灶区指示部的表面还覆盖有凹凸纹理的纹理层,并且相邻的纹理层的凹凸纹理互异,针刺点指示部具有触感与纹理层不同的凹凸层。

二、腕踝针人体模型的应用

  在教学和临床运用中,可以根据病症部位在腕踝针人体模型上找到相应的颜色区域,并根据颜色区域的指示确定相应的针刺点。比如左1区位于前中线左侧,头面部从前中线至以左眼眶外缘为垂直线之间的区域,包括前额、眼、鼻、唇、前牙以及颏,此区域也可以代表舌、咽喉、扁桃体等人体内部器官的疼痛区域;颈部还包括气管和食管的体表对应区;胸部从前中线至胸骨缘,包括乳房近胸骨缘、心前区(左侧),此区域也包括胸肋关节、气管、食管;腹部自前中线至腹直肌区域,包括胃、胆囊、脐部、下腹之膀胱、子宫相对应的体表区,会阴部。腿部腘窝内半侧以及沿此内半侧分别向上延伸至大腿根部的区域,以及向下延伸至脚部跟腱内缘与内踝之间的区域;足跟区域;左臂肘窝内侧以及分别向上和向下延伸至腋下和腕部区域;以及手掌尺侧至小指之间的区域。有上述相关疾病可以根据颜色区域指示,选取左腕部第1针刺点或者左踝部第1针刺点进行针刺治疗。

其他部位疾病可以根据此方法进行定位,选取针刺点。

由于模型所设计的病灶区指示部与人体相应的病灶区相对应,并且相邻的病灶区指示部采用不同的颜色区分或者采用不同的表面纹理进行区分,因此能够直观地显示病痛的区域,并且在每个区域相应的针刺位点上都设置有相应的标记。因此有利于使用者根据患者病痛的位置找到相应的分区并找到与分区对应的针刺位点,使用更方便。

第五节　腕踝针创新探索的实践

腕踝针的理论具有创新性。腕踝针的皮下浅刺法对体表皮下组织层的刺激是其独特作用机制的核心。腕踝针通过少数几个固定作用点发挥止痛等效应,有别于传统针刺理论,简化了配穴的流程,方便推广应用。腕踝针操作时,要求不出现酸、麻、胀、痛等得气感;而且越是没有针感,疗效越好,与传统针灸的"气至则有效"恰恰相反。

腕踝针止痛疗效确切,临床应用广泛,具有"简、便、廉、验"的特点。然而,腕踝针并不是绝对完美的。在实际临床操作中,我们也发现它的不足之处:① 选点特殊。腕踝针进针点位置选取特殊,与传统穴位有所不同,初学者往往识记不易。② 有创操作。与传统针刺一样,腕踝针属于有创操作。由于腕踝针是要求破皮后在皮下平刺,并且进针较长,若针刺点选取不当可能导致疗效不佳,或者刺伤血管。③ 恐惧心理。由于留针的需要,患者易产生恐惧心理。实践中有时还会发生晕针的现象。④ 自我管理。腕踝针留针可达数小时甚至超过 24 小时。尽管腕踝针留针时患者没有针感,不影响针刺部位活动,但在长时间留针期间,患者依然要进行日常生活,例如洗漱、夜间翻身等,就会出现不方便或难以自我管理。所以,腕踝针在操作技术和工具途径上仍有改进和完善的空间。近年来,我们不断思索腕踝针的发展,进行了一些创新性的探索和实践。

一、腕踝针针刺点定位客观标准化探索

腕踝针的创新,首先离不开对针刺点的研究。

(一) 腕踝针针刺点学说的困惑

腕踝针进针点在腕横纹上 2 寸或外踝尖上 3 寸处,每一进针点均处于腕踝部每一区中点处,根据骨度分寸定位法和体表解剖标志定位法确定的进针点定位如下。腕部:上 1 在小指侧的尺骨缘与尺侧腕屈肌腱之间;上 2 在腕掌侧面的中央,掌长肌腱与桡侧腕屈肌腱之间;上 3 在桡骨缘与桡动脉之间;上 4 在拇指侧的桡骨内外缘之间;上 5 在腕背的中央,桡骨与尺骨两边缘之间;上 6 在腕背侧,距小指侧尺骨缘 1 寸(同身寸)处。踝部:下 1 在靠跟腱内缘处;下 2 在踝部内侧面中央,靠内侧胫骨后缘;下 3 在胫骨前嵴向内 1 寸(同身寸)处;下 4 在胫骨前嵴与腓骨前缘之间的胫骨前肌中点;下 5 在踝部外侧面中央,靠腓

骨后缘；下6在靠跟腱外缘处。

腕踝针的发明受经络学说和腧穴理论的启发，腕踝针分区与十二经脉分布密切相关。有学者提出，腕踝针的进针点大都为十二经脉的穴位，如腕部1区进针点为手少阴心经"络"穴通里，腕部2区进针点为手厥阴心包经"络"穴内关，腕部3区进针点为手太阴肺经"络"穴列缺，腕部4区进针点为手阳明大肠经"络"穴偏历，腕部5区进针点为手少阳三焦经"络"穴外关，腕部6区进针点为手太阳小肠经"络"穴支正，踝部1区进针点为足少阴肾经"络"穴大钟，踝部2区进针点为足太阴脾经的三阴交，踝部4区进针点为足少阳胆经"络"穴光明，踝部5区进针点为八会穴之一绝骨，踝部6区进针点为足太阳膀胱经"络"穴跗阳。

张卫华等对腕踝针分区提出新理论。将腕横纹上2寸环腕一周平均分为6份，在掌面，由尺侧至桡侧依次划分为：内1/3区为上1区，中1/3区为上2区，外1/3区为上3区；在腕背，由桡侧至尺侧依次为：外1/3区为上4区，中区1/3区为上5区，内1/3区为上6区。同理划分踝部进针点所属分区，即将内踝和外踝上3寸环踝一周平均分为6份，在内侧，由后向前依次为：后1/3区为下1区，中1/3区为下2区，前1/3区为下3区；在外侧，由前向后依次为：前1/3区为下4区，中1/3区为下5区，后1/3区为下6区。之后又提出"以区代点"的新理论，认为腕踝针进针点有别于传统腧穴，它是由其分区决定其在腕踝部的位置的。所以各个分区内进针点的具体位置常常是不固定的，即某一区内有多个进针点，因此在针刺治疗时即可取所属区域内的任意一点或多个进针点。

从腕踝针传统进针点定位到之后不同研究者的创新定位不一，腕踝针初学者往往会感到迷茫。摸索出一套科学的定位方法，使腕踝针的进针点稳定、简单、规律，这是非常必要的。

（二）针灸腧穴定位的标准化

早在《黄帝内经》中，就已采取腧穴准确定位的"二步定位法"。就是先用体表标志定位法、骨度分寸法粗定位，确定大致区域，再通过探感定位，对热敏或压敏穴位进行细定位确保"得气"。

目前的腧穴定位方法不外乎四种，即体表标志定位法、骨度分寸法、同身寸法和简便取穴法。体表标志定位法与骨度分寸法均源于《黄帝内经》，至今还被作为最主要的腧穴定位方法。体表标志定位法因直观、简单、准确而被当作取穴的首选方法，361个经穴中有140多个腧穴可用此法定位。古代针灸腧穴定位的解剖学基础均体现在体表标志定位上。指寸定位法（同身寸法）源于《千金方》。《针灸大全》进一步提出"大指与中指相屈如环，取中指中节横纹，上下相去长短为一寸"。手指同身寸法由于不同的人指寸的差异太大，不利于临床取穴和学术交流。至于简便取穴法，则是自古以来医家总结的简易取穴方法。

近年来不断有研究表明，骨度分寸法与同身寸法、简便取穴法之间存在显著差异，同身寸法与简便取穴法均存在不同程度的误差,其准确性不如前两种定位方法。因此在临床实践中,能使用体表解剖标志取用的穴位,首选该法定穴;其次根据骨度折量定位法,以上两法都使用困难时,才使用手指同身寸法。从1990年版到2006年版的国家腧穴定位标准,最大的变化就是加入了很多现代解剖学的概念,用更多的骨性标志取穴法取代了简易取穴法来取穴,进一步促进了针灸的规范化、标准化及国际化。目前国外采用的腧穴定位标准是世界卫生组织(WHO)西太平洋地区于2008年6月发布的国际标准《世界卫生组织标准针灸经穴定位》(WHO Standard Acupuncture Point Locations in the Western Pacific Region),它确定了361个经穴的定位标准。

(三) 针刺点定位装置的设想

为了使针灸腧穴定位客观标准化,曾有人提出利用松紧带进行腧穴定位的方法。松紧带拉伸至适当长度,使松紧带上的"0"标记对准起点腧穴,骨度总数标记点对准止点腧穴,找到应查腧穴的骨度点,并在患者身上作好标记即可。后又有人提出"腧穴体表定位等分尺"的概念,以期生成"骨度等分测量法"来替代简便取穴法,意在废止传统的简便取穴法定位和手指比量法。方进等根据骨度分寸原理研制了一种人体腧穴体表定位比例尺以精确定位。王默雨等提出腧穴是一个可以空间量化的空间对象。中医的空间统计运用可以从腧穴的定位开始,建立一个空间坐标系,虽是空间统计学应用的初步设想,但也是一条可行之路。

采用可量化的测量工具或装置,是实现针灸腧穴定位真正客观标准化的必由之路。腕踝针在腕踝部的施针部位局限,针刺点处于同一平面,可空间量化,且定位装置易于佩戴,其进针点定位装置的实现将成为可能。

(四) 腕踝针进针点定位的量化

由于腕踝针针刺点的特殊性,腕部、踝部各针刺点之间的距离占腕部或踝部周长的比例相对固定。我们进行了一项临床研究,获取了研究人群的体表数据,通过分别测量腕部、踝部各进针点之间的距离占腕部或踝部周长的比例,得出相对固定的进针位置,并制作出一个定位的简易装置,使得腕踝针的针刺点定位相对客观标准化。例如,以腕部的尺骨内侧缘或踝部的跟腱中点为测量基准点,以下为抽样人群的各针刺点距基准点长度占周长的具体比值(均数±标准差):① 左腕1、2、3、4、5、6进针点,比例依次为 $0.07\pm0.01, 0.32\pm0.026, 0.48\pm0.027, 0.58\pm0.032, 0.75\pm0.033, 0.87\pm0.032$。② 右腕1、2、3、4、5、6进针点,比例依次为 $0.07\pm0.01, 0.32\pm0.03, 0.47\pm0.03, 0.55\pm0.06, 0.71\pm0.08, 0.84\pm0.05$。③ 左踝1、2、3、4、5、6进针点,比例依次为 $0.11\pm0.01, 0.24\pm0.03, 0.41\pm0.03, 0.61\pm0.03, 0.79\pm0.03, 0.93\pm0.05$。④ 右踝1、2、3、4、5、6进针点,比例依次为 $0.11\pm0.01, 0.25\pm0.03, 0.41\pm0.05, 0.63\pm0.06, 0.80\pm0.03, 0.92\pm0.03$。以右踝为例,我们分析了右踝6个进针点与右踝周径之间的关系,形成数学模型的散点图(图4-5-1)。结果表明,各进针点与周径基本呈线性相关,构建的数学模型成立。

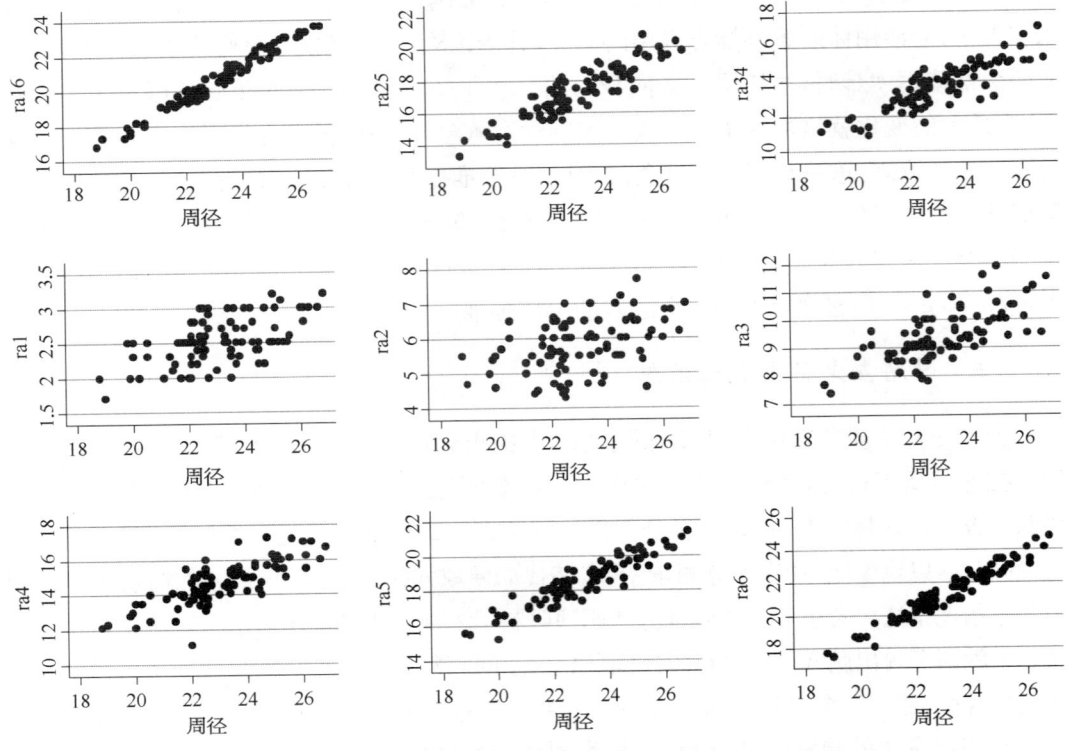

图 4-5-1 右踝 6 个进针点与右踝周径之间关系的散点图

由于进针点之间具有相关性，在应用于人体时，只要确定了基准点，不需要将 6 个进针点的定位烂熟于胸，也可以准确地找出将该六点的定位。

(五) 腕踝针针刺点定位装置的设计

腕踝针针刺点定位装置设有固定带 1，固定带 1 为环形，固定带 1 上设有定位线 11 和 6 个通孔，固定带 1 包括腕式固定带和踝式固定带，将固定带 1 从定位线 11 处展开后，所述的腕式固定带上 6 个通孔的中点距定位线 11 的距离与定位装置总长度的比例依次为 0.07 ± 0.01、0.32 ± 0.03、0.47 ± 0.03、0.58 ± 0.03、0.75 ± 0.03、0.87 ± 0.03，所述的踝式固定带上 6 个通孔的中点距定位线 11 的距离与定位装置总长度的比例依次为 0.11 ± 0.01、0.24 ± 0.03、0.41 ± 0.03、0.61 ± 0.03、0.79 ± 0.03、0.92 ± 0.03（图 4-5-2）。左右腕部和踝部针刺点比例相似度高，故选取左腕及左踝数据，并调整标准差在合理范围内，以保证 6 个通孔内径的规律性。

腕式固定带的长度为 $10\sim20$ cm，腕式固定带的通

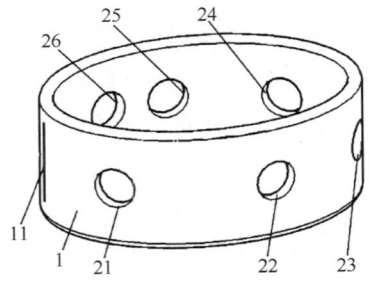

图 4-5-2 腕踝针针刺点定位装置示意图

1：固定带；11：定位线；21：第 1 通孔；22：第 2 通孔；23：第 3 通孔；24：第 4 通孔；25：第 5 通孔；26：第 6 通孔

孔的直径为 1～15 mm，踝式固定带的长度为 15～35 cm，踝式固定带的通孔的直径为 2～20 mm，腕式固定带和踝式固定带的宽为 2～6 cm。固定带采用弹力橡胶体、塑料、合成纤维、棉或硅胶材料制成。

在对患者进行针刺治疗时，若在患者的腕部选取进针点，则将腕式固定带上的定位线 11 与尺骨内侧缘对应，第 1 通孔 21、第 2 通孔 22 和第 3 通孔 23 位于手心一侧，佩戴时使用拇指同身寸法（患者拇指指间关节的宽度为 1 寸），距掌腕横纹上 2 寸佩戴；若在患者的踝部选取进针点，则将踝式固定带上的定位线 11 与跟腱中点对应，第 1 通孔 21、第 2 通孔 22 和第 3 通孔 23 位于跟腿内侧，佩戴时使用一夫法（即患者四指并拢，以中指中节横纹为准，以四指的宽度作为 3 寸），距外踝上 3 寸佩戴。

该腕踝针针刺点定位装置的创新优势有：① 该定位装置设有固定带，固定带上设有定位线，方便定位装置的正确佩戴，固定带上设有通孔，可快速并且准确地进行进针点定位。② 固定带采用的材料可反复循环利用，低碳环保。③ 固定带上通孔的直径与通孔间距经人群流行病学调查并作数据分析后得出，在通孔有效面积中取针刺点均有统计学意义，行针刺治疗有治疗效果。该装置已获中华人民共和国国家知识产权局颁发的实用新型专利证书。

二、携带式压迫治疗装置的创新

（一）以压迫治疗代替传统针刺

传统腕踝针疗法属于有创操作，操作不慎易出血，金属针留置后可能出现局部感染，甚至变形、折断。现有针对腕踝针疗法的改良方案中尚无一种疗法和工具可以完全消除以上风险及弊端。因此，亟须一种纯物理疗法、无创无痛、无毒副作用、环保低碳、可循环使用，且能因人调节，操作简便的腕踝针针刺点刺激装置。

以压迫刺激代替针刺治疗与留针刺激是较为可行的方法。穴位压迫治疗由来已久，例如"指针"点穴就是以指代针刺激穴位以达到与针刺相同的目的；又如目前市场上销售的一种晕车腕带（sea-band），其工作原理就是用腕带上特殊的纽扣替代人手的按揉，对腕部内关穴施与压力和刺激，用来缓解晕车、晕船、晕机、怀孕恶心呕吐等多种症状。腕踝针针刺点压迫治疗装置是晕车腕带的延伸，对于急性痛症及经筋病患者尤其运动员和部队战士尤为适用，既能及时止痛又不妨碍工作或训练。

（二）携带式腕踝针针刺点压迫治疗装置

携带式腕踝针针刺点压迫治疗装置固定带 1 为弹性带，采用合成纤维、棉或者橡胶弹力体材料按照通用工艺加工制成，不易变形，不易松动或脱落。弹性带长 50～300 mm，宽 10～60 mm，厚度 2～10 mm，但不限于此，根据临床需要设定即可。固定带 1 上设有的通孔是对应腕踝针分区而设置的，可根据需要留置 1～6 个，每个通孔用于嵌入夹具螺母

24，通孔的孔径为 10～20 mm；螺栓 2 采用金属或塑料材料制成，直径 10～20 mm，长度 10～20 mm，按照通用工艺加工而成；夹具螺母 24 可采用金属、木、石或塑料材料制成，按照通用工艺加工而成，用于将固定带 1 通孔的边缘夹持固定住；压迫部件 21 头部不仅限于圆头，还可以是尖头、梅花头等，不同形状的头部可取得不同的压迫治疗效果；压迫部件 21 可沿螺杆 23 方向调节与针刺点的距离，从而调节压迫强度（图 4-5-3）。

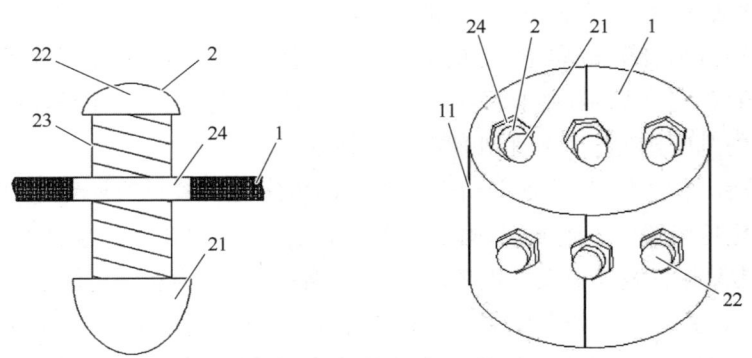

图 4-5-3　携带式腕踝针针刺点压迫治疗装置示意图

1：固定带；11：定位线；2：螺栓；21：压迫部件；22：压迫帽；23：螺杆；24：夹具螺母

使用时，首先将固定带 1 套于人体腕踝针治疗对应的腕踝区，保证四条纵向的定位线 11 分别对准腕踝的横切面及纵切面的中线，使压迫部件 21 与人体针刺点对应。如果只需要轻微的治疗，可将压迫部件 21 沿螺杆 23 向远离人体针刺点的方向调节，则压迫部件 21 与人体针刺点压力变小；如果需要增加压迫强度，可将压迫部件 21 沿螺杆 23 向靠近人体针刺点的方向调节，必要时还可对压迫部件 21 进行按压。

该携带式腕踝针针刺点压迫治疗装置的创新点在于该疗法为纯物理治疗，无创无痛、无毒副作用、环保低碳、可循环使用，且能因人调节，操作简便，可代替腕踝针用传统金属针刺激针刺点的有创操作，达到保健及治疗疼痛和眩晕等病症的作用。该装置已获中华人民共和国国家知识产权局颁发的实用新型专利证书。

三、可穿戴式智能设备的探索

（一）智能时代的到来

如果有人跟你说，手机 5 年后就消失了，你是瞠目结舌，还是把握大势积极应对？某 IT 专家讲过：因为我们马上就要进入"智能一切"的时代。在智能一切的时代里，你的手表、你的项链、你的戒指、你的眼镜、你的汽车、你的桌子、你的房子……你的所有终端设备都是智能化的。当"智能一切"时代来临，我们将被各种智能设备和智能机器人所包围。今时今日，穿戴式设备已经逐步成为现代科技的象征，从 iWatch、Google Glass 到小米运动手环，这些设备已经逐步走入日常生活。

随着我国老龄化社会的日益明显,以及慢性病群体的不断扩大,以人体健康为诉求的可穿戴式设备已经走进人们的生活。伴随着互联网技术、无线通信技术、嵌入式及传感器技术的高速发展,可穿戴式智能设备在医疗、工业、娱乐等多个领域表现出重要的研究价值和应用潜力。穿戴式医疗仪器具有生理信号监测和处理、信号特征提取和数据传输等基本功能模块,可实现对人体的无创监测、诊断和治疗。这类仪器一般具有可移动性操作、使用简单、支持长时间连续工作、智能显示诊断结果、异常生理状况报警和无限数据传输等特点。手部穿戴式智能设备是一类较早出现,且目前应用形式最为广泛的可穿戴式设备,常见的有手套、手环、手表、腕带等。由于人体手腕部最适于穿戴,易于连续长时间实时监测血压、心率、血氧饱和度和血糖等生理参数,故手腕部可穿戴智能设备最为常见,且用户穿戴时较为舒适,操作方便。

(二) 电针止痛的启示

目前临床上疼痛性疾病依然是针灸治疗的主要适应证。临床上利用针灸的镇痛作用,可有效地对急性痛、慢性痛、癌症疼痛等进行治疗。现代电子技术日益发展,电子技术涉及的领域也越来越广泛,给传统中医带来了新的治疗手段和研究方法。电针治疗仪就是传统针灸学与现代科技相结合的产物。电针镇痛是在传统针刺镇痛疗法上发展起来的,具有传统针刺镇痛疗法的作用。电针治疗仪的临床治疗范围较为广泛,主要应用于顽固性慢性疼痛,如偏头痛、腰背痛、四肢痛、三叉神经痛、癌性痛、关节痛,以及脊髓损伤等。对于不同病痛,针刺的穴位有所不同,主配穴的选择也不尽相同。因此在使用电针镇痛仪器时,基于祖国传统的中医理论基础,对于不同疼痛疾病治疗的配穴设计是关键。如能在全身几百个穴位中,找出十几个穴位作为主配穴治疗临床常见的慢性疼痛,配以电针适宜的刺激,达到缓解慢性疼痛的目的,这样就使得疼痛的治疗既简单又方便。

基于临床上电针的成功应用及实践经验的累积,我们坚信利用低频电刺激腕踝针针刺点或区同样能产生治疗的效应。

(三) 可穿戴式智能低频电刺激腕踝带的研发

时至今日,疼痛的治疗和管理仍然是医学上的挑战。目前针刺止痛的疗效已被世界所认同,其中"腕踝针"止痛疗效尤为可靠,即刻效应显著。然而,正如传统针刺一样,腕踝针属于有创操作,存在误伤血管、局部感染、恐惧心理等风险和弊端,制约着其推广和发展。我们的临床实践已验证电刺激腕踝针针刺点的疗效,并进一步提出以下创新点:发挥腕踝针作用点固定的特点,引入现代康复物理技术替代传统针刺,结合穿戴式理念,融合智能化科技,设计综合诊治一体的便携式设备,既彰显"中西医结合",又体现"医工结合",对腕踝针疗法的作用途径及技术进行改革创新。

经皮电刺激能不同程度地引起机体自身镇痛物质的释放,采用不同的刺激频率、刺激强度和波型会产生不同的效果。"低频电刺激"模拟"腕踝针",避免了传统针刺的有创操作,减少误伤血管、局部感染、患者恐惧心理等风险和弊端,加上智能设备理念,对于推广和发展中医"腕踝针"疗法具有积极的作用。

穿戴式智能电刺激腕踝环带的研发功能分为两部分：一是实现低频电刺激针刺点产生医学镇痛效应；二是搭载医学体征采集系统,从而实现兼具诊查及治疗功能的穿戴式医疗设备的突破,有着巨大的研发前景和应用市场。本研究前期成果已获得2014年度"上海康复技术与产品创新大赛"二等奖,并已获得相关机构转化项目专项资助,目前已经开发出样机并在进行测试,未来有望实现产品的面世。

参 考 资 料

书籍和单印本

[1] 中国人民解放军第二军医大学第一附属医院. 腕踝针,1975.

[2] 中国人民解放军第二军医大学第一附属医院. 腕踝针(讲座稿),1976.

[3] 第二军医大学第一附属医院. 腕踝针(《医疗卫生》电视教育讲座),上海电视台,1976.

[4] 中国人民解放军第二军医大学第一附属医院. 腕踝针(讲座稿). 中国人民解放军总后勤部卫生部翻印,1976.

[5] 中国人民解放军第二军医大学第一附属医院. 腕踝针. 河南省洛阳地区革命委员会卫生局翻印,1976.

[6] 张心曙. 腕踝针[M]. 上海:上海科学技术出版社,1978.

[7] 张心曙著,杉充胤訳. 手根・足根針[M]. 东京:医道の日本社,1979.

[8] 冯元桢. 生物力学论[M]. 北京:科学出版社,1986.

[9] 张心曙. 腕踝针疗法[M]. 北京:人民军医出版社,1990.

[10] 张心曙. 腕踝针[M]. 3版. 北京:人民军医出版社,1997.

[11] HE HON LAO. Wrist-ankle acupuncture, methods and applications[M]. New York:Oriental Health Care Center,1997.

[12] 孙瑜,高碧霄. 中国腕踝针疗法[M]. 上海:上海中医药大学出版社,1999.

[13] HE HON LAO. Wrist-ankle acupuncture, methods and applications[M]. 2nd ed. New York:Oriental Health Care Center,1999.

[14] 陶阳莱. 生物医学工程丛书——生物力学导论[M]. 天津:天津科技翻译出版公司,2000.

[15] 江澄川,赵志奇,蒋豪. 疼痛的基础与临床[M]. 上海:复旦大学出版社、上海医科大学出版社,2001.

[16] 牛实为. 冲击波、孤立波与人[M]. 北京:中国医药科技出版社,1999.

[17] 张心曙,凌昌全,周庆辉. 实用腕踝针疗法[M]. 北京:人民卫生出版社,2002.

[18] ZHOU QINGHUI, LING CHANGQUAN, ZHANG XINSHU. Wrist-ankle acupuncture[M]. Shanghai:Publishing House of Shanghai University of Traditional Chinese Medicine,2002.

[19] 周爱军,姚小萍. 中国民间疗法丛书:腕踝针疗法[M]. 北京:中国中医药出版社,2002.

[20] 中华人民共和国国家质量监督检验检疫总局,中国国家标准化管理委员会. 中华人民共和国国家标准 GB/T 21709.19—2009. 针灸技术操作规范第19部分:腕踝针[M]. 北京:中国标准出版社,2009.

[21] 兰蕾,张国山. 中国传统特色疗法丛书:腕踝针疗法[M]. 北京:中国医药科技出版社,2012.

[22] 侯玉铎. 中国优势治疗技术丛书:腕踝针[M]. 北京:科学出版社,2014.

期刊文献

[1] 第二军医大学农村开门办学组.介绍一种新的针刺疗法——腕踝针[J].上海赤脚医生杂志,1976(1):25-29.

[2] 第二军医大学第一附属医院神经科.从电休克到"腕踝针"[J].自然辩证法杂志,1976(2):109-118.

[3] 盛善本.腕踝针为什么有疗效[J].自然辩证法杂志,1976(2):119-123.

[4] 第二军医大学第一附属医院.介绍一种新的针刺疗法——腕踝针[J].医学情况交流,1976(5):29-32.

[5] 第二军医大学第一附属医院神经科.腕踝针[J].人民军医,1976(7):71-76.

[6] 第二军医大学第一附属医院神经科.腕踝针——一种简便的针刺疗法[J].群众医学,1976(7):11-13.

[7] 第二军医大学第一附属医院神经科.一种新的针刺疗法——腕踝针[J].科学普及,1976(8):21-22.

[8] 第二军医大学第一附属医院神经科.怎样扎腕踝针[J].科学普及,1976(8):22-24.

[9] 中国人民解放军第二军医大学第一附属医院.腕踝针[J].江苏医药(中医分册),1976(2):59-61.

[10] 丁育德.应用腕踝针的体会[J].江苏医药(中医分册),1976(2):61.

[11] 刘祥法.应用腕踝针病例介绍[J].江苏医药(中医分册),1976(2):61-62.

[12] 中国人民解放军第二军医大学第一附属医院.腕踝针[J].新医药学杂志,1976(11):16-20.

[13] 叶艳,肖祖.腕踝区电脉冲疗法[J].河南中医学院学报,1977(2):11.

[14] 孔云龙,许文珍,王伯萍.腕踝针应用于外科手术体会[J].科技简报医药卫生专辑,1977(3):16.

[15] 中国人民解放军第二军医大学第一附属医院神经科.腕踝针疗法[J].赤脚医生杂志,1977(5):15-17.

[16] 腕踝针疗法(讲座)[J].广西赤脚医生,1977(9):24.

[17] 包文俊,金观源.腕踝针疗法的原理探讨[J].科技简报医药卫生专辑,1977(10):34.

[18] HWANG P. Wrist-ankle acupuncture: a new technique[J]. American Journal of Acupuncture,1977,5(2):129-136.

[19] 杉充胤訳.新しい刺針法——手根・足根針[J].医道の日本,1977,36(6):9-14.

[20] 李守托,魏连荣.踝针治疗急性踝关节扭伤[J].河南中医学院学报,1978(1):50.

[21] 林华英.应用腕踝针治疗各种痛症117例小结[J].临床实践汇编,1978(2):17-21.

[22] 腕踝针治疗青光眼初步探讨[J].湛医通讯,1978:89-93.

[23] 腕踝针治疗晕船的初步探索[J].学术资料・海军军事医学专辑,1978(2):66-69.

[24] 杭州市第五人民医院中西医结合病房护理小组.腕踝针治疗胆胰感染所致急腹痛54例小结[J].科技简报医药卫生专辑,1978(4):9.

[25] 田佩林.关于腕踝针临床应用的体会[J].科技简报医药卫生专辑,1978(4):40.

[26] 洛阳市第二人民医院.腕踝针治疗高血压73例小结[J].洛阳医药,1978(4):166-169.

[27] 孙祥.腕踝区埋线的临床应用[J].上海赤脚医生杂志,1978(5):52.

[28] 沈汉鑫.腕踝针治疗腮腺炎[J].上海赤脚医生杂志,1978(6):9.

[29] 刘永利.腕踝针治疗肩臂痛[J].广西赤脚医生,1978(10):17.

[30] 中国人民解放军第二军医大学第一附属医院.腕踝针(待续)[J].赤脚医生,1979(4):20.

[31] 中国人民解放军第二军医大学第一附属医院.腕踝针(续上)[J].赤脚医生,1979(5):22.
[32] 史正修.腕踝针363例镇痛效果初步观察[J].辽宁中级医刊,1980(2):50.
[33] 周文憬.腕踝针配合手针治疗遗尿症71例初步报告[J].贵阳中医学院学报,1980(2):56.
[34] 林树候,李菊珍.腕踝针对晚期妊娠中毒症高血压的降压作用[J].浙江中医学院学报,1981(3):48.
[35] 宋玉珠,王喜有.腕踝针治疗夜尿症135例近期疗效观察[J].中医杂志,1981,22(7):53-54.
[36] 李美琪.腕踝针治疗落枕[J].湖南医药杂志,1982(1):48.
[37] 匡仲梁,韩春海,卞占先.腕踝针治疗急性乳腺炎46例疗效观察[J].中医杂志,1982,23(2):48.
[38] 袁茂祥.腕踝针治疗虚证带下22例观察[J].中医杂志,1982,23(2):49.
[39] 唐相森.腕踝针治疗心律失常90例疗效观察[J].辽宁中医杂志,1982,9(11):37.
[40] 张谟瑞.哮喘采用腕踝针即时平喘效果好[J].浙江中医杂志,1982,17(11,12):496.
[41] 高惠然.腕踝针治疗鼻炎21例疗效观察[J].中国农村医学,1983(3):29.
[42] 杨宝濂.腕踝针治疗"红眼病"134例[J].新中医,1984(4):38.
[43] 罗庆道,黄谷莺,罗守礼.循经皮部针刺镇痛初步探讨[J].上海针灸杂志,1984,3(4):35.
[44] 孙福生.腕踝针的临床应用及点滴体会[J].陕西中医学院学报,1984,5(3):38-40.
[45] 冯金萃.腕踝针治疗肩关节周围炎62例临床观察[J].西安医学院学报,1984,5(4):447.
[46] 陈殿发."腕踝针"治疗小儿舞蹈症[J].山东中医杂志,1985(1):48.
[47] 周德潜,王琳.腕踝针新探及其对运动损伤的治疗价值[J].中国运动医学杂志,1985,4(2):106.
[48] 冯金翠,王克模.痛症腕踝针治疗前后的痛阈变化[J].西安医学院学报,1985,6(2):172-174.
[49] 赵颖.腕踝针治疗面瘫69例疗效观察[J].新中医,1985(3):33.
[50] SONG BZ, WANG XY. Short-term effect in 135 cases of enuresis treated by wrist-ankle needling [J]. Journal of Traditional Chinese Medicine, 1985, 5(1):27-28.
[51] 唐相森.腕踝针治疗心房纤颤30例[J].辽宁中医杂志,1986,10(5):38.
[52] 徐泽.腕踝针治疗瘙痒症15例疗效观察[J].黑龙江中医药,1987(2):39.
[53] 许培琪.腕踝针治疗腓肠肌痉挛[J].上海针灸杂志,1987,6(2):47.
[54] 江洋.腕踝针治疗近视眼151例[J].上海针灸杂志,1987,6(4):11-12.
[55] 徐德安.腕踝针的临床应用[J].蚌埠医学院学报,1987,12(3):212.
[56] 王敏华.腕踝针治疗顽固性头痛10例临床分析[J].蚌埠医学院学报,1987,12(3):214.
[57] 张先涛,张颖鄂.腕踝针治疗肾绞痛50例临床观察[J].中国针灸,1987,7(5):16-17.
[58] 刘文玉.腕踝针治疗产后足跟痛105例临床观察[J].中华针灸进修学院院刊,1987(6):29.
[59] 张先涛,张颖鄂.踝针替代哌替啶治疗肾绞痛[J].中医杂志,1987,27(11):843.
[60] 陈仁华.腕针治疗暴喑[J].浙江中医杂志,1987,22(11):494.
[61] 曹瑞凤.针刺治疗慢性宫颈炎108例分析[J].中西医结合杂志,1987,7(12):753.
[62] 张先涛,张颖鄂.腕踝针治疗肾绞痛101例[J].实用外科杂志,1988,8(2):109.
[63] 陈仁华.腕针治疗失音26例[J].上海针灸杂志,1988,7(3):43.
[64] 范维玲.腕踝针治疗尿潴留[J].陕西中医,1988,9(5):233.
[65] 孙培龙.腕踝针治愈双侧面肌抽搐症[J].陕西中医,1988,9(5):233.
[66] 纪清山.腕踝针[J].中国乡村医生,1989(10):39-41.
[67] 李志安,田雁华.腕踝针临床应用现状[J].浙江中医杂志,1989(11):496-497.
[68] 马勇.踝针治疗臀肌筋膜炎30例[J].山西中医,1989,9(5):51.

[69] 王义朝,邢丙末,胡云杰.腕针治疗肩周炎[J].中国针灸,1989,9(5):51.
[70] 杜元灏,鞠大宏,艾炳蔚,等.腕踝针治验五则[J].陕西中医函授,1990(1):35.
[71] 孙瑜,高碧霄.浅谈腕踝针之补泻[J].针灸学报,1990,6(1):38.
[72] 肖兰华.腕踝针治疗慢性活动性乙型肝炎77例[J].针灸学报,1990,6(2):8.
[73] 高也陶.试论腕踝针身体分区的原理与《易经》《黄帝内经》学说的关系[J].第二军医大学学报,1990,11(2):172-175.
[74] 孙瑜,高碧霄.腕踝针埋针治疗软组织损伤100例临床体会[J].中医研究,1990,3(4):38.
[75] 孙瑜,高碧霄.腕踝针治疗中几个值得注意的问题[J].四川中医,1990,8(4):48.
[76] 徐光华.腕踝针治疗痛证验案五则[J].陕西中医,1990,11(5):230.
[77] 李美琪,闵学进.腕踝针治验二则[J].江苏中医,1990,11(6):25.
[78] 安坂静登.腕踝鍼の創始者[J].医道の日本.1990(550):158.
[79] 于庆华.腕踝针治疗痔术后癃闭[J].中国肛肠杂志,1991(1):41.
[80] 刘培玲.腕踝针配合腰部运动治疗急性腰痛[J].中国康复,1991,6(2):57.
[81] 周荣波.腕踝针治疗痛症146例小结[J].新中医,1991(3):37.
[82] 乔文雷.腕踝针疗法原理初探[J].江苏中医,1991,12(6):27-29.
[83] 黄学才.腕踝针治疗原发性痛经22例[J].实用中西医结合杂志,1991,4(8):490.
[84] ZHANG XS. Wrist and ankle acupuncture therapy[J]. Journal of Chinese Medicine, 1991, 37(9):5-13.
[85] 孙瑜.腕踝针临床应用近况[J].宁夏医学杂志,1992,14(2):127-128.
[86] 王荣春,郭清风,赵后良,等.腕踝针治疗胸痛107例临床观察[J].针灸学报,1992,8(4):32-34.
[87] 何利.腕踝针治疗手指麻木15例疗效观察[J].针灸临床杂志,1992,8(6):36.
[88] 崔大秀,周青云.腕踝针治疗虚证痛经250例疗效观察[J].针灸临床杂志,1992,8(6):36.
[89] 欧阳群.腕踝针治疗痛症613例体会[J].人民军医,1993(1):56,78.
[90] 李美琪.腕踝针和梅花针并用治疗带状疱疹后遗症[J].新疆中医药,1993(4):18.
[91] 虎珍,孙瑜,高碧霄.腕踝针埋针治疗牙痛115例[J].陕西中医函授,1993(4):31.
[92] 林源.腕踝针治疗急性腰扭伤58例[J].福建中医学院学报,1993,3(4):237.
[93] 唐双胜.腕踝针治疗56例痛经临床观察[J].针灸临床杂志,1993(S:S):278.
[94] 崔大秀,周青云.腕踝针治疗虚证痛经[J].中国针灸,1994,14(2):30.
[95] 田佩林.腕踝针治疗功能性疼痛2 872例疗效小结[J].中国针灸,1994,14(4):17-19.
[96] 尹平.腕踝针治疗枕神经痛250例疗效观察[J].实用中医杂志,1994,10(2):21-22.
[97] 贯平,陈德兴,陶忠敏.腕踝针刺镇痛56例疗效观察[J].吉林医学,1994,15(2):109.
[98] 沈志忠.腕踝针治疗顽固性失眠56例[J].四川中医,1994,12(4):55.
[99] 车宗贵,王九琴,李淑萍.腕踝针对妇科术后止痛疗效观察[J].上海针灸杂志,1994,13(4):170.
[100] 张化南.腕踝针治疗面瘫79例疗效观察[J].针灸临床杂志,1994,10(5):40.
[101] 魏风英.腕踝针治疗三叉神经痛18例[J].针刺研究,1994,19(3,4):124.
[102] 段辉源.踝针治疗肾绞痛42例[J].中国针灸,1994,14(S:S):336.
[103] FU ZH. Acupuncture at the ankle and wrist joint for pains of extremities[J]. International Journal of Clinical Acupuncture, 1994, 5(1):25.
[104] 欧阳崇,宫焰.腕踝针治疗腰肌劳损20例[J].湖北中医杂志,1995,17(2):46-47.
[105] 刘洪坡,关义娥,王历雷.针药并用治疗肩周炎120例[J].陕西中医,1995,16(3):127.

[106] 刘希茹.腕踝针与体针治疗面肌痉挛66例疗效对比观察[J].陕西中医学院学报,1995,18(3):30.

[107] 鲍超.腕踝针治疗急性扭伤41例[J].安徽中医学院学报,1995,14(4):55.

[108] 线新建,李鲜阳.腕踝针用于甲状腺术后止痛84例的疗效观察[J].辽宁中医杂志,1995,22(4):182.

[109] 纪恒兆,马惠明.腕踝针加阿是穴治疗腰扭伤40例体会[J].陕西中医函授,1995(5):35-36.

[110] 孙瑜,高碧霄,陈群志,等.腕踝针疗法的历史回顾与述评[J].中国针灸,1995,15(S:S):122.

[111] 张维波,景向红,李翠红,等.组织液压波在大白鼠胃经皮下组织传送规律的研究[J].北京生物医学工程,1995,14(1):40.

[112] 杜旭,宋永熙,杨桂英,等.中药青龙衣镇痛机制研究[J].哈尔滨医科大学学报,1995,29(4):314.

[113] 龚飞.腕针结合推拿手法治疗肩周炎[J].按摩与导引,1996(1):20.

[114] 李长院.腕踝针治疗肩凝症72例临床观察[J].陕西中医函授,1996(2):39.

[115] 赵春风.腕踝针治小儿遗尿症50例[J].中国民间疗法,1996(5):17.

[116] 陆斌.吴旭主任临床运用腕踝针经验拾萃[J].江苏中医,1996,17(9):28.

[117] 涂国卿.腕踝针结合推拿治疗肩周炎86例[J].中国中医骨伤科杂志,1996,4(6):32-34.

[118] 王荣春,赵佑良,周章玲.腕踝针治疗麻痛证458例临床疗效观察[J].针灸临床杂志,1996,12(1):13.

[119] 李长院.腕踝下6区埋针配合手法治疗腰椎间盘突出症119例[J].针灸临床杂志,1996,12(2):29.

[120] 孙英男,关琳.腕踝针治疗足跟痛46例[J].针灸临床杂志,1996,12(5,6):42.

[121] 李军,王秀梅.腕踝针治疗软组织损伤的疗效观察[J].针灸临床杂志,1996,12(5,6):51-52.

[122] 宋旭明.腕踝针配合腰部活动治疗急性腰扭伤48例[J].四川中医,1996,14(1):53.

[123] 冷文.腕踝针治疗落枕[J].四川中医,1996,14(2):54.

[124] 王敏华,华启海.腕踝针治疗急性腰扭伤114例[J].上海针灸杂志,1996,15(1):21.

[125] 陆军喜,魏金友.腕踝针治疗牙痛[J].上海针灸杂志,1996,15(5):47.

[126] 刘希茹.腕踝针与体针治疗面肌痉挛66例疗效观察[J].中国针灸,1996,16(4):19.

[127] 郑龙妹.腕踝针埋针治疗痛经100例[J].中国针灸,1996,16(7):19.

[128] 张学友.以腕针为主治愈中风偏瘫案[J].中国针灸,1996,16(10):30.

[129] 孙茂斌.腕踝针在治疗脑血管性偏瘫中的初探[J].广州医药,1996,27(6):59-60.

[130] 王长海,张仲海.腕踝针治疗急性腰扭伤56例初步观察[J].第四军医大学学报,1996,17(6):443.

[131] 袁俏梅.腕踝针延长法治疗肩周炎临床观察[J].浙江中医学院学报,1996,20(6):45.

[132] 唐相森.腕踝针治疗冠心病588例[J].辽宁中医杂志,1996,23(7):325.

[133] 兰宝平,范延荣.腕踝针治疗急性踝关节扭伤160例[J].人民军医,1996(11):61.

[134] 刘哲,王改梅.近10年针灸治疗肾绞痛的研究概况[J].上海针灸杂志,1996,15(1):44-45.

[135] 丁一丹,李静铬.三种腧穴定位法的比较——400例骨度分寸法、手指同身寸法及简便取穴法测量分析[J].中医药信息,1996(1):39-41.

[136] 王爱国,王振华.腕踝针治疗肩周炎136例[J].辽宁中医杂志,1997,24(1):38.

[137] 符仲华,孙文颖,吕瑞和.腕踝针大鼠实验方法及其对痛阈的影响[J].江苏中医,1997,18(2):

29-30.

[138]　袁素荣,高碧霄,孙瑜.腕踝针加西药外敷治疗宫颈糜烂 56 例[J].宁夏医学杂志,1997,19(2):121.

[139]　洪文科.腕踝针加酰胺咪嗪治疗眼睑痉挛[J].临床眼科杂志,1997,5(2):70.

[140]　梁凤应,刘式祺.针刺配合药物治疗老年帕金森病 55 例[J].广西中医药,1997,20(5):34-35.

[141]　唐明扣.推拿配合针刺法治疗腰椎间盘突出症 51 例[J].上海中医药杂志,1997(5):30-31.

[142]　王长海.腕踝针治疗急性腰扭伤 56 例[J].中国针灸,1997,17(9):526.

[143]　符仲华.腕踝针镇痛机制的思考[J].针灸临床杂志,1997,13(1):12-13.

[144]　俞黎明.腕踝针治疗急性乳腺炎[J].针灸临床杂志,1997,13(2):43.

[145]　孙瑜,高碧霄.浅谈腕踝针疗法的临床选穴问题[J].针灸临床杂志,1997,13(9):10-11.

[146]　孙瑜,高碧霄.关于腕踝针疗法的针法问题[J].针灸临床杂志,1997,13(10):10-11.

[147]　孙瑜,高碧霄.浅谈腕踝针疗法的临床选穴[J].四川中医,1997,15(12):53-54.

[148]　高碧霄,孙瑜.腕踝针疗法在疼痛性疾病中的应用[J].江西中医学院学报,1997,9(3,S:S):44-46.

[149]　CHU Z, BAI D. Clinical observation of therapeutic effects of wrist-ankle acupuncture in 88 cases of sciatica[J]. Journal of Traditional Chinese Medicine, 1997, 17(4): 280-281.

[150]　高宏.耳压加腕踝针治疗顽固性呃逆 38 例[J].浙江中医杂志,1998,33(4):17.

[151]　严红,王锦,包明丽,等.腕踝针治疗坐骨神经痛 700 例临床观察[J].中国针灸,1998,18(7):421-422.

[152]　申洪庆.腕踝针治疗急性腰扭伤 150 例报告[J].中国民间疗法,1998,6(3):18.

[153]　何祖书,何厚璋.腕踝针治疗踝关节扭伤 36 例[J].中国民间疗法,1998,6(4):12-13.

[154]　黎建海,肖莹.腕踝针治疗痛症 80 例临床观察[J].中国民间疗法,1998,6(5):10-11.

[155]　赵宏发.腕踝针治疗急性踝关节扭伤 178 例[J].中国乡村医药,1998,5(5):21.

[156]　杨玉琛,李桂兰,唐相森.腕踝针治疗高血压病 684 例[J].辽宁中医杂志,1998,25(6):280.

[157]　邱树清.腕踝针治疗遗尿症 56 例体会[J].中级医刊,1998,33(10):52.

[158]　洪广.体针头针腕踝针治疗中风偏瘫临床观察[J].河南中医,1998,18(4):222.

[159]　王军.踝针埋入法治疗坐骨神经痛[J].河南中医,1998,18(6):382.

[160]　陈传江.腕踝针治疗急性荨麻疹 46 例[J].针灸临床杂志,1998,14(4):19.

[161]　费梅.腕踝针治疗肩周炎 32 例[J].针灸临床杂志,1998,14(11):21.

[162]　冯岩.腕踝针治疗顽固性呃逆 20 例临床观察[J].针灸临床杂志,1998,14(11):28.

[163]　林康,符禄雅,吴秋汉,等.腕踝针治疗急性腰腿痛 32 例[J].上海针灸杂志,1998,17(S:S):70.

[164]　张晶,李梅琴.腕踝针治疗儿童抽动秽语综合征 10 例[J].上海针灸杂志,1998,17(S:S):101.

[165]　徐晓明.腕踝针埋针治疗小儿遗尿 60 例[J].上海针灸杂志,1998,17(S:S):104.

[166]　孙瑜,高碧霄.关于腕踝针疗法的针法问题[J].上海针灸杂志,1998,17(S:S):119.

[167]　孙瑜,高碧霄.腕踝针疗法的全面发展[J].宁夏医学杂志,1998,20(S:S·上):117.

[168]　高碧霄,孙瑜,陈新菊,等.腕踝针疗法在非疼痛性疾病中的应用[J].宁夏医学杂志,1998,20(S:S·下):77.

[169]　凌学静,孙瑜,高碧霄.二十余年来腕踝针疗法在疼痛性疾病中的应用[J].中国中医基础理论杂志,1998,4(S:S):223.

[170]　ZHU Z, WANG X. Clinical observation on the therapeutic effects of wrist-ankle acupuncture in

treatment of pain of various origins[J]. Journal of Traditional Chinese Medicine,1998,18(3):192-194.

[171] 陆瑾.踝、体针结合治疗腰椎间盘突出症53例[J].针灸临床杂志,1999,15(1):9-10.
[172] 沈蓉蓉.腕踝针治疗急性腰扭伤60例[J].中医药研究,1999,15(2):13-14.
[173] 李晓玲.腕踝针治验三则[J].中国民族民间医药杂志,1999(2):94.
[174] 蒋炜,叶虹.腕踝针配合头针治疗脑卒中偏瘫204例[J].福建中医药,1999,30(3):44-45.
[175] 赵玉珍,张莹.腕踝针治疗不寐症48例[J].中医函授通讯,1999,18(3):49.
[176] 马兴荣.腕踝针辨经选穴治疗痛症的体会[J].中国针灸,1999,19(3):145.
[177] 徐晓明.腕踝针埋针治疗小儿遗尿症[J].中国针灸,1999,19(4):210.
[178] 胡侠,申洪庆.腕踝针治疗脊柱小关节滑膜嵌顿60例[J].中国针灸,1999,19(5):272.
[179] 陈世忠.腕踝针治疗颈椎病105例[J].中国针灸,1999,19(5):318.
[180] 周章玲,刘心莲,王荣春.腕踝针治疗抽动秽语综合征43例临床观察[J].中国针灸,1999,19(6):343-344.
[181] 刘幸娟.腕踝针治疗腰椎间盘突出症57例[J].湖北中医杂志,1999,21(11):523.
[182] 刘里远.皮肤信息传导通路与中医经脉[J].中国中医基础医学杂志,1999,5(8):47.
[183] 李静铭,丁一丹.骨度分寸法及手指同身寸取穴法测量报告[J].江苏中医药,1999,20(10):36-37.
[184] 陈敏.腕踝针治疗产后尿潴留86例临床观察[J].中国中医药信息杂志,2000,7(11):73.
[185] 黄喜彩,林文志.腕踝针治疗急性冠周炎50例疗效分析[J].福建医药杂志,2000,22(5):142.
[186] 温木生.腕踝针与浮针合二为一论[J].中医外治杂志,2000,9(5):3-4.
[187] 陈世忠.腕踝针加牵正散治疗面神经麻痹100例[J].中国民间疗法,2000,8(7):14.
[188] 沈素娥.腕踝针加药物对癌症患者止痛效果临床观察[J].中国针灸,2000,20(3):143-144.
[189] 邱树清,杨远明,邱立伟.腕踝针治疗肩周炎50例[J].中国针灸,2000,20(3):151-152.
[190] 张滨农,冯桢钰.腕踝针治疗股外侧皮神经炎50例疗效观察[J].中国针灸,2000,20(6):340.
[191] 张菱.体针加腕踝针治疗骨痹48例[J].实用中医药杂志,2000,16(5):29-30.
[192] 潘山鹰,嵇金宝.腕踝针治疗老年性白内障50例[J].上海针灸杂志,2000,19(2):39.
[193] 谢明伸.腕踝针治疗肠易激综合征41例[J].针灸临床杂志,2000,16(1):28-29.
[194] 王宪平,闫国卿,吴晶萍.腕踝针治疗失眠32例临床观察[J].针灸临床杂志,2000,16(2):10-11.
[195] 高尚轸,张小宁,岳喜三.腕踝针久留刺法对阵发性心动过速疗效观察[J].针灸临床杂志,2000,16(6):40-41.
[196] 季国臣.腕踝针治疗小儿面瘫56例[J].江苏中医,2000,21(2):34.
[197] 张德基,张俊,张莺.腕踝针配合隔姜灸治疗股外侧皮神经炎60例[J].四川中医,2000,18(1):57.
[198] 徐淑云,徐永文.腕踝针治疗眩晕32例临床体会[J].中医药学报,2000,28(6):41.
[199] 许毅晖,李静,郭晖,等.腧穴定位法研究进展[J].中国针灸,2000,20(2):123-126.
[200] 邱树清,郑军,邱立伟.腕踝针治疗屈指肌腱狭窄性腱鞘炎42例[J].临床军医杂志,2001,29(1):108.
[201] 叶晓翔.腕踝针治疗中风后遗症[J].中国针灸,2001,21(1):49.
[202] 邱树清,邱立伟.腕踝针治疗气胸5例[J].中国针灸,2001,21(2):96.

[203] 李良平.腕踝针治疗周围性面瘫40例临床观察[J].中国针灸,2001,21(4):199-200.
[204] 李伟红.腕踝针加耳穴贴压磁珠治疗单纯性肥胖病34例[J].安徽中医学院学报,2001,20(3):35-36.
[205] 熊秀蓉,林卿,姚志芳,等.腕踝针配合被动运动治疗偏瘫肩疼痛36例[J].福建中医药,2001,32(3):33.
[206] 符仲华.也谈浮针与腕踝针的合并问题——《腕踝针与浮针合二为一论》读后[J].中医外治杂志,2001,10(3):3-4.
[207] 何静.腕踝针治疗落枕32例临床观察[J].江西中医药,2001,32(3):41-42.
[208] 都全荣,孙成刚,张金华.应用腕踝针镇痛疗效观察[J].疼痛,2001,9(3):110-111.
[209] 青姚,彭湘华.腕踝针治疗妇女更年期不寐32例[J].广西中医学院学报,2001,4(3):25-26.
[210] 孙宇红.腕踝针治疗81例尿潴留的临床分析[J].针灸临床杂志,2001,17(10):11-12.
[211] 盛益国.腕踝针临床心得与操作发挥[J].针灸临床杂志,2001,17(11):42.
[212] 求晓恩.针推法治疗腰椎间盘突出症疗效观察[J].按摩与导引,2001,17(4):12-13.
[213] 高强.腕踝针治疗麦粒肿疗效分析[J].上海针灸杂志,2001,20(5):19-20.
[214] 李良平.腕踝针治疗周围性面瘫40例临床观察[J].中国针灸,2001,21(4):199-200.
[215] 何静.腕踝针治疗落枕32例临床观察[J].江西中医药,2001,32(3):41-42.
[216] 马平.腕踝针治疗呃逆32例[J].中国民间疗法,2001,9(6):26.
[217] 宓轶群,吴耀持,陈一.腕踝针对不同病因所致下腰痛疗效的研究[J].中国组织工程研究与临床康复,2001(24):116.
[218] 丁光宏,杨静,陈尔瑜,等.人体组织液定向流动与经络[J].自然科学进展,2001,11(8):811.
[219] 许世雄,刘玉峰,Y.T.CHEW,等.组织压动态变化对毛细血管—组织交换的影响[J].医用生物力学,2001,16(3):129.
[220] 张文军,马静.腕踝针治疗脑卒中偏瘫肢体疼痛85例[J].中国临床康复,2002,6(9):1352.
[221] 宿宝源.腕踝针治疗偏瘫102例[J].河南中医,2002,22(3):62-63.
[222] 邱树清,邱立伟,邱立红.腕踝针治疗急性腰扭伤[J].中国临床医生,2002,30(2):63.
[223] 蒋进明,吴桂美.腕踝针治疗以疼痛为主的疾患80例[J].国医论坛,2002,17(6):28.
[224] 王全权,陈海林.刺血疗法结合腕踝针治疗急性软组织损伤225例[J].四川中医,2002,20(9):73-74.
[225] 李璟.腕踝针为主治疗耳鸣62例[J].中国针灸,2002,22(7):497.
[226] 潘海蓉.腕踝针用于肛肠病术后止痛临床观察[J].江西中医药,2002,33(5):37.
[227] 邱树清,邱立伟,胖立新.腕踝针治疗美尼尔氏病46例[J].海军医学杂志,2002,23(2):139.
[228] 邱树清,段惠君,邱立伟,等.腕踝针治疗三叉神经痛58例[J].海军医学杂志,2002,23(4):363.
[229] 宋玉玲.腕踝针配合痛点针刺治疗急性腰扭伤35例[J].中国民间疗法,2002,10(2):11-12.
[230] 叶建红.腕踝针为主治疗重症眼睑下垂1例[J].浙江中西医结合杂志,2002,12(1):58.
[231] 田晓莹,曹青,赵继军.烧伤换药中利用腕踝针镇痛的疗效观察[J].现代护理,2002,8(11):826-827.
[232] 颜武,刘芹.腕踝针治疗虚证带下100例疗效观察[J].泰山卫生,2003,27(3):34-34.
[233] 柏树祥.腕踝针为主治疗睾丸炎18例疗效观察[J].新中医,2003,35(1):47-47.
[234] 杨成琴.腕踝针配合功能锻炼加电针肩三穴治疗肩周炎102例[J].陕西中医,2003,24(6):547.
[235] 张惠欣,王国颖.耳穴贴压结合腕踝针为主治疗牙病48例[J].中国针灸,2003,23(3):154.

[236] 陈玖明,吴建伟.腕踝针治疗肩关节痛 38 例[J].海南医学,2003,14(6):69.
[237] 李树欣,王立新.腕踝针治疗急性腰扭伤 56 例[J].中国中医急症,2003,12(2):124.
[238] 黄碧玉.腕踝针治疗花粉症 26 例[J].福建中医学院学报,2003,13(1):38.
[239] 王丽娟,刘敏玉.腕踝针加痛点针刺镇痛 80 例[J].中国民间疗法,2003,11(5):11-12.
[240] 贾晓莉.腕踝针治疗偏头痛 50 例[J].中国民间疗法,2003,11(5):11.
[241] 陈世忠,陈奕强.腕踝针配合气功掌治疗颈椎病 60 例[J].中国民间疗法,2003,11(9):24.
[242] 柏树祥.埋线针刺为主治愈格林-巴利综合征 1 例[J].中国民间疗法,2003,11(12):19-20.
[243] 柴晓抗.腕踝针治疗高血压病 84 例[J].南京中医药大学学报,2003,19(6):367-368.
[244] 贾晓莉.腕踝针治疗小儿遗尿症 19 例[J].中国针灸,2003,23(12):736.
[245] 张宏伟,唐金陵.针灸临床试验中安慰针的设计与选用[J].中国中西医结合杂志,2003,2(4):247-249.
[246] 王木林.几种部位针法临床运用举隅[J].现代中医药,2004(1):38.
[247] 秦洁,赵继军,彭飞,等.腕踝针镇痛疗效研究新进展[J].解放军护理杂志,2004,21(2):43-44.
[248] 陈克中.腕踝针区域划分与十四经分布、疗效探讨[J].中国中医药杂志,2004,2(2):99-101.
[249] 胡侠,凌昌全,周庆辉.腕踝针治疗中晚期肝癌疼痛的临床观察[J].中国针灸,2004,24(3):149-151.
[250] 高宏.腕踝针加推拿治疗第 3 腰椎横突综合征 85 例报道[J].浙江临床医学,2004,6(5):390.
[251] 胡新耀,李喜忠.腕踝针治疗疼痛及麻木性疾病的疗效观察[J].中国针灸,2004,24(2):99-100.
[252] 胡侠,凌昌全.腕踝针止痛机理的生物力学观[J].中国针灸,2004,24(5):361-363.
[253] 李俐,吴明霞,郭毅坚.腕踝针治疗紧张性头痛 30 例[J].福建中医学院学报,2004,14(4):23.
[254] 赵仓焕,何扬子,李静铭.电针配合腕踝针疗法治疗肩周炎 56 例[J].陕西中医,2004,25(8):741-742.
[255] 黄任秀.腕踝针治疗落枕临床体会[J].广西中医学院学报,2004,7(3):60.
[256] 温木生.腕踝针疗法研究概况[J].实用中医药杂志,2004,20(8):474-475.
[257] 蒋晓林,罗伟,黄效生,等.针刺配合药物治疗甲亢患者心率以及 FT_3、FT_4、TSH 含量的影响[J].中国中医基础医学杂志,2004,10(8):76-77.
[258] 秦洁,赵继军,骆宁,等.腕踝针止痛对烧伤换药患者生命体征的影响[J].解放军护理杂志,2004,21(9):7-9.
[259] 张庆光,顾克斌,王东,等.腕踝针治疗烟草依赖 30 例疗效观察[J].中西医结合学报,2004,2(6):444,448.
[260] 王红军.电针配合腕踝针治疗中风后尿失禁 128 例[J].针灸临床杂志,2004,20(11):29.
[261] 田丽芳,赵霞.腕踝针治疗呃逆 30 例临床观察[J].北京中医药大学学报:中医临床版,2004,11(4):34-35.
[262] 陈慕远.微针系统之我见[J].中国针灸,2004,24(12):837-839.
[263] 秦洁,赵继军,沈峰平.腕踝针用于烧伤换药镇痛的可行性研究[J].护理学杂志:综合版,2004,19(18):6-8.
[264] 董文萍.腕踝针加拔罐治疗胸胁痛 82 例[J].中国针灸,2004(z1):70.
[265] 姜鹤群,施宽德,李雪梅,等.腕踝针疗法治疗糖尿病末梢神经炎 30 例临床研究[J].中医杂志,2005,46(1):21-23.

[266] 李建东,刘玉坤.中药加腕踝针治疗腰椎间盘突出症[J].实用中医内科杂志,2005,19(1):93-94.

[267] 周庆辉,胡侠,顾伟,等.腕踝针对中重度肝癌疼痛的镇痛疗效观察[J].浙江中医学院学报,2005,29(1):53-55.

[268] 胡侠,顾伟,周庆辉,等.腕踝针对肝癌疼痛的镇痛疗效及对神经肽类物质的影响[J].中西医结合肝病杂志,2005,15(3):131-133.

[269] 徐丽萍.术后针刺止痛体会[J].实用中医药杂志,2005,21(7):431.

[270] 黄琼.针灸治疗脑瘫患儿手功能障碍的临床观察[J].河南中医学院学报,2005,20(4):71-72.

[271] 李珠,陈洪茂.飞行人员失眠症的三种疗法的疗效观察[J].中国疗养医学,2005,14(4):276-277.

[272] 朱秀平,苏月娟,黄少姬.腕踝针合温针灸治疗寒凝血瘀型肩凝症86例[J].上海针灸杂志,2005,24(9):19-20.

[273] 林凌峰,梁燕萍.腕踝针治疗枕神经痛35例[J].中国针灸,2005,25(9):653.

[274] 周俊青.腕踝针配合局部温针治疗56例痛经临床观察[J].现代中医药,2005(6):39.

[275] 李建媛.腕踝针为主治疗腰椎骨质增生症65例[J].中国针灸,2005,25(6):436.

[276] 李雪珍,高宏,金英杰.腕踝针配合手法治疗胸椎小关节紊乱30例[J].针灸临床杂志,2006,22(1):7-8.

[277] 张庆光,王健,顾克斌,等.腕踝针对新兵自主神经功能状态的影响[J].中国针灸,2006,26(3):203-204.

[278] 张欣,陈兴莲.针灸综合治疗肱二头肌长头腱鞘炎21例[J].上海针灸杂志,2006,25(6):44.

[279] 冯春燕,徐福.腕踝针治疗肩背肌筋膜炎[J].浙江中西医结合杂志,2006,16(9):540.

[280] 曹晓红,杜虹.腕踝针配合推拿治疗肩周炎80例[J].陕西中医,2006,27(9):1120-1121.

[281] 陈海林,王全权,黄慧敏,等.穴位注射结合腕踝针治疗急性软组织损伤129例[J].时珍国医国药,2006,17(9):1663.

[282] 熊秀蓉,黄振刚.腕踝针配合推拿治疗肩周炎54例[J].福建中医学院学报,2006,16(5):25-26.

[283] 吴仁定,林凌峰.腕踝针治疗阵发性室上性心动过速临床观察[J].中国针灸,2006,26(12):854-856.

[284] 周友龙,张世卿,孙国胜,等.踝三针治疗腰椎间盘突出症根性痛临床观察[J].中国针灸,2006,26(12):847-850.

[285] 黄运拼.腕踝针临床应用举隅[J].中国民族民间医药杂志,2006(S1):341-343.

[286] JIANG H, SHI K, LI X, ZHOU W, et al. Clinical study on the wrist-ankle acupuncture treatment for 30 cases of diabetic peripheral neuritis[J]. Journal of Traditional Chinese Medicine, 2006,26(1):8-12.

[287] 郑坛明.腕踝针配合耳穴贴压磁珠治疗失眠52例[J].河南中医,2007,27(1):64.

[288] 姚志芳,林源.针灸治疗腰椎间盘突出症疗效观察[J].上海针灸杂志,2007,26(2):25-26.

[289] 邱树清,张帆,邱立伟.腕踝针治疗梨状肌损伤综合征56例[J].中国疗养医学,2007,16(3):137.

[290] 李兰荣,江瑜.腕踝针为主治疗急性乳腺炎初期60例临床观察[J].辽宁中医杂志,2007,34(3):353.

[291] 胡芳.腕踝针结合梅花针治疗股外侧皮神经炎42例[J].中国针灸,2007,27(3):164.

[292] 胡丽华,严伟,周公民,等.药物结合穴位针刺及腕踝针治疗高血压疗效观察[J].心血管康复医学杂志,2007,16(2):184-185.

[293] 吴鲁辉.浮针疗法研究进展[J].中国民间疗法,2007,15(4):60-62.

[294] 张千生.针刺治疗脑卒中后足下垂的临床观察[J].中国康复医学杂志,2007,22(5):461-462.

[295] 田韵.腕踝针治疗肩周炎50例临床观察[J].江苏中医药,2007,39(6):47-48.

[296] 乔云英,吴春娥.贾成文教授临证经验举隅[J].山西中医学院学报,2007,8(3):49-50.

[297] 李良平,李明江,王利民,等.电针透刺配合腕踝针治疗偏头痛80例的疗效观察[J].按摩与导引,2007,23(7):31-32.

[298] 孙朝辉.腕踝针治疗下肢静脉曲张疗效观察[J].四川中医,2007,25(7):102-103.

[299] 罗虹,王士勇.基于Virtools技术的虚拟教学系统的设计与实现[J].现代教育技术,2007,17(10):57-60.

[300] 杜艳娟,张欣玲.穴位割治配合腕踝针治疗痔疮38例[J].中国针灸,2007,27(10):724.

[301] 徐福,霍文璟.腕踝针配合曲垣穴直刺治疗肩背肌筋膜炎228例[J].浙江中医杂志,2007,42(10):595.

[302] 王士勇,罗虹,张力.基于三维交互技术的腕踝针虚拟教学系统的设计与实现[J].中国医学教育技术,2007,21(3):230-233.

[303] 周友龙,刘宜军,付杰娜,等.踝三针对腰椎间盘突出根性痛大鼠中枢镇痛递质的影响[J].中国针灸,2007,27(12):923-926.

[304] 张新成,曹拥军.腕踝针治疗面肌痉挛24例疗效总结[J].针灸临床杂志,2007,(8):25-26.

[305] 陈俊琦,何文卓,林伟容,等.三种同身寸和骨度分寸法定位取穴的比较[J].国医论坛.2007,22(5):12-13.

[306] 李菊艳,杜宏斌.点刺放血配合腕踝针治疗带状疱疹40例疗效观察[J].河北中医,2008,30(2):175-176.

[307] 闫明.中药配合针灸治疗疑难病症4则[J].中国民间疗法,2008,16(4):34-35.

[308] 徐斯伟.电针合腕踝针治疗腰椎间盘突出症临床观察[J].上海中医药杂志,2008,42(4):46-48.

[309] 李向新.腕踝针合体针治疗偏头痛30例[J].包头医学,2008,32(2):100.

[310] 刘宏珍,张国雄,任美瑛.补阳还五汤联合腕踝针治疗糖尿病周围神经病变32例[J].白求恩军医学院学报,2008,6(4):206-207.

[311] 罗虹,王士勇.《腕踝针虚拟教学系统》的开发及应用研究[J].西北医学教育,2008,16(4):690-692.

[312] 周本成,沈坚.腕踝针结合针刺"阿是穴"与体针治疗急性软组织损伤166例[J].浙江中医杂志,2008,43(8):469-470.

[313] 刘保新,徐敏,黄承军,等.腕踝针合推拿治疗急性腰扭伤45例[J].中国针灸,2008,28(8):614.

[314] 金明.腕踝针配合电针腰三针治疗腰椎增生症35例[J].针灸临床杂志,2008,24(9):26.

[315] 席明健.腕踝针治疗中风后呃逆40例临床观察[J].辽宁中医杂志,2008,35(9):1352-1353.

[316] 李芳琴,张卫华,赵阳,等.腕踝针治疗急性腰扭伤的机理探讨[J].河南中医,2008,28(10):68-69.

[317] 徐莉.腕踝针加体针治疗带状疱疹后遗神经痛疗效观察[J].长春中医药大学学报,2008,

24(5): 532.

[318] 曹淑华,孙闯,范志勇,等.腕踝针配合浮针治疗落枕49例疗效观察[J].新中医,2009,41(4): 92-93.

[319] 黄川,朱永磊,沈小舒,等.腕踝针结合中低频混合电疗治疗偏瘫性肩痛疗效观察[J].安徽中医学院学报,2009,28(1):39-40.

[320] 江瑜,李兰荣.腕踝针为主治疗急性乳腺炎初期的临床疗效观察(附100例报告)[J].贵州医药, 2009,33(1):32-33.

[321] 张运来.腕踝针治疗急腹痛80例临床观察[J].河北中医,2009,31(1):97-98.

[322] 贾晓莉.腕踝针治疗非感染性尿道综合征疗效观察[J].河北中医,2009,31(2):261-262.

[323] 王亚青."腕踝针"治疗带状疱疹后遗神经痛临床心得[J].中外健康文摘,2009,6(01X): 138-139.

[324] 王斌,张艳,殷克敬(指导).腕踝针治疗四肢运动损伤疼痛31例[J].陕西中医学院学报,2009 (3):41-42.

[325] 苏江涛,王琼,周庆辉.腕踝针治疗腰痛的临床研究进展[J].中医药导报,2009,15(4): 105-107.

[326] 刘存本.腕踝针治疗腰椎间盘突出顽固性麻木50例[J].上海针灸杂志,2009,28(9):522.

[327] 倪素兰.体针加腕踝针治疗神经性耳鸣37例[J].内蒙古中医药,2009(8):34.

[328] 江瑜,李兰荣.腕踝针为主治疗急性乳腺炎初期的疗效观察[J].贵阳中医学院学报,2009, 31(4):50-52.

[329] 杨晓贵.腕踝针配合推拿疗法治疗肩周炎50例[J].贵州医药,2009,33(9):851-852.

[330] 青姚,张志哲,杨丽妍.加用腕踝针治疗对原发性高血压病患者血尿酸及超敏C反应蛋白的影响[J].广西中医药,2009,32(5):7-8.

[331] 李媛,陈美云."缠指法"结合腕踝针治疗脑卒中肩手综合征的效果观察[J].中国当代医药, 2009,16(21):168-169.

[332] 罗虹,王士勇.让实验教学"活"起来——三维交互技术在腕踝针实验教学中的应用研究[J].中国医学教育技术,2009,23(6):578-581.

[333] 陈世忠.头针加腕踝针治疗尿潴留120例[J].中国民间疗法,2009,17(12):8-9.

[334] 李开平,吴旭.吴旭教授腕踝针临床应用举隅[J].上海针灸杂志,2009,28(12):683-684.

[335] 徐莉.腕踝针治疗孕妇带状疱疹临床体会[J].内蒙古中医药,2009(11):25-26.

[336] CHAN DK, JOHNSON MI, SUN KO, et al. Electrical acustimulation of the wrist for chronic neck pain: a randomized, sham-controlled trial using a wrist-ankle acustimulation device[J]. Clinical Journal of Pain. 2009, 25(4): 320-326.

[337] 何常春,周露,欧阳世杰,等.体针结合腕踝针治疗腰椎间盘突出症疗效观察[J].世界针灸杂志:英文版,2009,19(3):31-36.

[338] 向国初,谷志优.探讨腧穴定位方法[J].中医药导报,2009,15(12):52-53.

[339] 苏江涛,周庆辉,李锐,等.腕踝针对急性腰痛的即时镇痛作用:随机对照研究[J].中国针灸, 2010,30(8):617-622.

[340] 胡芳,张向阳.腕踝针结合体针治疗阳痿45例[J].中国针灸,2010(10):821.

[341] 李萍.腕踝针配合体针治疗肩周炎疗效观察[J].实用中医药杂志,2010(1):32-33.

[342] 姜水玉.腕踝针灸配合中药治疗急性腰扭伤56例[J].中国基层医药,2010(2):242-243.

[343] 张哲奎,刘瑛琦,魏鹏,等.中药配合腕踝针治疗慢性荨麻疹60例[J].中国医学创新,2010,7(7)：1-3.

[344] 尤艳利,姚斐,周爽.腕踝针合温针灸治疗冻结肩80例临床观察[J].江苏中医药,2010,42(4)：55-56.

[345] 王浩.腕踝针结合CT定位围针法治疗中风后遗症58例[J].中国中医药咨讯,2010(10)：128.

[346] 范娥,李菊莲.腕踝针治疗腰椎间盘突出症的研究进展[J].针灸临床杂志,2010(5)：62-66.

[347] 王敏.腕踝针配合体针用于产后尿潴留的护理[J].中国民族民间医药杂志,2010,19(11)：225.

[348] 沈贞.腕踝针在烧伤换药镇痛护理中的作用[J].中国中医药咨讯,2010(14)：18.

[349] 程如山.腕踝针断针1例[J].上海针灸杂志,2010,29(7)：463.

[350] 莫至能,廖荣德.腕踝针治疗寻常型痤疮24例[J].上海针灸杂志,2010,29(7)：461.

[351] 刘成峰,夏春发.腕踝针配合推拿正骨手法治疗神经根型颈椎病126例[J].现代中医药,2010(4)：44-45.

[352] 查和萍,谢健周,范志勇,等.浮针配合腕踝针治疗急性腰扭伤的理论探讨[J].中医外治杂志,2010(4)：59-60.

[353] 王胜.腕踝针联合扑热息痛治疗急性轻型高原病性头痛的临床观察[J].内蒙古中医药,2010,29(16)：31-32.

[354] 田培良,刘艳平,王南.腕踝针刺法配合火罐、功能锻炼治疗肩周炎60例[J].甘肃中医,2010,23(10)：39-40.

[355] 李开平,陈梅,吴旭.吴旭腕踝针治验[J].中国民族民间医药杂志,2010,19(21)：112.

[356] 张招娣,胡蓉,李博文,等.腕踝针配合康复训练治疗中风偏瘫肩痛的临床疗效观察[J].贵阳中医学院学报,2010(5)：57-58.

[357] 胡丹丽.腕踝针配合艾灸涌泉穴治疗中风后失眠48例[J].白求恩军医学院学报,2010,8(6)：427-428.

[358] 杨义靖.腕踝针为主治疗髌骨软化症80例[J].针灸临床杂志,2010(12)：15-16.

[359] 杨锦彪,黄强,宋苗苗.腕踝针配合体针治疗女子运动员痛经16例临床观察[J].中国中医药咨讯,2010(34)：185-186.

[360] 王金勇.腕踝针治疗运动员急性腰扭伤74例临床观察[J].南京体育学院学报：自然科学版,2010,9(4)：29-30.

[361] 高鹤,郭家奎.腕踝针治疗肌萎缩性侧索硬化1例[J].中外健康文摘,2010,7(33)：211.

[362] 苏江涛,周庆辉,李锐,等.腕踝针对急性腰痛的即时镇痛作用：随机对照研究[J].中国针灸,2010,30(8)：617-622.

[363] 罗虹,王士勇.以《腕踝针虚拟教学系统》为例,探讨了认知弹性理论在虚拟教学系统的设计及其具体运用[J].中国医学教育技术,2010,24(1)：28-30.

[364] 孙阁,周智梁,毛蕾,等.腕踝针为主针刺治疗中风后偏身感觉障碍[J].中国针灸,2011,31(1)：35-39.

[365] 黄元玲,张莹莹,孙岩,等.腕踝针治疗急性应激障碍11例[J].中国针灸,2011,31(2)：124.

[366] 王学辉.颈椎间孔扩展手法加腕踝针治疗神经根型颈椎病68例[J].四川中医,2011,29(1)：122-123.

[367] 石敦康,唐小山.腕踝针配合康复疗法治疗脑卒中后肩痛的临床研究[J].成都中医药大学学报,2011,34(1)：33-35.

[368] 王艳富,马朝阳,万文俊,等.针刺治疗原发性高血压研究进展[J].河南中医,2011,31(8):951-953.

[369] 李芳琴,张卫华,赵阳.腕踝针进针点及行针手法创新[J].辽宁中医药大学学报,2011,13(9):179-180.

[370] 任建宁.体针配合腕踝针治疗抑郁型失眠症临床观察[J].上海针灸杂志,2011,30(8):527-528.

[371] 苏静,沈素娥.腹针加腕踝针治疗腰椎间盘突出症临床观察[J].上海针灸杂志,2011,30(10):691-692.

[372] 孙阁.腕踝针治疗纯感觉性卒中30例[J].中国针灸,2011,31(10):945-946.

[373] 徐磊,江勇,曹小芳,等.腕踝针配合康复训练治疗偏瘫肩痛[J].中华全科医学,2011,9(12):1865-1866.

[374] 李芳琴,张卫华,赵阳.手法腕踝针镇痛机理的实验研究[J].中医药临床杂志,2011,23(10):897-899.

[375] 陈志祥.针灸分阶段治疗腰椎间盘突出症疗效观察[J].上海针灸杂志,2011,30(1):20-21.

[376] 胡丹丽.腕踝针配合艾灸涌泉穴治疗中风后失眠48例[J].中国中医药咨讯,2011,3(1):277.

[377] 王胜.腕踝针加耳穴压籽治疗高原地区失眠症的临床观察[J].现代中西医结合杂志,2011,20(9):1082-1083.

[378] 崔旻,马臣,李岚.腕踝针配体针治疗神经衰弱疗效观察[J].中国伤残医学,2011,19(3):88.

[379] 刘丽艳.体针结合腕踝针和皮内针法治疗偏头痛45例[J].针灸临床杂志,2011,27(3):25-26.

[380] 刘艳萍.腕踝针对急性腰痛的疗效观察及护理[J].吉林医学,2011,32(10):2016.

[381] 赵雪,郭义,陈泽林,等.国家标准《针灸技术操作规范第19部分腕踝针》若干问题探讨[J].针灸临床杂志,2011,27(4):1-3.

[382] 费新明,刘丽艳.综合针刺疗法治疗偏头痛40例[J].上海针灸杂志,2011,30(4):258-259.

[383] 郑维婷.电针与腕踝针埋针治疗原发性三叉神经痛50例[J].中国中医药现代远程教育,2011,9(8):43.

[384] 宋彦.腕踝针为主治疗抽动秽语综合征[J].基层医学论坛,2011,15(16):564.

[385] 宋秀媛,戴淑清,李晓昱.两种针刺方法治疗椎动脉型颈椎病疗效比较[J].中国中医急症,2011,20(6):950.

[386] 舒适,李同明,方凡夫,等.腕踝针缓解考前紧张综合征的随机对照研究[J].中西医结合学报,2011,9(6):605-610.

[387] 刘虎.温针灸配合腕踝针治疗脾胃虚寒型慢性浅表性胃炎32例[J].中国中医药现代远程教育,2011,9(15):38-39.

[388] 张振亚,肖玉娟.腕踝针治疗血管痉挛性头痛的疗效观察及对经颅多普勒谱的影响[J].现代中西医结合杂志,2011,20(31):3942-3943.

[389] 吴在良,殷洪伟,张泽福.多种针刺法治疗面肌痉挛20例[J].中国社区医师:医学专业,2011(35):193-193.

[390] 孙阁,周智梁,赵磊.腕踝针治疗疼痛类疾病临床疗效的系统评价[J].河北中医,2011,33(11):1715-1719.

[391] 张遂连.腕踝针治疗急性腰扭伤82例疗效观察[J].中国中医药咨讯,2011,3(23):157.

[392] 孙阁,高鹤.腕踝针治疗疼痛研究概况[J].河北中医,2011,33(12):1889-1892.

[393] MARRA C, POZZI I, CEPPI L, et al. Wrist-ankle acupuncture as perineal pain relief after mediolateral episiotomy: a pilot study[J]. Journal of Alternative and Complementary Medicine. 2011, 17(3): 239-241.

[394] 孙阁,周智梁,赵磊.腕踝针治疗疼痛类疾病临床疗效的系统评价[J].河北中医,2011,33(11):1715-1719,1756.

[395] 周鹏,金远林,马晓明,等.腕踝针配合体针红外线治疗腰椎间盘突出症疗效观察[J].辽宁中医药大学学报,2012,14(5):215-217.

[396] 宋媛,李虹,赵仓焕.腕踝针治疗失眠症机理初探[J].中国中医基础医学杂志,2012,18(6):655.

[397] 冯玲媚,刘明辉.腕踝针结合康复训练治疗脑梗死后肩-手综合征的临床疗效观察[J].辽宁中医杂志,2012,39(6):1147-1148.

[398] 陈巧玲,黄双英.腕踝针治疗膝关节置换术后疼痛疗效观察[J].上海针灸杂志,2012,31(5):330-331.

[399] 吴志敏,陈兴华.腕踝针结合电针治疗缺血性中风偏瘫的临床研究[J].四川中医,2012,30(7):129-131.

[400] 潘玥,李平.腕踝针临床优势病种的文献研究[J].上海针灸杂志,2012,31(8):618-620.

[401] 郑坛明.浅针配合腕踝针及耳穴贴压磁珠治疗失眠260例临床观察[J].四川中医,2012,30(8):143-144.

[402] 周本成,沈坚.腕踝针结合针刺阿是穴治疗肌肉拉伤临床疗效观察[J].中国运动医学杂志,2012,31(9):826-827.

[403] 房铭,王树高.腕踝针配合刺络放血治疗瘀血阻络型偏头痛30例[J].上海针灸杂志,2012,31(11):838.

[404] 王永福,王会霞,李菊莲.腕踝针治疗带状疱疹后遗神经痛临床观察[J].中国民族民间医药杂志,2012,21(4):106.

[405] 陈炯.腕踝部埋针法治疗急慢性痛症[J].按摩与康复医学,2012,3(6):195.

[406] 张卫华,李芳琴.尺胫针疗法治疗软组织损伤100例[J].陕西中医,2012,33(3):338-339.

[407] 许为勇,陈俊杰.腕踝针联合耳穴按压在全膝关节置换术后的镇痛应用及疗效观察[J].中医外治杂志,2012,21(2):36-37.

[408] 姚军.腕踝针配合循经取穴治疗网球肘108例[J].中国医药指南,2012,10(13):42-43.

[409] 缪缙,赖雪梅,蒋学风,等.腕踝针疗法的分娩镇痛效果[J].暨南大学学报:自然科学与医学版,2012,33(2):198-201.

[410] 叶富英,汪永坚,林胜友.腕踝针在癌症疼痛爆发痛管理中的应用[J].中国中医药科技,2012,19(3):270-271.

[411] 朱南贤.腕踝针治疗落枕[J].中国民间疗法,2012,20(5):10-11.

[412] 侯西侠.腕踝针治疗腰部急性软组织损伤的机理探析[J].陕西中医,2012,33(8):1057.

[413] 侯燕,孙阁,郭家奎.腕踝针治疗手-口综合征1例[J].针灸临床杂志,2012,28(7):73.

[414] 彭力亚,王永凤.腕踝针穴位埋线治疗腰椎间盘突出症213例临床观察[J].河北中医,2012,34(9):1377-1378.

[415] 曹锐,张元元.腹针结合腕踝针治疗偏头痛45例[J].山西中医,2012,28(9):27-28.

[416] 黄丽娟,罗文基,朱华,等.腕踝针治疗工伤创伤后应激障碍的疗效[J].中国康复理论与实践,2012,18(9):855-857.

[417] 韩杲,陈艳娟.腕踝针治疗中重度肝癌疼痛25例疗效观察[J].中国社区医师：医学专业,2012,14(29)：176-177.

[418] 曾科,周庆辉.腕踝针治疗疼痛的临床应用与研究进展[J].针灸临床杂志,2012,28(9)：69-72.

[419] 成建平.腕踝针为主治疗神经根型颈椎病31例[J].湖南中医杂志,2012,28(5)：75-76.

[420] 张瑞芝,黄清辉.腕踝针治疗肾绞痛[J].中国民间疗法,2012,20(11)：13.

[421] 王珊玺,谢菊英,王灵.新腕踝针与传统腕踝针对痛症疗效的比较观察[J].中医临床研究,2012,4(24)：37-38.

[422] 谢小红.腕踝针对痛症治疗的研究概况[J].按摩与康复医学,2012(1)：88-91.

[423] 涂俊霞,马静,谢丽娟.腕踝针治疗痛经50例临床观察[J].医药前沿,2012(25)：195-196.

[424] 王珊玺.腕踝针进针点新探[J].今日中国论坛,2012(12)：187.

[425] 董联合,李芳琴.尺胫针疗法治疗急性软组织损伤50例[J].陕西中医,2012,33(11)：1538.

[426] 黄清辉.腕踝针治疗肾绞痛[J].中国民间疗法,2012,20(11)：13.

[427] 许为勇,陈俊杰.腕踝针联合耳穴按压在全膝关节置换术后的镇痛应用及疗效观察[J].中医外治杂志,2012,21(2)：36-37.

[428] SUN ZH. Seventy-two cases of external humeral epicondylitis treated by wrist-ankle acupuncture [J]. World Journal of Acupuncture-Moxibustion, 2012, 22(4)：48-49.

[429] 潘玥,李平.腕踝针临床优势病种的文献研究[J].上海针灸杂志,2012,31(3)：618-620.

[430] 周庆辉.腕踝针,针到痛除[J].康复,2013(1)：43.

[431] 蔡亚红,叶富英.腕踝针镇痛作用研究进展[J].上海中医药杂志,2013(3)：82-85.

[432] 叶富英,林胜友,蔡亚红.腕踝针配合耳穴贴压治疗围化疗期失眠症疗效观察[J].上海针灸杂志,2013,32(3)：207-208.

[433] 黄双英,童培建,吴蔚,等.腕踝针对老年全膝关节置换术后镇痛效果的疗效评价[J].中华中医药学刊,2013,31(5)：1014-1016.

[434] 孙阁.腕踝针治疗足心热案[J].上海针灸杂志,2013,32(6)：517.

[435] 李兰荣,张迎春.腕踝针配合悬灸治疗急性乳腺炎50例[J].河南中医,2013,33(7)：1134-1135.

[436] 孙阁.调神通络配穴针刺结合腕踝针治疗中风后肢体疼痛42例[J].中国针灸,2013,33(8)：745-746.

[437] 王洪彬,赵舒,孙娜,等.腕踝针治疗大学生原发性痛经疗效观察[J].中国针灸,2013,33(11)：996-999.

[438] 赵小溪.腕踝针治疗颈性头痛30例[J].河南中医,2013,33(11)：1993-1994.

[439] 李兰荣.腕踝针配合悬灸治疗急性乳腺炎初期50例[J].中医药导报,2013,19(1)：105-106.

[440] 马升觅.腕踝针治疗肩周炎研究进展[J].山西中医,2013,29(3)：52-53.

[441] 唐小波,周奉皋,邱斌.在腕踝针理论指导下经皮点刺治疗椎动脉型颈椎病的临床研究[J].中国当代医药,2013,20(1)：111-112.

[442] 蒋中会.补阳还五汤配合腕踝针治疗糖尿病周围神经病变40例临床观察[J].实用医技杂志,2013,20(3)：294-295.

[443] 师德明.腕踝针推拿拔火罐功能锻炼治疗腰椎间盘突出症疗效观察[J].医学信息,2013(7)：291-292.

[444] 戴琳俊,李丹丹.腕踝针治疗神经根型颈椎病30例[J].湖南中医杂志,2013(5)：78-80.

[445] 李淑英,蔡敏,张瑜. TACE 术前腕踝针留置疗法缓解术后疼痛效果观察[J]. 山东医药,2013,53(42):98-99.

[446] 朱慧萍,叶富英. 腕踝针治疗晚期胃癌呃逆25例[J]. 上海针灸杂志,2013,32(12):1053.

[447] 王洪彬,崔建美,赵舒,等. 腕踝针临床应用文献计量学分析[J]. 世界科学技术:中医药现代化,2013,15(6):1398-1401.

[448] 李砚辉. 腕踝针配合中药熏洗治疗足跟痛68例[J]. 中外健康文摘,2013(32):273.

[449] 王宁. 针灸联合推拿治疗腰椎间盘突出症的疗效观察[J]. 医学信息,2013,26(7):103.

[450] 张卫华,王正泽,李青,等. 尺胫针疗法对实验性小鼠痛阈的影响[J]. 陕西中医,2013,34(10):1425-1426.

[451] 师德明. 腕踝针治疗鼻炎78例疗效观察[J]. 大家健康(下旬版),2013,7(3):92.

[452] 张卫华,张小英,李青,等. 尺胫针法对甲醛致小鼠足肿胀及血清PGE2的影响[J]. 陕西中医学院学报,2013,36(4):99-101.

[453] 师德明. 腕踝针结合推拿治疗偏头痛60例疗效观察[J]. 健康必读(下旬刊),2013(3):364.

[454] 师德明. 腕踝针结合穴位推拿治疗勃起功能障碍疗效观察[J]. 大家健康(下旬版),2013,7(2):173-174.

[455] 师德明. 腕踝针推拿火罐功能锻炼治疗28例肩周炎疗效观察[J]. 健康大视野,2013.

[456] 和运志,石现,李新立,等. 腕踝针加针刺治疗踝关节扭伤70例[J]. 中国针灸,2013,33(S1):80.

[457] 王默雨. 空间统计应用于中医研究的可行性初探[J]. 亚太传统医药,2013,9(11):3-4.

[458] 郑毅,于永慧,方凡夫. 腕踝针治疗癌性疼痛 Meta 分析[J]. 辽宁中医药大学学报,2014,16(1):152-155.

[459] 韩誉功. 腕踝针配合耳针治疗失眠临床观察[J]. 世界最新医学信息文摘(电子版),2014,14(23):137.

[460] 宋媛,李虹,赵仓焕,等. 腕踝针治疗失眠症48例[J]. 中国老年学杂志,2014,34(18):5233-5234.

[461] 王名江,陈兴华. 腕踝针结合颈三针治疗神经根型颈椎病的临床观察[J]. 中国疗养医学,2014,23(12):1104-1105.

[462] 封蕾. 腕踝针治疗神经根型颈椎病上肢疼痛的临床观察[J]. 中国中医急症,2014,23(12):2356-2357.

[463] 崔秀芳. 针刺治疗中风偏瘫肢体疼痛的疗效观察[J]. 中国民间疗法,2014,22(11):16-17.

[464] 王毓,董炳耀,李芳琴,等. 尺胫针疗法治疗腰部急性软组织损伤80例[J]. 陕西中医,2014,35(10):1410-1411.

[465] 吴蔚,黄双英,徐华. 腕踝针联合西药治疗 Hunt 综合征耳道疼痛疗效观察[J]. 中国中医药信息杂志,2014,21(10):96-97.

[466] 朱志敏. 用腕踝针埋针法治疗牙痛的临床效果观察[J]. 当代医药论丛,2014,12(10):247.

[467] 张卫华,马若峰,张培国. 尺胫针治疗慢性腰肌劳损60例[J]. 陕西中医,2014,35(9):1230-1232.

[468] 郑春婷,赖志云. 腕踝针联合耳穴按压在100例混合痔术后镇痛临床观察[J]. 光明中医,2014,29(9):1940-1941.

[469] 胡甜甜,周爽,方凡夫,等. 腕踝针治疗中老年患者睡眠障碍临床随机对照研究[J]. 吉林中医药,2014(9):948-950,955.

[470] 脱长宇,金黎军,脱建业.麻黄附子细辛汤加味配合腕踝针治疗周围性面瘫 45 例[J].中国伤残医学,2014,22(9):157-158.

[471] 王维明,杨慧勤.腕踝针配合穴位敷贴治疗腰椎间盘突出症疗效观察[J].按摩与康复医学,2014,5(8):56-57.

[472] 陈丽,孙忠人,黄莹.腕踝针与董氏奇穴配合治疗原发性痛经 40 例[J].上海针灸杂志,2014,33(7):671.

[473] 李兰荣,张迎春,姜朵生.腕踝针并悬灸治疗急性乳腺炎初期临床观察[J].中国中医急症,2014,23(7):1320-1321.

[474] 孙宜保,杨勇.腕踝针治疗椎体成形术后残留下腰部疼痛 102 例[J].中医研究,2014,27(7):52-53.

[475] 缪花,贾成文,董琪.腕踝针治疗骨运输术后疼痛 30 例[J].陕西中医,2014,35(5):591-593.

[476] 孙阁,周智梁.腕踝针治疗卒中后手口综合征 10 例[J].上海针灸杂志,2014,33(5):461.

[477] 郑毅,于永慧,方凡夫.腕踝针疗法研究进展[J].河北中医,2014,36(4):631-633.

[478] 吴晓亮,束彦页,陆斌,等.名老中医吴旭教授运用腕踝针治疗失眠的经验[J].时珍国医国药,2014,25(4):958-960.

[479] 张香妮,王博毅,苏同生.腕踝针治疗脑卒中后肩手综合征 35 例[J].陕西中医,2014,35(3):362-363.

[480] 朱静娟,徐礼琴,杨飞轮,等.中西医护理联合干预对髋关节置换术后患者疼痛的影响[J].中华现代护理杂志,2014,20(3):301-304.

[481] 叶富英,林胜友,蔡亚红.腕踝针治疗肿瘤并发带状疱疹疼痛疗效观察[J].上海针灸杂志,2014,33(3):209-210.

[482] 范富有,杨勇,孙宜保,等.中西医结合治疗盘源性腰痛临床疗效分析[J].慢性病学杂志,2014,15(3):222-223.

[483] 柏树祥.腕踝针治疗功能性子宫出血 32 例[J].中国针灸,2014,34(2):172.

[484] 王国书.腕踝针配合温针灸治疗肩关节周围炎 40 例临床观察[J].甘肃中医学院学报,2014,31(2):61-63.

[485] 林娟英.腕踝针治疗肝癌介入治疗后疼痛 36 例[J].上海针灸杂志,2014,33(1):60.

[486] 符文杰,金炳旭,赵勇,等.腕踝针治疗痉挛型脑瘫儿童尖足的临床研究[J].中华针灸电子杂志,2014,3(1):4-7.

[487] 曲宪双,李晓昱,王红.腕踝针治疗急性踝扭伤临床观察[J].中国中医急症,2014,23(1):160.

[488] 张卫华,李青,王正泽,等.尺胫针疗法对甲醛致痛模型小鼠血清 5-HT 含量的影响[J].陕西中医学院学报,2014,37(1):67-68,80.

[489] 张卫华,张培国,李芳琴.尺胫针治疗急慢性软组织损伤即刻效应研究[J].陕西中医,2014,35(1):75-76.

[490] ZENG K, DONG HJ, CHEN HY, et al. Wrist-ankle acupuncture for pain after transcatheter arterial chemoembolization in patients with liver cancer: a randomized controlled trial[J]. American Journal of Chinese Medicine, 2014, 42(2): 289-302.

[491] ZHU LB, CHAN WC, LO KC, et al. Wrist-ankle acupuncture for the treatment of pain symptoms: a systematic review and meta-analysis[J]. Evidence-Based Complementary and Alternative Medicine, 2014: 261709.

[492] 杨春英,李申. Treatment on 2 cases of pain in the heel based on syndrome differentiation by wrist-ankle acupuncture[J]. World Journal of Acupuncture-Moxibustion,2014,24(1):68-69.

[493] 谢丁一,陈日新.《内经》中腧穴二步定位法及其临床应用[J]. 中国针灸. 2014,34(10): 979-982.

[494] 方进,邱峰朝. 人体腧穴体表定位比例尺的研制和应用[J]. 上海针灸杂志,2014,33(12): 1183-1184.

[495] 蔡雄茂,吴巧珑. 腕踝针对常见运动损伤镇痛效果的比较[J]. 按摩与康复医学,2015,6(14): 21-23.

[496] 李树军. 牙痛不同治疗方法的效果分析[J]. 医学信息,2015,28(13):54-55.

[497] 张卫华,李田芸,白庆庆,等. 尺胫针治疗腰部急性软组织损伤55例[J]. 陕西中医,2015,36(5): 599-601.

[498] 吴加勇,叶宝叶,薛偕华,等. 腕踝针配合运动疗法治疗卒中后肩痛疗效观察[J]. 上海针灸杂志, 2015,34(5):409-411.

[499] 田伟,杨楠,贺庆瑞,等. 腕踝针配合耳穴贴压治疗考前紧张综合征疗效观察[J]. 上海针灸杂志, 2015,34(4):326-328.

[500] 徐美君,周庆辉. 腕踝针创立以来的临床应用及研究进展[J]. 上海针灸杂志,2015,34(3): 277-280.

[501] 冯涛,杨洪建. 耳穴联合腕踝针对人工髋关节置换术后的镇痛作用[J]. 长春中医药大学学报, 2015,31(3):576-579.

[502] 李建锋,张刚建. 腕踝针结合体针在神经根型颈椎病治疗中的应用效果[J]. 河南医学研究, 2015,24(3):121.

[503] 张汉平,王雅萍,郭彦丞,等. 腕踝针结合中药离子导入技术治疗肩周炎疗效观察[J]. 中国初级卫生保健,2015,29(2):114-115.

[504] 苟明琴,陈纯涛,黄蜀,等. 腕踝针对带状疱疹镇痛机理探析[J]. 中医临床研究,2015,7(2): 22-23.

[505] 万菁,杨雅,彭春敏. 腕踝针联合耳穴埋豆对肛瘘术后患者换药疼痛的影响[J]. 齐鲁护理杂志, 2015,21(2):124-125.

[506] 战梅,舒适,黄章倍,等. 腕踝针缓解赛前紧张综合征的随机对照研究[J]. 河南中医,2015,35(1): 145-147.

[507] 刘朝晖. 腕踝针治疗变应性咳嗽21例[J]. 光明中医,2015,30(1):100-101.

[508] 陈玉芳,左霞,张琼,等. 耳穴联合腕踝针配合常规疼痛护理干预在髋关节置换术后的应用效果 [J]. 四川中医,2015,33(1):178-180.

[509] LIU YQ, SUN S, DONG HJ, et al. Wrist-ankle acupuncture and ginger moxibustion for preventing gastrointestinal reactions to chemotherapy: a randomized controlled trial[J]. Chinese Journal of Integrative Medicine,2015,21(9):697-702.

[510] WEN MS. Therapeutic observation of superficial needling for hemifacial spasm[J]. Journal of Acupuncture and Tuina Science. 2015,13(4):265-268.

[511] LIU WX, ZHAO Y, YU YY. Effects of wrist-ankle acupuncture on associated factors in uterus tissue and serum in rats with primary dysmenorrheal[J]. Journal of Acupuncture and Tuina Science,2015,13(3):146-149.

[512] SHU S, ZHAN M, YOU YL, et al. Wrist-ankle acupuncture (WAA) for precompetition nervous syndrome: study protocol for a randomized controlled trial[J]. Trials, 2015(16): 396.

[513] 程勋昌,张多宏.齐刺加腕踝针治疗神经根型颈椎病60例[J].中医药临床杂志,2016,28(3): 411-412.

[514] 李亚红.用腕踝针疗法和针刺疗法治疗疼痛及麻木类疾病的效果对比[J].当代医药论丛,2016, 14(4): 16-17.

[515] 刘春亮,陈辉,熊源长.腕踝针用于术后镇痛的研究进展[J].上海中医药杂志,2016,50(2): 94-96.

[516] 刘春亮,熊源长,卢军,等.腕踝针治疗腹腔镜胆囊术后疼痛疗效观察[J].上海针灸杂志,2016, 35(3): 297-300.

[517] 刘珊珊,贾红玲,张永臣.微针系统治疗椎动脉型颈椎病述评[J].河南中医,2016,36(2): 368-370.

[518] 孙世伟,陆岸英.腕踝针联合刺络放血治疗带状疱疹后遗神经痛22例[J].广西中医药,2016, 39(1): 37-38.

[519] 王国平,刁枢.腕踝针用于腹腔镜胃肠手术患者术后镇痛的研究[J].四川医学,2016,37(5): 501-504.

[520] 王瑞成,郭燕,张瑞婷,等.腕踝针联合耳穴埋豆对妇科腹腔镜手术患者术后恢复的影响[J].陕西中医药大学学报,2016,39(2): 77-79.

[521] 王秀莲,赵仓焕.光纤传感技术应用于腕踝针镇痛的研究[J].陕西中医药大学学报,2016, 39(1): 75-77,133.

[522] 徐贤,方凡夫,黄枫,等.腕踝针与物理疗法治疗腰椎间盘突出症疗效对比研究[J].上海针灸杂志,2016,35(3): 317-321.

[523] 张敏,于金娜.针刺治疗抽动秽语综合征的临床研究进展[J].河北中医,2016,38(5): 790-793.

研究生学位论文

[1] 张国平.腕踝针对卒中后肩痛康复作用观察[D].福州:福建中医学院,2001.

[2] 姜鹤群.腕踝针治疗糖尿病并发末梢神经炎的临床研究[D].贵阳:贵阳中医学院,2002.

[3] 秦洁.烧伤创面换药腕踝针镇痛护理干预模式的研究[D].上海:第二军医大学,2004.

[4] 胡侠.腕踝针治疗中重度肝癌疼痛的临床观察[D].上海:第二军医大学,2004.

[5] 刘国良.腕踝针治疗偏头痛的临床疗效观察[D].长沙:湖南中医药大学,2006.

[6] 李兰荣.针灸治疗急性乳腺炎初期临床研究评述及疗效验证[D].贵阳:贵阳中医学院,2007.

[7] 许华诚.体针配合腕踝针治疗腰椎间盘突出症临床观察[D].长沙:湖南中医药大学,2007.

[8] 王士勇.虚拟现实技术在医学教学中的应用研究——《腕踝针虚拟教学系统》的设计与开发[D].上海:第二军医大学,2007.

[9] 赵昭和.针刺与推拿归位手法治疗肩关节周围炎临床对照研究[D].广州:广州中医药大学,2008.

[10] 吴昔钧.腕踝针配合针刺康复疗法对中风偏瘫后肩痛疗效的临床研究[D].南京:南京中医药大学,2008.

[11] 叶永丽.针灸戒烟的临床运用概况及述评[D].广州:南方医科大学,2009.

[12] 李芳琴.手法腕踝针对急性软组织损伤家兔局部痛阈和血清5-HT含量的影响[D].咸阳:陕西

中医学院,2009.
- [13] 杨元箴.针刺治疗中风偏瘫的临床研究[D].武汉:湖北中医学院,2009.
- [14] 黄忠杰.腕踝针结合体针治疗腰椎间盘突出症的临床观察[D].南京:南京中医药大学,2009.
- [15] 苏江涛.腕踝针对急性腰痛的即时镇痛作用随机对照临床研究[D].上海:上海中医药大学,2009.
- [16] 韩晓辉.腕踝针结合体针治疗特发性面神经炎的疗效观察[D].济南:山东中医药大学,2009.
- [17] 曲菲.耳穴及腕踝针治疗原发性高血压即时效应的对比观察[D].济南:山东中医药大学,2009.
- [18] 谢超凡.腕踝针配合针刺颈夹脊穴治疗神经根型颈椎病的临床观察[D].福州:福建中医学院,2009.
- [19] 陈立志.腕踝针结合推拿手法治疗腰椎间盘突出症的临床研究[D].广州:广州中医药大学,2010.
- [20] 刘明辉.腕踝针结合康复训练治疗脑梗死后肩-手综合征的临床疗效观察[D].贵阳:贵阳中医学院,2010.
- [21] 张哲奎.中药配合腕踝针治疗慢性荨麻疹的临床疗效观察[D].哈尔滨:黑龙江中医药大学,2010.
- [22] 钟秉成.腕踝针结合体针治疗神经根型颈椎病的临床观察[D].南京:南京中医药大学,2010.
- [23] 郭樱惠.腕踝针结合中药治疗椎间盘突出症的临床观察[D].广州:广州中医药大学,2010.
- [24] 李青.尺胫针疗法对实验性小鼠痛阈及血清5-HT含量的影响[D].咸阳:陕西中医学院,2011.
- [25] 张小英.尺胫针法对小鼠局部急性炎症肿胀度及血清PGE2含量的影响[D].咸阳:陕西中医学院,2011.
- [26] 傅俊钦.基于针刺治疗肌筋膜疼痛综合征的阿是穴针法研究[D].北京:北京中医药大学,2011.
- [27] 晏上海.腕踝针上1治疗失眠的临床疗效观察[D].福州:福建中医药大学,2011.
- [28] 陆斌.吴旭针灸学术思想总结及通督温阳法治疗腰椎间盘突出症的研究[D].南京:南京中医药大学,2011.
- [29] 徐婉伦.腕踝针结合体针治疗腰椎间盘突出症的镇痛效应观察[D].南京:南京中医药大学,2011.
- [30] 许文翰.体针结合腕踝针治疗急性期周围性面瘫的疗效观察[D].南京:南京中医药大学,2011.
- [31] 赵金平.腕踝针对肩关节周围炎镇痛作用的临床观察[D].济南:山东中医药大学,2011.
- [32] 李喆.腕踝针治疗原发性痛经的临床疗效观察[D].长沙:湖南中医药大学,2011.
- [33] 姜博伟.腕踝针疗法文献研究[D].济南:山东中医药大学,2011.
- [34] 姜受志.腕踝针治疗神经根型颈椎病快速镇痛效应的临床观察[D].南京:南京中医药大学,2011.
- [35] 杨晴.腕踝针治疗肩周炎的临床疗效观察[D].济南:山东中医药大学,2011.
- [36] 张霖云.针刺结合腕踝针治疗急性L_5-S_1椎间盘突出症的临床研究[D].福州:福建中医药大学,2012.
- [37] 王永福.腕踝针治疗带状疱疹后遗神经痛的临床研究[D].兰州:甘肃中医学院,2012.
- [38] 李宝.平衡针配合运动疗法治疗急性腰扭伤的临床研究[D].广州:广州中医药大学,2012.
- [39] 秦后伟.舒筋通络推拿法结合腕踝针疗法治疗肩周炎临床观察[D].济南:山东中医药大学,2012.
- [40] 马若峰.尺胫针疗法治疗慢性腰肌劳损临床疗效观察[D].咸阳:陕西中医学院,2012.

[41] 王颖.尺胫针疗法对急性腰部软组织损伤干预效应的临床研究[D].咸阳：陕西中医学院,2012.
[42] 张培国.尺胫针疗法对软组织损伤性疾病即刻效应的研究[D].咸阳：陕西中医学院,2012.
[43] 曾科.腕踝针治病原发性肝癌患者TACE术后中重度疼痛的随机对照研究[D].上海：上海中医药大学,2012.
[44] 吴志敏.腕踝针结合电针治疗缺血性中风偏瘫的临床研究[D].广州：广州中医药大学,2012.
[45] 左帮平.腕踝针治疗腰椎间盘突出症的即时止痛效应临床研究[D].成都：成都中医药大学,2013.
[46] 战梅.腕踝针治疗赛前紧张综合征的疗效评定及机制研究[D].上海：第二军医大学,2013.
[47] 邱展业.腕踝针配合SET治疗膝骨性关节炎的临床研究[D].福州：福建中医药大学,2013.
[48] 张竹芸.针灸治疗创伤后应激障碍疗效的META分析[D].成都：成都中医药大学,2013.
[49] 张志坚.腕踝针配合关节松动术治疗膝关节骨性关节炎的临床研究[D].广州：广州中医药大学,2013.
[50] 王甜.腕踝针结合辨经取点对颈椎病急性发作颈痛患者镇痛效应及对血浆神经肽类物质影响的研究[D].贵阳：贵阳中医学院,2013.
[51] 冯秋菊.腕踝针疗法治疗中风后肩手综合征的临床疗效观察[D].哈尔滨：黑龙江中医药大学,2013.
[52] 鞠晓晶.腕踝针结合体针治疗中风肩痛的临床研究[D].济南：山东中医药大学,2013.
[53] 马升觅.腕踝针配合常规针刺治疗颈型颈椎病的疗效观察[D].济南：山东中医药大学,2013.
[54] 乔丽.原发性痛经的针灸常用方法疗效对比研究[D].太原：山西中医学院,2013.
[55] 胡甜甜.腕踝针治疗中老年患者睡眠障碍的临床随机对照研究[D].上海：上海中医药大学,2013.
[56] 卢仁辉.腕踝针配合SET治疗肩关节周围炎的临床观察[D].福州：福建中医药大学,2014.
[57] 徐贤.腕踝针配合物理疗法治疗腰椎间盘突出症的临床疗效观察[D].上海：上海中医药大学,2014.
[58] 滕桂云.腹针、腕踝针治疗焦虑症睡眠障碍的临床研究[D].乌鲁木齐：新疆医科大学,2014.
[59] 符新斌.腕踝针合远部取穴针刺治疗急性期特发性面神经麻痹临床研究[D].广州：广州中医药大学,2015.
[60] 张天芳.腕踝针配合百忧解治疗中风后抑郁的临床研究[D].上海：上海中医药大学,2015.
[61] 徐美君.腕踝针辅助昂丹司琼防治癌症化疗所致恶心、呕吐的随机对照临床研究[D].上海：上海中医药大学,2015.
[62] 张雅玲.腕踝针配合体针治疗失眠的疗效观察[D].南京：南京中医药大学,2015.
[63] 包承东.腕踝针治疗卒中后手功能障碍疗效的临床观察[D].杭州：浙江中医药大学,2015.
[64] 苟明琴.毫火针结合腕踝针治疗急性期带状疱疹的临床研究[D].成都：成都中医药大学,2015.

汇编文献

[1] 西安铁路医院.腕踝针对紫外线角膜结膜炎治疗的初步体会[G].眼科学术交流会资料汇编,1977.
[2] 腕踝针临床应用小结[G].理疗学术资料,1977.
[3] 上海铁路局钱江疗养院.腕踝针配拔罐治疗胃肠功能紊乱疗效观察[G].全国地区性理疗学术会议,1978.

[4] 江苏省淮阴地区医院.腕踝针在妇产科领域的应用[G].江苏医学会妇产科学术交流会,1979.

[5] 奚永江.腕踝针[M]//奚永江.针法灸法学.上海:上海科学技术出版社,1985.

[6] 张菱.腕踝针的止痛疗效[G].中韩国际针灸学术研讨会论文汇编,长春,1998.

[7] 余道俊.腕踝针配合揿针治疗面肌痉挛临床观察[C].中国特种针法应用与针灸临床学术交流大会论文集,北京,2000.

[8] 董文萍.腕踝针加拔罐治疗胸胁痛82例[G].第六届全国针灸科研与临床研讨会论文集,成都,2004.

[9] 温木生.十年来腕踝针疗法研究概况[G].2004西南片区针灸学术研讨会论文汇编,重庆,2004.

[10] 万瑶.经筋病针灸临床治疗方法探讨[G].中国针灸学会临床分会第12届全国针灸临床学术研讨会论文集,贵阳,2004.

[11] 赵仓焕,盛佑祥,何扬子,等.电针配合腕踝针疗法治疗肩周炎56例[G].中国针灸学会临床分会第12届全国针灸临床学术研讨会论文集,贵阳,2004.

[12] 王丽平,周炜.不同针法在中风病中的临床应用[G].北京针灸学会2006年年会论文集,北京,2006.

[13] 周庆辉.腕踝针法止痛[M]//葛绳德,夏兆帆.临床烧伤外科学.北京:金盾出版社,2006.

[14] 姚志芳,林源.针灸综合治疗腰椎间盘突出症临床疗效观察[G].2006中国针灸学会临床分会第十四届全国针灸学术研讨会,桂林,2006.

[15] 臧文梅.中药配合微针防治红斑性狼疮临床观察[G].世界针灸学会联合会成立20周年暨世界针灸学术大会论文摘要汇编,北京,2007.

[16] 和运志,李新立,张贵华,等.腕踝针为主治疗急性踝关节扭伤70例[G].第二届环球杯全国针灸临床特技演示大会论文集,贵阳,2008.

[17] 刘明辉,冯玲媚,蔡伟.腕踝针结合康复训练治疗脑梗死后肩-手综合征的临床疗效观察[G].中国针灸学会2009学术年会论文集,杭州,2009.

[18] 李伟红,汤晓冬.腕踝针为主治疗儿童假性近视50例[G].中国针灸学会2009学术年会,杭州,2009.

[19] 李媛,陈美云."缠指法"结合腕踝针治疗脑卒中肩手综合征的效果观察[G].第一届上海国际护理大会,上海,2009.

[20] 罗虹,王士勇.让实验教学"活"起来——三维交互技术在腕踝针实验教学中的应用研究[G].全国高等学校教育技术协作委员会第六届年会暨学术交流会论文集,广州,2009.

[21] 王士勇,刘轶.《腕踝针虚拟教学应用系统》的教学设计过程解析[G].第三届全国医学摄影图像学术会议论文集,乌鲁木齐,2009.

[22] 尤艳利,周爽,李伟红,等.腕踝针结合温针灸治疗冻结肩临床观察[G].中国针灸学会2009学术年会论文集,杭州,2009.

[23] 张卫华,李芳勤,赵阳,等.手法腕踝针临床进针点及其镇痛机制研究[G].中国针灸学会2009学术年会论文集,杭州,2009.

[24] 周庆辉,朱德增.腕踝针疗法[M]//腕踝针疗法及相关中医实用技术教程.上海:第二军医大学出版社,2009.

[25] 甘恒益.腕踝针配合体针治疗产后尿潴留23例[G].2011四川省针灸学术年会论文集,峨眉山,2011.

[26] 刘磊,张舒雁.基于文献研究针灸治疗偏头痛的数据分析[G].2012浙江省针灸学会年会暨学术

交流会论文集,金华,2012.

[27] 孟未震.腕踝针疗法临床应用体会[G].第十一届苏南苏中地区针灸学术交流大会论文集,常州,2012.

[28] 董惠娟,郎庆波.腕踝针疗法[M]//中医护理学.上海:第二军医大学出版社,2012.

[29] 和运志,石现,李新立,等.腕踝针加针刺治疗踝关节扭伤70例[G].第五届国际特种针法疗法演示暨学术研讨会论文集,沈阳,2013.

[30] 严攀,左邦平,刘波,等.腕踝针治疗腰椎间盘突出症的即时止痛效应临床研究[G].第四届中医药现代化国际科技大会论文集,成都,2013.

[31] 陈俊杰,许为勇,章建华.耳穴磁贴联合腕踝针在腰椎非融合术后残留痛的镇痛疗效观察[G].2013中国工程院科技论坛暨浙江省骨科学学术年会,萧山,2013.

[32] 周庆辉.腕踝针[G].疼痛管理与临终关怀新进展培训班资料汇编.上海,2013.

[33] 符文杰,金炳旭,赵勇,等.腕踝针治疗痉挛型脑瘫儿童尖足的临床研究[G].中华中医药学会儿科分会第三十一次学术大会,昆明,2014.

[34] 符文杰,金炳旭,赵勇,等.腕踝针治疗痉挛型脑瘫儿童尖足的临床研究[G].第五届粤港澳台物理医学与康复学学术会议暨2014年广东省医学会物理医学与康复学学术会议论文集,广州,2014.

[35] 刘益群,孙帅,董惠娟,等.腕踝针联合隔姜灸预防肿瘤化疗患者胃肠道反应的临床研究[G].2014全国中西医结合卵巢功能调控专题学术会议论文集,南昌,2014.

[36] 杨孝芳,陈盼碧,王甜.腕踝针结合辨经取点法对颈椎病颈痛患者的镇痛疗效及血浆β-EP、SP含量影响[G].贵阳,2014.

[37] 张卫华,马若峰,张培国.尺胫针治疗慢性腰肌劳损的临床疗效观察[G].中国针灸学会临床分会2014年年会暨第二十一次全国针灸临床学术研讨会,重庆,2014.

[38] 虎春洁.腕踝针在椎间盘突出术后残留神经症状中的护理观察[G].2014年河南省中医、中西医结合护理学术交流会论文集,2014.

[39] 田伟,杨楠,贺庆瑞,等.腕踝针配合耳穴压籽治疗考前紧张综合征的疗效观察[G].第十七届针灸对机体功能的调节机制及针灸临床独特经验研讨会,兰州,2014.

[40] 张遂连.急性腰扭伤的腕踝针治疗和护理[G].2014年河南省中医、中西医结合护理学术交流会论文集,郑州,2014.

[41] 周庆辉.腕踝针的发展与传承[G].上海市中医药学会第三届民间传统诊疗技术与验方整理学术年会会议论文集.上海,2014.

[42] 周庆辉.腕踝针应用与研究的现状及存在的问题[G].2015年国家级医学继续教育项目李鼎教授针灸学术临床应用学习班会议资料.郑州,2015.

[43] 符文杰,金炳旭,赵勇,等.腕踝针治疗痉挛型脑瘫儿童尖足的临床研究[G].第十九次全国儿科中西医结合学术会议,北京,2015.

[44] 顾伟,岳小强.腕踝针[M]//顾伟,岳小强.军队中医实用技能培训教程.上海:第二军医大学出版社,2015.

[45] 王文健.腕踝针[M]//王文健.社区常见病诊断与中西医结合防治[G].上海:上海科学技术出版社,2015.

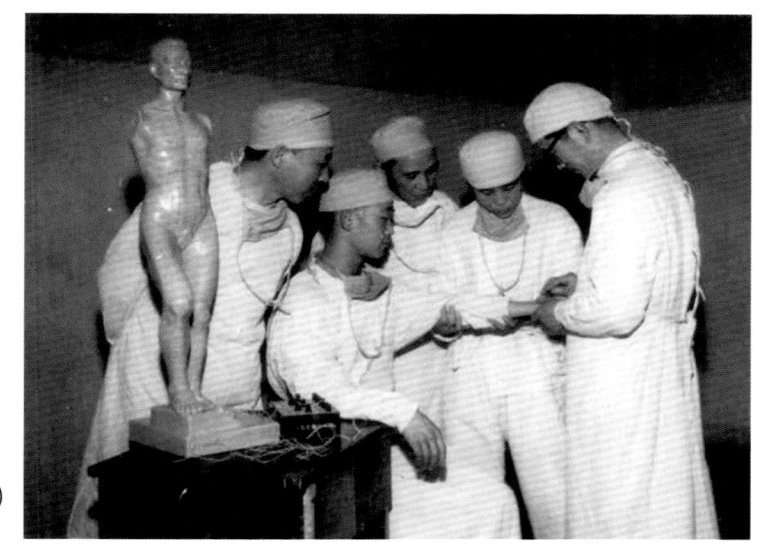

1975年4月，在西安，张心曙（右一）与第二军医大学针麻攻关小组

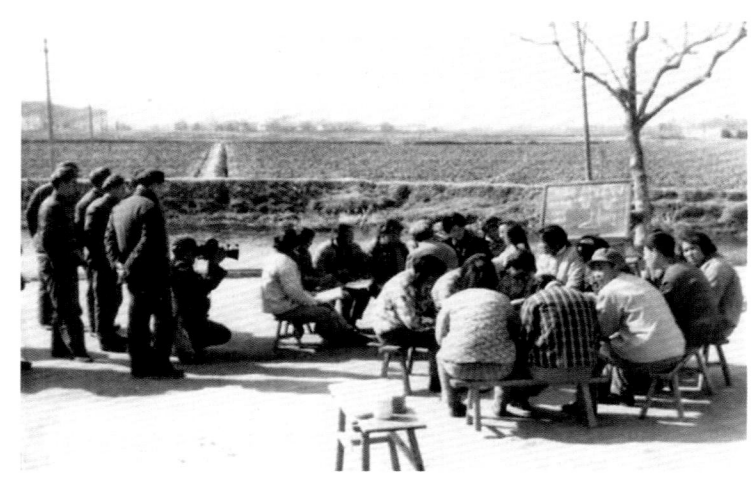

1975年12月，上海电视台摄影师拍摄电视讲座中，张心曙开展腕踝针治疗的镜头

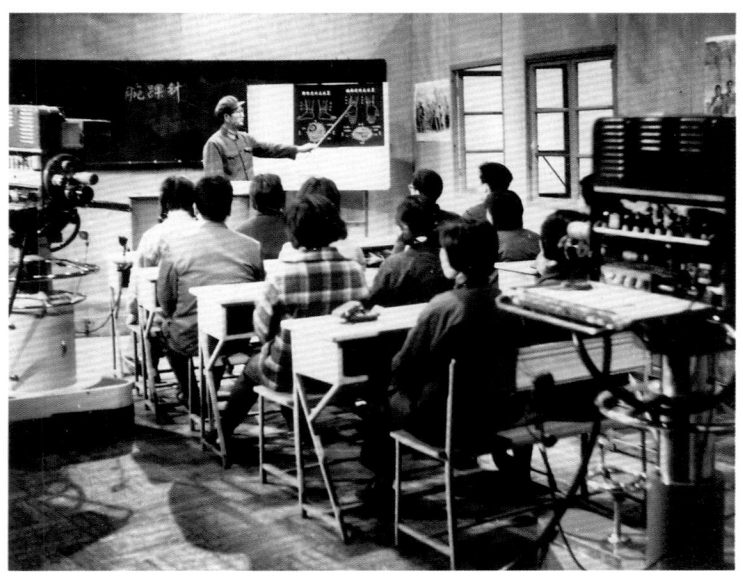

1975年12月，上海电视台制作张心曙主讲的腕踝针电视教育节目

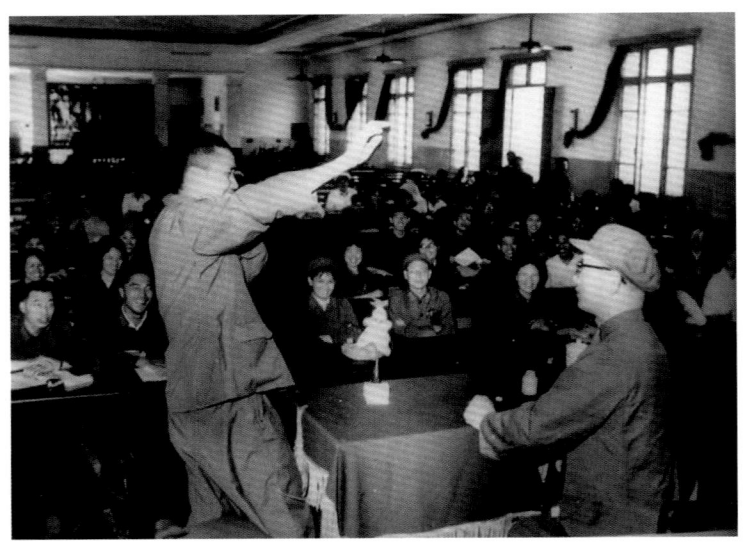

1976年1月,张心曙在北京为部队医务人员举办腕踝针讲座

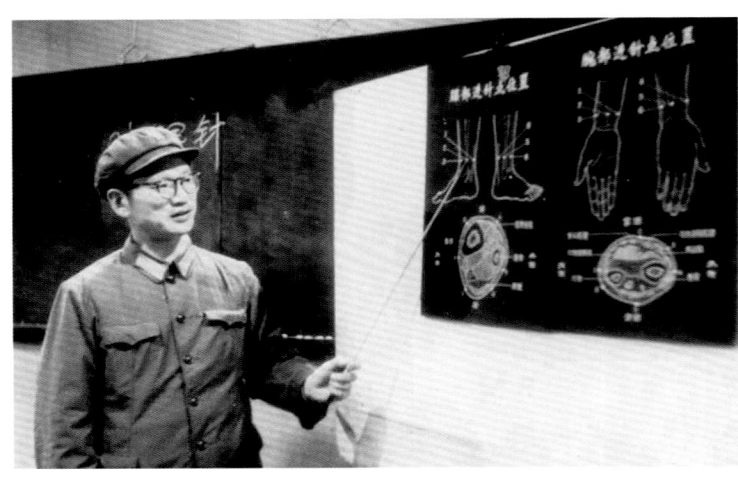

1976年2月10日及4月20日,上海电视台二次播出张心曙的腕踝针电视教育讲座

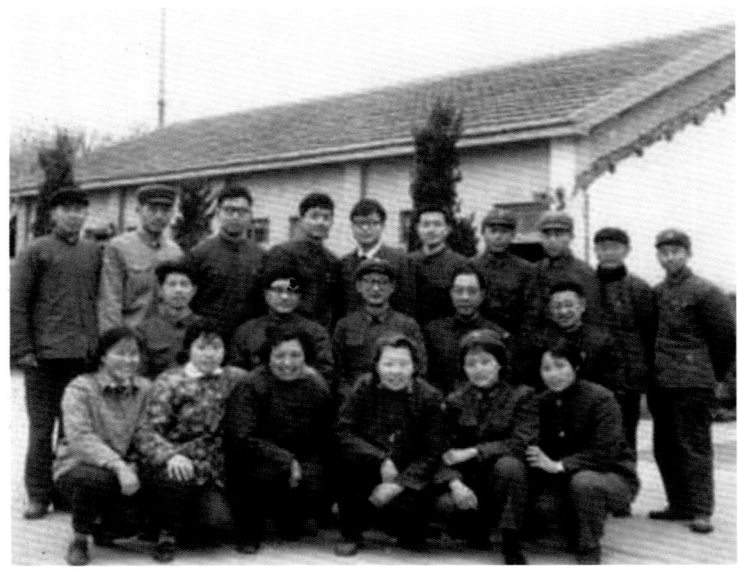

1976年4月10日,张心曙(第二排中)在上海市宝山县卫生局举办"一根针、一把草、一双手"学习班时,与参加学员经验交流会的学员合影

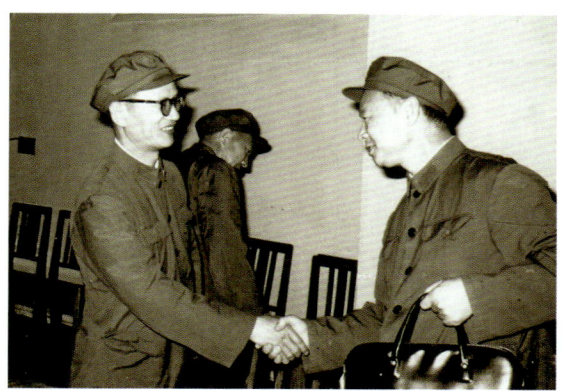

1976年6月7日,中国人民解放军总后勤部卫生部张汝光部长(右)在北京接见张心曙(后勤通讯社记者宋后军摄)

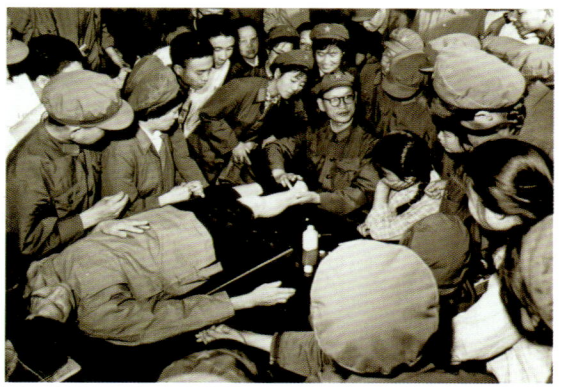

1976年6月,张心曙在北京为驻京各兵种部队卫生单位举办腕踝针学习班,在讲座后示教(后勤通讯社记者宋后军摄)

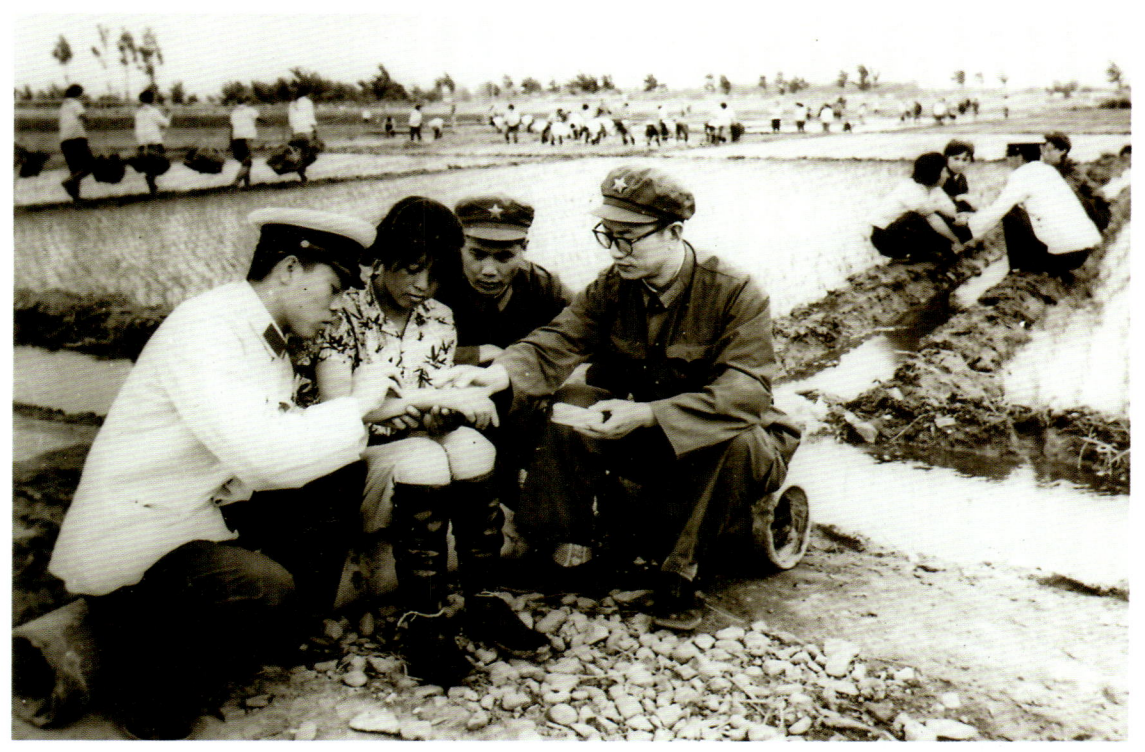

1976年6月,中国人民解放军总后勤部卫生部举办"腕踝针"学习班,深入工厂、农村为工人、贫下中农服务。张心曙(前排右一)带领学员在田头为社员治病。此为《解放军报》1976年6月25日第3版后勤通讯社报道的新闻照片

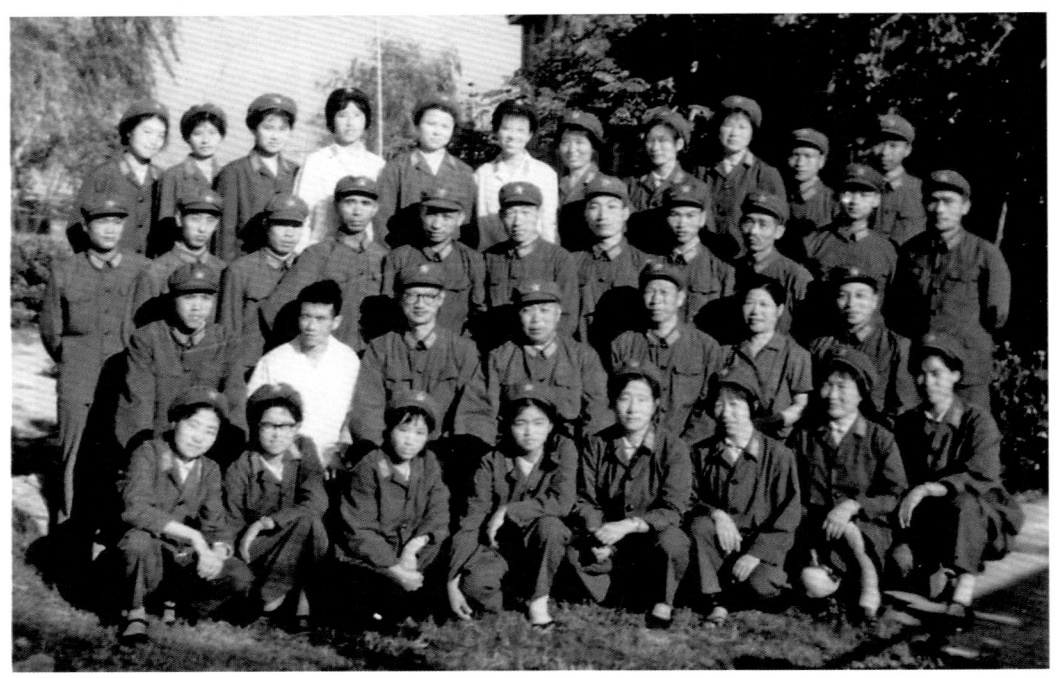

1976年7月,张心曙(第2排左三)主讲的全军腕踝针学习班在江苏常熟横泾公社举行,第二军医大学栗亚校长(第2排中)莅临主持学习班

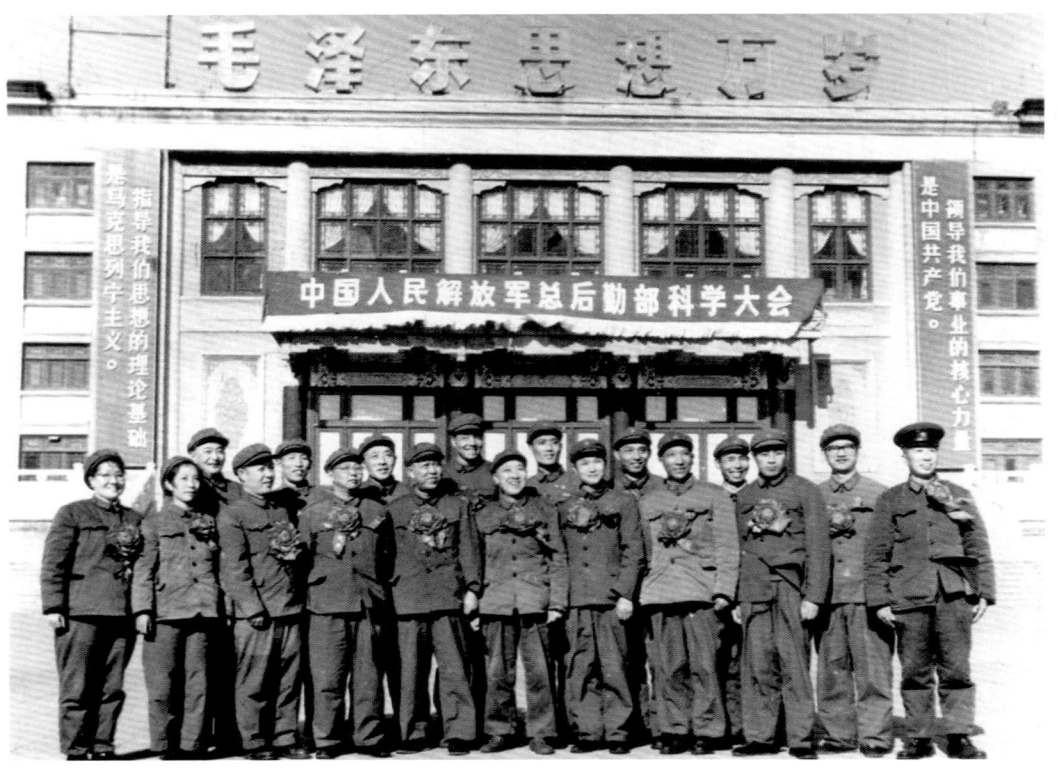

1977年11月11日至21日,张心曙(右二)在北京参加中国人民解放军总后勤部科学大会,摄于11月21日大会结束时

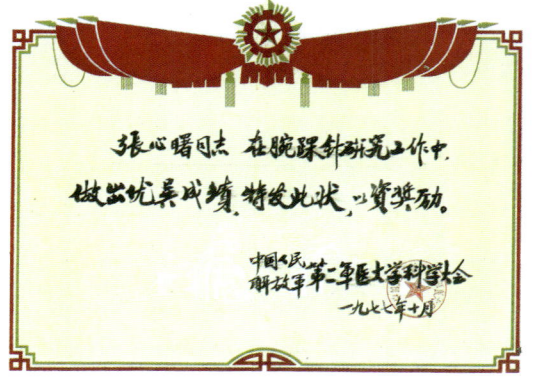

1977年10月,张心曙获第二军医大学科学大会奖

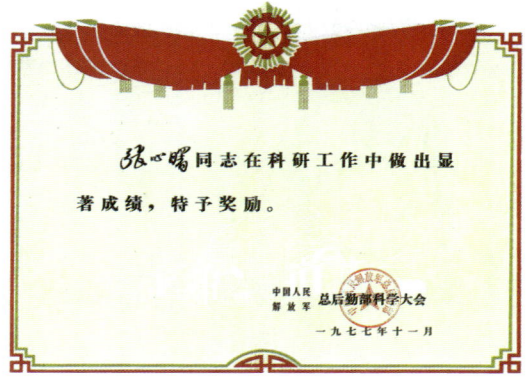

1977年11月,张心曙获中国人民解放军总后勤部科学大会奖

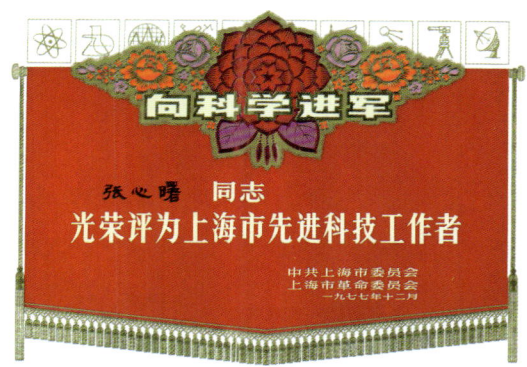

1977年12月,张心曙被评为上海市先进科技工作者

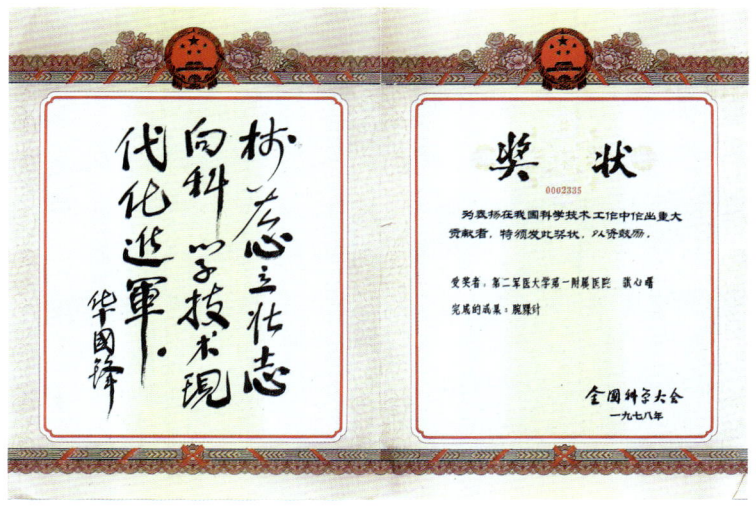

1978年,张心曙获全国科学大会奖

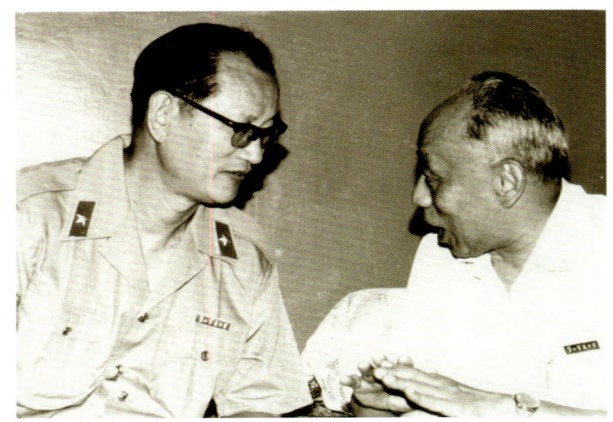

1985年9月10日教师节,第二军医大学校招待会前张心曙(左)与著名中医张志雄交谈

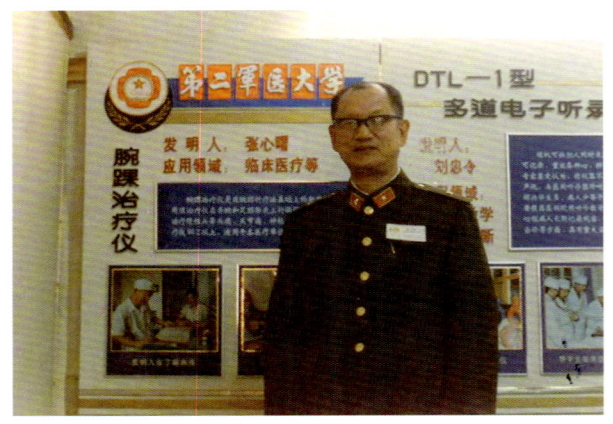

1987年9月,第三届全国发明展览会上张心曙发明的腕踝治疗仪介绍

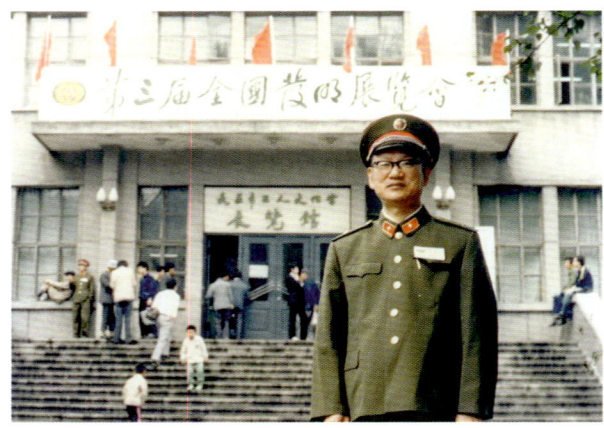

1987年9月,张心曙参加第三届全国发明展览会

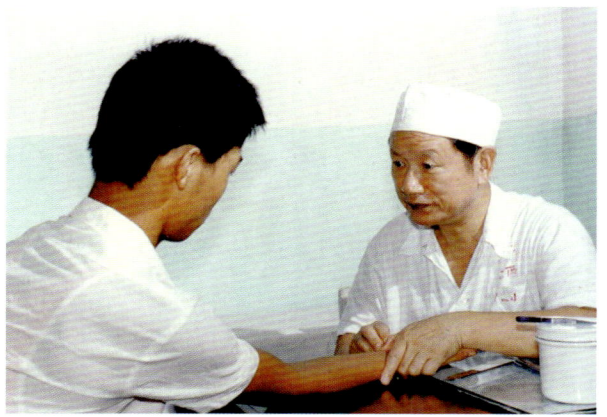

1990年9月,张心曙参加北京国际博览会展览,演示腕踝针

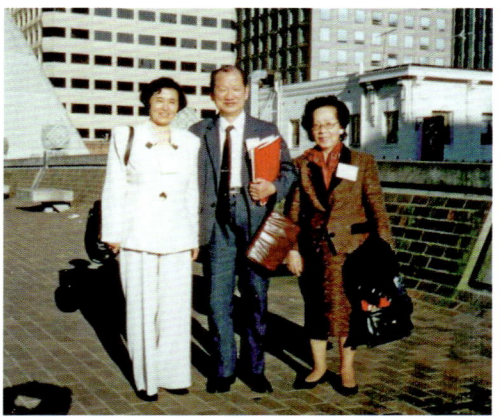

1995年4月21日,张心曙在出席中国针灸—微针疗法首届国际研讨会期间与林学俭(右)、罗慕光合影

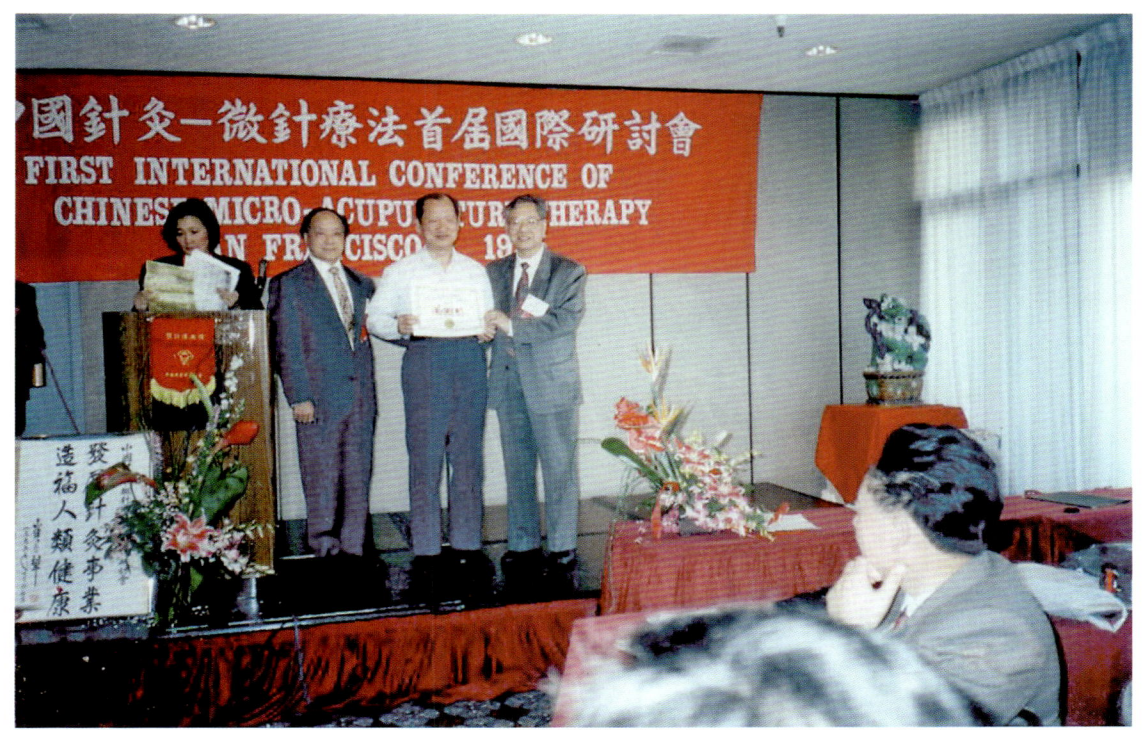

1995年4月23日,张心曙在美国参加中国针灸—微针疗法首届国际研讨会接受奖状,右手侧为美洲中国针灸研究院董事长曹棣华,左手侧为研讨会秘书长朱明清

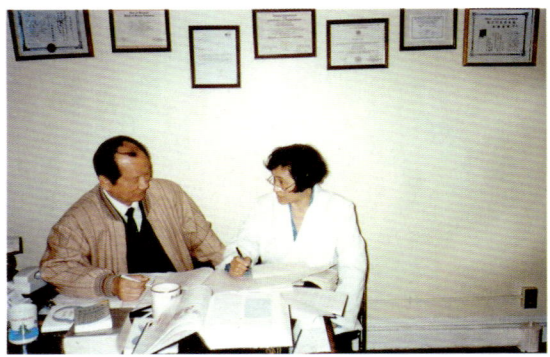
1995年5月，张心曙在出席中国针灸—微针疗法首届国际研讨会期间访问罗慕光诊所（纽约）

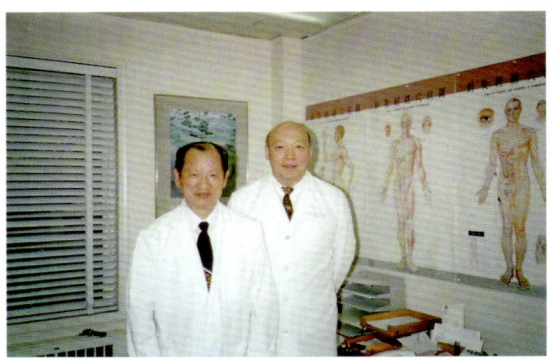
1995年5月，张心曙在出席中国针灸—微针疗法首届国际研讨会期间访问田小明诊所

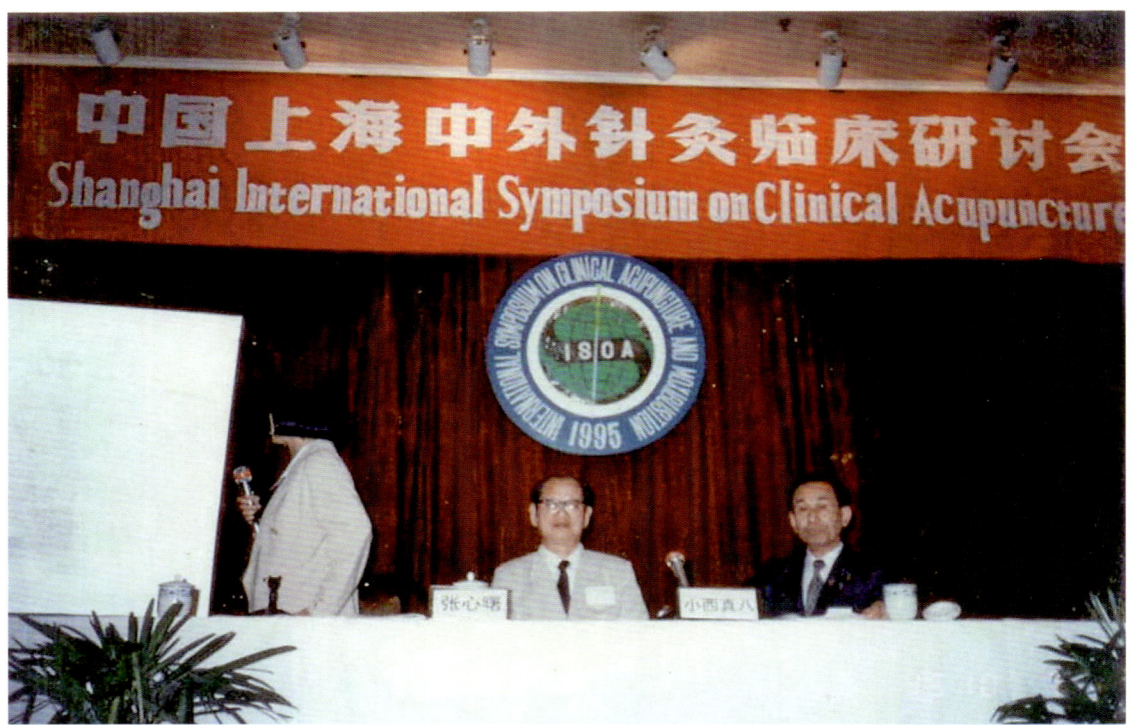
1995年10月7日，张心曙出席中国上海中外针灸临床研讨会主持大会交流

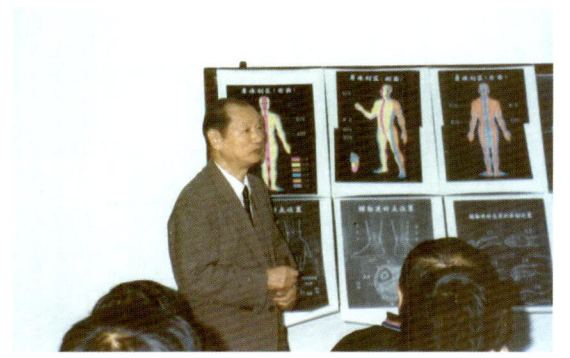

1996年10月24日，张心曙在第二届中国全息医学学术研讨会上报告腕踝针

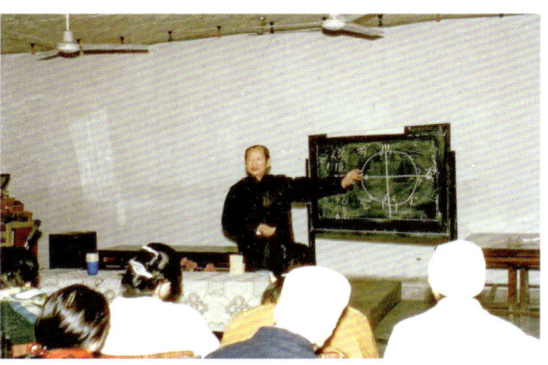

1997年，张心曙为陕西省妇幼保健院举办腕踝针讲座

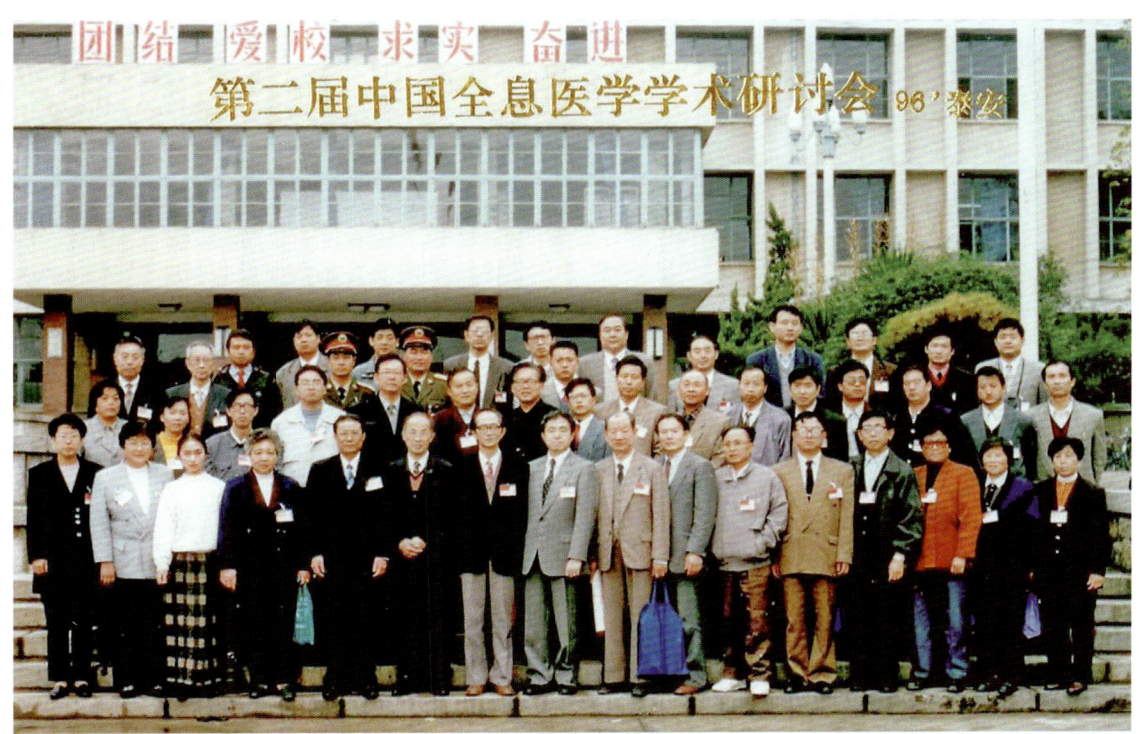

1996年10月，张心曙（前排右8）参加第二届中国全息医学学术研讨会

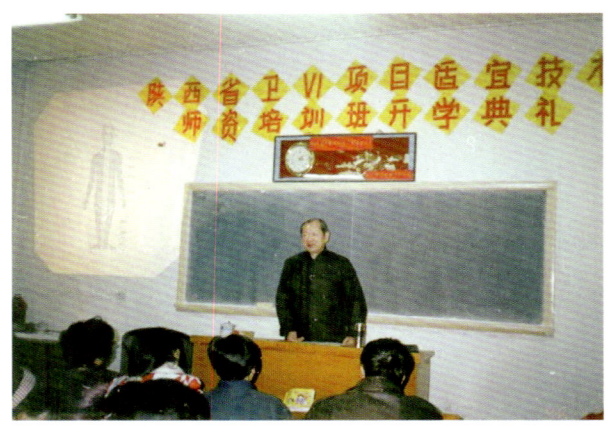

1997年，张心曙在西安为陕西省举办腕踝针培训

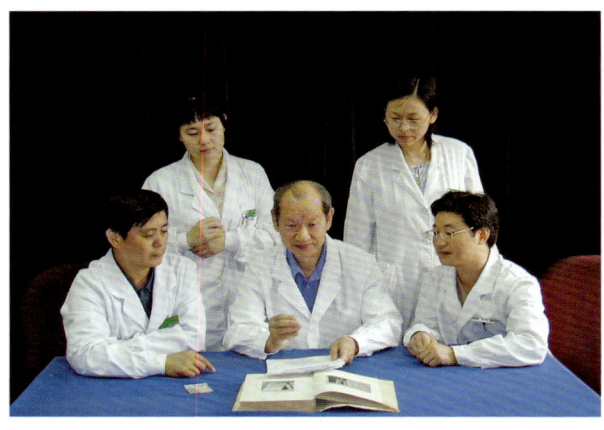

2000年，第二军医大学附属长海医院成立了以张心曙(中)、凌昌全(左)、周庆辉(右)为主要成员的腕踝针传承工作组，系统开展腕踝针疗法的继承、整理和研究工作

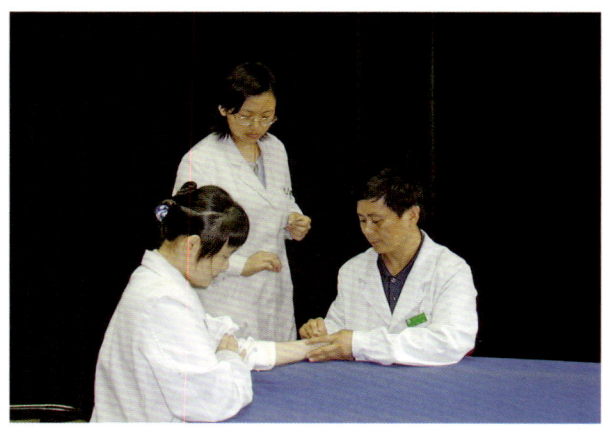

2000年，凌昌全指导研究生学习腕踝针疗法

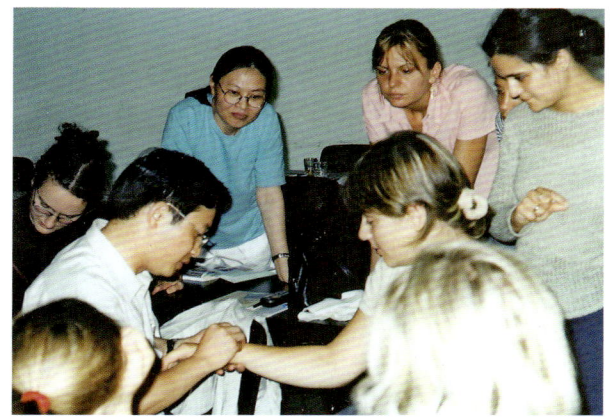

2002年8月,周庆辉在德国柏林洪堡大学医学院国际疼痛学习班讲学时传授腕踝针

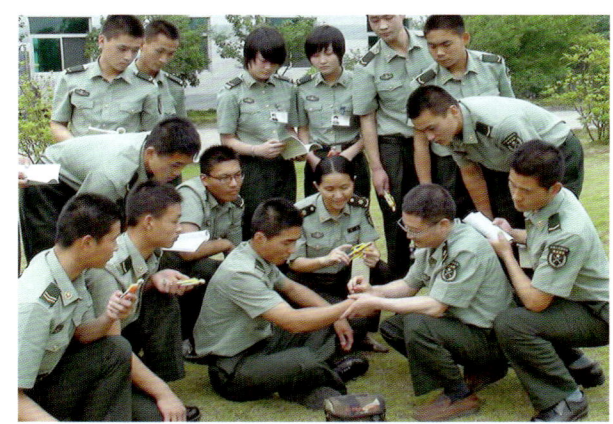

2008年1月,第二军医大学中医系深入基层部队开展"中医中药进军营暨腕踝针实用技术培训班"系列活动(一)

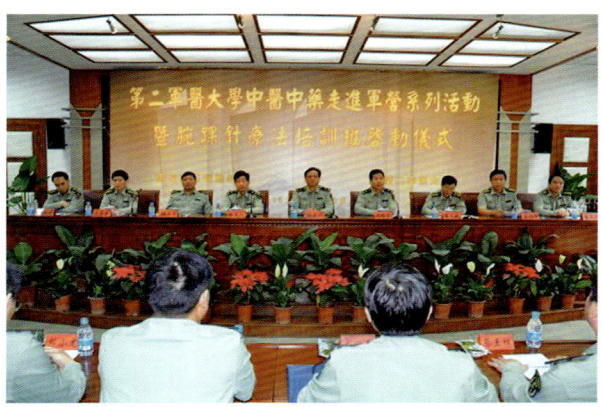

2009年5月,第二军医大学中医系深入基层部队开展"中医中药进军营暨腕踝针实用技术培训班"系列活动(二)

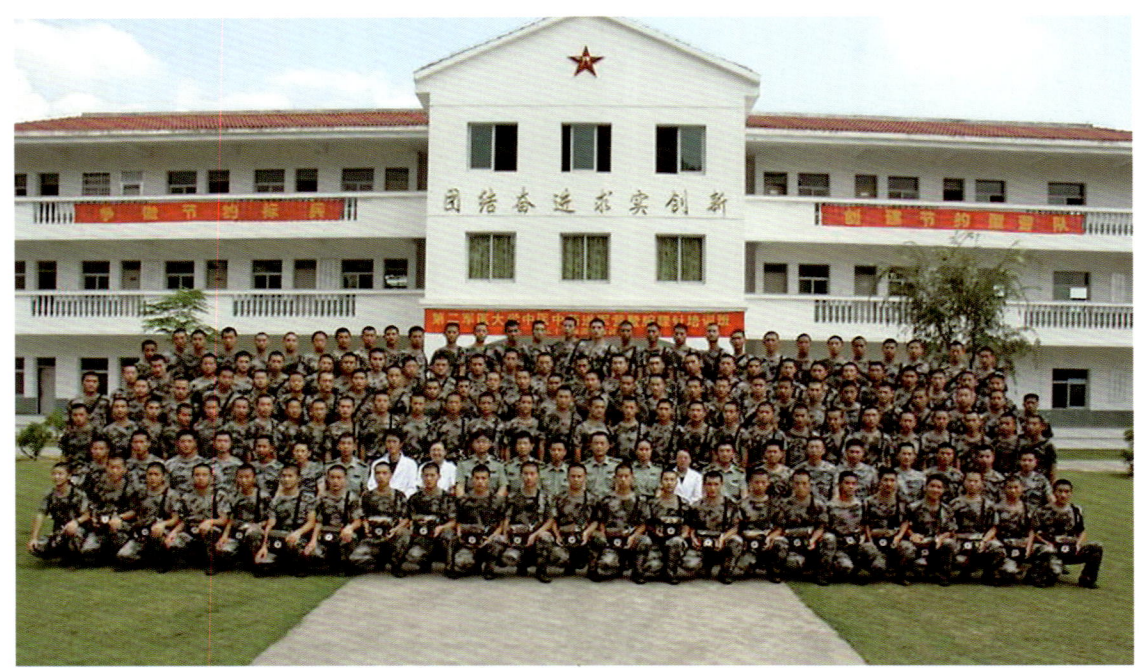

2009年6月，第二军医大学中医系深入基层部队开展"中医中药进军营暨腕踝针实用技术培训班"系列活动（三）

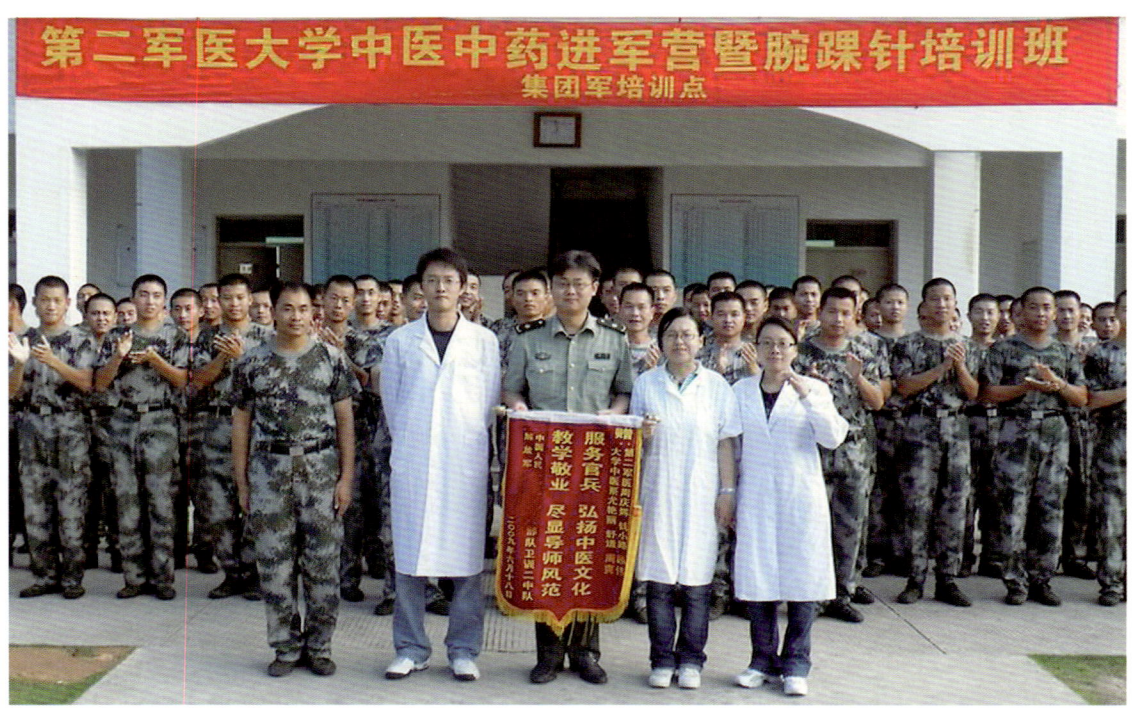

2009年6月，第二军医大学中医系深入基层部队开展"中医中药进军营暨腕踝针实用技术培训班"系列活动（四）

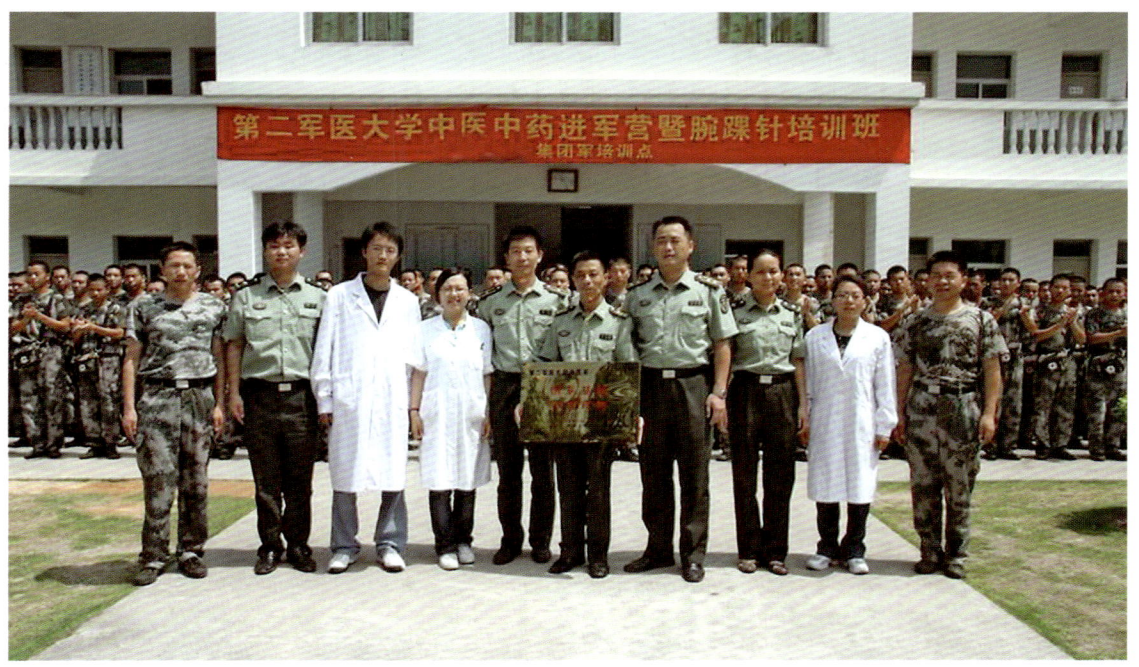

2009年6月,第二军医大学中医系深入基层部队开展"中医中药进军营暨腕踝针实用技术培训班"系列活动(五)

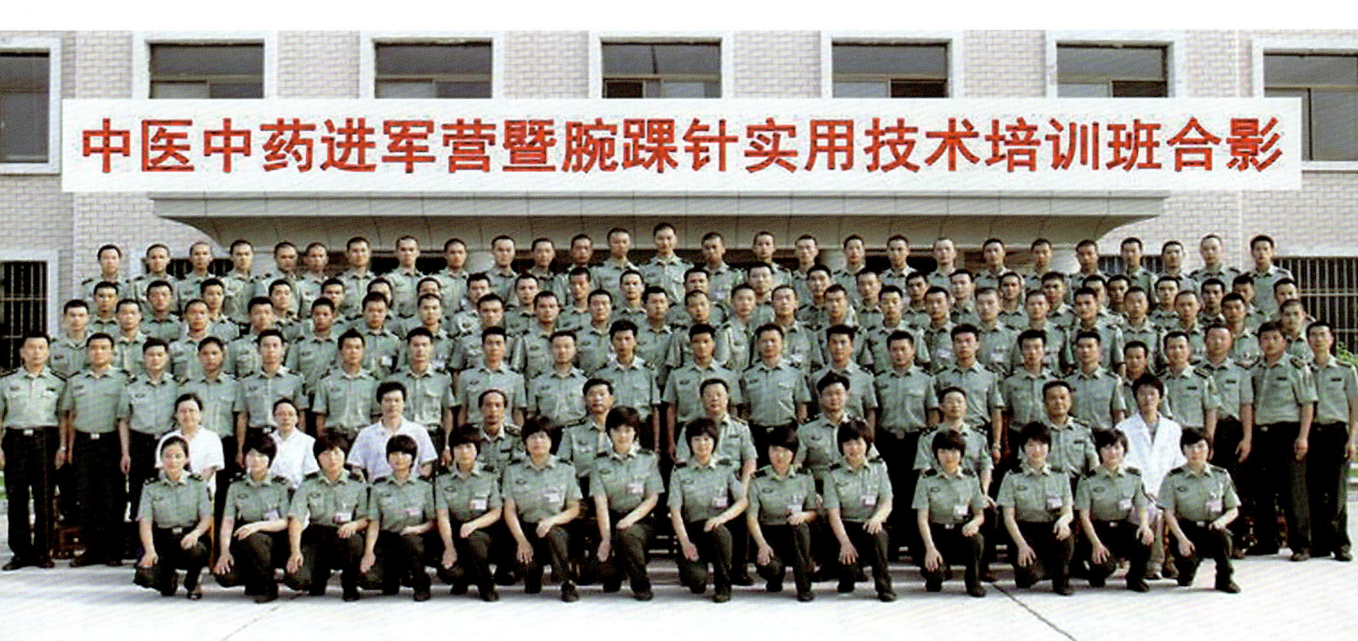

2009年7月,第二军医大学中医系深入基层部队开展"中医中药进军营暨腕踝针实用技术培训班"系列活动(六)

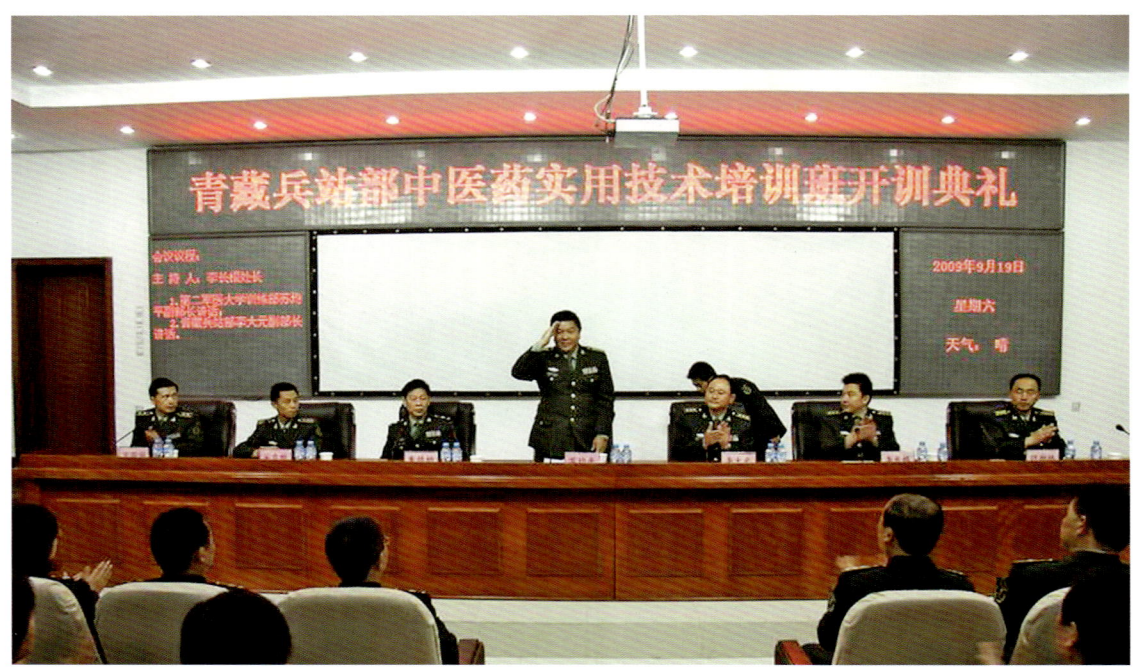

2009年9月,第二军医大学中医系深入基层部队开展"中医中药进军营暨腕踝针实用技术培训班"系列活动(七)

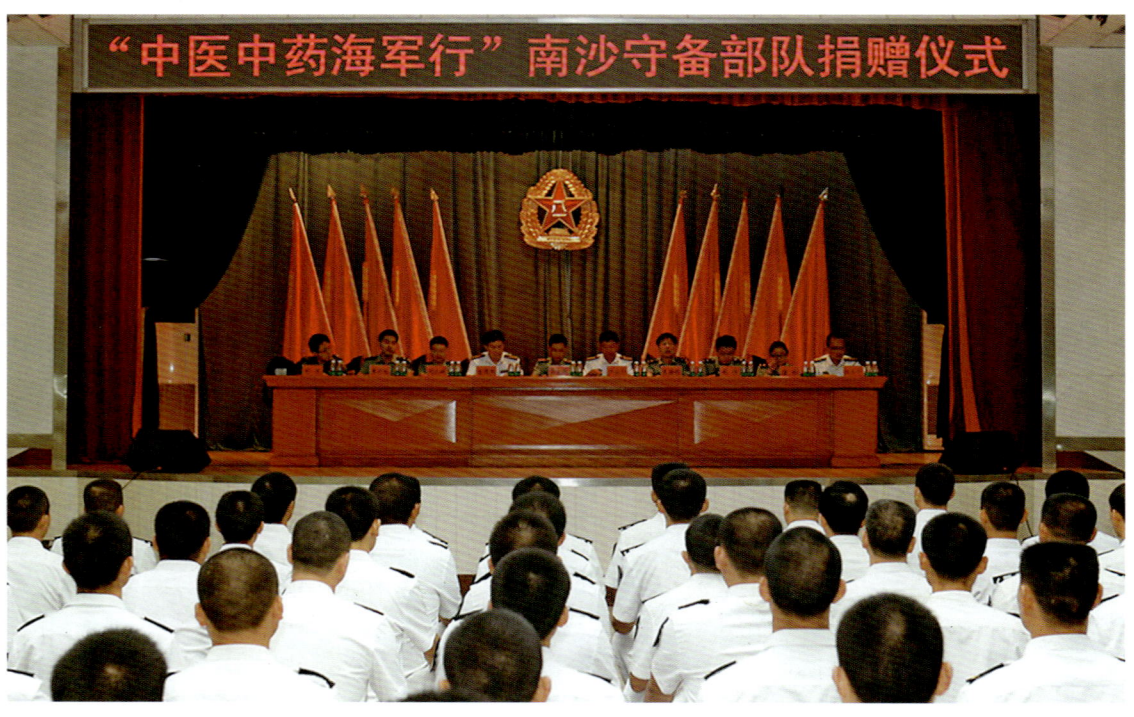

2011年8月,第二军医大学中医系深入基层部队开展"中医中药进军营暨腕踝针实用技术培训班"系列活动(八)

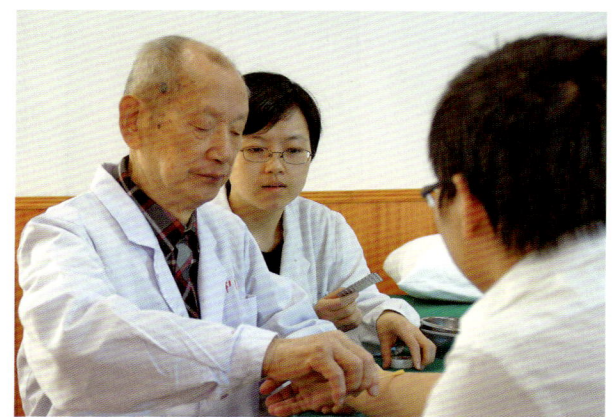

2012年10月11日,张心曙指导团队成员操作腕踝针

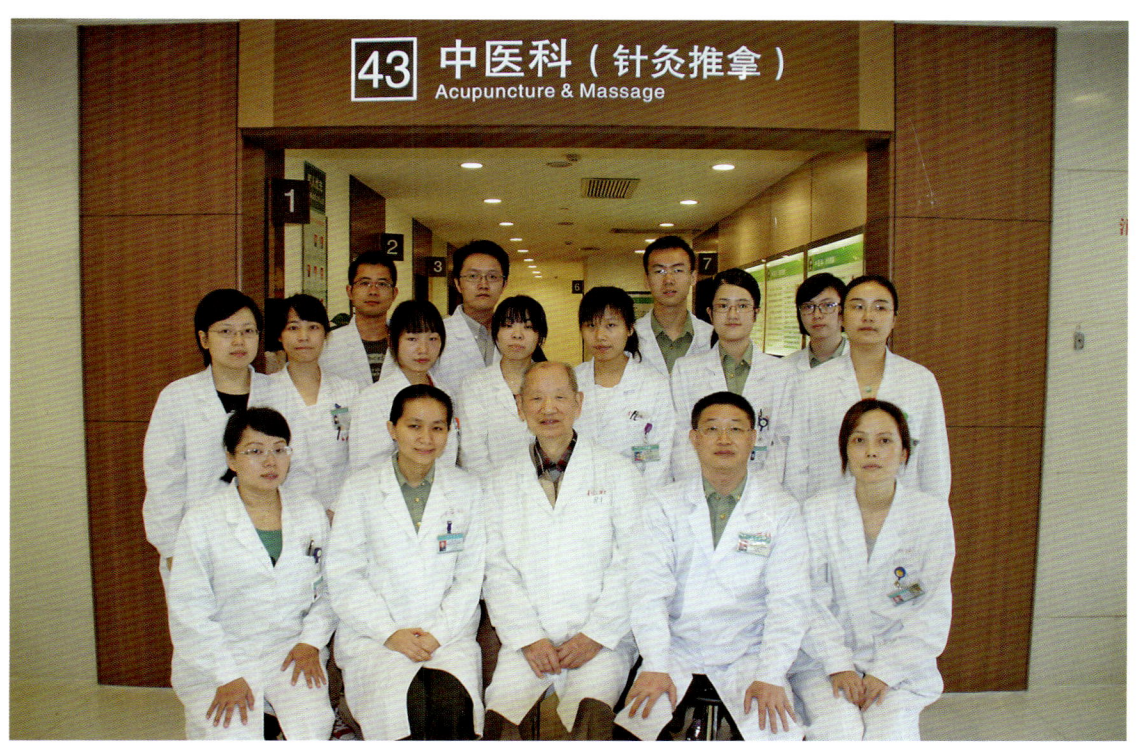

2012年10月11日,张心曙(前排中)与第二军医大学中医系腕踝针团队部分成员合影

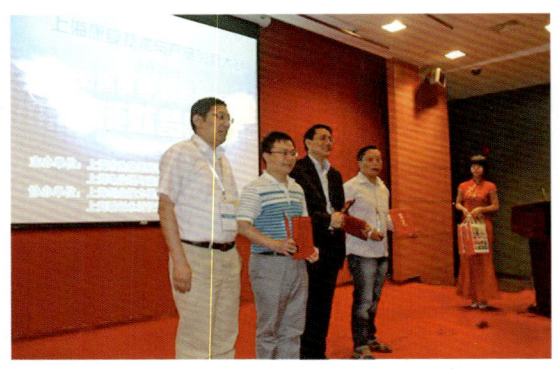

2014年9月20日,在上海市科委和上海电生理与康复技术创新战略联盟共同主办的首届上海康复技术与产品创新大赛中,方凡夫(左二)的"穿戴式智能电刺激腕踝环带—基于'腕踝针'理论的技术创新"项目获二等奖

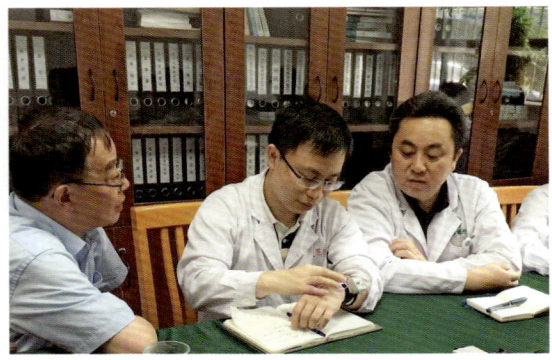

2016年3月6日,腕踝针研究团队李柏(右)和方凡夫(中)与上海理工大学研究人员一起调试腕踝电刺激镇痛智能环带第2代样机

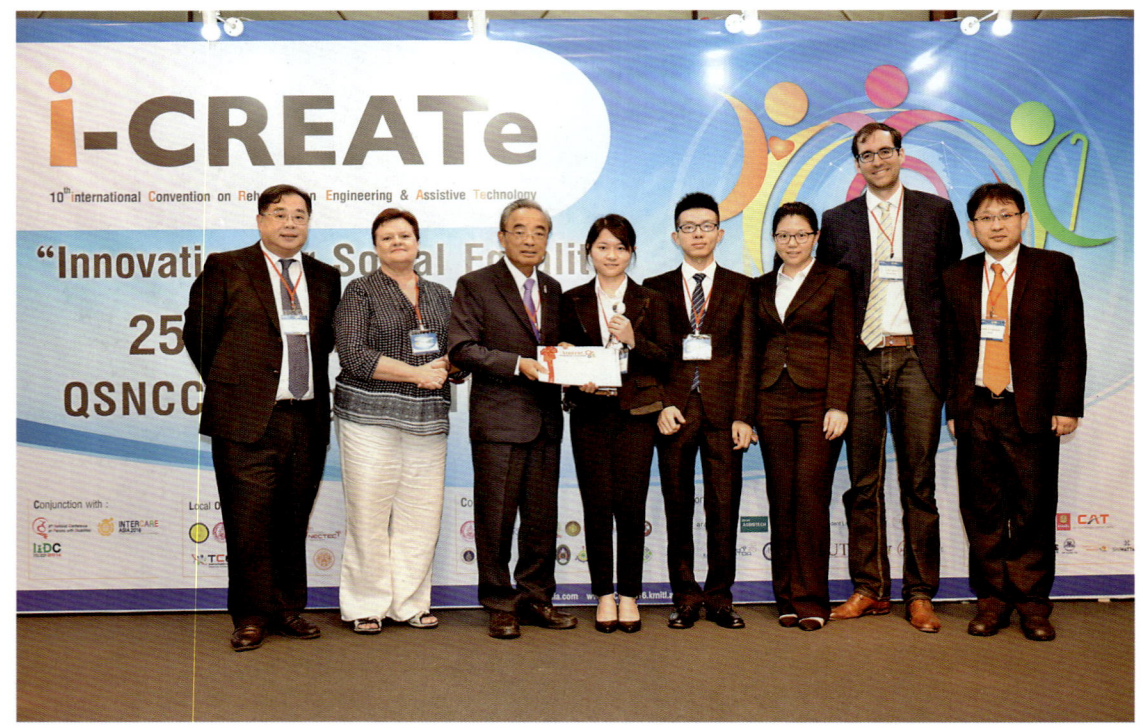

2016年7月25日至28日,方凡夫主持研发的"中医腕踝电刺激镇痛智能环带"参加第十届国际康复工程与辅助技术论坛暨学生创新挑战赛获优胜奖。团队代表黄婧慧(右三)参加颁奖仪式